先天性心脏病临床治疗
——从婴儿期到成年期

DOUGLAS S. MOODIE　主编

刘锦纷　孙彦隽　主译

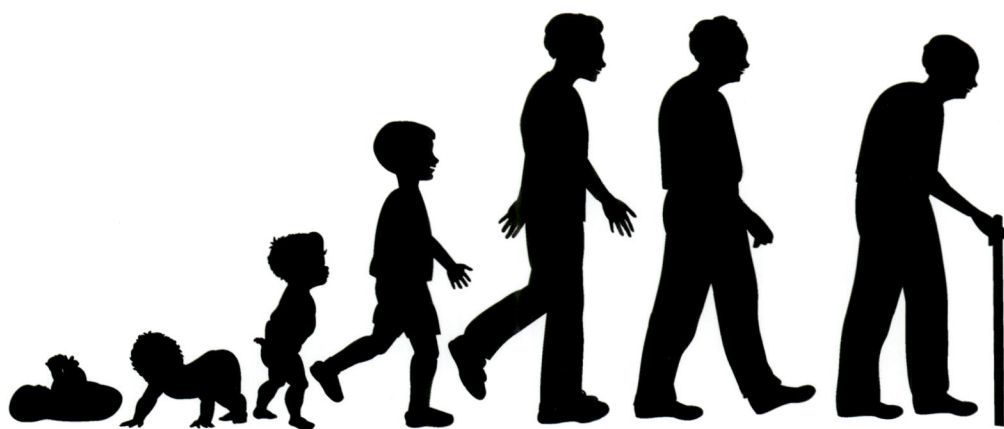

世界图书出版公司

上海·西安·北京·广州

图书在版编目（CIP）数据

先天性心脏病临床治疗：从婴儿期到成年期/（美）
道格拉斯·S.穆迪主编；刘锦纷，孙彦隽译.—上海：
上海世界图书出版公司，2018.7
　　ISBN 978-7-5192-4391-3

　　Ⅰ.①先… Ⅱ.①道…②刘…③孙… Ⅲ.①先天性
心脏病—治疗 Ⅳ.①R541.105

　中国版本图书馆CIP数据核字（2018）第038564号

书　　名	先天性心脏病临床治疗——从婴儿期到成年期
	Xiantianxing Xinzangbing Linchuang Zhiliao——Cong Yingerqi Dao Chengnianqi
主　　编	［美］道格拉斯·S.穆迪
主　　译	刘锦纷　孙彦隽
责任编辑	沈蔚颖
装帧设计	南京展望文化发展有限公司
出版发行	上海世界图书出版公司
地　　址	上海市广中路88号9-10楼
邮　　编	200083
网　　址	http://www.wpcsh.com
经　　销	新华书店
印　　刷	上海新艺印刷有限公司
开　　本	889 mm× 1194 mm　1/16
印　　张	25.25
字　　数	650千字
印　　数	1-1800
版　　次	2018年7月第1版　2018年7月第1次印刷
版权登记	图字09-2017-151号
书　　号	ISBN 978-7-5192-4391-3/R·442
定　　价	350.00元

译者名单

主　译

刘锦纷　孙彦隽

参译人员

蔡小满　杜欣为　龚霄雷　胡仁杰　刘鑫荣　刘　旭　沈　佳　孙　琦　郁夏风　朱丽敏

版上海有限公司的各位同仁在专业书籍的编辑和出版方面给予的一贯支持和指导，希望未来继续加强合作，推出更多有助于中国先天性心脏病事业发展的优秀参考书。

　　诚然，在本书的翻译过程中，我们也感觉到与前几本先天性心脏病外科译著有所不同，此书所涉及的专业领域更为广泛，语言的词汇量更加丰富。因此，在翻译过程中难免会有谬误和不足之处，敬请各位读者不吝指教。

刘锦纷

2018年2月

编者名单

主 编

Douglas S. Moodie, MD, MS, FACC, FAAP, FAHA
Associate Chief, Pediatric Cardiology; Associate
Director, Pediatric Cardiology Fellowship Program;
Associate Director, Texas Adult Congenital Heart
Center; Professor, Pediatric Cardiology, Texas
Children's Hospital, Houston, Texas

参编人员

Craig Alexander, MD
Department of Pediatrics, Pediatric Cardiology,
Baylor College of Medicine, Texas Children's
Hospital, Houston, Texas

Yolandee Bell-Cheddar, MD, MSc
Department of Congenital and Structural Heart
Disease, Rush University Medical Center, Chicago,
Illinois; Cardiac ICU, Children's Hospital of
Pittsburgh, Pittsburgh, Pennsylvania

Stuart Berger, MD
Herma Heart Center, Pediatric Cardiology/Pediatric
Critical Care, Medical College of Wisconsin;
Professor of Pediatrics, Medical College of
Wisconsin, Milwaukee, Wisconsin; Medical
Director of the Herma Heart Center, Children's
Hospital of Wisconsin, Milwaukee, Wisconsin

Elijah Bolin, MD
Pediatric Cardiology, Baylor College of Medicine,
Houston, Texas

Qi-Ling Cao, MD
Associate Professor of Pediatrics; Director,
Echocardiography Research Lab; Rush Center
for Congenital & Structural Heart Disease,
Rush University Medical Center, Chicago, Illinois

Frank Cetta, MD, FACC, FASE
Chair, Division of Pediatric Cardiology, Mayo Clinic,
Rochester, Minnesota

Ivory Crittendon III, MD
Ochsner Children's Medical Center, Pediatric
Cardiology, New Orleans, Louisiana

Matthew A. Crystal, MD, FAAP, FACC, FSCAI
Assistant Professor, Pediatric Cardiology, New York
Presbyterian Morgan Stanley Children's Hospital—
Columbia University Medical Center, New York,
New York

David Driscoll, MD
Professor of Pediatrics, Division of Pediatric
Cardiology, Mayo Clinic College of Medicine,
Rochester, Minnesota

名词缩略语

ACC　　　美国心脏病学会
ACE　　　血管紧张素转换酶
AHA　　　美国心脏协会
ALCAPA 左冠状动脉异常起源于肺动脉
ALMCA 左冠状动脉主干异常起源
APVR　　肺静脉异位回流
ARB　　　血管紧张素受体阻滞剂
ASD　　　房间隔缺损
AV　　　　房室
AVF　　　动静脉瘘
AVM　　　动静脉（快速血流）畸形
AVSD　　房室间隔缺损
AW　　　　主动脉壁
BREATHE-5
　　　　　内皮素拮抗剂治疗,波生坦随机化试验-5
cAMP　　环磷酸腺苷
CARDIA STUDY
　　　　　成人（青年）冠状动脉风险进展
CCT　　　心脏计算机X线断层摄影
ccTGA　　先天性纠正型大动脉转位
CHD　　　先天性心脏病
CHF　　　充血性心功能衰竭
CLOVES 先天性脂肪瘤过度生长、血管畸形和表
　　　　　皮痣
CLVM　　毛细血管淋巴管静脉畸形
CMR　　　心脏磁共振成像
CoA　　　主动脉缩窄
CONSENSUS
　　　　　北斯堪的纳维亚地区关于依那普利用药
　　　　　存活率的合作研究

CPAP　　持续气道正压
CS　　　　冠状窦
CT　　　　计算机X线断层摄影
CVM　　　混合型血管畸形
CXR　　　胸部X线
DA　　　　动脉导管
DCM　　　扩张性心肌病
DORV　　右心室双出口
dP/dt　单位时间内的血压变化程度
EC　　　　心内膜垫
ECG　　　心电图
ECMO　　体外膜式氧合
Glut　　　葡萄糖转化酶
HCM　　　肥厚性心肌病
HHT　　　遗传性出血性毛细血管扩张（Osler-Weber-
　　　　　Rendu综合征）
HLHS　　左心发育不良综合征
IART　　　心房内折返型心动过速
ILB　　　　（卵圆窝）下缘
IVC　　　　下腔静脉
IVUS　　　血管内超声
KTS　　　Klippel-Trénaunay综合征
LA　　　　左心房
LADCA　左冠状动脉前降支
LAE　　　左心房增大
LCC　　　左冠瓣
LCX/LCCA
　　　　　左回旋支/左冠状动脉回旋支
LIV　　　　左无名静脉
LM　　　　淋巴管畸形

LMCA	左冠状动脉主干		**RAD**	电轴右偏
LPA	左肺动脉		**RCC**	右冠瓣
LSVC	左上腔静脉		**RCM**	限制性心肌病
LV	左心室		**RIA**	右无名动脉
LVNC	左心室致密化不全		**RICH**	迅速消退型先天性血管瘤
LVOTO	左心室流出道梗阻		**RPA**	右肺动脉
MAPCA	大型主肺侧支动脉		**RSV**	呼吸道合胞病毒
MRA	磁共振血管造影		**RUPV**	右上肺静脉
MRI	磁共振成像		**RV**	右心室
MVP	二尖瓣脱垂		**RVDCC**	右心室依赖性冠状动脉循环
NCC	无冠瓣		**RVH**	右心室肥厚
NIBP	无创血压		**RVPA**	右心室—肺动脉
NICH	非消退型先天性血管瘤		**SBE**	亚急性细菌性心内膜炎
NURD	不均匀转动扭曲		**SCOC**	上腔静脉—肺动脉连接
PAH	肺动脉高压		**SSEP**	稳态自由进动
PA/IVS	室间隔完整的肺动脉闭锁		**STS CHSD**	
PAPVC	部分型肺静脉异位连接			胸外科医师学会先天性心脏病医师数据库
PAPVR	部分型肺静脉异位回流		**SVC**	上腔静脉
PCMR	儿科心肌病数据库		**TAPVC**	完全型肺静脉异位连接
PDA	动脉导管未闭		**TAPVR**	完全型肺静脉异位回流
PFO	卵圆孔未闭		**TCPC**	全腔静脉—肺动脉连接
PGE	前列腺素 E		**TEE**	经食管超声心动图
PHT	多普勒压力阶差减半时间		**TOF**	法洛四联症
PISA	近端等速表面积法		**TTE**	经胸超声心动图
PR	肺动脉反流		**VACA**	先天性心脏病瓣膜成形术和血管成形术
PS/PA	肺动脉狭窄/肺动脉闭锁			数据库
PVO	肺静脉梗阻		**VAD**	心室辅助装置
PVR	肺血管阻力		**VM**	静脉畸形
PVS	肺动脉瓣狭窄		**VSD**	室间隔缺损
PWS	Parkes Weber 综合征		**VTI**	速率时间积分
RA	右心房		**WPW**	Wolfe-Parkinson-White 综合征

目　录

第 1 章

房间隔缺损

Salil Ginde、*Ronald K. Woods*、
Susan R. Foerster 和 *Stuart Berger*

房间隔缺损（ASD）是指在房间隔上存在孔洞。据报道，孤立性ASD的发病率约为每1 000名活产婴儿中有1例，占所有先天性心脏畸形的7%～10%[1,2]。该病在女性中更为多见，且可能合并其他先天性心脏畸形。ASD根据其在房间隔上的缺损位置进行分型（图1-1）。继发孔型ASD是最常见的类型，约占所有ASD病例的75%，表现为一个位于房间隔中央卵圆窝处的缺损。原发孔型ASD位于房间隔下部，在心脏的十字交叉附近，占总病例数的15%～20%。静脉窦型ASD占总病例数的5%～10%，通常位于房间隔后上方，近上腔静脉入口处，或位于房间隔后下方，近下腔静脉入口处。冠状静脉窦型ASD是一种罕见的畸形（不足总病例数的1%），其特征为一个常存在左上腔静脉引流至左心房的无顶冠状静脉窦。

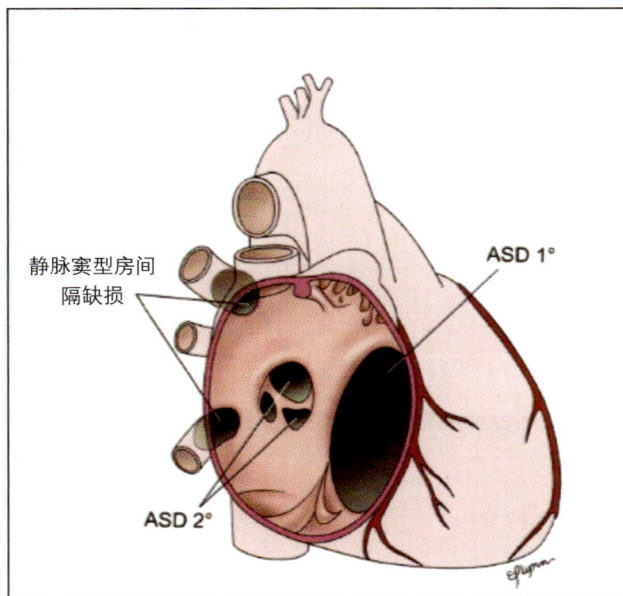

图1-1 根据位置来区分不同类型的房间隔缺损。ASD 1°，原发孔型房间隔缺损；ASD 2°，继发孔型房间隔缺损（图片来源：根据许可改绘自Lai WW, Mertens LL,Cohen MS, et al. Echocardiography in Pediatric and Congenital Heart Disease: From Fetus to Adult. West Sussex, UK, John Wiley& Sons Ltd., 2009. ）。

继发孔型房间隔缺损

〉 胎儿、新生儿和婴儿

引言：房间隔是由位于下方、左心房侧的原发隔和位于上方、右心房侧的继发隔交叠而成（图1-2）[3]。原发隔和继发隔的贴合处称之为卵圆窝。在胎儿时期，继发隔（卵圆孔缘）和原发隔（卵圆孔盖瓣）之间存在交通，称之为卵圆孔（图1-3）。这一特殊结构使得来自下腔静脉回流的血液可优先通过卵圆孔分流至左心房。在出生后，左心房压逐渐增高并超过右心房压。因此，原发隔被推向继发隔，导致卵圆孔盖瓣发生功能性关闭。最终，在两层心房隔之间产生的纤维组织造成卵圆孔永久性关闭。卵圆孔未闭（PFO）是指这一正常的心房间交通在婴儿出生后持续存在；卵圆孔未闭在总体人群中的发生率可能为25%～30%，且并不认为这是一种真正的房间隔缺损[4]。但是，位于卵圆窝处的继发孔型ASD则是一种真正意义上的先天性心脏畸形。

临床特征：流经继发孔型ASD的心房间分流量取决于缺损大小和心室之间的舒张期充盈特性的差异。由于右心室的顺应性比左心室相对更高，因此经ASD的血流方向为左向右。而新生儿刚出生时，右心室（RV）较为僵硬且顺应性差，导致经ASD的分流量极少。由于肺血管阻力在出生后数周内逐渐降低，右心室的顺应性增大，导致左向右分流增多。这有可能会导致右心容量超负荷，右心房和右心室进行性扩张。病人在婴儿期和儿童期时，通常能够耐受这些血流动力学改变，且因右侧心腔扩张和右心室功能不全所导致的临床症状一般要到成年期才会出现。

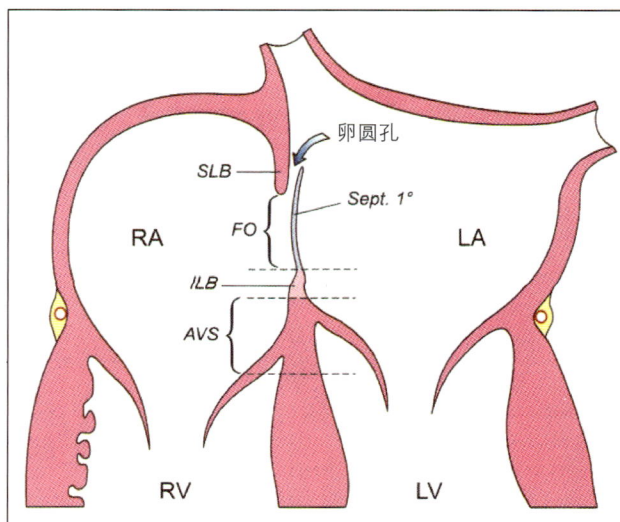

图1-2 卵圆孔未闭。AVS=房室隔；FO=卵圆孔；ILB=下缘；LA=左心房；LV=左心室；RA=右心房；RV=右心室；Sept1°=原发隔；SLB=上缘（继发隔）（图片来源：根据许可改绘自Lai WW, Mertens LL, Cohen MS, et al. Echocardiography in Pediatric and Congenital Heart Disease: From Fetus to Adult. West Sussex, UK, John Wiley & Sons Ltd., 2009. ）。

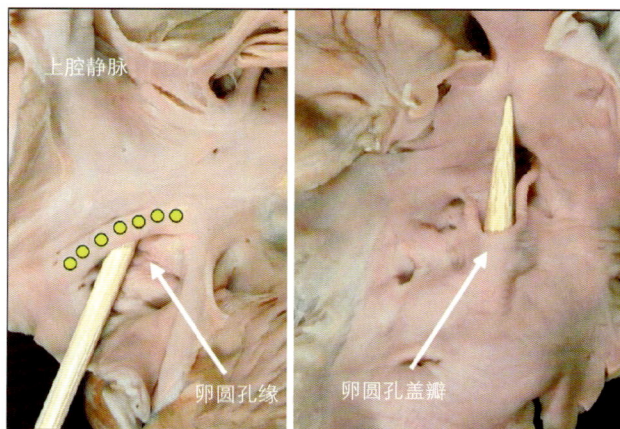

图1-3 人类心脏中的一个针尖样开放的卵圆孔未闭，**左图**为房间隔的右心房面，**右图**为房间隔的左心房面。探针从卵圆孔内通过，将位于左心房内的卵圆孔盖瓣与卵圆孔缘（**黄点**）分开 [图片来源：根据BMJ Publishing Group Ltd许可，引自Anderson RH, Brown NA, Webb S. Development and structure of the atrial septum. Heart. 2002; 88(1): 104-110.]。

表现：患有继发孔型 ASD 的婴儿通常都没有症状，常常直到儿童期或青少年期才会被诊断出继发孔型 ASD。一个原本健康的婴儿偶尔会出现心脏杂音。据报道，少数患有孤立性 ASD 的婴儿会出现包括呼吸困难、增重缓慢和发育停滞等充血性心功能衰竭症状，但这常见于患儿存在早产史、慢性肺部疾病或其他心内 / 心外畸形的情况下[5]。

临床检查：患有继发孔型 ASD 的新生儿或低龄婴儿的临床检查结果可能是正常的，或存在一些与右心室容量超负荷相符的体征。心前区触诊可能会发现右心室搏动显著。听诊可能会发现固定性第二心音宽分裂，这是由于心房水平的分流削弱了呼吸变化对右心室前负荷的影响。此外，由于流经肺动脉瓣的血流量增大，所以可在胸骨左上缘处闻及柔和的收缩期喷射性杂音。存在大型心房间分流时，由于流经三尖瓣的血流量增大，因此可在胸骨左下缘处闻及一个舒张早期隆隆音。

诊断学检查

ECG：ASD 病人的心电图（ECG）可能会表现出有高耸的 P 波，并提示右心房增大。提示右心室肥大（RVH）的心电图变化可能包括电轴右偏、V1 导联高 R 波、V1 导联 QRS 波呈 rSR' 型和 V6 导联深 S 波。在婴儿和儿童中，从 1 周龄至青春期间出现的 V1 导联 QRS 波呈 qR 型或直立的 T 波强烈提示右心室肥大。由于疾病发展至右心室扩张需数年时间，患儿在婴儿期可能并未表现出这些 ECG 变化。而且，婴儿 ECG 表现出电轴右偏或右心室优势均属正常生理现象。

胸部 X 线：ASD 婴儿的胸部 X 线影像通常表现正常。随着年龄增长与缺损扩大，与 ASD 有关的影像学异常可能会变得更加明显。可能会存在的一些胸部 X 线影像阳性发现包括心脏肿大和肺纹理增多。

超声心动图：继发孔型 ASD 病人的首选诊断学检查是经胸超声心动图（TTE）。经肋下透声窗观察时，ASD 的成像最为清晰，即在房间隔中部存在单个或多个缺损（图 1-4）。经此切面实施彩色多普勒成像可显示血流方向，且通过脉冲波或连续波多普勒可判定流经缺损的血流的限制程度（图 1-5）。当一个 ASD 存在血流动力学显著性时，TTE 可见右心房和右心室扩张。经食管超声心动图（TEE）可用于那些难以获得良好超声透声窗的病人，以便对房间隔更好地实施成像，但在婴儿中却不常用。

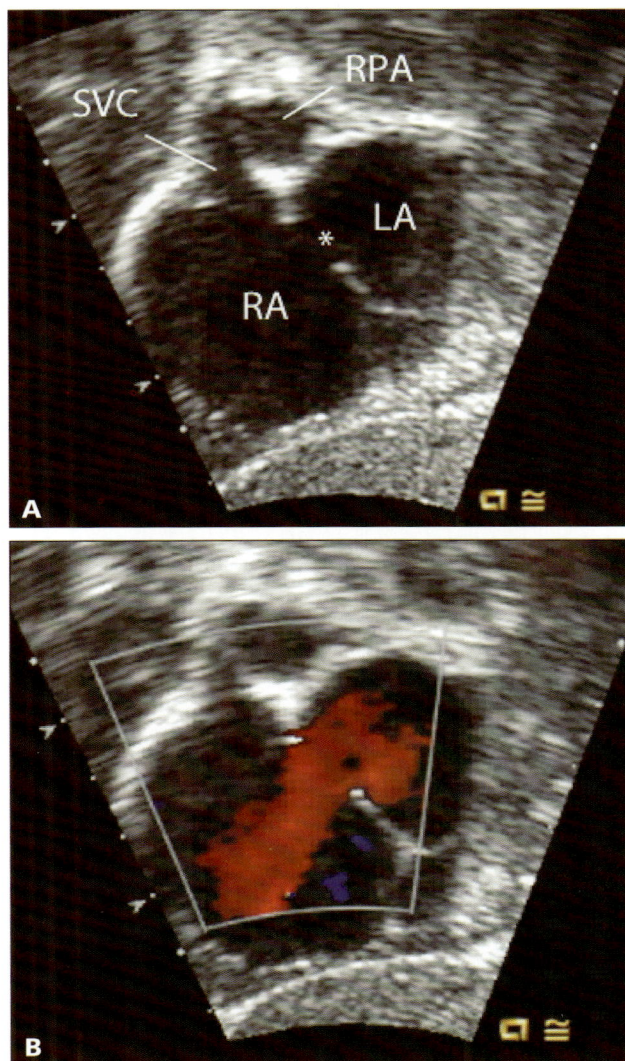

图 1-4 图 A：经胸超声心动图显示继发孔型 ASD（＊），肋下矢状位透声窗。图 B：彩色多普勒成像显示经缺损的左向右分流。LA= 左心房；RA= 右心房；RPA= 右肺动脉；SVC= 上腔静脉。

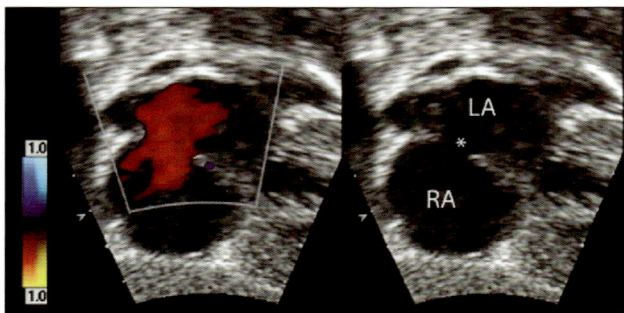

图1-5 肋下冠状面透声窗显示继发孔型房间隔缺损（＊），使用及未使用彩色多普勒成像。LA＝左心房；RA＝右心房。

CT和MRI：当超声成像欠佳时，计算机X线断层摄影（CT）和磁共振成像（MRI）可能是另一种对房间隔实施成像的方法，但并不适用于婴儿。

心导管：通常没必要通过心导管来诊断ASD。极少对新生儿和婴儿实施血流动力学检查（测定心内压力和血氧饱和度）或用装置关闭缺损。

治疗

内科：由于大多数继发孔型ASD患儿无症状，因此极少有必要在新生儿期和婴儿期进行药物治疗。充血性心功能衰竭、呼吸困难、发育停滞和频繁发生呼吸道感染是药物治疗的适应证。如果一个ASD新生儿或婴儿必须要接受治疗的话，则应该怀疑其左心大小和/或其功能是否存在异常。

外科：在缺损直径小于8 mm的婴儿中，多达80%的房间隔缺损会自发性闭合[6,7]。然而，缺损的自发性闭合率在4岁后开始降低[8]。直径大于8 mm的缺损不可能发生自发性闭合。因此，合并右心容量超负荷的大型缺损通常需要治疗干预。即使患儿并无症状（大多数情况下正是如此），仍然推荐在2.5～4岁时予以择期干预。这将在本章下文予以更详细讨论。

如果必须关闭缺损的话，外科手术则是继发孔型ASD婴儿的首选治疗方法。手术关闭缺损时最常用的方法是经胸骨正中切口，使用心肺转流来直接修补缺损或用补片关闭缺损（图1-6）。由于婴儿的体格小且血管通路入口存在限制，通常并不适宜使用经心导管装置关闭缺损。

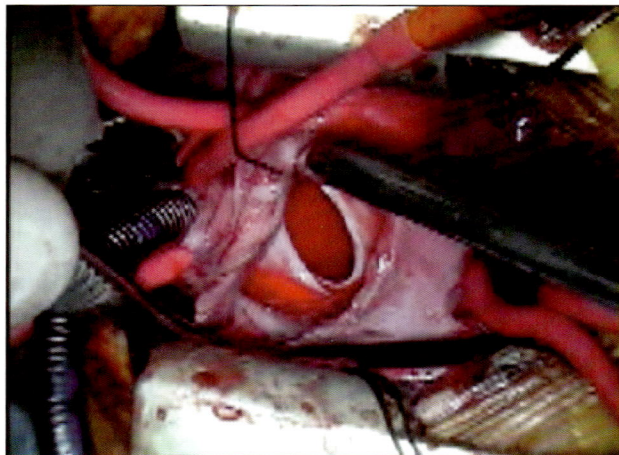

图1-6 ASD修补术中经右心房切口显示继发孔型ASD。

结果

短期：近年来，选择性关闭继发孔型ASD的手术死亡率低。根据胸外科医师学会先天性心脏病医师数据库（STS CHSD）的统计，在2006年1月至2009年12月期间，333名婴儿的出院死亡率为1.2%。出现重大并发症的病人不足0.5%。包括所有年龄组在内的住院时间中位数为3天[9]。

长期：婴儿期手术修补孤立性继发孔型ASD的长期存活率极佳。大多数婴儿的生长发育得以改善，症状减轻，且右心室扩张消退[10]。

▶▶ 儿童

引言：在新生儿期或婴儿期诊断出继发孔型ASD的病人，通常直到儿童期才考虑予以关闭，因为多达80%的小型至中型缺损（直径小于8 mm）会在出生后数年内发生自发性闭合[6,7]。

临床特征：由于在出生后，右心室顺应性增大，经ASD的左向右分流量增多，导致右心室渐进性扩张。在儿童期，这些血流动力学影响可以被良好地耐受，且病人通常到成年期后才会出现症状。

表现：无症状儿童常因发现心脏杂音、胸部X线影像显示心脏肿大或ECG异常才得以诊断[11]。存在大型缺损的年长儿童可能出现乏力、无法耐受运动和运动时呼吸困难等症状。

临床检查：继发孔型ASD在体格检查时的典型表现包括心前区右心室搏动显著和固定性第二心音宽分裂。存在中型到大型缺损时，可闻及柔和的收缩期喷射性杂音和舒张早期隆隆音，这分别是由于流经肺动脉瓣和三尖瓣的血流量增大所致。

诊断学检查

ECG：如前文所述，ASD儿童的ECG会有右心房增大和右心室肥大等改变。到儿童期时，可能会明显出现V1导联QRS波呈rSR'型且R'波幅大于r波的不完全性右束支传导阻滞表现，并提示存在右心室容量超负荷（图1-7）。

胸部X线：患有大型ASD的年长儿童，其胸部X线影像可见渐进性心脏肿大和肺纹理增多。由于肺血流量过大，造成胸部X线影像同时可见肺总动脉段扩张（图1-8）。

超声心动图：与婴儿一样，TTE是儿童继发孔型ASD的首选诊断学检查。如果考虑使用封堵装置来关闭缺损的话，则重要的是要评估是否存在右心室容量超负荷、肺静脉引流正常与否、有无多发性缺损、缺损是否有足够的边缘和整个房间隔的长度（图1-9）。对于难以获得清晰透声窗的儿童，可使用TEE来对房间隔进行成像，并可在经心导管介入治疗时用来引导经心导管封堵装置的放置（图1-10）。

CT和MRI：尽管超声心动图是ASD的一线诊断方法，但MRI能获取关于右心室大小及功能、肺循环/体循环血流比值方面的额外信息，并评估是否存在部分型肺静脉异位回流。

心导管：心导管通常不被用来诊断ASD。心导管主要用于对儿童实施经心导管封堵装置关闭ASD。这将在本章下文予以详细讨论。

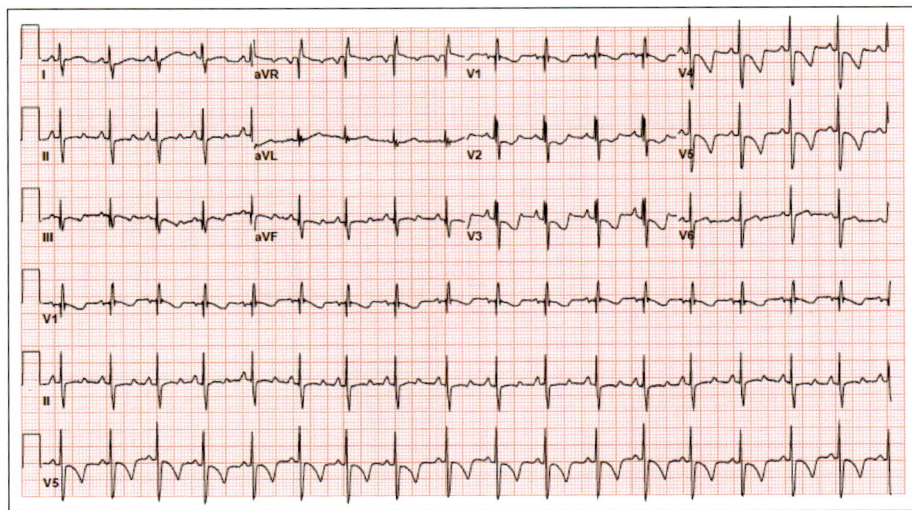

图1-7 4岁儿童的ECG，其患有大型继发孔型ASD伴右心房和右心室的中度扩张。II导联P波高尖，提示右心房增大。V1导联QRS波呈rSR'型，V6导联S波宽大呈不完全性右束支传导阻滞形态，提示右心室容量超负荷。

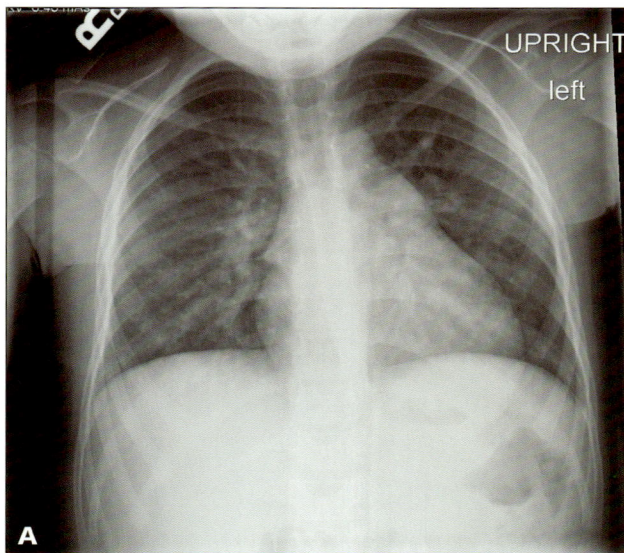

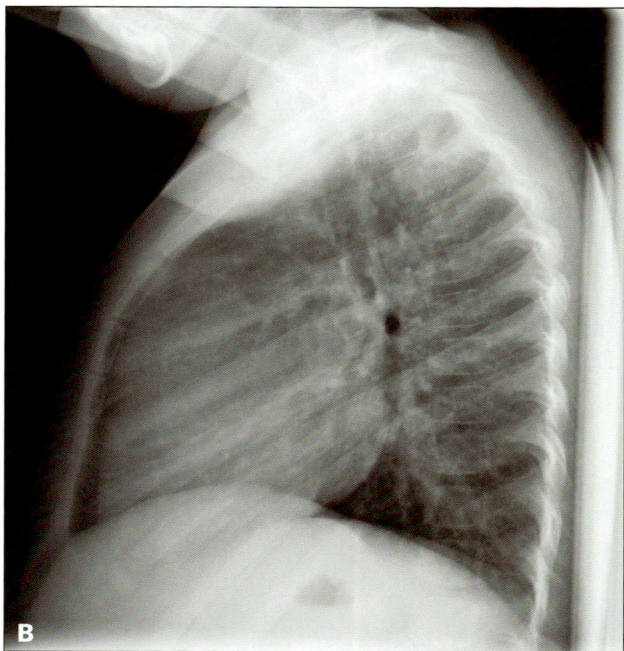

图1-8 10岁的继发孔型ASD患儿的后前位（图A）及侧位（图B）投照胸部X线片。显示轻度心脏肿大和右心室增大，肺纹理增多，且肺总动脉段突出。

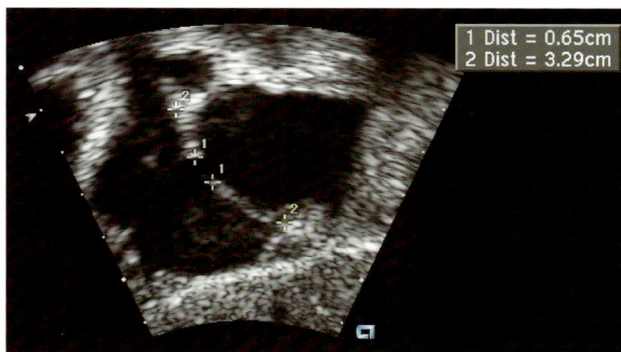

图1-9 超声心动图肋下矢状位透声窗测定ASD大小。

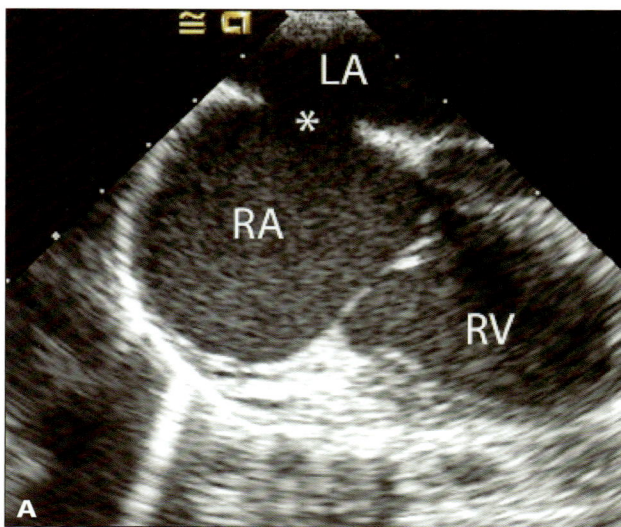

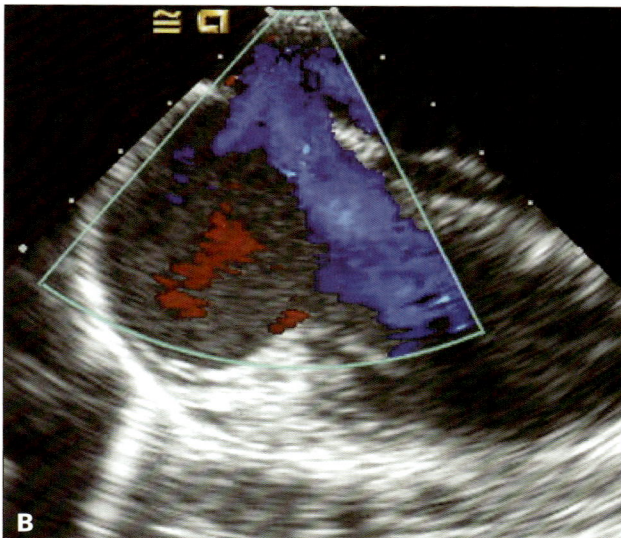

图1-10 图A：经食管超声心动图对继发孔型ASD（＊）进行成像。图B：彩色多普勒成像显示经ASD的左向右分流。LA=左心房；RA=右心房；RV=右心室。

治疗

内科：针对 ASD 病人的药物治疗方法有限。对于有症状的孤立性继发孔型 ASD 的儿童，应考虑关闭缺损。此外，对于存在右侧心腔扩张的无症状儿童，也应该谋求择期关闭缺损，以降低诸如房性心律失常（参见下文"青少年和成人"部分）等晚期并发症风险。虽然尚未明确最佳的治疗干预年龄，但大多数医生采取的方法是在 2.5～4 岁后对存在明显右心扩张的无症状患儿择期关闭其 ASD。

外科/介入治疗：在大多数中心，经心导管封堵装置关闭缺损已经成为治疗儿童继发孔型 ASD 的一线治疗方法。在儿童中开展的大型研究显示，使用封堵装置关闭缺损与外科手术的治疗成功率相仿，且住院时间明显更短，并发症明显更少[12,13]。目前，在美国有两种 ASD 封堵装置通过了 FDA 审批：AMPLATZER® 间隔封堵器（AGA Medical corporation, Plymouth, MN）以及 GORE® HELEX® 间隔封堵器（W.L. Gore & Associates, Newark, DE）。经皮由股静脉通路置入封堵装置，然后再将导管前送并跨越房间隔，在超声和 X 线透视引导下跨缺损安置封堵装置（图 1-11）。通常仅在患儿的继发孔型 ASD 因没有足够的边缘而无法使用封堵装置来加以关闭时，才实施外科手术。手术关闭缺损的方法和关闭婴儿继发孔型 ASD 的方法相同；但一些经验丰富的中心报道了使用避免胸骨切口的微创技术成功实施手术[14]。

结果

短期：大多数病人在用封堵装置关闭 ASD 后 1 日即可出院，接受为期 6 个月的抗血小板和亚急性细菌性心内膜炎（SBE）的预防治疗，直至封堵装置得以内皮化。在一项针对 442 例病人使用 AMPLATZER® 间隔封堵器关闭房间隔缺损的研究中，无围术期死亡。最常见的重大并发症包括 5 例病人发生封堵装置脱落形成栓塞，1 例病人发生完

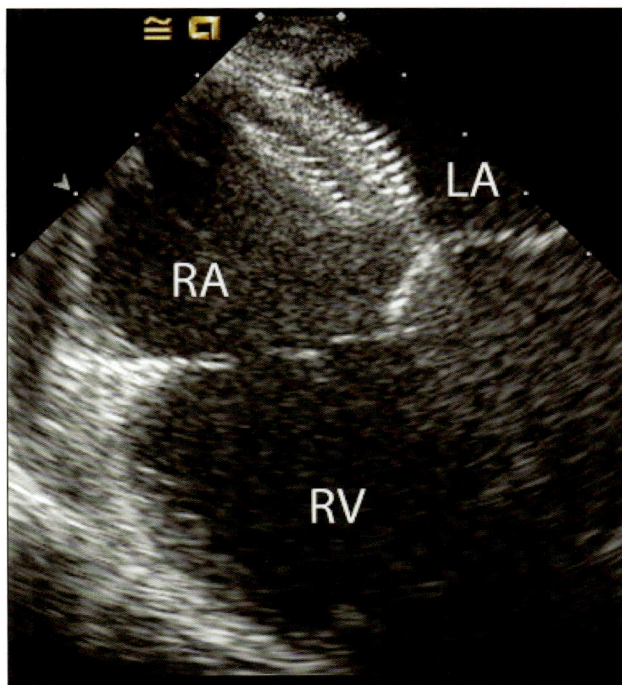

图 1-11 用于关闭继发孔型 ASD 的封堵装置安置到位后的经食管超声心动图成像。可见 AMPLATZER® 间隔封堵器的两个扁平的碟盘分别位于房间隔左心房面和右心房面。

全性心脏传导阻滞（需要植入永久性起搏器），1 例病人发生一过性脑缺血和远端肢体麻木[13]。因封堵装置侵蚀造成心脏磨破的报道在文献中很少见。

外科手术的结果也非常好：在 STS CHSD 统计的自 2006 年 1 月至 2009 年 12 月间接受 ASD 修补术的 3 017 例病人中，无 1 例死亡；严重并发症发生率小于 0.5%[9]。心包切开术后综合征是外科修补手术的一种潜在并发症，由于其发生心包积液而最终导致心包填塞，因此有必要在出院后给予复诊检查和治疗。

长期：儿童在外科手术关闭 ASD 后的长期存活率是优秀的，且免于发生晚期心律失常的比率极高。Roos-Hesselink 等研究了 135 例在 15 岁以内接受 ASD 修补手术的病人。其中无病人死亡，在 15 年后随访时，有症状的房性心律失常发生率为 6%[15]。Murphy 等报道了 33 例在 11 岁以内接受修补手术的病人在术后 27 年时的存活率为 97%。在

这个报道中，晚期房性心律失常的发生率为4%[16]。儿童在经心导管封堵装置关闭房间隔缺损后的长期随访数据有限。但早期随访数据显示在用封堵装置关闭缺损后5年时的存活率极佳，且诸如房性心律失常或血栓栓塞等并发症发生率低[17,18]。

▶▶▶ 青少年和成人

引言：由于ASD在婴儿期和儿童期能被良好耐受，因此病人常常直至成年期时才得以诊断。ASD在成年人的新确诊先天性心脏畸形中占25%～30%。

临床特征：未经修补的ASD成年人更多会有症状，但往往直到40岁后才表现出来[20]。随着年龄增长和诸如高血压等年龄相关疾病的存在，左心室顺应性发生降低，这将加重心房水平原先就存在的左向右分流。久而久之，右心房逐渐扩张使得发生房性心律失常的风险增大，这在谋求ASD修补的更年长病人中更为常见[21,22]。在同一个医疗中心关闭了ASD的213名成年病人中，19%的人术前即显示存在心房扑动或心房颤动；而且，房性心律失常病人的平均年龄为59岁，明显高于那些平均年龄为37岁的无心律失常病人[22]。此外，心内分流导致肺血流过多，会引起肺血管梗阻性病变和肺动脉高压。据报道，多达6%的未经治疗的ASD成年人存在轻到中度肺动脉高压，且更常见于女性[23]。孤立性继发孔型ASD罕有合并Eisenmenger综合征；发生Eisenmenger综合征时，肺动脉高压已变得严重，且因心房水平分流方向逆转而出现发绀。

表现：可能会出现无法耐受运动、呼吸困难和运动疲劳的症状。心悸可能是房性心律失常的症状。发生反常栓塞、一过性脑缺血发作或偏头痛的病人可能也会被检出有孤立性ASD（或PFO）。

临床检查：成人的体格检查表现与ASD儿童类似，包括触诊发现右心室搏动显著和听诊发现固定性第二心音宽分裂。也可能会闻及收缩期喷射性杂音和舒张早期隆隆音。

诊断学检查

ECG：大多数年轻的ASD病人为窦性心律，而年龄更大的成年人则可能会有心房扑动或心房颤动。ECG也可能有右心房增大和右心室肥大的表现。

胸部X线：胸部X线影像可能会显示出心脏肿大、肺纹理增多和肺总动脉段扩张。

超声心动图：TTE是用于疑似ASD成年病人的一线诊断学检查方法，但成年病人难以在肋下成像平面进行清晰观察。通过心尖和胸骨旁透声窗仔细评估右心房和右心室扩张的严重程度，可为评估左向右分流程度提供线索。估测右心室压力是重要的。对于难以获取清晰透声窗的成年人，TEE可能有助于对房间隔进行成像。

CT和MRI：MRI有助于提供关于右心室大小及功能、评估肺静脉回流等额外信息。

负荷试验：未经治疗的大型ASD成年人，可通过运动负荷试验来判定其有无心肺运动能力异常。Helber等阐述了在未经治疗的ASD成年人中，最大运动能力显著下降（降至预期值的50%～60%），且通气功能也有轻度下降（降至预期值的75%～85%）[24]。

心导管：测定肺动脉压力和肺血管阻力对面临肺动脉高压风险的年长病人是重要的。

治疗

内科：没有右侧心腔扩张表现的小型缺损（＜5 mm）病人通常给予观察且无需治疗干预。当发生反常栓塞时，则可能要考虑关闭小型缺损。存在右侧心腔扩张表现的病人，应该择期关闭缺损[25]。当病人存在重度肺动脉高压或左心室功能严重不全时，由于ASD可能对左心室或右心室分别起到了减压阀的作用，因此病人在关闭ASD后面临着临床症状恶化的风险。而且,如果完全可行的话,则有必要在使用封堵装置关闭 ASD 之前(以及之后)加强药物治疗。最后,患有房性心律失常的病人在术前和术后均应接受抗心律失常药物治疗。

外科/介入治疗:在大多数的医疗中心,使用经心导管封堵装置关闭缺损已经取代了手术关闭缺损,成为用于成人继发孔型 ASD 的首选治疗方式。针对成人的大型研究显示,使用封堵器关闭缺损与外科手术的成功率相仿,使得住院时间显著缩短且并发症更少[13,26]。

通常仅在继发孔型 ASD 没有足够的边缘来安置封堵装置时,才实施手术关闭缺损。手术关闭缺损的径路包括使用经右胸机器人辅助手术、腋部胸廓切口、胸骨小切口和标准胸骨正中切口。不论采用何种径路,在证实存在房性心律失常时,都应该一并实施心房消融术。

结果

短期:病人通常在经心导管封堵装置关闭缺损后 1 日即可出院,接受为期 6 个月的抗血小板和亚急性细菌性心内膜炎(SBE)的预防治疗。与 ASD 儿童一样,AMPLATAZER® 间隔封堵器关闭 ASD 后的短期并发症包括栓塞和血栓形成[13]。外科手术的结果也非常好:在 2010 年 STS CHSD 数据库统计的 280 例病人中,出院后死亡率为 0[9]。特殊并发症可能根据病人的合并症状况不同而变化。尽管年长成人发生的并发症比儿童多,但严重并发症却不多见。同儿童一样,需要出院后加强对心包切开术后综合征的复诊检查。

长期:手术关闭 ASD 的晚期存活率良好,但年龄和肺动脉高压是增加晚期死亡率的风险因素。Horvath 等证实在 166 例手术关闭 ASD 的病人中,5 年和 10 年存活率分别为 98% 与 94%,但在肺动脉压力大于 30 mmHg 的成人中,10 年存活率下降至 85%[27]。Murphy 等证实在 25～41 岁实施 ASD 修

补的病人中,27 年存活率下降至 84%,而在年龄匹配对照组人群中的存活率则为 91%。据报道,修补 ASD 时的年龄大于 41 岁的病人,其存活率为 40%,而对照组为 54%[16]。年龄大于 24 岁且合并肺动脉压力 ≥ 40 mmHg 的成人,其术后 25 年存活率显著下降至 39%,而对照组人群为 74%。在 27 例晚期死亡病例中,18 例的死因与心血管相关,包括 5 例卒中病人,其在随访时均有心房颤动。

房性心律失常是年长成人在 ASD 关闭后的常见并发症。Gatzoulis 等显示在 40 岁后修补缺损的病人,其出现新发心房扑动或心房颤动的风险更高。有趣的是,在 40 岁前修补缺损的病人,无一发生心房扑动或心房颤动[22]。此外,在术前即有心房扑动或心房颤动的成人中,多达 60% 的人在手术关闭 ASD 后存在房性心律失常[22]。Murphy 等也证实了 68% 的病人在手术关闭 ASD 后晚期发生房性心律失常[16]。

虽然使用封堵器关闭 ASD 的长期随访数据依然不足,但短期随访数据显示使用封堵装置关闭缺损后长达 9 年时的治疗结果极佳[17,18]。Masura 等研究了 151 例用封堵装置关闭(AMPLATZER® 间隔封堵器)ASD 的病人,对其进行了长达 108 个月的随访。在该研究组中,没有出现死亡、心脏穿孔、封堵装置移位或栓塞、血栓形成或血栓栓塞,或发生感染性心内膜炎[18]。

与手术修补 ASD 的治疗结果相似,房性心律失常是成人在使用封堵装置关闭 ASD 后的一个主要问题。Knepp 等在一个针对 94 例使用封堵器(AMPLATZER® 间隔封堵器)关闭 ASD 的病人进行的回顾性研究中显示,多达 80% 的成年病人出现复发性心房颤动,其手术年龄皆大于 40 岁。同时,这些病人中有 7% 的人证实在修补 ASD 后长达 5 年时出现新发的心律失常[17]。发生晚期血栓形成、封堵装置栓塞和封堵装置侵蚀的风险如何,这依然未明(但极低),这需要在使用封堵装置关闭 ASD 后进行定期监测[25]。

报道证实尽管存在长期并发症的风险,但对于全年龄组的成年病人而言,在手术修补[28]或使用封堵装置[29,30]关闭ASD后,多达89%的病人症状得到

改善。右心房与右心室扩张程度降低,右侧心腔发生重构。在修补ASD后的10年内,通过运动负荷试验客观测得的运动能力也得以改善甚至恢复正常[24]。

提示与建议

- 不存在右心容量超负荷时,ASD可能无需治疗干预。
- 如果存在显著的右心容量超负荷且ASD直径小的话,则应该怀疑存在其他左向右分流,诸如单支或多支肺静脉异位回流。
- 听诊ASD婴儿时,可能难以闻及固定性第二心音宽分裂。对于这一人群,右心室抬举可能提示右心容量超负荷。
- 胸骨左下缘存在舒张期杂音(流经正常三尖瓣的血流量增大导致的相对性三尖瓣狭窄)提示Qp/Qs比值至少为2∶1。这常伴有显著的右心容量超负荷,是需要治疗干预的适应证。

静脉窦型房间隔缺损

❯ 胎儿、新生儿和婴儿

引言:在所有类型的ASD中,静脉窦型占总数的5%~10%。虽然被划分成一种ASD,但从技术角度而言,这个缺损并不位于房间隔范围内。相反,大部分缺损(87%)位于卵圆窝后上方、靠近上腔静脉(SVC)入口处的静脉窦隔处[31]。此静脉窦隔在正常情况下将部分或所有右肺静脉与上腔静脉或右心房(RA)隔开。这一区域内的缺损最终会导致右肺静脉"失去顶盖结构(去顶)"。因此,上腔静脉窦型缺损通常合并肺静脉异位引流,即右上肺静脉(RUPV)或所有右肺静脉均回流至右心房或SVC[31]。下腔静脉窦型缺损比较罕见,其可直接位于卵圆窝后方或后下方,靠近下腔静脉(IVC)的入口处,并合并有右下肺静脉异位引流入IVC或右心房。

临床特征:合并部分型肺静脉异位回流的静脉窦型房间隔缺损存在一种强制性的左向右分流。此外,在RUPV进入左心房(LA)的位置上存在一处左右心房之间的交通。这就造成了潜在的心房间分流[32]。与患有继发孔型ASD的病人一样,因为右心室的顺应性比左心室相对更好,因此心房间的分流方向为左向右。由于同时存在心房间交通和肺静脉异位引流,因此静脉窦型房间隔缺损会造成显著的右心房和右心室容量超负荷。由于右侧心腔发生渐进性扩张和肺血流过多,导致出现症状。

表现:静脉窦型房间隔缺损的新生儿和婴儿常无症状,或仅有心脏杂音。少数情况下,静脉窦型ASD病人在婴儿期会合并有充血性心功能衰竭和发育停滞[31]。

临床检查：静脉窦型房间隔缺损的新生儿和婴儿的体格检查结果或许正常，或存在符合右心室容量超负荷的表现。这些表现包括右心室搏动显著，以及听诊闻及固定性第二心音宽分裂。此外，流经肺动脉瓣的血流量增大，因此胸骨左上缘可能会闻及柔和的收缩期喷射性杂音。当存在大型分流时，流经三尖瓣的血流量增大，造成胸骨左下缘可能闻及舒张早期隆隆音。

诊断学检查

ECG：在新生儿和婴儿中，ECG表现可能是正常的，或表现为右心房增大或右心室肥大。P波电轴可作为一个用来鉴别静脉窦型ASD和继发孔型ASD的特征，几乎有一半的静脉窦型ASD病人的电轴小于30°[33]。

胸部X线：静脉窦型ASD新生儿和婴儿的胸部X线影像可表现正常，或表现为心脏肿大、肺纹理增多。

超声心动图：TTE是用于疑似静脉窦型ASD病人的一线影像学诊断方法。经肋下矢状位或右上胸骨旁透声窗，可对缺损进行最佳成像。正常的房间隔上部区域将SVC进入右心房的入口与RUPV进入左心房的入口分隔开，当此处出现缺损时，应怀疑静脉窦型ASD（图1-12）。彩色多普勒可确诊存在RUPV异位引流和左心房血液经SVC近心端位置分流入右心房（图1-13）。由于存在强制性分流，静脉窦型ASD病人的右心房和右心室扩张程度常比继发孔型ASD病人更严重。如果没有仔细寻找，这类静脉窦型ASD则很容易漏诊。如果仅有小型ASD，但又合并有中度至重度右心扩张，则应检查是否存在肺静脉异位回流。当检查结果不确定时，TEE也可提供关于静脉窦隔的清晰影像。

CT和MRI：CT和MRI作为静脉窦型ASD的二线影像学检查是有效的（图1-14）。对于经超声心动图透声窗成像不理想的病人，CT和MRI可以更清晰地显示肺静脉异位引流（图1-15）。

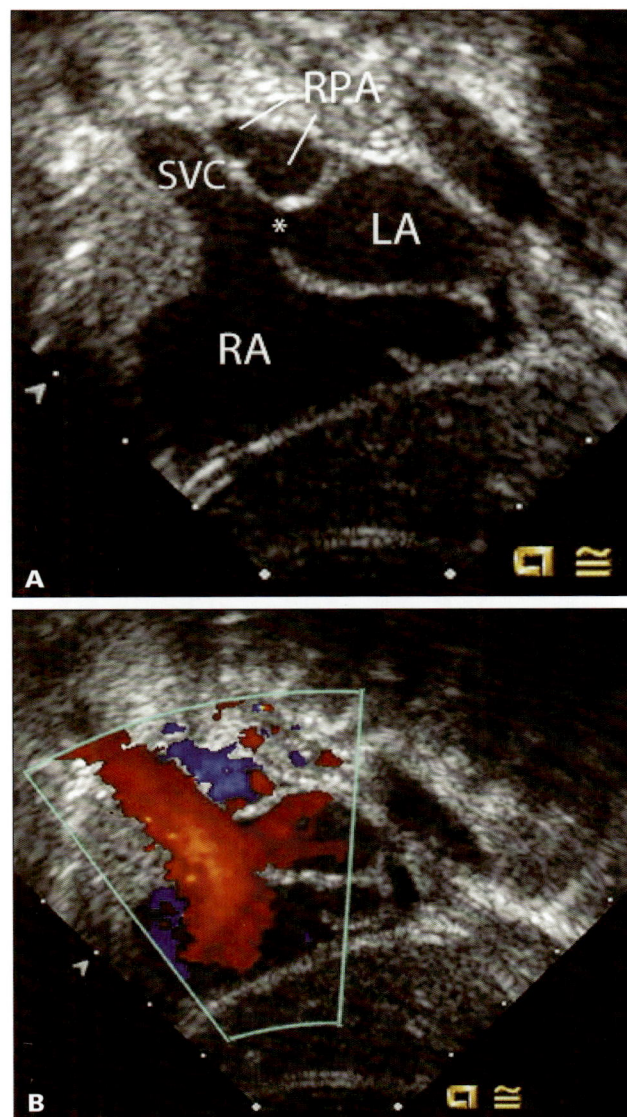

图1-12 图A：经胸超声心动图的肋下矢状位透声窗显示上腔静脉（SVC）型静脉窦型房间隔缺损（*）成像。图B：彩色多普勒成像证实存在心房间的左向右分流。LA=左心房；RA=右心房；RPA=右肺动脉。

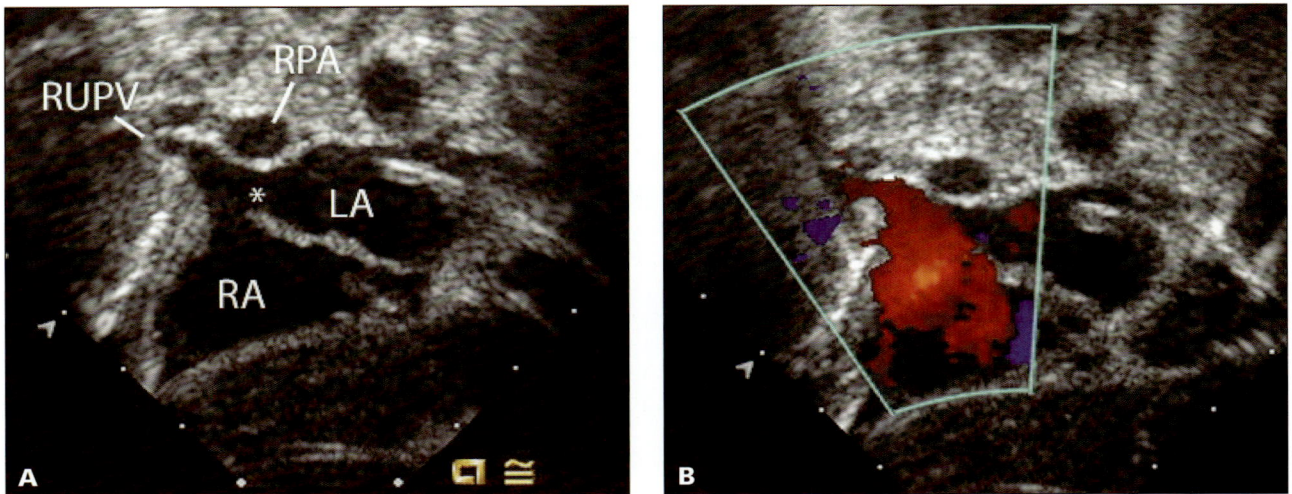

图1-13 **图A**：经胸超声心动图在肋下矢状位透声窗对上腔静脉（SVC）型静脉窦型房间隔缺损（＊）进行成像，证实右上肺静脉（RUPV）"失去顶盖结构"及其回流至左心房的入口（＊）。**图B**：彩色多普勒成像证实RUPV异位引流至SVC。LA＝左心房；RA＝右心房；RPA＝右肺动脉。

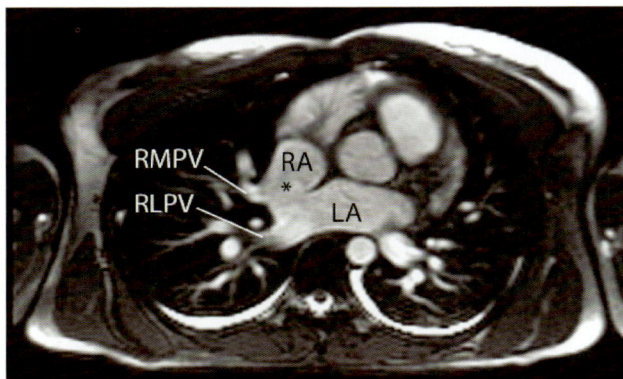

图1-14 心脏MRI稳态自由进动序列的轴状位图像显示静脉窦型房间隔缺损（＊），表现为右中肺静脉（RMPV）壁与腔静脉心房连接处之间存在一个缺损，导致RMPV异位引流入右心。LA＝左心房；RA＝右心房；RLPV＝右下肺静脉［图片来源：感谢Margaret M. Samyn, MD（威斯康星医学院，儿科医学部，儿科心脏科）提供图片］。

心导管：通常没必要通过心导管来建立静脉窦型房间隔缺损的诊断，但过去在没有更常规使用CT和MRI时，心导管检查常被用来显示肺静脉回流状态。

治疗

内科：静脉窦型ASD新生儿和婴儿极少需要药物治疗。这些病人通常无症状，可耐受右侧心腔的容量超负荷状态至成年期。

外科：因为有可能必须要构建板障来重新引导肺静脉血流，所以通常推迟到儿童期后期再实施择期修补手术。

结果

短期：关于婴儿在静脉窦型ASD修补术后的治疗结果数据少。

长期：在不给予外科治疗干预的情况下，静脉窦型ASD婴儿成长至儿童期的存活率正常，通常直至成年期才会出现右心容量超负荷和房性心律失常等症状。

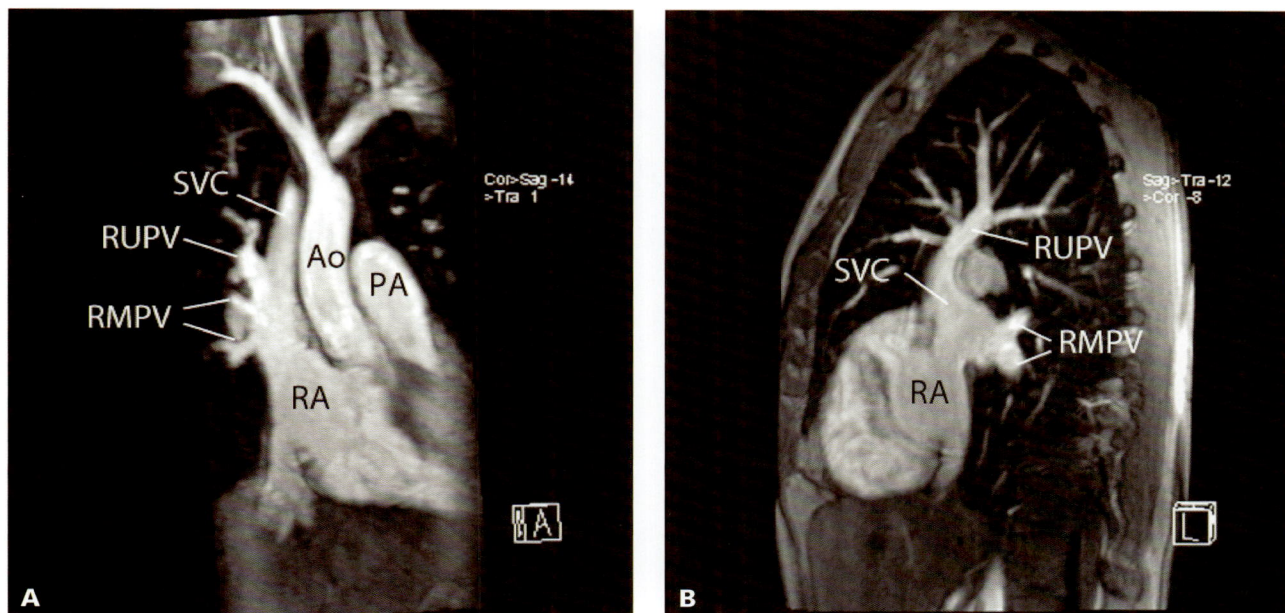

图1-15 心脏磁共振冠状位（图A）和矢状位（图B）血管造影图像，显示静脉窦型房间隔缺损和右上肺静脉（RUPV）异位引流至上腔静脉（SVC），以及右中肺静脉（RMPV）回流至腔静脉心房连接处。AO= 主动脉；PA= 肺动脉；RA= 右心房［图片来源：感谢Margaret M. Samyn，MD（威斯康星医学院，儿科医学部，儿科心脏科）提供图片］。

》》 儿童

引言：与继发孔型ASD不同，静脉窦型ASD不会自发性闭合。其造成的血流动力学影响在儿童期可被良好耐受。与继发孔型ASD一样，考虑在儿童期内择期关闭缺损以降低诸如房性心律失常等晚期并发症的风险。

临床特征：由于同时存在心房间交通和肺静脉异位引流，因此静脉窦型ASD造成了显著的右心房和右心室容量超负荷。渐进性右侧心腔扩张和右心室功能不全则导致出现症状。

表现：静脉窦型ASD儿童通常无症状，且可能因发现心脏杂音而就诊。存在大型左向右分流时，患儿可出现频繁的呼吸道感染、疲劳或无法耐受运动的症状。

临床检查：检查所见包括右心室搏动显著、固定性第二心音宽分裂、柔和的收缩期喷射性杂音，以及存在大型分流时出现舒张早期隆隆音。

诊断学检查

ECG：静脉窦型ASD儿童的ECG可表现出右心房增大和右心室肥大。如前文所述，约有一半病人的P波电轴小于30°。

胸部X线：典型的胸部X线影像所见包括心脏肿大和肺纹理增多。

超声心动图：如前文所述，TTE和TEE均可显示静脉窦型ASD和RUPV异位引流。

CT和MRI：CT和MRI都可以用来明确诊断并更清晰地显示肺静脉异位引流。MRI同样能显示静脉窦型ASD和肺静脉异位引流的解剖状况。MRI也可以评估缺损引起的血流动力学影响，包括测定右心室容积与功能，以及肺循环和体循环的血流比值（$Q_p : Q_s$）[34]。

心导管：尽管过去经常使用心导管进行诊断，但现在已经不作为常用诊断方法。

治疗

内科：儿童常无症状，且无需药物治疗。有症状的儿童应该通过手术关闭缺损。

外科：必须通过外科手术来关闭静脉窦型ASD。有一些修补方法可同时纠正ASD和肺静脉异位引流[35]。对于肺静脉连接至右心房或腔静脉—心房连接处时，可采用单独一块补片来关闭ASD并将肺静脉隔入左心房。对于肺静脉位于SVC的更靠头端位置时，将补片延伸入SVC会使体静脉和/或肺静脉梗阻的风险增大。在这种情况下，可以切开SVC和腔静脉—心房连接处，并用第二块补片扩大（双补片技术），使板障获得足够空间；然而，这一操作会带来损伤窦房结的伴随风险。腔静脉移位术（Warden技术）是一种越来越普及的变通技术，避免了切开腔静脉—心房连接处。这一技术包括：① 在肺静脉汇入SVC处的最高点位置的远心端离断并缝闭SVC；② 使用补片修补ASD，并包绕住整个SVC开口，因此使SVC的近心端部位成为引流至左心房的无梗阻肺静脉通路的一部分；③ 将SVC的远心端与打开后的右心耳宽大切口相连，以重新建立体静脉回流通路[36]。

结果

短期：根据STS CHSD在2010年春季收集的数据，外科手术修补静脉窦型ASD的出院死亡率为0[9]。窦房结功能不全是最常见的术后并发症，有20%～50%的病人存在这种问题[35]。Warden手术降低了这一并发症的发生率，但并未完全消除之。尽管大部分儿童可以非常好地耐受低位房性心律或交界性心律，但少数人可能需要植入永久性起搏器。幸运的是，近年来病人出现体静脉或肺静脉通路显著狭窄的情况不多，发生率不到2%～3%[35]。前文所述的诊治心包切开术后综合征的问题，也同样适用于静脉窦型ASD病人。

长期：由于大部分已发表研究的随访时间中位数未超过10年，因此我们对儿童的长期治疗结果缺乏深入了解。尽管如此，我们认为静脉窦型ASD病人的存活率与继发孔型ASD人群一样优秀。许多低位房性心律或交界性心律的病人在长期随访中重新恢复窦性心律。虽然在这些病人中，目前需要植入永久性起搏器的人数少，但当其进入成年期，需要植入永久性起搏器的人数可能增多。而且还需要终身随访检查是否发生体静脉或肺静脉通路狭窄。

⟫⟫⟫ 青少年和成人

引言：在成人中，通常难以通过TTE来诊断静脉窦型ASD，且可能需要通过其他影像学方法来建立诊断。对任何存在无法解释的右侧心腔扩张的成年病人，均应该考虑到静脉窦型ASD的可能。

临床特征：静脉窦型ASD成人更多见有症状。缺损未经修补的成人，其出现房性心律失常和肺动脉高压的风险更大。

表现：成人可能表现出无法耐受运动。对于缺损未经修补的成年病人，尤其是40岁以上者，出现心悸则可能是房性心律失常的表现。

临床检查：体格检查所见包括右心室搏动显著、固定性第二心音宽分裂、柔和的收缩期喷射性杂音，以及存在大型分流时出现的舒张早期隆隆音。

诊断学检查

ECG：ECG可表现为右心房增大、右心室肥大，且可能发现P波电轴小于30°。心悸病人必须要进行24小时动态心电图（Holter）监测。

胸部X线：存在大型分流时，可表现出心脏肿大和肺纹理增多。可见有肺总动脉及分支肺动脉扩张。

超声心动图：如前文所述，TTE和TEE都可以发现静脉窦型ASD和RUPV异位引流。如果检查发现无法解释的右侧心腔扩张，应进一步完善CT或MRI等影像学检查。

CT 和 MRI：CT和MRI都可以用来明确诊断，并能更清晰地显示肺静脉异位引流。MRI也可评估缺损造成的血流动力学影响，包括测定右心室容积和功能。

心导管：如前文所述，没必要使用心导管来诊断静脉窦型ASD。然而，当无创影像学检查怀疑存在肺动脉高压时，则可能有必要做肺血管反应性试验。

治疗

内科：在成人中，静脉窦型ASD修补术前和术后可能都需要对房性心律失常进行治疗。

外科：在成人中，当存在右侧心腔扩张时，无论有无症状，均应通过外科手术修补静脉窦型ASD。手术方法包括如前文所述的单补片、双补片或Warden手术。

结果

短期：Luciani等与Attenhofer Jost等分别对100例以上的静脉窦型ASD病人进行了研究，阐述了他们在外科手术修补缺损后的短期和长期结果[37,38]。

在这两个研究中，成人接受外科手术关闭缺损的手术死亡率均小于1%。术后并发症包括新发的窦房结功能不全，以及6%～9%的病人需要植入永久性起搏器[37,38]。

长期：Luciani等表明，静脉窦型ASD修补术后的10年存活率为97%，30年存活率为79%[38]。在两组外科学研究中，房性心律失常都是造成并发症发生率的重要原因，有19%～27%的病人发生晚期心律失常[37,38]。与接受继发孔型ASD修补手术的病人相似，术后房性心律失常的风险与接受修补手术时的年龄更大有关。尽管如此，不论手术年龄如何，大部分成年病人有望在接受修补手术后使症状得以改善[37,38]。

未来

继发孔型ASD的封堵装置治疗技术将继续发展。封堵装置技术的进步，必然使得治疗的预期风险得到同步改善。理想的封堵装置，其治疗预期风险低，所需的鞘管更细，并期望可以随时间推移而发生生物降解。随着时间的累积，将可以获得关于介入封堵的更长期治疗结果数据。这些数据能让我们更好地将介入治疗与外科手术进行比较。

提示与建议

- 如果存在显著的右心容量超负荷，并仅有一个小型ASD时，必须进行特别仔细的检查并识别出所有肺静脉的解剖结构。缺乏良好的TTE透声窗时，心脏MRI非常有助于清晰显示肺静脉解剖，并可提供制订手术计划所必需的细节。
- 静脉窦型ASD病人会存在显著程度的右心室容量超负荷。然而，婴儿和幼儿应该有望给予随访，并计划在2～3岁后再实施手术，这样有利于术中构建位于上腔静脉内的肺静脉板障。

此外，用于修补继发孔型ASD的外科微创手术也将继续进步，包括小切口、机器人手术和不停跳ASD修补等技术。对于静脉窦型ASD，随着时间的积累，将能更好地了解其手术修补结果，对技术加以改良应该会降低并发症风险。

最后，我们希望遗传学领域能继续向前发展，并进一步阐明遗传学因素对ASD的影响。

（刘　旭译，孙彦隽校）

参考文献

1. Botto LD, Correa A, Erickson JD. Racial and temporal variations in the prevalence of heart defects. *Pediatrics*. 2001; 107(3): E32.

2. Hoffman JI, Kaplan S. The incidence of congenital heart disease. *J Am Coll Cardiol*. 2002; 39(12): 1890–1900.

3. Anderson RH, Brown NA, Webb S. Development and structure of the atrial septum. *Heart*. 2002; 88(1): 104–110.

4. Hagen PT, Scholz DG, Edwards WD. Incidence and size of patent foramen ovale during the first 10 decades of life: an autopsy study of 965 normal hearts. *Mayo Clin Proc*. 1984; 59(1): 17–20.

5. Lammers A, Hager A, Eicken A, Lange R, Hauser M, Hess J. Need for closure of secundum atrial septal defect in infancy. *J Thorac Cardiovasc Surg*. 2005; 129(6): 1353–1357.

6. Radzik D, Davignon A, van Doesburg N, Fournier A, Marchand T, Ducharme G. Predictive factors for spontaneous closure of atrial septal defects diagnosed in the first 3 months of life. *J Am Coll Cardiol*. 1993; 22(3): 851–853.

7. Helgason H, Jonsdottir G. Spontaneous closure of atrial septal defects. *Pediatr Cardiol*. 1999; 20(3): 195–199.

8. Cockerham JT, Martin TC, Gutierrez FR, Hartmann AF Jr, Goldring D, Strauss AW. Spontaneous closure of secundum atrial septal defect in infants and young children. *Am J Cardiol*. 1983; 52(10): 1267–1271.

9. Jacobs JP, Jacobs ML, Mavroudis C, Lacour-Gayet FG, Tchervenkov CI. Executive summary: The Society of Thoracic Surgeons Congenital Heart Surgery Database—Twelfth Harvest (January 1, 2006—December 31, 2009). The Society of Thoracic Surgeons (STS) and Duke Clinical Research Institute (DCRI), Duke University Medical Center, Durham, NC; Spring 2010 Harvest.

10. Parvathy U, Balakrishnan KR, Ranjith MS, Saldanha R, Vakamudi M. Surgical closure of atrial septal defect in children under two years of age. *Asian Cardiovasc Thorac Ann*. 2004; 12(4): 296–299.

11. Christensen DD, Vincent RN, Campbell RM. Presentation of atrial septal defect in the pediatric population. *Pediatr Cardiol*. 2005; 26(6): 812–814.

12. Bialkowski J, Karwot B, Szkutnik M, Banaszak P, Kusa J, Skalski J. Closure of atrial septal defects in children: surgery versus Amplatzer device implantation. *Tex Heart Inst J*. 2004; 31(3): 220–223.

13. Du ZD, Hijazi ZM, Kleinman CS, Silverman NH, Larntz K, Amplatzer I. Comparison between transcatheter and surgical closure of secundum atrial septal defect in children and adults: results of a multicenter nonrandomized trial. *J Am Coll Cardiol*. 2002; 39(11): 1836–1844.

14. Ryan WH, Cheirif J, Dewey TM, Prince SL, Mack MJ. Safety and efficacy of minimally invasive atrial septal defect closure. *Ann Thorac Surg*. 2003; 75(5): 1532–1534.

15. Roos-Hesselink JW, Meijboom FJ, Spitaels SE, et al. Excellent survival and low incidence of arrhythmias, stroke and heart failure long-term after surgical ASD closure at young age. A prospective follow-up study of 21–33 years. *Eur Heart J*. 2003; 24(2): 190–197.

16. Murphy JG, Gersh BJ, McGoon MD, et al. Long-term outcome after surgical repair of isolated atrial septal defect. Follow-up at 27 to 32 years. *N Engl J Med*. 1990; 323(24): 1645–1650.

17. Knepp MD, Rocchini AP, Lloyd TR, Aiyagari RM. Long-term follow up of secundum atrial septal defect closure with the Amplatzer septal occluder. *Congenit Heart Dis*. 2010; 5(1): 32–37.

18. Masura J, Gavora P, Podnar T. Long-term outcome of transcatheter secundum-type atrial septal defect closure using Amplatzer septal occluders. *J Am Coll Cardiol*. 2005; 45(4): 505–507.

19. Lindsey JB, Hillis LD. Clinical update: atrial septal defect in adults. *Lancet*. 2007; 369(9569): 1244–1246.

20. Campbell M. Natural history of atrial septal defect. *Br Heart J*. 1970; 32(6): 820–826.

21. Berger F, Vogel M, Kramer A, et al. Incidence of atrial flutter/fibrillation in adults with atrial septal defect before and after surgery. *Ann Thorac Surg*. 1999; 68(1): 75–78.

22. Gatzoulis MA, Freeman MA, Siu SC, Webb GD, Harris L. Atrial arrhythmia after surgical closure of atrial septal defects in adults. *N Engl J Med*. 1999; 340(11): 839–846.

23. Steele PM, Fuster V, Cohen M, Ritter DG, McGoon DC. Isolated atrial septal defect with pulmonary vascular obstructive disease—long-term follow-up and prediction of outcome after surgical correction. *Circulation*. 1987; 76(5): 1037–1042.

24. Helber U, Baumann R, Seboldt H, Reinhard U, Hoffmeister HM. Atrial septal defect in adults: cardiopulmonary exercise capacity before and 4 months and 10 years after defect closure. *J Am Coll Cardiol*. 1997; 29(6): 1345–1350.

25. Warnes CA, Williams RG, Bashore TM, et al. ACC/AHA 2008 Guidelines for the Management of Adults with Congenital Heart Disease: a report of the American College of Cardiology/American Heart Association Task Force on Practice Guidelines (writing committee to develop guidelines on the management of adults with congenital heart disease). *Circulation*. 2008; 118(23): e714–e833.

26. Rosas M, Zabal C, Garcia-Montes J, Buendia A, Webb G, Attie F. Transcatheter versus surgical closure of secundum atrial septal defect in adults: impact of age at intervention. A concurrent matched comparative study. *Congenit Heart Dis*. 2007; 2(3): 148–155.

27. Horvath KA, Burke RP, Collins JJ, Jr, Cohn LH. Surgical treatment of adult atrial septal defect: early and long-term results. *J Am Coll Cardiol*. 1992; 20(5): 1156–1159.

28. John Sutton MG, Tajik AJ, McGoon DC. Atrial septal defect in patients ages 60 years or older: operative results and long-term postoperative follow-up. *Circulation*. 1981; 64(2): 402–409.

29. Brochu MC, Baril JF, Dore A, Juneau M, De Guise P, Mercier LA. Improvement in exercise capacity in asymptomatic and mildly symptomatic adults after atrial septal defect percutaneous closure. *Circulation*. 2002; 106(14): 1821–1826.

30. Humenberger M, Rosenhek R, Gabriel H, et al. Benefit of atrial septal defect closure in adults: impact of age. *Eur Heart J*. 2011; 32(5): 553−560.

31. Van Praagh S, Carrera ME, Sanders SP, Mayer JE, Van Praagh R. Sinus venosus defects: unroofing of the right pulmonary veins— anatomic and echocardiographic findings and surgical treatment. *Am Heart J*. 1994; 128(2): 365−379.

32. Li J, Al Zaghal AM, Anderson RH. The nature of the superior sinus venosus defect. *Clin Anat*. 1998; 11(5): 349−352.

33. Davia JE, Cheitlin MD, Bedynek JL. Sinus venosus atrial septal defect: analysis of fifty cases. *Am Heart J*. 1973; 85(2): 177−185.

34. Valente AM, Sena L, Powell AJ, Del Nido PJ, Geva T. Cardiac magnetic resonance imaging evaluation of sinus venosus defects: comparison to surgical findings. *Pediatr Cardiol*. 2007; 28(1): 51−56.

35. Stewart RD, Bailliard F, Kelle AM, Backer CL, Young L, Mavroudis C. Evolving surgical strategy for sinus venosus atrial septal defect: effect on sinus node function and late venous obstruction. *Ann Thorac Surg*. 2007; 84(5): 1651−1655.

36. Warden HE, Gustafson RA, Tarnay TJ, Neal WA. An alternative method for repair of partial anomalous pulmonary venous connection to the superior vena cava. *Ann Thorac Surg*. 1984; 38(6): 601−605.

37. Attenhofer Jost CH, Connolly HM, Danielson GK, et al. Sinus venosus atrial septal defect: long-term postoperative outcome for 115 patients. *Circulation*. 2005; 112(13): 1953−1958.

38. Luciani GB, Viscardi F, Pilati M, Crepaz R, Faggian G, Mazzucco A. Age at repair affects the very long-term outcome of sinus venosus defect. *Ann Thorac Surg*. 2008; 86(1): 153−159.

第 2 章

室间隔缺损

Welton M. Gersony

室间隔缺损（VSD）是最常见的先天性心脏畸形，在已确诊先天性心脏病的总体人群中占到20%以上[1,2]。该病的临床变化范围大。从小型缺损在出生后不久便自发性闭合的新生儿，到因大型缺损造成充血性心功能衰竭的婴儿，再到大型心室间交通合并严重肺血管病变的成人，不一而足。VSD可根据解剖学和生理学特征进行分型。最重要的解剖学特征是缺损的大小。小型缺损被划分为限制性交通，其特征为可被良好耐受的小型左向右分流。中型到大型VSD被划分为非限制性交通；伴随着左向右分流，左心室的体循环压力完全或部分转移至右心室和肺动脉。

肺动脉高压（PAH）存在血流相关性（高动力状态），且巨大的心脏前负荷（舒张末期容积）常导致在婴儿期发生左心室功能衰竭。如果缺损得以关闭，PAH则是可逆的，症状会随之迅速消失。而另一些存在非限制性VSD伴肺血管梗阻性病变的少数更年长病人，其病程却与之相反；在这些病人中，肺血管梗阻对其VSD分流产生了限制，但PAH持续存在（Eisenmenger综合征）。左心室容积正

常，但预计在成年期时会出现发绀，且最终发生临床恶化。

因VSD在室间隔上所处位置的不同，使其特征和临床病程也不尽相同。位于主动脉下的膜周型VSD的直径变化大，从微小（限制性）缺损到大型（非限制性）缺损不等。这些缺损可能随着时间推移而真正地或相对性变小，且有些可能会完全闭合。嵴上型（或肺动脉下型或流出道型）VSD，存在主动脉瓣脱垂和关闭不全的风险。一些伴有主动脉骑跨的VSD在婴儿期早期阶段存在显著的左向右分流，但后来却逐渐演变成典型的法洛四联症状态。肌部型VSD常为小型缺损，并时常会在出生后的第一个月内自发性闭合。少数情况下，肌部型VSD可能位于心尖部或呈多发性（所谓的瑞士干酪样缺损）。流入道型VSD属于心内膜垫缺损这一系列畸形中的一部分，但不一定会合并房室瓣反流和/或原发孔型房间隔缺损。

VSD的大小、位置和病人的年龄，是判定VSD的生理学分类并决定其最终治疗方法和结果的重要特征。

胎儿、新生儿和婴儿

引言：胎儿存在孤立性VSD时，无论缺损大小如何，均不会影响胎儿的宫内存活。可以维持正常的心输出量，进入肺循环的血流量通常占总血流量的10%[1]。在出生后的数日内，由于肺血管阻力高，阻止了显著左向右分流的发生。然而，新生儿肺小动脉内壁的肥厚逐渐退化，心室间分流量在接下来的4～8周内达到顶峰。当存在非限制性VSD时，由于肺血管阻力降低，使肺血流量增大，肺动脉高压持续存在，并将导致左心室功能衰竭。

临床特征：存在大型非限制性VSD的婴儿会出现呼吸急促、易激惹、发育停滞等症状。由于呼吸窘迫影响喂养，因此患儿会出现明显饥饿，先焦躁不安地吸奶30～60 ml，再进行短暂睡眠，而且这种情况会形成一种规律。在喂养和呼吸两者之间，呼吸问题始终占主导地位。如果未能识别出因心功能衰竭造成的初期症状，则最终常常会出现误吸、肺炎和/或心血管功能崩溃。适当的药物治疗或必要时实施外科手术干预，可阻止临床病程恶化。

VSD的位置不会影响婴儿的临床病程。位于任一位置的非限制性VSD都将导致心功能衰竭的临床局面。存在小型限制性VSD的病人可维持无症状状态。

表现：因大型VSD引起充血性心功能衰竭的婴儿会在1～3月龄期间出现症状。在通过胎儿期或婴儿期早期阶段的超声检查识别出VSD并对其进行分型后，应重点观察患儿是否出现症状，随着新生儿的肺血管阻力逐渐降低，在此时间段的早期便出现明显症状。

临床检查：可沿胸骨左缘中下部闻及VSD典型的全收缩期杂音。当存在大型左向右分流时，在心尖部也可能闻及舒张中期隆隆音。可能一直要到出生后数周时才可闻及具有特征性的杂音，此时的分流量达到最大。当出现充血性心功能衰竭时，就会发现症状（呼吸急促、心动过速、肝脏肿大、肺部啰音和恶病质）。

诊断学检查

ECG：在大型VSD婴儿中，新生儿期正常可见的右心室优势将演变为双心室肥大的表现。

胸部X线：在非限制性VSD病人中，可见心脏肿大和肺充血（图2-1）。

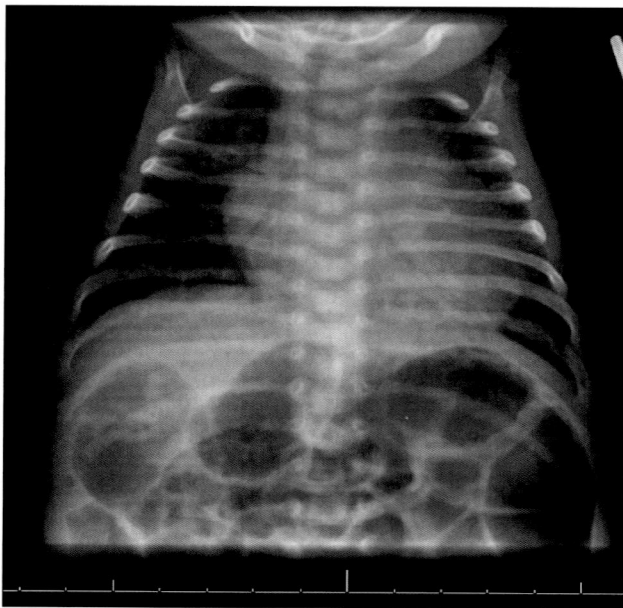

图2-1 大型VSD婴儿的胸片，显示心脏肿大且肺纹理增多（图片来源：感谢Dr. Daniel J. Penny提供图片）。

超声心动图：超声心动图可判定是否存在明显的VSD，并指示出心室间交通的大小和位置（图2-2和图2-3）。当存在大型VSD时，左心室会发生扩张，并可见有大型左向右分流。多普勒检查可显示非限制性缺损伴右心室高压和PAH，并显示出是否存在右心室或左心室流出道梗阻的表现（图2-4）。胎儿超声心动图可在产前诊断出VSD。极少需要用其他无创的影像学检查来对VSD婴儿进行评估。

心导管：在当前，对大部分VSD婴儿而言，临床评估和超声心动图即足以建立诊断，已无需再进行心导管和血管造影检查（图2-5和图2-6）。

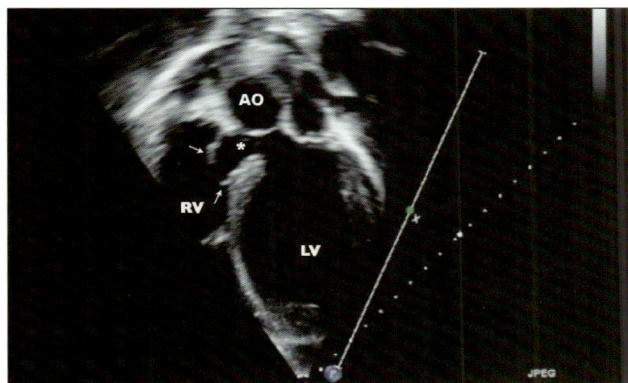

图2-2 超声心动图的心尖透声窗截面显示一个大型膜周型VSD（＊），部分被室隔瘤组织（箭头）阻挡。AO=主动脉；LV=左心室；RV=右心室（图片来源：感谢Dr. Daniel J. Penny提供图片）。

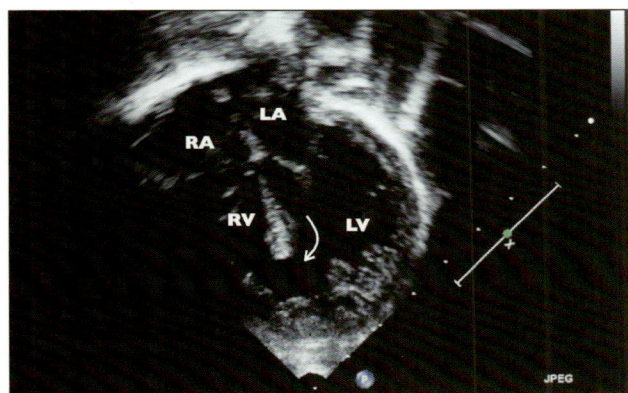

图2-3 超声心动图的心尖透声窗截面显示一个大型肌部型VSD（箭头）。LA=左心房；LV=左心室；RA=右心房；RV=右心室（图片来源：感谢Dr. Daniel J. Penny提供图片）。

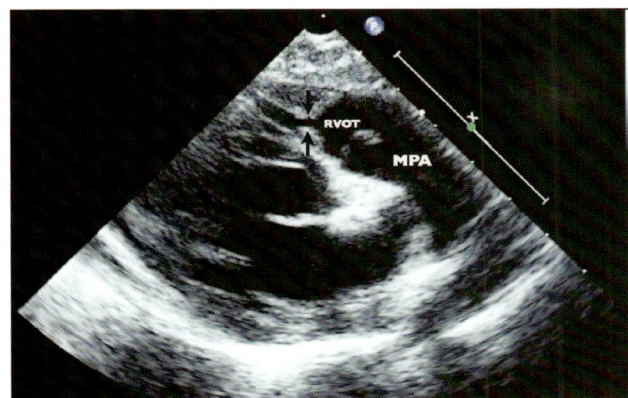

图2-4 超声心动图的胸骨旁透声窗截面显示右心室双腔。可见在右心室腔内存在严重狭窄（箭头）。MPA=肺总动脉；RVOT=右心室流出道（图片来源：感谢Dr. Daniel J. Penny提供图片）。

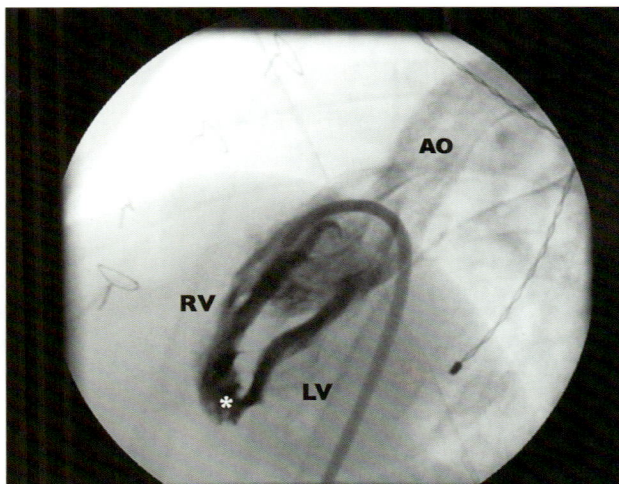

图2-5 右心室造影显示一个复杂的肌部型VSD。导管置于右心室的心尖部。造影剂从VSD（＊）的右心室面穿过室间隔组织，并在更高位置上进入左心室腔。AO=主动脉；LV=左心室；RV=右心室（图片来源：感谢Dr. Daniel J. Penny提供图片）。

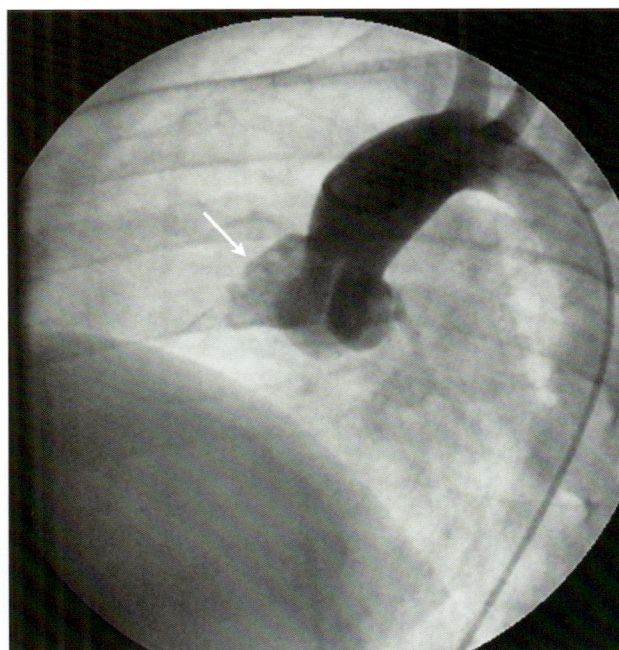

图2-6 主动脉造影显示主动脉瓣脱垂病人的右冠瓣存在显著的变形和扩张（箭头）（图片来源：感谢Dr. Daniel J. Penny提供图片）。

治疗

内科：早年，在无法实施心脏直视手术或手术风险巨大的时候，使用地高辛、利尿剂和低盐配方饮食来治疗发生充血性心功能衰竭的非限制性VSD婴儿。在通过药物治疗使病情稳定的大型VSD婴儿中，约一半患儿的缺损逐渐缩小，且在儿童期无需手术治疗。对于那些持续存在心功能衰竭、呼吸道感染和/或发育停滞的患儿，行肺动脉环扎手术以减少左向右分流量，并降低肺动脉压力。大部分此类婴儿的临床状态得以改善，且病情得以稳定。尽管依然存在少量或中量的左向右分流，他们仍可以在不手术的状态下随访至2岁。可计划在婴儿期的后期阶段拆除肺动脉环扎带并关闭VSD。现代转流技术和心脏直视手术技术的发展改变了这种治疗流程，能对处于任何年龄阶段的患儿直接进行VSD修补手术。

外科：当前，完成直视下VSD修补手术的风险低。经右心房径路显露并修补缺损。无需心室切口。诸如残余分流、心脏传导阻滞、心肌损伤和神经系统问题等手术并发症极少发生。由于存在包括心脏传导阻滞和主动脉瓣损伤等风险，因此不推荐使用经皮心导管封堵装置关闭VSD[3]。对于在药物治疗过程中病情稳定且症状消失的大型VSD婴儿，仍然可以不进行手术并继续随访至满2岁，以便在刚满2岁时即判定缺损是否会转变为限制性。然而，由于外科修补手术的风险低，因此其适应证也已逐渐放宽。

存在限制性VSD且肺动脉压力正常的婴儿，不会在晚期发生肺血管病变[1]。因此，无症状的小型VSD婴儿确实无需手术干预。一些存在小型左向右分流的病人会发生右心室流出道梗阻，还可能会发生主动脉瓣关闭不全或右心室双腔。这些病人可能在更晚的时候需要外科手术干预，手术的主要目的是为了修补合并畸形，而不是仅仅为了关闭VSD。

结果

短期：成功接受VSD修补术且没有残余畸形的婴儿，将以与正常儿童相似的生长发育模式茁壮成长。未经手术的限制性VSD病人在婴儿期阶段也是正常的，且完全无症状。极少数存在压力限制性VSD但肺血流量增大的婴儿，易发生包括肺炎在内的呼吸道感染。这种病人尽管缺损直径相对小，但可能仍需要手术修补之。

长期：成功通过手术修补VSD的病人，其长期预后极佳。细菌性心内膜炎的发病率与普通人群无异。关于如何决定在更年长时关闭小型缺损仍存在争议；发生心内膜炎的风险和左心室容积增大造成的长期影响都是需关注的要点。尽管VSD较少在出生数月后出现自发性闭合，但已显示小型缺损往往会随时间的推移而缩小，且左向右分流比值进一步降低（参见"儿童、治疗、内科"一节）。推荐之后随访3～5年，但总的来说，限制性VSD婴儿的生活状态并不受限。并非必须在婴儿期内做出是否需要关闭小型缺损的决定。

❯❯ 儿童

引言：处于儿童期的VSD病人人群，分为以下三种类型：

1. 无残余症状的修补术后病人，其生长发育模式正常。
2. 存在孤立性小型限制性VSD的儿童，其各方面生活同样正常。
3. 存在VSD和与VSD位置相关的继发畸形者。在这组病人中，问题最严重的当属存在VSD合并主动脉瓣关闭不全的儿童。

大多数第三类病人存在一个肺动脉下（嵴上、流出道）型VSD。一些主动脉下型缺损也合并有主动脉瓣脱垂和关闭不全。已被发现有主动脉瓣脱垂的儿童可保持病情稳定，且没有显著的主动脉瓣关闭不全，但有些人会在儿童期或青少年期逐渐出现主动脉瓣关闭不全。本章并不涵盖那些出现在复杂型先天性心脏病中的VSD，诸如法洛四联症（见第7A章、第7B章）、大动脉转位合并VSD（见第9章）或房室通道病人的VSD。

临床特征：限制性VSD儿童没有症状。他们不仅没有临床症状，而且生长发育也正常。患儿在体育锻炼或体力活动时不会出现乏力或疲劳。已通过手术关闭了VSD的病人在儿童期也同样没有症状。

表现：偶尔，有些VSD儿童直到儿童期才被诊断出来。一些生长发育正常、没有症状，但存在未确诊心脏杂音的儿童，可能最终在超声心动图上显示有小型缺损。极少数情况下，存在大型缺损且肺血管阻力高的儿童，并未在低年龄阶段建立诊断。这种病人在10多岁或更大年龄时出现发绀，此时才初次发现存在VSD和PAH。对存在VSD合并主动脉瓣关闭不全的病人而言，可能先是听诊闻及一个新发的舒张期杂音，然后再进行了诊断性超声心动图检查。

临床检查：小型VSD儿童的典型体格检查结果包括正常的血压和脉搏、心前区强力搏动和胸骨左缘存在震颤。第二心音随呼吸周期出现生理性分裂。这种分裂是提示缺损小且肺动脉压力正常的重要体征。胸骨左缘中部可清晰闻及Ⅱ～Ⅳ/Ⅵ级粗糙的全收缩期杂音，稍稍向心尖方向传导，且在背后同样可闻及。可通过杂音区域的中央位置不同来将VSD杂音与二尖瓣关闭不全杂音进行鉴别。杂音不向心底部传导提示不合并肺动脉狭窄。

合并肺血管梗阻性病变的VSD儿童，在其胸骨下区域可见有明显的右心室搏动。第二心音单一且响亮；在胸骨左缘仅可闻及Ⅰ～Ⅱ/Ⅵ级收缩期喷射性杂音。根据肺血管梗阻的严重程度不同，可表现出不同程度的发绀。

VSD合并主动脉瓣关闭不全产生的收缩期杂音并无特殊，但也会伴有在胸骨左缘中上部闻及舒张早期的吹风样杂音。病人可能多年都不会出现舒张期杂音，但随着主动脉瓣关闭不全的进展，病人可能会在更年长时出现这种杂音。

诊断学检查

ECG：VSD已经修补或正逐渐缩小的病人，其心电图（ECG）显示婴儿期的右心室优势模式逐渐向正常的左心室优势的成人模式转变。存在大型缺损的儿童，其左心室电势增大，而存在肺血管病变的病人还会表现出右心室肥大。

胸部X线：VSD儿童的胸部X线影像会根据患儿的病情不同而变化。小型VSD儿童的胸部X线影像正常，无心脏肿大，且其肺血流不足以多到造成明显的肺纹理增多。极少数未经手术的存在大型左向右分流的非限制性VSD病人，会出现双心室增大和肺纹理增多。存在严重肺血管梗阻性病变的儿童，其胸部X线影像提示右心室肥大，且肺纹理形态呈典型的"枯枝状"改变。

超声心动图：超声心动图可显示VSD的大小和位置，可通过多普勒检查来估测跨VSD的压力阶差。计算机X线断层摄影（CT）和磁共振成像（MRI）极少用于VSD儿童的诊断。但这些检查同样也可以显示心室间交通的大小和位置。

心导管：心导管对VSD病人具有诊断学意义。血管造影可显示缺损大小、位置和是否存在主动脉瓣关闭不全或其他合并的瓣膜畸形。记录右心室压力和肺动脉压力可提示VSD是否为限制性或非限制性。然而，VSD儿童极少必须进行心导管检查。有少数病人无法通过其他检查来判定缺损是否足够大到会引起轻度PAH，此时存在进行心导管检查的适应证。测定肺动脉压力可判定病人是否适宜接受纠治手术。如果右心室和肺动脉压力正常,则不存在晚期发生肺血管病变的风险。如果肺动脉压力增高,则应该手术关闭缺损。

治疗

内科:存在小型限制性 VSD 的儿童是最常见的病人。然而在这种情况下,病人的缺损大小仍存在变化。微小缺损会造成心脏杂音,且超声多普勒检查可证实存在心室间交通,但不会有左心室容积显著增大的表现。部分学者主张关闭这类微小缺损,其理由是可以降低细菌性心内膜炎的风险[4]且手术效果好[5]。但是,从风险/收益方面来分析的话,难以证实这种做法的合理性。当前,心脏直视手术的死亡率或并发症发生率很低,发生心肌功能不全、心脏传导阻滞或其他心脏结构损伤的风险很小,但仍会发生其他围术期并发症[3,6]。因此,微小缺损无需给予手术关闭。

对于肺动脉压力正常,但有中到大量左向右分流的限制性 VSD 的治疗方法存在争议。有些学者争论道,无症状病人终究会长期存在左心室容量负荷,故主张关闭 VSD。尽管这种 VSD 在儿童期可被良好耐受,但推测在未来仍可能发生左心室功能不全。建议对肺循环/体循环血流量≥2:1 的左向右分流 VSD 实施手术关闭。Kleinman 等对 33 例孤立性 VSD 病人进行了一系列多普勒检查研究[7]。病人进入研究组时的平均年龄为 4.6±3 岁。平均随访时间为 7.8±4 年(时间范围:2.8~22 年)。建立诊断时,病人全组的左心室舒张末期容积(LVEDV)Z 值的平均值为 3.0。在末次随访时,Z 值下降至 1.2;自发改善率为 60%。在 33 例病人中,有 29 人的 Z 值发生下降,其中 26 例下降至 2 以下。所有病人在研究过程中依然无症状,心室收缩和舒张功能保持正常。最早入组的一批病人,在婴儿期、儿童期和青少年期出现了左向右分流量下降。因此发现无论病人在首次诊断时的左向右分

流量大小如何,绝大部分的无症状限制性 VSD 儿童的分流量会随时间推移而逐渐降低,且可进行保守随访;极少数病人最终需要外科手术干预。然而,无论分流量大小如何,由于这些病人未来在成年期后会出现症状,因此必须对其是否需要治疗干预的问题加以考虑,并对其症状表现进行回顾(见"青少年和成人、治疗、内科"一节)。

极少数在 5 岁甚至 10 多岁时仍未出现肺血管梗阻性病变的非限制性 VSD 儿童,需要手术治疗。在修补手术前应予临时性的药物治疗。当前,并非时常会碰到那些年龄超过婴儿期并早期发生肺血管病变的大型 VSD 病人。然而,有时仍可见到一些合并肺动脉高压和肺血管阻力增高的未经手术的更年长 VSD 病人,需要对这些病人做出其是否有可能接受外科手术干预的决定。如果仍然存在显著的左向右分流,这至少说明部分肺动脉高压是由于肺血流量增大引起的(压力=阻力×血流)。因此,关闭 VSD 可能是有好处的。在一些病例中,尽管风险/收益的权衡结果是明确的,但手术结果仍难以预测。在 VSD 关闭后,如肺血管病变持续进展则会造成"原发性肺动脉高压"的临床状态,其预后比 Eisenmenger 综合征更差。关闭 VSD 的益处在于消除了异常增多的肺血流,因此使肺动脉压力充分下降,从而阻止或延缓了肺血管病变的进展。在心导管检查时使用新型的肺血管扩张剂,则可以明确判定这种处于临界状态的病人能否接受手术治疗。如果药物试验证实出现了显著的左向右分流,则适宜接受外科手术干预,且有望取得更好的治疗。

存在严重肺血管梗阻性病变的 VSD 儿童不可以通过手术关闭 VSD。建议对其的强体力活动量加以一些限制,且病人应该避免居住在高海拔地区;避免诸如跳入水池或洗热水浴或桑拿等突然发生的环境温度变化;以及其他环境方面的风险。近年来,用于 Eisenmenger 综合征的药物治疗显示

其能改善一些病人的血流动力学并缓解其症状[8]。然而，并无数据可用来支持药物治疗可以延长Eisenmenger综合征病人预期寿命的观点。建议将病人转至肺动脉高压治疗中心进行全面评估。

外科：手术仅用于VSD略微呈现非限制性的少数儿童期VSD病人，以及那些存在诸如主动脉瓣关闭不全等合并畸形的病人。

结果

短期：存在微小或小型左向右分流的无症状VSD儿童，其在儿童期阶段内的各项活动不受限，且预后正常[9]。婴儿期已接受VSD修补手术的儿童，其治疗结果也极佳。

长期：存在小型VSD或VSD已经修补的病人，在进入成年期后的长期预后良好。

⟫ 青少年和成人

引言：发现绝大部分检出有VSD的成年人，其心室间交通小且无症状，这点与儿童类似。这类病人出现细菌性心内膜炎的发生率略高于普通人群[4]。极少数病人在成年期出现VSD的自发性闭合。逐渐出现显著的主动脉瓣关闭不全的VSD青少年和成人需要手术修补缺损，偶尔还需要实施主动脉瓣置换。与合并肺血管病变的VSD儿童一样，成人需要药物治疗并要对其活动量加以限制。其预期寿命比正常人群短，但许多Eisenmenger综合征病人可以在生活稍受限的情况下安稳地活到40岁或50多岁。

临床特征：小型限制性VSD成年病人的临床特征与儿童类似。VSD自发性闭合或通过手术关闭的病人，均未报道有出现晚期症状。在持续存在小型缺损的病人中，细菌性心内膜炎的风险继续存在。VSD未经修补且合并主动脉瓣关闭不全的病人可能会出现渐进性左心室扩张，其病情终将伴随发生充血性心功能衰竭而恶化。那些既往已经接受过VSD修补与主动脉瓣关闭不全手术的病人，在术后远期仍可能出现轻到中度的主动脉瓣关闭不全，且一些病人可能必须接受主动脉瓣置换。

表现：极少数VSD病人直至成年期才首次出现症状。偶尔会有病人在成年期出现发绀才建立诊断并发现了肺血管梗阻性病变。少数病人表现出因主动脉瓣关闭不全引起的杂音，随着VSD闭合或最终被脱垂的主动脉瓣堵闭后，收缩期杂音则消失。虽然从理论上来说，小型先天性VSD造成左心室前负荷增大会加重急性心肌梗死病人的临床病程，但尚未有相关报道。

临床检查：VSD成人的临床检查结果与儿童相似。由于心肌质量增大、胸壁骨骼结构更厚且存在乳腺组织，因此成人的心脏杂音相对较弱。除了在胸骨左缘中下部存在全收缩期渐弱吹风样杂音之外，小型VSD成人的心脏体格检查可能表现正常。杂音不向心底或心尖部清晰传导。可能会在背部闻及细微杂音。合并主动脉瓣脱垂和关闭不全的成人，在胸骨左缘可闻及典型的舒张早期高调杂音。那些发生肺血管病变的病人将表现出不同程度的发绀。心脏体格检查可发现有胸骨下心脏搏动、响亮而单一的第二心音，以及位于胸骨左缘中上部轻微的收缩期喷射性杂音。患有严重Eisenmenger综合征的病人可出现肺动脉瓣关闭不全引起的杂音。

诊断学检查

ECG：ECG表现与儿童相同。

胸部X线：胸部X线影像表现与儿童相同。

超声心动图：超声心动图可显示有无VSD及其大小、位置。同时，还可以显示是否存在其他合并畸形。

CT和MRI：CT和MRI检查可显示VSD的大小与位置。孤立性VSD病人很少需要做这两项检查。

负荷试验：尚无关于小型孤立性 VSD 成人的运动负荷试验结果的特殊研究。

心导管：小型 VSD 成人极少需要行心导管检查。然而，VSD 合并肺血管病变的病人可能需要在心导管检查期间进行药物试验，以评估其对肺血管扩张药物的反应。

治疗

内科：无论成人或儿童，对于肺动脉压力正常但左向右分流量相对较大的限制性 VSD 的治疗都存在争议。一些人认为这类 VSD 应该予以关闭，因为与长期容量负荷相关的远期潜在问题相比，手术风险低。他们提出的理论是青少年或青年成人可能无症状，但左心室容量负荷做功增大将导致未来发生左心室功能不全。然而，大多数的高流量/低压力 VSD 会随着时间推移而缩小，分流比值会降低到远小于 2 : 1，而通常认为分流比值等于 2 : 1 时，无论 VSD 是否存在压力限制性，均存在手术修补的适应证[7]。而且，与房间隔缺损（见第 1 章）相反，对于右心室和肺动脉压力正常的孤立性 VSD 病人，无论其 Qp/Qs 比值如何，都没有关于其因左心室容量超负荷而导致晚期临床问题的报道。存在小型至中型 VSD 或 VSD 已经修补的女性，可良好耐受妊娠过程。

合并肺血管梗阻性病变的 VSD 病人需要接受药物治疗。经讨论用于 Eisenmenger 综合征儿童的治疗原则同样也适用于罹患此病的成人。措施包括避免突然的极端温度变化、限制参加会发生身体接触的对抗性体育活动，并选择性使用肺血管扩张药物进行治疗。

肺动脉下型 VSD 最常合并主动脉瓣脱垂和主动脉瓣关闭不全，但有些主动脉下型 VSD 也会出现这种问题。如果出现大型缺损合并显著的主动脉瓣脱垂，并出现主动脉瓣关闭不全的话，则肯定需要行手术修补并实施主动脉瓣成形术，或甚至实施主动脉瓣置换。此类修补手术有利于改善病人的血流动力学及其以往糟糕的临床病程。相反，对于仅合并主动脉瓣脱垂而无明显关闭不全的缺损，其是否需要手术治疗则存在争议。有人争论道，所有肺动脉下型 VSD 均应实施"预防性"关闭，以避免发生主动脉瓣关闭不全。近期数据表明，肺动脉下型 VSD 的大小是做出是否通过手术关闭缺损的循证医学决定的关键特征。Lun 等[10]报道了在一个大型研究中，初诊时 VSD 直径小于 5 mm 的病人不会发生主动脉瓣脱垂或关闭不全，而在 VSD 直径大于 5 mm 且在婴儿期未经手术的病人中，有 2/3 的人发生了主动脉瓣关闭不全。这些数据提示对小型肺动脉下型缺损可能适宜采用更为保守的治疗方案。大型缺损应该在出生后早期阶段进行修补。VSD 修补时一并行主动脉瓣成形术，其预期结果良好。然而，几乎总是发现合并主动脉瓣脱垂的肺动脉下型 VSD 在接受手术修补后仍存在不同程度的残余主动脉瓣关闭不全。因此，如果 VSD 直径小（＜5 mm）且仅出现极轻微的主动脉瓣脱垂，则并无需要关闭此缺损的循证医学适应证。相反，推荐给予定期随访评估。

外科：成人手术关闭 VSD 的适应证与儿童相同。

结果

短期：未经手术的小型 VSD 成年病人和缺损已经修补的成年病人，其短期预后极佳[11,12]。肺动脉压力升高的病人，如未经手术治疗的话，其预期寿命更为有限。在 VSD 人群中，Eisenmenger 综合征病人的预后最差。然而，在先天性心脏病自然病史研究（NHS）中，有 40% 的 Eisenmenger 综合征病人在建立诊断 20 年后仍存活[13]。

NHS 纳入了 570 例不存在主动脉瓣关闭不全的 VSD 病人。在最后一次心导管检查时，仅 12 例出现主动脉瓣反流。在这 12 例病人中，有 8 例是在手术关闭 VSD 后出现主动脉瓣关闭不全的[13]。

长期： 大多数高流量/低压力VSD在病人进入成年阶段后显著缩小，这与在儿童中的观察结果是一致的。尽管有这一发现，但存在小型VSD的成人是否会出现晚期并发症或死亡仍是主要问题。针对VSD成年病人的研究非常少。在20年中，NHS[13]随访了610例肺动脉压力正常的限制性VSD病人。发现这些病人的预期寿命与普通人群相同，且初始状态时的Qp/Qs比值并不是晚期临床状态的风险因素。

Neumayer等[14]报道了针对"小型"VSD成人的随访数据。他们报道的并发症包括心内膜炎、充血性心功能衰竭、主动脉瓣反流和心律失常。然而，这一研究所包括的病人数量相对较少，且其中许多人存在显著的合并畸形而并非孤立性小型VSD。而且，这些病人并非以定期随访的方式从婴儿期或儿童期随访至成年期。

Gabriel等[15]对那些在儿童期因VSD太小而无需手术的孤立性VSD病人的长期结果进行了研究。研究人员对222例病人进行了随访，一直随访到其平均年龄为30±10岁时。14例（6%）病人的VSD自发性闭合，没有出现死亡病例，4例病人发生心内膜炎，2例病人需要主动脉瓣置换，1例因"血流动力学"原因接受缺损关闭手术。在随访中，所有病人均无症状，有89%的病人经超声心动图测得左心室大小正常。只有1例病人确诊其存在大型缺损。左心室和肺动脉压力正常。平均运动能力为预期值的92%，且未出现严重心律失常。作者得出的结论是小型VSD病人的预后极佳，无合并病变的病人并不需要通过手术关闭缺损。

提示与建议

- 当一个婴儿被诊断出存在小型VSD，最好能告知其父母这一缺损有可能就保持这么小或会变得更小，并不需要手术治疗，且孩子能过上正常的生活。也应该告诉家长，尽管自发性闭合值得期待，但其可能性较小。否则，这些在就诊时燃起的希望未能成真，家长就会因缺损没有完全闭合且仍能听到响亮杂音而感到失望。

- 不再推荐对VSD病人进行抗生素预防治疗。

- 不应该简单地以存在VSD为理由对一些病毒性疾病使用抗生素进行过度治疗。

- 如同许多其他轻症先天性心脏病一样，存在小型VSD的诊断不应使人寿保险费率产生显著变化。应该建议患儿父母和成年病人购买保险，但没必要一开始就接受一个高报价。有可能发现这样会节省不少成本。

- "过正常生活"，这是给小型孤立性VSD患儿父母的最佳建议。过度的保护反而可能会对这些患儿的生活质量造成不必要的限制。

- 并不是每一个合并主动脉瓣脱垂的VSD病人都需要手术治疗。如果VSD直径小（脱垂的瓣叶没有对VSD形成部分关闭），未闻及主动脉关闭不全的杂音，且超声心动图也没有发现有明显的主动脉瓣关闭不全，病人则有可能维持病情稳定数十年。应该一直建议进行持续定期随访。

未来

依然无法判定小型VSD病人在其中老年或老年时期是否会出现与先天性心脏病有关的健康问题。

- 随着未来科技进步,原本需要在婴儿期通过手术来关闭的大型VSD是否能使用经心导管技术来关闭之?
- 是否会研发出新的肺血管扩张药物,来改善Eisenmenger综合征病人的长期预后?
- 技术的进步能否让治疗结果出现显著改善? 使用外科手术/经心导管技术来治疗VSD合并主动脉瓣关闭不全,能否成为一种有效的治疗选择?

（刘　旭译，孙彦隽校）

参考文献

1. Rudolf AM, ed. *Congenital Diseases of the Heart: Clinical-Physiological Considerations.* Armonk, NY: Futura Publishing; 2001.

2. Moss AJ, Adams FH, Emmanouilides GC, eds. *Moss and Adams' Heart Disease in Infants, Children, and Adolescents: Including the Fetus and Young Adult.* 6th ed. Philadelphia, PA: Lippincott, Williams and Wilkins; 2008.

3. Beekman RH. Closing the ventricular septal defect because you can: evidence-averse care? *J Pediatr.* 2007; 150: 569–570.

4. Gersony WM, Hayes CJ, Driscoll DJ, et al. Second Natural History Study of Congenital Heart Defects. Bacterial endocarditis in patients with aortic stenosis, pulmonary stenosis, or ventricular septal defect. *Circulation.* 1993; 87: 121–126.

5. Backer CL, Winters RC, Zales VR, et al. Restrictive ventricular septal defect: how small is too small to close? *Ann Thorac Surg.* 1993; 56: 1014–1019.

6. Lin A, Mahia WT, Fries PA, et al. Early and delayed atrioventricular conduction block after routine surgery for congenital heart disease. *J Thorac Cardiovasc Surg.* 2010; 140(1): 158–160.

7. Kleinman C, Tabibian M, Starc T, Hsu D, Gersony WM. Spontaneous regression of left ventricular dilation in children with restrictive ventricular septal defects. *J Pediatr.* 2007; 150: 583–586.

8. Warnes CA, Williams RG, Bashore TM, et al. ACC/AHA 2008 Guidelines for the Management of Adults with Congenital Heart Disease: a report of the American College of Cardiology/American Heart Association Task Force on Practice Guidelines (writing committee to develop guidelines on the management of adults with congenital heart disease). *Circulation.* 2008: 118(23): e714–e833.

9. Graham TP Jr, Driscoll DJ, Gersony WM, Newburger JW, Rocchini A, Towbin JA. Task Force 2: congenital heart disease. *J Am Coll Card.* 2005; 45(8): 1326–1333.

10. Lun KS, Li H, Leung MP, et al. Analysis of indications for surgical closure of subarterial ventricular defect without associated aortic cusp prolapse and aortic regurgitation. *Am J Cardiol.* 2001; 87(11): 1266–1270.

11. Bol Raap G, Meijboom FJ, Kappetein AP, Galema TW, Yap SC, Bogers AJ. Long-term follow-up and quality of life after closure of ventricular septal defect in adults. *Eur J Cardiothorac Surg.* 2007; 32(2): 215–219.

12. Bloomfield DK. The natural history of ventricular septal defects in patients surviving infancy. *Circulation.* 1964; 19: 914–955.

13. Kidd L, Driscoll DJ, Gersony WM, et al. Second Natural History Study of Congenital Heart Defects. Results of treatments of patients with ventricular septal defects. *Circulation.* 1993; 87(2 suppl): I38–I51.

14. Neumayer U, Stone S, Somerville J. Small ventricular septal defects in adults. *Eur Heart J.* 1998; 19: 1573–1582.

15. Gabriel HM, Heger M, Innerhofer P, et al. Long-term outcome of patients with ventricular septal defect considered not to require surgical closure during childhood. *J Am Coll Cardiol.* 2002; 39(6):1066–1071.

第 3 章

动脉导管未闭

Yolandee Bell-Cheddar、Qi-Ling Cao 和 Ziyad M.Hijazi

动脉导管（DA）起源于第六主动脉弓（鳃弓）的终末部分。作为第六主动脉弓的残余结构，DA与主动脉之间形成一个非常明显的锐角，约为30°。DA的主动脉端在左锁骨下动脉远端汇入主动脉。DA将肺动脉连接至主动脉弓内弧缘，即主动脉弓与降主动脉相连的位置。总的来说，DA的主动脉端直径大于肺动脉端直径，这使其更像个圆锥形。图3-1用示意图的形式描绘了DA处于开放时的状态。

血管造影显示的动脉导管分型

Krichenko等[1]根据血管造影检查，提出了动脉导管未闭（PDA）分型，包括A～E五种类型（图3-2）。A型是最常见的类型，即圆锥型动脉导管，其主动脉端呈粗大的壶腹状，肺动脉端则较细。B型动脉导管粗而短，通常称为"窗型"动脉导管，也是最少见的类型。C型即管型动脉导管，其不含有局部狭窄区域。D型是复杂型动脉导管，含有数个狭窄区域。E型是"细长型"动脉导管，是第二种最为常见的类型，也可含有狭窄区域。

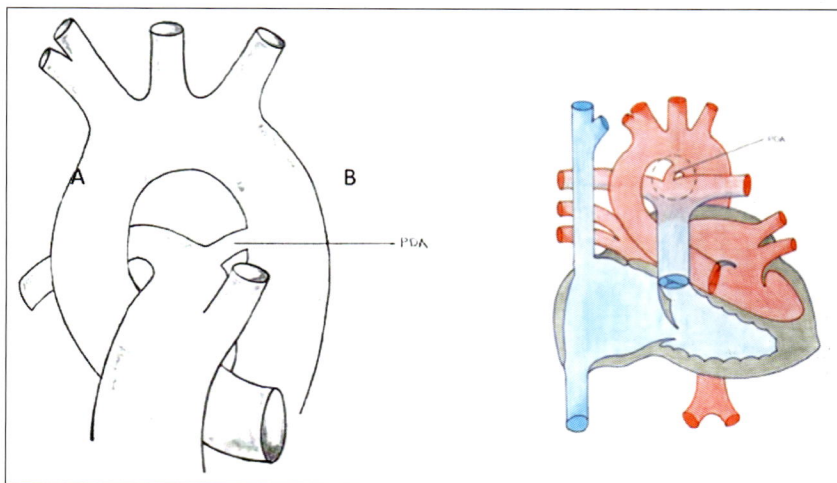

图3-1 动脉导管未闭（PDA）的示意图。动脉导管未闭是连接主动脉至肺动脉的血管结构。

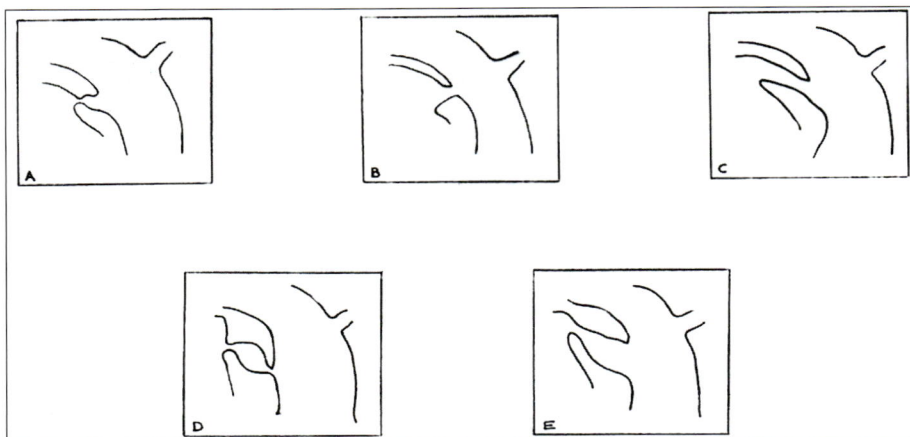

图3-2 图A：圆锥型动脉导管有粗大的主动脉端。图B：粗短的动脉导管（窗型）。图C：管型动脉导管。图D：复杂型动脉导管，有多处狭窄。图E：细长型动脉导管。

总的来说，DA位于身体的哪一侧与主动脉弓的位置无关。DA通常位于左侧，连接左锁骨下动脉至左肺动脉。然而在医学文献中也报道过存在双侧DA的病例[2]。

胎儿期动脉导管

DA在胎儿期的作用是为下半身供血。在正常的胎儿心脏中，来自右心室的血流流过DA，经降主动脉向下半身供血。这使得血液流入阻力相对较低的胎盘，而不进入固有血管阻力更大的肺脏。图3-3显示了胎儿的PDA。

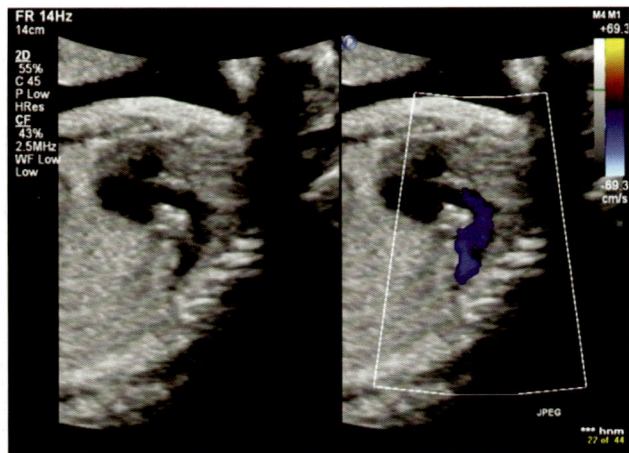

图3-3 胎儿超声心动图。多普勒和2D成像显示动脉导管与肺动脉相连。

在胎儿体内，动脉导管可能看起来是肺动脉干的一种延续形式。同样，动脉导管保持开放也可能是因为胎儿体内存在某种神经激素环境所致。在血管壁内持续产生的前列腺素E2有助于维持DA开放。一氧化氮也对维持动脉导管开放产生作用。在胎儿期，通过抑制细胞内钙离子释放和血管平滑肌细胞对钙离子敏感性的下调来共同维持动脉导管开放[3]。

作用于局部的前列腺素和一氧化氮导致环磷酸腺苷（cAMP）和类似的细胞信使的浓度水平升高。这随后就触发了抑制细胞内钙离子释放和动脉导管平滑肌细胞对钙离子的敏感性下调的级联反应。反之，前列腺素水平降低会导致cAMP减少，动脉导管平滑肌细胞对钙离子的敏感性上调，并促使血管收缩。同样，氧张力升高（在胎儿期通常不存在这种现象）也会通过前列腺素通路和内皮素1的释放来使血管收缩从而促进了DA的关闭。缓激肽造成动脉导管收缩，且类固醇激素使DA对前列腺素E2的敏感性降低。表3-1显示了作用于DA的神经体液效应。

有两个众所周知的因素会造成动脉导管在胎儿期发生早期闭合：新生儿的一过性三尖瓣反流和持续胎儿循环。值得注意的是，在没有心脏缺损的胎儿中，右心扩张和重度三尖瓣反流强烈提示DA发生早期闭合[4]。同样值得注意的是，DA也会完全缺如。这最多见于法洛四联症或肺动脉瓣缺如

表3-1 作用于动脉导管的神经体液效应*

效 应 物	血 管 收 缩	血 管 舒 张
氧张力（升高）	+	－
前列腺素	－	+
一氧化氮	－	+
缓激肽	－	+
类固醇激素	+	－

*氧疗造成动脉导管收缩，输注前列腺素则造成动脉导管产生血管舒张（开放）。

综合征时[5]。这些病人常见有肺动脉扩张。认为 DA 缺如导致肺动脉内的血流没有出口，从而造成肺动脉扩张。在永存动脉干病人中，大型主肺动脉交通会导致流经动脉导管的血流减少，从而造成动脉导管在胎儿期发生早期闭合。

遗传和环境因素持续对 DA 产生交互影响。DA 也对致畸物敏感，尤其在妊娠最初的 2~8 周内；这些致畸因素包括风疹、酒精、苯丙胺和一些抗癫痫药物。婴儿接触这些致畸物就有可能会造成 DA 持续存在。也有少数遗传因素，例如唐氏综合征和 Holt-Oram 综合征。但迄今为止，尚未识别出导致 PDA 持续存在的病因学单基因位点。

出生后动脉导管的正常关闭

出生后的 DA 关闭涉及两个过程。首先是 DA 的功能性关闭，其次是 DA 的解剖学关闭。两者并非彼此独立，其过程会有交叠。正常情况下的功能性关闭是由血管中层内呈螺旋排列的肌纤维收缩而启动的。与其他中层平滑肌呈圆周形排列的血管结构不同，DA 的中层平滑肌细胞层是呈柱状螺旋形排列的。在功能性关闭期间，导管壁会缩短并增厚，同时伴随着内皮层的断裂。这个过程会造成内膜垫的形成。随后发生的是平滑肌细胞移行入内膜下层的过程，造成内膜出血和坏死。先在肺动脉端发生初始闭合，然后再向主动脉端延伸。圆锥形的主动脉端可在 DA 闭合后仍继续保持数周的开放状态。足月婴儿在出生后的 24~48 小时内，其动脉导管发生完全的功能性关闭。在之后的 2~4 周内，内皮发生退化，且内膜下层发生改变（结构性/解剖学关闭）。之后留下一根纤维条索被称为动脉韧带。

▶ 新生儿和婴儿

引言：因为早产儿的 PDA 具有其特殊之处，本章将用单独一节对其进行讨论，所以本节仅讨论足月新生儿和婴儿的 PDA。如果 DA 在 3 月龄后仍存在且/或在此年龄前有粗大 DA 持续存在造成肺循环血流增多，这就可以被称为"动脉导管未闭"或"动脉导管持续存在"。

临床特征：新生儿可因多种原因而发生 DA 持续存在：合并有其他的综合征（如先天性风疹综合征），或新生儿居住在环境中氧张力降低的高海拔地区。在先天性心脏病病人中，有 5%~10% 的人存在孤立性 DA。

表现：孤立性动脉导管未闭造成的病理生理学是血液从体循环分流至肺循环。随着肺血管阻力的下降，更易于发生从体循环到肺循环的血液分流。分流量取决于导管的大小（包括直径和长度）和两个循环之间的相对阻力。当导管十分粗大时，分流量取决于肺循环和体循环之间的阻力。因此造成的病理生理学改变是有更多的静脉血回流到左心房和左心室，引起左心房和左心室的容量超负荷，并使这两个心腔增大。如果肺血流增多造成肺动脉高压时,右心室可能也会受累。

临床检查: 有无临床表现以及存在何种表现,这取决于分流的大小。如果DA细小,病人就没有症状。病人可能会有先天性风疹的病史。存在大型分流的病人可能会有与肺血流增多相关的症状:反复的下呼吸道感染、咳嗽和喘息。病人也可能存在劳力性呼吸困难的病史。从检查的角度来说,检出一个存在大型分流的典型病人会更加容易。如果病人存在充血性心功能衰竭,其心率和呼吸频率会增快。血氧饱和度可处于正常范围内。

外周血管搏动易于被触及。有粗大DA的病人往往会出现一种带有迅速冲击感的洪脉。可通过用手掌前部对病人的桡动脉脉搏进行触诊并抬高病人的上肢来体会到这种冲击感。当上肢被抬高后,脉搏的前向推击感/脉冲感增强,当病人的上肢被放下时,这种感觉迅速减弱,这种症状通常被称为"沉脉(陷落脉)"。脉压变宽,这是由于体循环血液迅速分流入肺循环所致。心前区的高动力搏动可有可无。心尖区搏动会因为心脏扩大而移位。通常存在左侧胸骨旁隆起,这可能提示左心房增大。可清晰闻及S1和S2。第二心音存在生理性分裂,但可能表现出反常分裂。存在大型分流的典型病人,可在其胸骨左侧上缘闻及连续性机器样杂音。杂音的收缩期部分呈音强递增,而舒张期部分为音强递减。如果分流不是很大,则仅可闻及收缩期杂音。如果病人存在显著的心功能衰竭,可在肺底部闻及喘息和/或噼啪音。极少会发现有肝脏肿大。

诊断学检查

鉴别诊断: PDA会与诸多其他情况相混淆。表3-2列出了可能会被误认为PDA的情况及其鉴别诊断特征。

ECG: ECG可以是正常的。但ECG上可能会存在左心房和左心室增大。左心室(LV)电势占优势的ECG表现在V5和V6导联上最为明显。存在肺动脉高压的病人,也可能会表现出双心室肥厚。图3-4显示了一个PDA病人的心电图表现。

胸部X线: 胸部X线影像可能是正常的。典型的胸部X线影像可能会显示出心影增大。如果肺循环和体循环的相对血流量比值大于2:1,即$Q_p:Q_s$大于2:1的话,则往往可见有心脏肿大。胸部X线影像上可能会有左心房增大的表现,以及在心脏轮

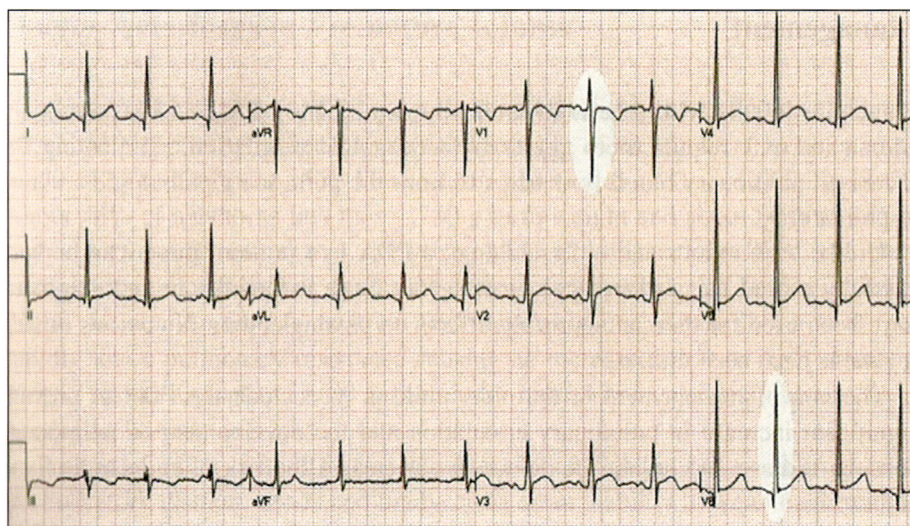

图3-4 PDA病人的ECG表现。注意左心室肥厚和V1导联深S波、V6导联深R波等特征 [图片来源:感谢Ra-id Abdulla (editor, Heart Diseases in Children: A Pediatrician's Guide. New York: Springer; 2011.) 提供图片]。

廓上出现重叠影,且左右支气管间的角度变为钝角。评估肺野时可能会发现肺纹理增多。

超声心动图:通过实施超声心动图,易于建立足月儿的PDA诊断。经胸超声心动图(TTE)通常就足够了。PDA易于在肋下切面的左前斜位置

上被观察到,但是,PDA的最佳成像位置是高胸骨旁切面。通过将超声心动图探头置于胸部左侧的胸骨旁上方位置来取得这个切面。在这个切面上,PDA可以完全显像。图3-5显示了超声心动图的PDA多普勒血流图像。

表3-2　PDA的鉴别诊断

鉴 别 诊 断	鉴 别 特 征
静脉哼鸣	病人取坐位时更响亮
冠状动脉瘘	杂音通常不是在胸骨左缘第二肋间最响亮
乏氏窦破裂	胸骨左缘出现新发的连续性杂音
肺动脉瓣缺如综合征	来回杂音,而不是连续性杂音
主肺动脉窗	连续性杂音的最佳听诊位置是在胸骨左缘下部

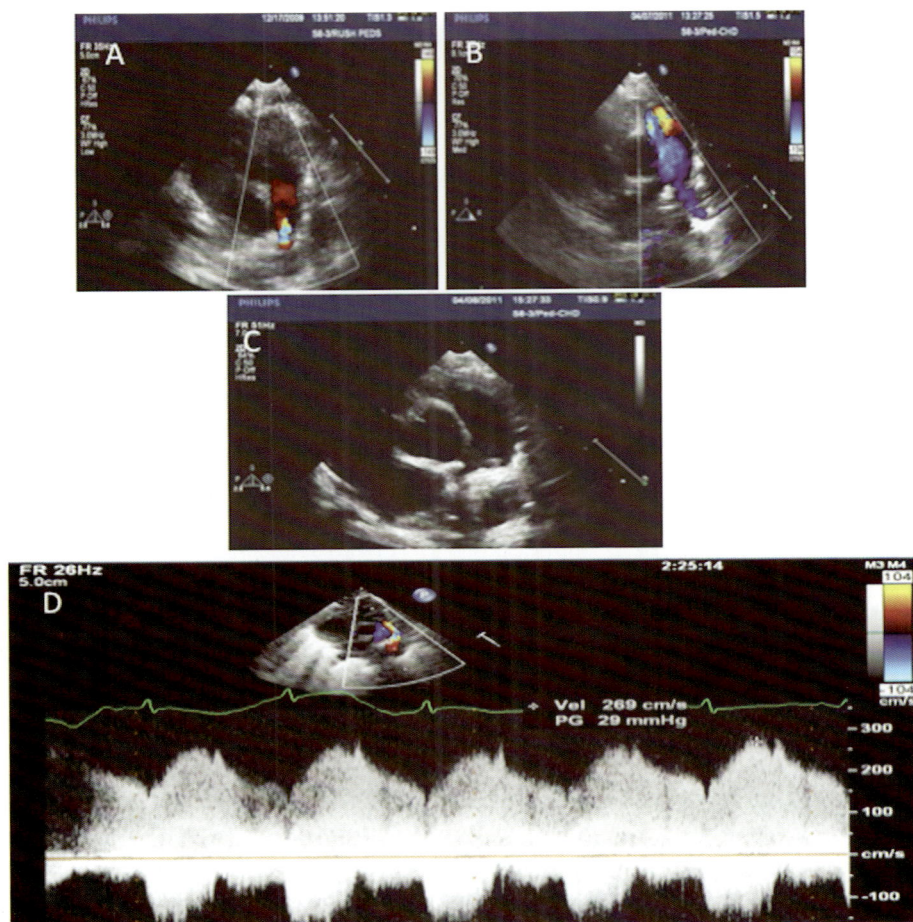

图3-5　高胸骨旁切面显示动脉导管(图A和图B)。图C:三血管切面的2D图像(三指征)。图D:多普勒血流成像显示导管内的连续血流,位于基线上方(图片来源:根据Ra-id Abdulla, MD的许可改绘)。

治疗

内科：尝试关闭足月儿PDA时，药物治疗并不起作用。但也有关于成功使用吲哚美辛使足月儿PDA关闭的报道，这些足月儿中的大多数人都合并有其他心内畸形。可通过使用诸如呋塞米（速尿）等利尿剂和诸如地高辛及卡托普利等其他药物来成功控制充血性心功能衰竭的症状。针对新发的亚急性细菌性心内膜炎（SBE）的预防指南并不推荐给PDA病人使用预防性抗生素。但是，值得注意的是有些医生还是继续给病人使用抗生素，以尽可能降低SBE的发生率，其实这种风险微乎其微。

凭什么判定某个婴儿需要关闭动脉导管？显而易见，如果婴儿没有症状且生长发育良好，就没有关闭PDA的迫切需求。相反，任何出现充血性心功能衰竭体征和症状的新生儿，就应该关闭其PDA。可以通过手术或经心导管介入治疗来关闭动脉导管。

介入治疗：采用何种介入治疗方法取决于以下几个因素：动脉导管的大小、类型、医疗机构的专业水平和新生儿的体格大小。普遍采用的推荐标准是存在大型动脉导管（大于5.5 mm）的新生儿可能需要通过手术来关闭。最初的推荐标准是体重小于6 kg的足月新生儿和/或婴儿应通过手术关闭PDA。另一个要点是存在"窗型"PDA（B型）的新生儿一般都不适宜置入封堵器。但是，近期研究报道了对体重低至约3 kg的新生儿和主肺动脉窗型PDA的新生儿经心导管置入封堵器[6]。

大多数医疗中心已常规在心导管室关闭PDA。Portsmann等在1967年实施了第1例经心导管PDA关闭术，并在1971年的文献中被报道。从那以后，经心导管封堵所用的方法、技术和封堵装置都取得了巨大的进步。继Portsmann之后，Rashkind和Cuaso使用了一种双伞形封堵器关闭PDA，这些装置也在之后进行了改良。总的来说，早期型的封堵器用于小型PDA时的工作性能良好，但用于中型至大型

PDA病人时，则会出现显著的残余分流。之后，使用了可调节的纽扣形封堵器取得了良好效果。

Cambier等之后使用了Gianturco弹簧圈封堵小型PDA。但是，当使用弹簧圈尝试封堵直径3.5 mm以上的PDA时，手术成功率明显下降。用多个弹簧圈封堵大型动脉导管在技术上也存在难度，但有可能会取得良好结果[7]。特殊设计的可回收/脱卸式弹簧圈现在已经上市，但其用于直径3.5 mm以上的PDA时也存在成功率降低的固有缺点。图3-6显示使用弹簧圈封堵细小PDA。

为了克服早期型封堵装置和弹簧圈的种种限制，随后发明了AMPLATZER®动脉导管封堵器（AMPLATZER Duct Occluder, ADO, AGA Medical Corporation, Plymouth, MN）。这种镍钛合金制成的自膨胀式网状装置有一个管状部分和一个形状记忆盘面。有ADO I和ADO II两种型号，ADO II是ADO I的改良，ADO II去除了ADO I所含有的纤维材料，但目前并没有在美国上市。它的两个盘面连接于腰部，而盘面的外形非常低平。盘面的直径比腰部直径大6 mm。封堵器腰部直径规格为3～6 mm。其腰部长度有两种规格：4 mm和6 mm。

包括ADO I在内的现有封堵装置，没有一种适用于关闭婴儿的大型PDA。这是因为装置有突入主动脉或肺动脉的风险。右盘面干扰肺动脉血流常会造成轻度的肺动脉狭窄。总的来说，这种狭窄有望随着肺动脉的生长而消退。Kharouf等在其2011年的研究中发现，根据肺灌注扫描的结果来看，使用AMPLATZER®系列的封堵器来关闭PDA会引起发生左肺灌注减少的显著风险[8]，但他们发现的这些异常是轻微的。图3-7显示了如何置入AMPLATZER®动脉导管封堵器，图3-8显示了动脉导管封堵装置安放到位和之后左肺动脉压力阶差升高时的超声心动图图像。

外科：如今，很少通过外科手术来关闭足月新生儿或婴儿的动脉导管。相反，PDA关闭手术常作

为一种床旁操作来实施,以便关闭非常粗大的PDA且主要用于早产新生儿/婴儿。对于非常粗大的窗型PDA,手术结扎是首选治疗策略。但是,这些病人通常不需要心肺转流。手术切断或结扎的方式是安全有效的。许多医疗机构实施电视辅助胸腔镜下的动脉导管结扎术,这种技术有望降低手术费用、并发症发生率和住院天数。

外科手术治疗PDA的一些并发症包括喉返神经麻痹、乳糜胸、气胸和术毕一过性左心室功能不全。也注意到胸廓切口可能会造成脊柱侧凸,但这种关联尚未得到充分证实。

充血性心功能衰竭是PDA未经治疗所产生的并发症之一。随着时间的推移,肺血流持续增多会导致肺动脉高压的发生。动脉导管内的血液湍流也可能会造成血栓栓塞现象。导管动脉瘤是个缓慢发生的罕见并发症。

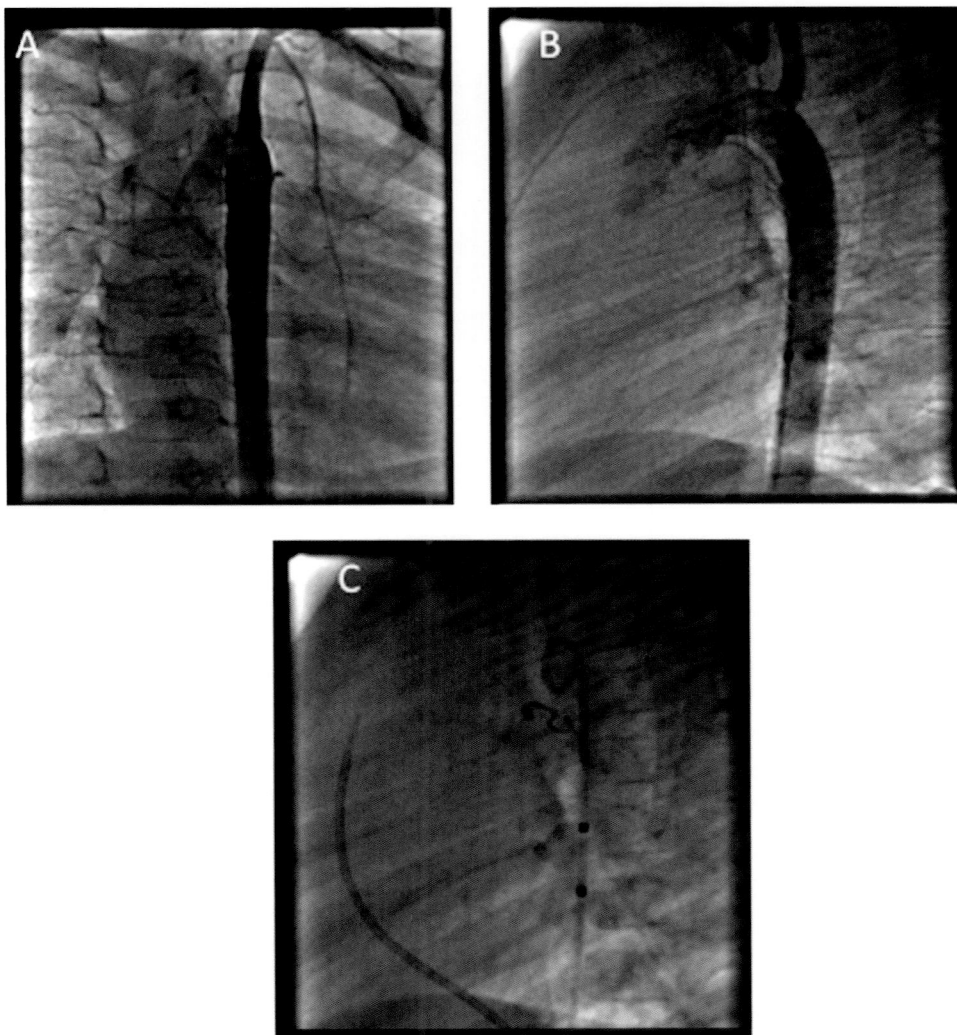

图3-6 **图A:** 额状面升主动脉造影显示血流通过细小PDA进入肺血管。**图B:** 侧位造影更好地显示了PDA。**图C:** 置入PDA内的弹簧圈。

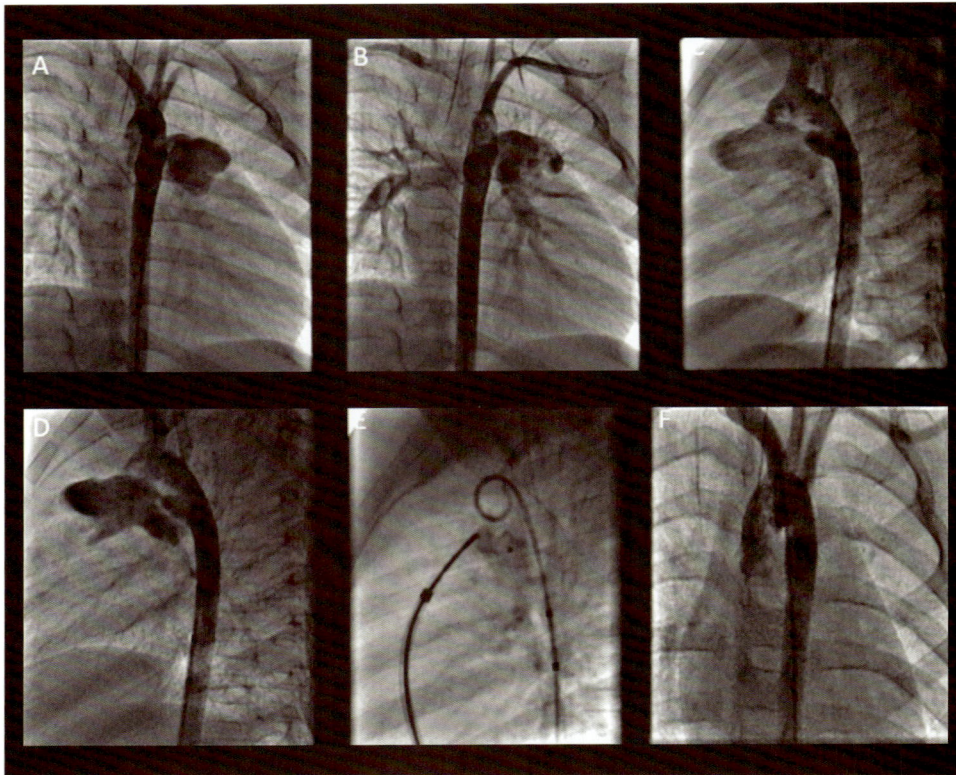

图3-7 图A：额状面造影显示左肺动脉最初的充盈状态。图B：肺动脉进一步充盈显像。图C：侧位造影显示一个中等大小的锥型动脉导管。图D：更清晰的图C显像。图E：在动脉导管内释放封堵装置。图F：额状面主动脉造影显示在成功植入动脉导管封堵装置后肺动脉不再充盈显影。

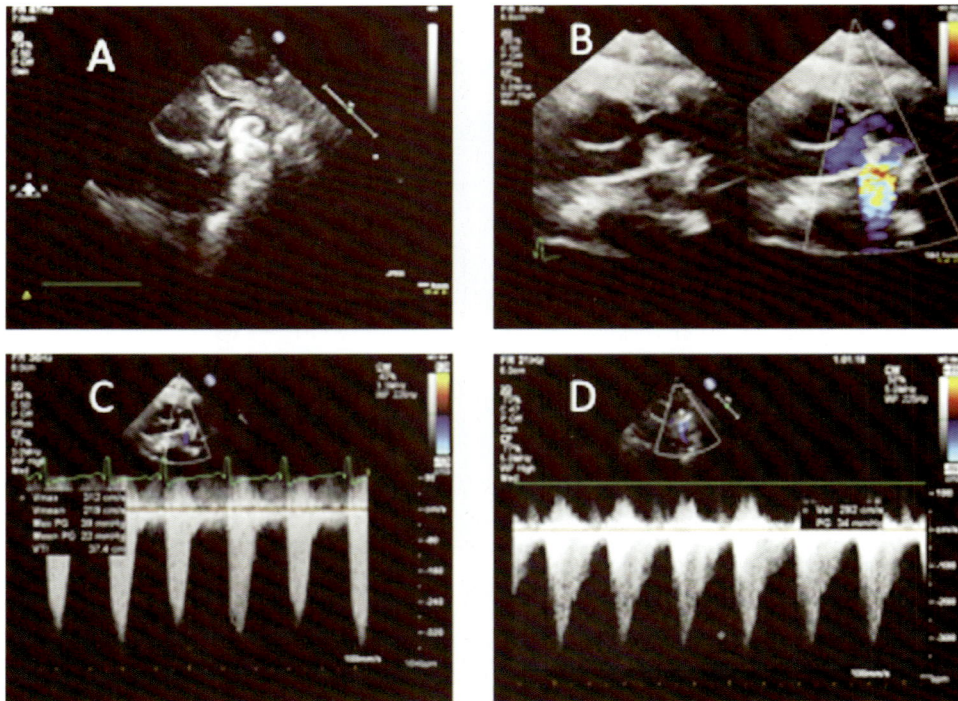

图3-8 图A：动脉导管封堵装置安放到位时的超声心动图图像。图B：扫描左肺动脉，彩色血流出现混叠提示此区域内存在压力阶差。图C和图D：多普勒超声显示左肺动脉血流速增快。

婴儿（早产儿）

引言： 在体重小于 1 750 g 的新生儿中，约 50% 的人会有 PDA。动脉导管对于氧张力的反应和前列腺素对动脉导管产生的效果都取决于孕龄。早产婴儿对氧张力的反应低下，脱离胎盘后的前列腺素浓度降低对 PDA 退化的作用小。

临床特征： 1978 年，Heymann 和 Hoffman 在他们的研究中，根据患儿有无肺部疾病，提出了一种关于早产婴儿的症状表现模式（即没有肺部疾病的婴儿、肺部疾病恢复中的婴儿或存在肺部疾病的婴儿）[9]。他们描述道，没有肺部疾病的婴儿可能最初仅表现为收缩期杂音，但随着其肺血管阻力的下降，出现左向右分流量增大。此时，胸骨左缘上部的杂音会变成典型的连续性杂音。婴儿也有可能出现呼吸急促和/或心动过速。肺部疾病恢复中的婴儿可能会出现左向右分流。液体摄入量增多，会造成分流程度加重。因为这些病人通常正从肺血管高阻力的状态中恢复过来，所以其临床表现存在变化。

合并有肺部疾病的婴儿通常很难处理，而且经常处于气管插管和辅助通气状态。对辅助通气的需求增大，提示通过动脉导管的左向右分流引起肺血流量增大。这些婴儿可能会出现左心室功能衰竭的体征，且常会被误诊为脓毒血症。

表现： 早产婴儿 PDA 的病理生理学表现与足月婴儿非常类似。如果他们的解剖特征以左向右分流为主，就会引起肺血流增多。这最后会导致左心房和左心室增大。然后左心室舒张末压升高。同时，由于血液迅速分流入肺循环，造成舒张压降低。舒张压降低会引起冠状动脉灌注血流减少，导致心内膜下缺血。这些婴儿也容易因肠系膜灌注血流减少而发生坏死性小肠结肠炎。

常对早产婴儿 PDA 的病理生理学造成影响的一个重要因素是合并有肺部的基础疾病。如果合并有中到重度的肺部疾病，会导致血氧饱和度降低并造成到达心肌的供氧量减少。

诊断学检查

超声心动图： 通过使用超声心动图来为早产婴儿建立 PDA 诊断。肋下和高胸骨旁切面是确诊存在 PDA 的最佳成像切面。

胸部 X 线： 胸部 X 线影像可显示心脏肿大和肺纹理增多。对于合并有严重肺部基础疾病的早产儿，可能不太容易看出其肺纹理增多。图 3-9 显示了一名合并有肺部疾病的 PDA 早产婴儿的胸部 X 线影像特征。

心导管： 用于治疗早产婴儿 PDA 的心导管技术正在研发中。

治疗

内科： 治疗早产婴儿 PDA 的先期步骤之一就是限制液体量。总的来说，将这些婴儿的 24 小时液体维持量限制在总液体量的 80%。下一步治疗就应该尝试通过药物来关闭动脉导管。用于关闭动脉导管的药物有吲哚美辛和布洛芬。这两种药物看似有相同的疗效。布洛芬对肠系膜、肾脏和脑血管的血管收缩作用小，与吲哚美辛相比，造成累及这些器官系统的并发症问题也更少。吲哚美辛比布洛芬更容易造成肾功能衰竭。

- **布洛芬：** 布洛芬是一种前列腺素合成抑制剂。用于关闭 PDA 时的初始剂量为 10 mg/kg，之后再给予 2 次 5 mg/kg 的用量。每剂用量间隔 24 小时。不良反应包括胃肠道不适和血液恶病质。肾功能不全的婴儿（BUN > 14.3 mmol/L）禁忌使用布洛芬。

- **吲哚美辛：** 吲哚美辛也是一种前列腺素合成抑制剂，已成为用药物关闭早产婴儿 PDA 的金标准。剂量通常为每次 0.1～0.2 mg/kg，共用 3 次。一些不良反应包括胃

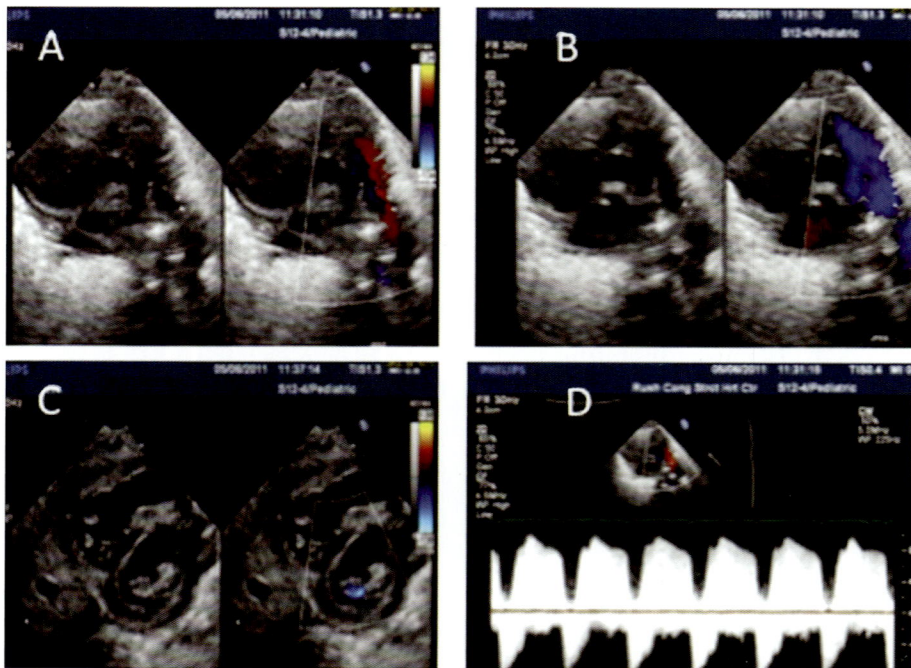

图3-9 **图A:** 超声心动图显示流经动脉导管的左向右分流。**图B:** 流经动脉导管的右向左分流。**图C:** 心室短轴切面;可见室间隔平坦,提示右心室压力升高。**图D:** 多普勒检查确诊存在流经动脉导管的双向血流。

肠道出血、肾功能损害和肝炎。因此,存在肾功能损害(BUN > 14.3 mmol/L; CrCl > 141 μmol/L)、血小板减少、坏死性小肠结肠炎或活动性出血的婴儿禁忌使用吲哚美辛。

外科: 标准的手术操作是在床边经胸廓后外侧切口进胸。请参考前文关于手术关闭PDA一节。

保持动脉导管开放

至此,我们已经讨论了PDA的潜在危害及其治疗。但在有些情况下,则必须要保持新生儿DA开放。

有两大类病理学状态需要保持动脉导管开放:① 新生儿/婴儿肺动脉高压;② 动脉导管依赖性疾病。对于存在重度肺动脉高压的婴儿,需要一个动脉导管作为"减压阀",使血液从肺循环流向体循环。另一类必须保持PDA开放的人群是合并有复杂型心脏病的婴儿,即存在所谓的"动脉导管依赖性疾病"。这类婴儿罹患的疾病包括左心发育不良综合征、危重型主动脉狭窄或主动脉缩窄,以及主动脉弓中断。关于这些疾病的详细资料请参见本书的第4章、第8章和第13章。

可通过药物学方法输注前列腺素或使用机械技术植入动脉导管支架来保持DA开放。

输注前列腺素

输注前列腺素维持DA开放的初始剂量为0.05～0.1 μg/(kg·min)。维持剂量为0.01～0.04 μg/(kg·min)。前列腺素能直接作用于肺循环、体循环和动脉导管结构的平滑肌细胞。能使平滑肌细胞松弛,从而产生血管扩张作用。一些不良反应包括呼吸暂停、低血压、心动过缓、心动过速和发热。

植入动脉导管支架

除药物治疗之外,另一种保持DA开放的方法就是植入动脉导管支架。这通常用于需要长时间保持DA开放的病例。也用于左心发育不良综合征病例,镶嵌手术是对这类病人实施初次姑息治疗的首选方法。

在这种技术中,支架是在正中开胸后或经颈动脉直视切开径路(或股动脉逆行径路)直接置入到动脉导管内。图3-10显示了置入动脉导管支架的操作,图3-11显示的是对一名左心发育不良综合征病人通过镶嵌手术置入PDA支架。

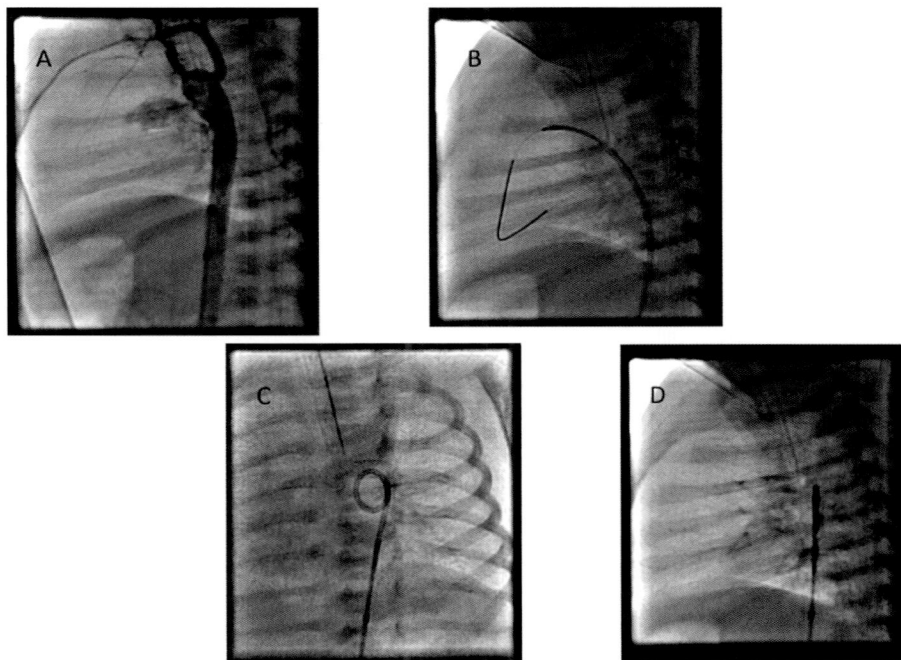

图3-10　置入动脉导管支架以维持PDA开放。**图A**:侧位主动脉造影提示肺动脉同时有血流充盈。**图B**:支架沿导丝前送到位,以便在PDA内撑开支架。**图C和图D**:额状位和侧位造影显示支架已安放到位。

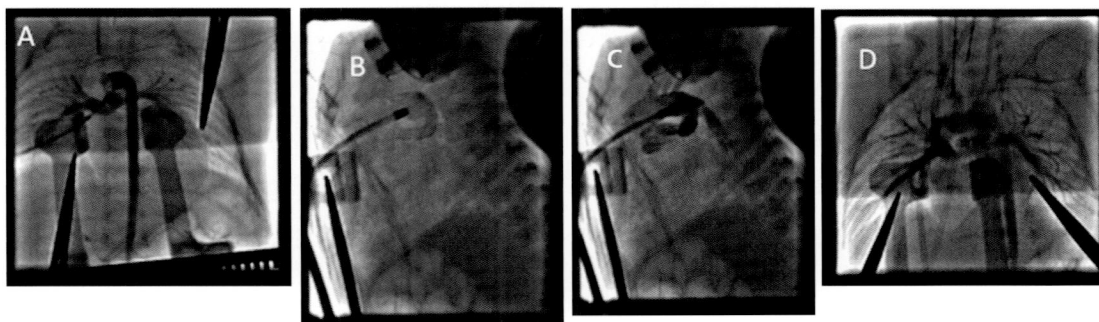

图3-11　使用镶嵌手术向动脉导管内置入支架。**图A和图B**:前后位(A-P)和侧位血管造影显示扭曲的动脉导管。**图C**:支架位置良好,一定程度上将动脉导管撑直。**图D**:前后位血管造影显示支架位置良好,肺动脉内有来自动脉导管的血流充盈。

儿童

引言： 儿童PDA的临床特征与其婴儿期特征并无较大差别。但是，儿童通常没有明显的心功能衰竭体征，除非存在中到大型动脉导管。一般来说，这些儿童生长发育良好，且大多数体格检查正常。有时，家长会报告说在体格检查时闻及杂音。

治疗

内科： 治疗策略和婴儿是相同的。如果儿童有症状，则需要使用药物治疗心功能衰竭。关闭PDA的适应证也是相同的：通过外科手术或封堵装置关闭。但儿童很少需要外科手术来关闭PDA；这种PDA通常适宜使用封堵装置来关闭。

与新生儿和婴儿一样，美国心脏病学会已不再推荐对PDA儿童进行感染性心内膜炎的预防治疗。

青少年和成人

引言： "静默"型动脉导管的概念在成年人群中已得到了很好的认识。这些病人的PDA都是因其他原因做超声心动图检查时无意间发现的。起初这些病人是听不到心脏杂音的，但是在超声心动图建立诊断后又闻及杂音的情况也不罕见。也有些其他病人以前被诊断出有心脏杂音，但病因一直没有明确。

临床特征： 这些病人可能有发现杂音的病史，也可能没有这种病史。病人存在至少中度左向右分流时，可能会显示出肺水肿和左心功能衰竭的体征，例如静息状态或活动状态时呼吸困难、端坐呼吸和阵发性夜间呼吸困难。他们可能有反复的喘息和下呼吸道感染病史。体格检查时，这类病人可能会表现出身体虚弱且无法平卧。评估脉搏时可发现其脉搏模式为"洪脉"和"沉脉"并存。

当存在杂音时，可能是典型的"机器样"连续杂音或仅在胸骨左缘第二或第三肋间能清晰闻及一个收缩期杂音。心尖部的舒张期杂音提示有更多的血流流经二尖瓣。左侧胸骨旁存在隆起提示左心房增大和/或右心室肥厚。与那些仅有单纯左向右分流的病人相比，Eisenmenger综合征病人的杂音常常更轻，甚至有时候无杂音。病人可能会出现杵状指和发绀，通常在运动后发绀会加重。

表现： PDA对青少年或成人造成的血流动力学后果取决于分流程度。分流程度与导管的大小和肺循环/体循环的相对阻力存在相关性。导管的大小是由其长度和直径决定的，这两个参数决定了导管本身的血流阻力（使用Poiseuille定律）。假设一个成年病人没有严重的肺部疾病，那么就会出现流经动脉导管的左向右分流，导致肺血流增多。然后引起肺静脉回心血量增多，以及左心房和左心室容量超负荷。此外，左心室舒张末压也会升高。因此产生的舒张期"窃流"（前文已经提及）造成舒张压降低，这会导致冠状动脉灌注减少和心内膜缺血。

持续存在的左向右分流会引起肺动脉系统的解剖学改变。平滑肌层增厚，肺血管阻力逐步升高。最终，肺血管阻力会超过体血管阻力，经导管的分流方向会逆转，变成右向左分流。这种现象被称为Eisenmenger综合征。

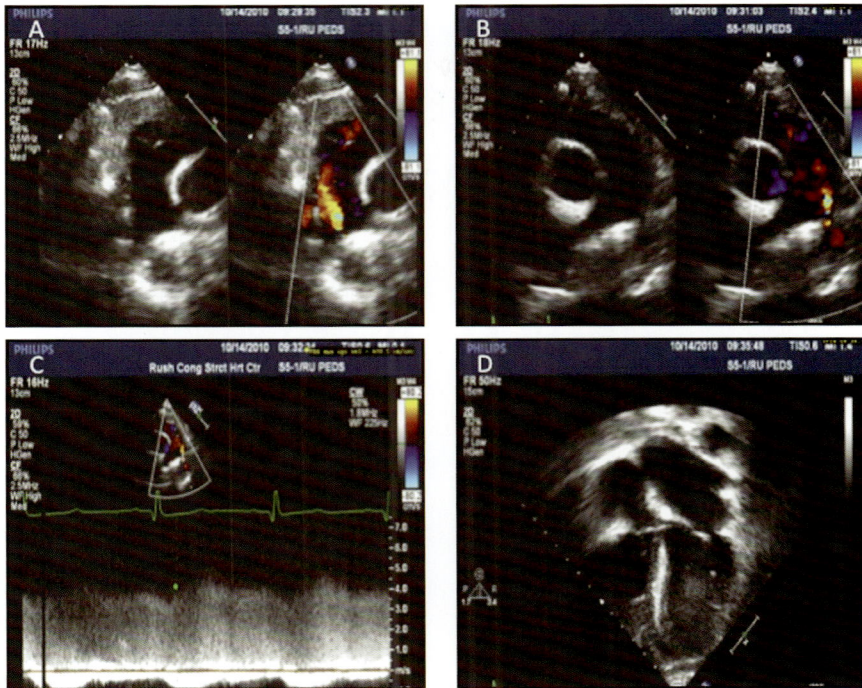

图3-12 青少年的动脉导管未闭（PDA）。图A和图B：流经动脉导管的左向右分流。图C：多普勒成像显示流经动脉导管的连续性血流。图D：定量分析显示左心房增大。

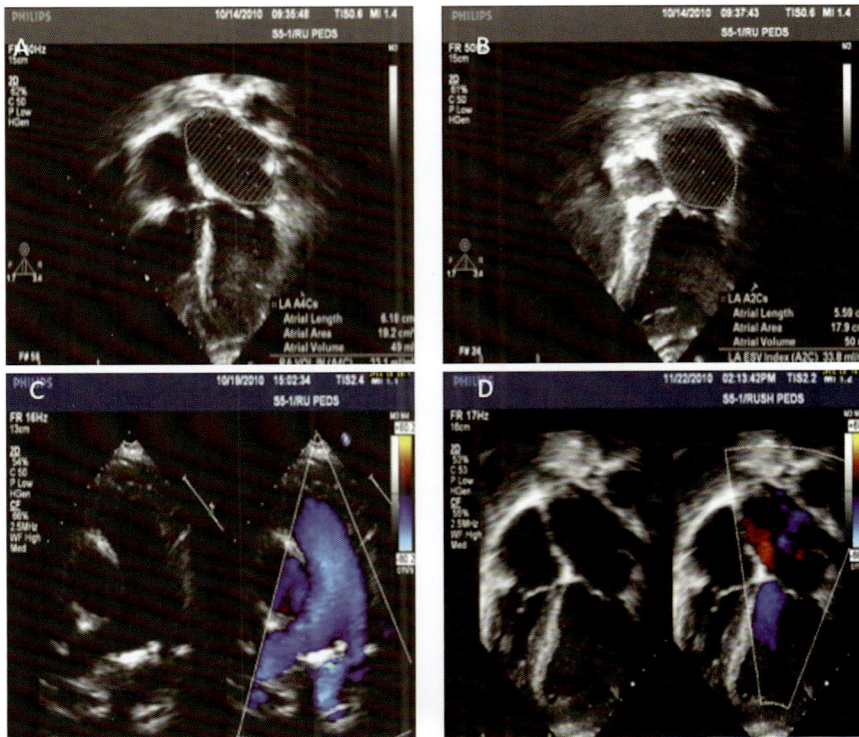

图3-13 成人的动脉导管未闭。图A：四腔切面显示左心房增大。图B：二腔切面也显示左心房增大。图C：发现经动脉导管的血液分流以右向左分流为主。图D：四腔切面显示与右心结构相比，左心房和左心室明显增大。

诊断学检查

ECG：ECG可能是正常的。但是，长期存在左向右分流的病人会显示出左心房和左心室增大的表现。已发生Eisenmenger综合征的病人，其右心房和右心室也增大。由于心房增大，这些病人易于发生室上性心动过速——尤其是心房颤动（AF）。

胸部X线：胸部X线影像可能是正常的，或显示出心腔增大和肺纹理增多的表现。图3-12显示了青少年PDA的解剖特征。图3-13显示了成人PDA。

CT和MRI：CT扫描可以评估可能出现的钙化程度。如果超声心动图显像不清楚，CT和MRI都可以用来进一步描述动脉导管的解剖结构。发生动脉导管瘤或合并血管环的病人，通常建议行CT或MRI检查。

心导管：诊断性心导管检查通常不作为新生儿或婴幼儿的检查方法，但其常用于青少年或成人。心导管检查所要明确的一个首要问题是肺血管阻力是否增高？如果肺血管阻力增高，其到底是可逆的还是不可逆的？检查的次要目的是了解动脉导管的解剖结构，确定主动脉弓的类型，最后才是确定治疗方法——在哪个位置上关闭动脉导管？

治疗

内科：用于成人和青少年PDA的药物治疗旨在纠正充血性心功能衰竭，利尿剂和地高辛是标准治疗用药。存在室上性心动过速的病人可使用抗心律失常药物。对急性心房颤动的病人可实施电复律；如果病人存在血流动力学稳定的慢性心房颤动，则可尝试使用药物来控制心率。因为这些病人易于发生血栓栓塞，所以也应该使用抗凝治疗。合并有可逆性肺血管高阻力的病人，可以使用诸如西地那非或波生坦等抗肺动脉高压的药物。

成人关闭PDA的适应证与婴儿和儿童是一样的：任何有症状的病人都应该关闭PDA。但是，肺血管阻力升高（$> 8\ U \cdot m^2$）的病人，存在关闭PDA之后发生心血管功能崩溃的风险。当PDA关闭后，由于右心室承受更高的肺动脉压力，就可能会发生心血管功能崩溃。右心室也可能发生功能衰竭。

可以通过手术或经心导管技术来关闭PDA。这些技术已经在前文"新生儿"一节中得以阐述。易于通过经皮心导管技术来关闭十分粗大的成人PDA，且成功率高。当不适宜使用AMPLATZER®动脉导管封堵器时，诸如AMPLATZER®肌部型VSD封堵器等其他装置也可替代使用。

提示与建议

- 经心导管关闭PDA通常被认为是复杂程度最低的心导管介入治疗方式之一。但是，在把病人送进心导管室之前，还是需要进行仔细考虑和准备的。PDA的大小、类型、心导管径路（顺行或逆行），以及可能需要使用哪种装置，这都是必须予以仔细考虑的。这4个参数绝不是彼此无关的独立因素，相反，其彼此存在交互影响。

- 由于动脉导管会发生痉挛，因此最好在心导管通过PDA之前，通过血管造影来评估动脉导管的大小和形态。

- 对于大型PDA或成人PDA，用球囊测量技术可准确评估并显示动脉导管的大小和形态。可以通过使用硬质低压球囊来加以完成。

- 我们发现对细小PDA（那些我们更有可能使用弹簧圈封堵的PDA）而言，逆行径路操作的可行性更高且更简单，但我们也使用过顺行径路。认为使用顺行径路时，可在装置释放前进行非常好的造影评估。

- 在出现弹簧圈或封堵器栓塞（移位）时，应该要尝试取出。但是，极少数情况下，可能无法取出。因此，安全的做法是让发生栓塞（移位）的弹簧圈或封堵器尽可能残留在更靠远端的位置。

- 在一些小婴儿中，关闭PDA可能会导致主动脉缩窄。因此，推荐将封堵器的盘面置于动脉导管的壶腹部内。如果在封堵器释放之后，盘面突入降主动脉，则应该仔细评估此处的压力阶差。如果压力阶差大于10 mmHg且血管造影评估发现有一些狭窄，可以用1根血管成形球囊导管，轻柔地膨起球囊，将盘面"推"入壶腹部；否则，就可能需要移除这个封堵器。当然，是否采纳该建议则完全取决于病人当时的情况。

（胡仁杰译，孙彦隽校）

参考文献

1. Krichenko A, Benson LN, Burrows P, et al. Angiographic classification of the isolated persistently patent ductus arteriosus and implication for percutaneous catheter occlusion. *Am J Cardiol.* 1989; 63(12): 877–879.

2. Freedom RM, Moes CA, Pelech A, Smallhorn J, Rabinovitch M, Olley PM, Williams WG, Trusler GA, Rowe RD. Bilateral ductus arteriosus or remnant: an analysis of 27 patients. *Am J Cardiol.* 1984; 53(7): 884–891.

3. PDA in the preterm neonate; and Developmental physiology of the ductus arteriosus. In: Long WA, ed. *Fetal and Neonatal Cardiology.* Philadelphia, W. B. Saunders; 1990.

4. Ishida H, Inamura N, Kawazu Y, Kayatani F. Clinical features of the complete closure of the ductus arteriosus prenatally. *Congenit Heart Dis.* 2011; 6(1): 51–56.

5. Joshi AN, Rane HS, Kamble RC, et al. Prenatal diagnosis of absent pulmonary valve syndrome: report of two cases, most common and rare presentations. *J Ultrasound Med.* 2010; 29(5): 823–829.

6. Prsa M, Ewert P. Transcatheter closure of a patent ductus arteriosus in a preterm infant with an Amplatzer Vascukar Plug IV device. *Cath Cardiovasc Interv.* 2011; 77(1): 108–111.

7. Hijazi ZM, Geggel RL. Results of antegrade transcatheter closure of patent ductus arteriosus using single or multiple Gianturco coils. *Am J Cardiol.* 1994; 74: 925–929.

8. Kharouf R, Heitschmidt M, Hijazi ZM. Pulmonary perfusion scans following transcatheter patent ductus arteriosus closure using the Amplatzer devices. *Catheter Cardiovasc Interv.* 2011; 77(5): 664–670.

9. Heymann MA, Hoffman JI. Problem of patent ductus arteriosus in premature infants. *Paediatrician.* 1978; 7(1–3): 3–17.

第4章

主动脉缩窄

Daniel J. Murphy Jr.

主动脉缩窄（CoA）是位于胸主动脉上段的局限性狭窄，通常在左锁骨下动脉远端的动脉导管旁区域。CoA的解剖存在变化，从轻症的沙漏样狭窄到近乎主动脉弓中断并伴有弓横部发育不良，不一而足。在最常见的先天性心脏病中，CoA的发病率排名第六，即每3 000～4 000名活产婴儿中有1例，在先天性心脏病病人中占到5%～8%。

CoA的遗传学基础的最显著表现是其与Turner综合征（45XO）[1]或Williams-Beuren综合征[2]存在相关性，但最近一些在家族聚集性方面的证据强烈提示，包括左心发育不良综合征、主动脉缩窄和至少某些类型的双叶式主动脉瓣等一系列左心梗阻性病变存在遗传学基础[1,3]。PHACE综合征是一种罕见畸形，主要累及包括后颅窝畸形（脑部畸形）、大型婴儿型血管瘤（通常在颜面部）、动脉病变（颈部或头部的血管畸形）、包括主动脉缩窄在内的心脏畸形，以及眼部畸形。

"单纯型"主动脉缩窄是指病人仅存在孤立性主动脉缩窄，可合并或不合并有动脉导管未闭（PDA）；相反，在"复杂型"主动脉缩窄时，主动脉畸形还合并有一些其他畸形，包括室间隔缺损（VSD）、主动脉狭窄、主动脉瓣下狭窄和二尖瓣狭窄。有时将同时存在的主动脉缩窄和多处左心梗阻性病变称为Shone综合征。左心发育不良综合征病人均存在CoA。它也可以与其他一系列畸形同时出现，并使治疗更加复杂，这些畸形包括三尖瓣Ebstein畸形、D襻大动脉转位、先天性纠正型大动脉转位、左心室双入口、右心室双出口和所有类型的房室间隔缺损。

半数以上的CoA病人也存在双叶式主动脉瓣。Fernandes等证实大部分CoA病人存在右冠瓣和左冠瓣融合（89%），且CoA会合并有程度较轻的主动脉瓣狭窄或反流[4]。

主动脉缩窄的解剖存在一系列从轻到重的变化。同样，临床变现也存在变化，从新生儿发生休克到无症状的青少年或仅有高血压或心脏杂音的成人，均有出现。

1945年首次报道了外科修补手术，1982年报道了球囊血管成形术，1991年报道了血管内支架植入术。根据病人年龄、CoA的形态学、合并畸形、病变程度，以及各个心血管中心的经验、技术水平和诊治理念来采取不同的治疗方式。

主动脉缩窄不是一种简单的先天性心脏病,它反而是一种至少具有中等复杂程度的畸形,而且会出现显著的残余问题和后遗症。即使是仅存在局限性狭窄且不合并其他心血管畸形的孤立性主动脉缩窄,也会存在显著的晚期并发症发生率和预期寿命缩短。每个出生时即存在CoA的病人,都需要终身的心血管治疗。

胎儿、新生儿和婴儿

引言:CoA是一系列先天性左心系统病变的一个组成部分。在新生儿期,当存在诸如Shone综合征或左心发育不良综合征等显著的多部位病变时,通常就会出现症状。

临床特征:CoA是胎儿期最难发现的先天性心脏畸形之一。但是,如果胎儿超声心动图提示心室大小不对称(右心室大于左心室)(图4-1)且/或大血管不对称(肺动脉直径大于主动脉),则可能怀疑有主动脉缩窄。通常在孕中期,才能在胎儿超声心动图上发现这种不对称状态,但心血管结构的最终状态也会有非常大的变异性。在胎儿期被发现有左—右不对称的胎儿中,有30%的人最终被证实存在主动脉缩窄[5]。其余的婴儿可能最终证实其解剖结构或被诊断出有诸如VSD、永存左上腔静脉和主动脉弓中断等其他多种畸形。如果胎儿超声心动图发现有不对称性,就应该在出生后立即对新生儿实施超声心动图评估。然而,即使新生儿期超声心动图检查结果正常,也不能排除晚期发生CoA,尤其是在动脉导管关闭之后。因此,对于在胎儿期超声心动图怀疑有主动脉缩窄的婴儿,应该在新生儿期进行仔细观察并有必要进行多次超声心动图评估。

孤立性CoA新生儿和婴儿的临床表现极其细微。可能会有心脏杂音,也可能没有杂音,且即便是存在显著的主动脉梗阻时,下肢动脉搏动仍可触及。

表现:主动脉弓发育良好且不合并其他心血

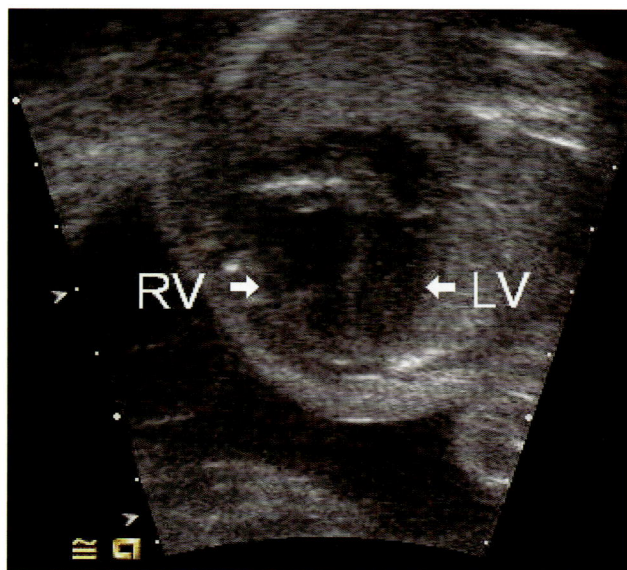

图4-1 孕22周时的胎儿超声心动图。四腔切面证实心室大小不对称,右心室(RV)大于左心室(LV)。这个婴儿出生后即诊断出危重型主动脉缩窄,在新生儿期接受了扩大端端吻合术。

管畸形的局限性CoA婴儿可能没有体征或症状,所以主动脉缩窄的诊断可能会被推迟到儿童期或更晚时才得以建立。

胎儿期的血流动力学通常是正常的,因为几乎所有降主动脉的血流都是由右心室射出并经动脉导管而来。存在危重型CoA的新生儿,经PDA的右向左分流提高了心输出量并使得有足够血流到达下半身。但存在危重型主动脉缩窄者,在动脉导管关闭时,左心室可能无法向全身输出足够的血流。肺静脉淤血和低心输出量共同导致迅速出现心功能衰竭或休克。有时,动脉导管有可能保持开放数天或数周,临床表现会延迟到从新生儿病房出院后才出现。

合并有诸如VSD等其他畸形的婴儿会发生充血性心功能衰竭,其原因是同时存在体循环血流受限和肺血流过多。存在复杂型主动脉缩窄、主动脉弓发育不良和其他心血管畸形的婴儿可能在出生后数周就迅速出现进展性心功能衰竭或休克。他们可能会有喂养困难、体重增长缓慢、呼吸急促或在突发症状前表现为昏睡的病史。因复杂型主动脉缩窄造成的休克,其临床表现可能类似脓毒血症。

临床检查：出现的体征包括呼吸窘迫、肤色苍白、脉搏微弱或消失、灌注差、心动过速和低血压。如果动脉导管保持开放，上肢和下肢的收缩压可能没有差别或存在细微差别。如果左心室功能受抑制或心脏输出量受损，四肢血压都会降低。即使缩窄处存在压力阶差，但脉压的差异常极小，因此难以或无法通过触诊脉搏来发现血压差异。通常婴儿或幼儿不会表现出肱动脉—股动脉搏动延迟。

如果没有合并主动脉瓣畸形的话，则听诊几乎没有心脏杂音或仅有轻微的血流杂音。第二心音因肺动脉高压而出现亢进，出现充血性心功能衰竭的新生儿可能会表现出奔马律。当动脉导管保持开放时，经PDA的右向左分流导致从脚趾处测得的下半身动脉血氧饱和度低于从右手测得的动脉血氧饱和度，并可能提示存在主动脉缩窄。

诊断学检查

ECG：主动脉缩窄婴儿的心电图通常表现为右心室肥厚和QRS波电轴右偏，很少出现左心室肥厚和电轴左偏。

胸部X线：胸部X线影像可能提示心脏肿大和肺纹理增多。

超声心动图：超声心动图是确诊主动脉缩窄的影像学方法，尤为关键的是还能识别出所有合并的心脏畸形。通过从胸骨上切迹处采集图像，应该能显示主动脉弓位于哪一侧，并判定其分支模式。应该在升主动脉、弓横部、峡部和降主动脉处测定主动脉直径。应该使用在胸骨上切迹处采集的矢状位图像来识别出真正的主动脉缩窄所特有的位于缩窄处血管后壁的缩窄嵴（图4-2）。最后，应该记录升主动脉、弓横部、流经缩窄处以及动脉导管内和腹主动脉的多普勒血流模式。

有时难以在有PDA的情况下建立CoA的超声心动图诊断。主动脉弓的形态——尤其是弓横部相对发育不良[6]，应该怀疑是否存在CoA（图4-3）。但是，可能要一直到动脉导管关闭以后，才会取得关于有无梗阻的二维和多普勒测定数据。

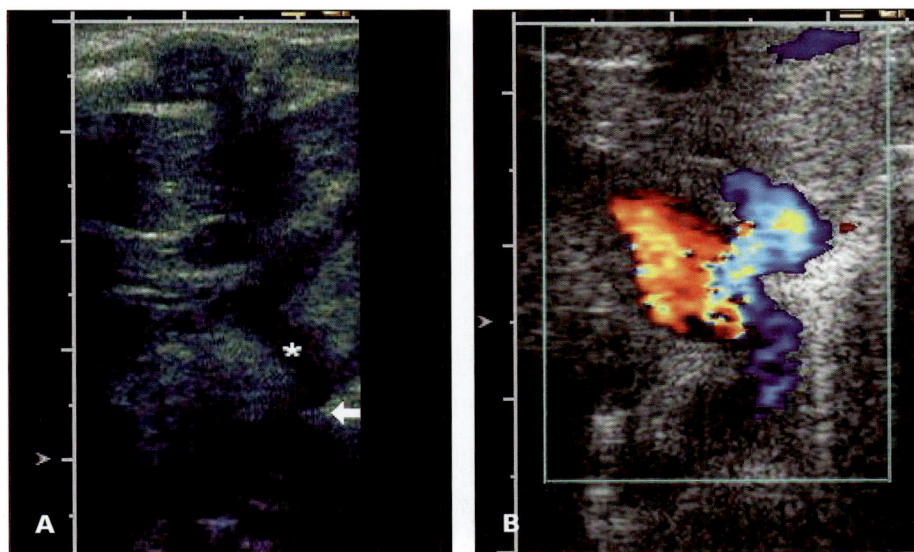

图4-2 主动脉缩窄新生婴儿在胸骨上切迹处采集到的二维超声心动图（图A）和彩色多普勒血流（图B）成像。存在主动脉弓横部发育不良（*），位于缩窄处后壁的缩窄嵴（箭头）和动脉导管未闭。

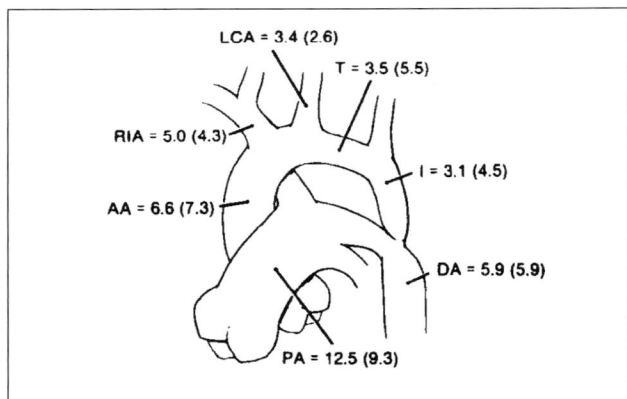

图4-3 孤立性新生儿主动脉缩窄时各大血管直径关系的简略图解，总结了主动脉缩窄病人与对照组人群（括号中）主动脉弓的直径对比。测量值为平均直径，用mm表示。AA=升主动脉；DA = 降主动脉；I =峡部；LCA = 左颈总动脉；PA = 肺动脉；RIA = 右无名动脉；T = 主动脉弓横部[6][图片来源：根据Elsevier出版公司的许可改绘自Morrow WR, et al. J Am Coll Cardiol. 1986; 8(3): 616–620, Figure 2.]。

在对心脏实施完整的节段评估的同时，超声心动图检查的关键内容还包括测定左心室的大小与功能、二尖瓣的大小与功能，以及右心室与肺动脉的收缩压。对于有症状的新生儿，可能因为酸中毒、心肌病或后负荷严重增高而造成左心室收缩功能严重抑制。在这种临床情况下，难以预测术后的心室功能。心内膜增厚且存在超声强回声时，须怀疑心内膜弹力纤维增生症。

CT和MRI： 诸如CT和MRI等其他无创成像手段，能清晰地描绘主动脉弓的解剖，并能在超声心动图结论不确定的情况下被用来提高诊断的准确性。两者都是无创的，但病人需要麻醉。CT扫描的检查速度快，但缺点是病人会接触射线。MRI检查的缺点是这种不稳定病人在接受检查时需要更长时间的麻醉。

心导管： 诊断性心导管检查极少适用于有症状的孤立性主动脉缩窄婴儿。但是，当主动脉缩窄合并其他心脏畸形时，心导管检查可能有助于识别并评估其他缺损的严重程度，并可通过测定诸如充盈压、瓣膜反流程度或肺血管阻力来对病人的生理学状态进行量化分析。

治疗

内科： CoA新生儿和婴儿一旦明确诊断，就应该立即入院接受前列腺素E1（PGE1）治疗。使PDA重新开放，能改善下半身血流灌注。即使导管仍处于闭合状态，PGE1也可能使位于主动脉壁内的动脉导管平滑肌得以松弛，从而增加通过缩窄段的血流[7]。应在静脉内使用利尿剂，并在必要时实施机械通气来治疗肺水肿。应注意识别并处理代谢性酸中毒。静脉内使用变力性药物对发生低血压和心功能不全的婴儿是有益的。但这也仅应作为手术准备阶段时用来稳定婴儿病情的临时措施。菌血症和脓毒血症可作为新生儿急性发病时的临床表现之一，在这种情况下，应该抽取血培养并使用抗生素。

存在梗阻的显著CoA可能会被合并的大型PDA所掩盖。在这种情况下，如果婴儿没有主动脉弓发育不良或主动脉弓部梗阻的明确体征的话，合理的做法是暂不使用PGE1并让动脉导管关闭，同时实施密切监护。这种策略只应在新生儿ICU内密切监测下半身血流（首选通过脐动脉置管）、尿量和外周灌注的条件下才能实施。如果在动脉导管关闭后，没有发现主动脉缩窄，婴儿应该可以出院，但应在出院后最初的2个月内再次进行临床和超声心动图评估。

在动脉导管关闭后，有些新生儿可能出现峡部轻度狭窄且血流增快，但没有梗阻的体征或压力阶差。主动脉有一定程度狭窄，但并未狭窄到能建立缩窄诊断。有些此类婴儿，可能会在出生后的最初数月内进展成主动脉缩窄，导致显著的主动脉梗阻[5]。对任何怀疑或者有"轻度"主动脉缩窄的婴儿，应该择期实施新生儿CoA修补手术或通过连续实施临床及超声心动图评估来进行密切观察。

外科： 任何合并CoA的新生儿都应该立即行手术治疗。如果一个年长婴儿被诊断出CoA，其血压、左心室功能、肾功能均正常且没有其他显著的心血管畸形的话,可以择期实施手术治疗。

手术切除缩窄段并加以修补是新生儿和婴儿主动脉缩窄的标准治疗方式。使用过各种不同的外科手术技术,包括左锁骨下动脉翻转片修补、主动脉补片成形术和切除并端端吻合。但是,几乎所有主动脉缩窄新生儿都有一定程度的主动脉弓横部发育不良[6]。为了纠治主动脉弓横部发育不良,使用扩大端端或端侧吻合能取得更好的手术结果(图4-4),术后的残余或复发性主动脉缩窄少且主动脉弓形态更佳[8-10]。有些学者证实在成功实施主动脉缩窄段切除并端端吻合修补后,主动脉弓横部会有适宜的生长。但是,由于没有可用来提示主动脉弓横部确实能有适宜生长的预测指标,因此我们中心在对所有主动脉缩窄新生儿实施手术时,均使用自体主动脉组织进行扩大端端吻合,除非升主动脉直径太细而无法使用侧壁钳进行钳夹。

通常可经左侧胸廓切口实施扩大端端吻合。但当存在严重的主动脉弓发育不良时,许多外科医生首选经胸骨正中切口并使用心肺转流进行手术。

对于合并其他畸形的新生儿,手术方案将取决于其他心脏畸形的具体情况。对于一些合并大型VSD的主动脉缩窄病人,其最佳手术方案是实施包括主动脉缩窄修补并关闭VSD的根治手术。对于合并有诸如三尖瓣闭锁或左心室双入口等单心室生理的主动脉缩窄病人,应该一并实施主动脉缩窄修补和肺动脉环扎手术。

结果

短期: 在大多数先天性心脏病外科手术中心,对新生儿和婴儿实施主动脉缩窄修补手术,有效地解除了主动脉血流梗阻并恢复了下半身的血液循环。手术并发症包括膈神经或喉返神经损伤、Horner综合征、胸腔积液和乳糜胸。总体而言,短期结果主要与病人的术前临床状态以及所合并的心脏畸形的严重程度有关。在手术后的即刻阶段内,心脏功能可能还是存在中度到重度抑制。但是,左心室收缩功能通常在术后得到明显改善,通常能达到正常射血分数。

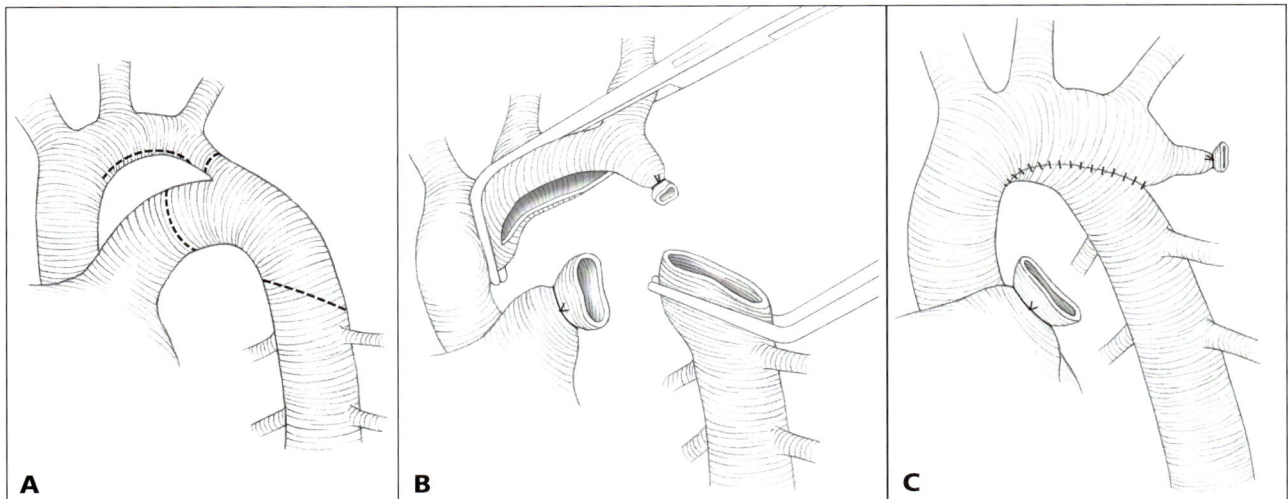

图4-4 用于解除主动脉缩窄合并主动脉弓发育不良的扩大端端吻合手术的示意图(图片来源:感谢V. Mohan Reddy, MD提供图片)。

长期：在1970年之前，很少在婴儿期实施常规主动脉缩窄纠治手术。那些在手术后存活下来的婴儿型主动脉缩窄病人，其治疗结果主要取决于所合并的心血管畸形的严重程度与外科手术修补是否充分适宜。在婴儿期通过外科手术解除主动脉缩窄，改善了治疗结果并降低了晚期发生高血压的风险。

在对新生儿和婴儿的CoA实施外科修补手术的最早期年代时，通常采用的方法是切除并端端吻合或使用左锁骨下动脉翻转片实施主动脉成形术，相应的复发性缩窄的发生率为30%。复发性CoA的原因包括缩窄段和缩窄组织切除不完全、修补处存在瘢痕组织和主动脉弓横部发育不足。迄今为止，扩大端端吻合或端侧吻合术后的复发性CoA的发生率已经低于10%；但是，这些病人的术后随访时间仍较短。年龄和体格最小的病人，最容易出现复发性缩窄[8-10]。

即使CoA手术修补成功，也不能消除长期高血压的风险。研究显示在没有明显主动脉梗阻的儿童和青少年中，高血压的发病率高[11]。这个证据所支持的观点是主动脉缩窄病人存在多发性动脉病变且终身面临心血管疾病的风险。

» 儿童

临床特征：越是轻症类型的CoA，出现症状就越晚。除双叶式主动脉瓣之外，CoA儿童也不太可能再合并其他心血管畸形。CoA儿童通常因心脏杂音或高血压而就诊检查。

表现：主动脉缩窄儿童即使有严重的梗阻和高血压，也极少表现出症状。会发生与高血压有关的头痛，但跛行症状极其罕见。

临床检查：主动脉缩窄的临床表现通常会被忽视[12]，但事实上所有主动脉缩窄儿童都会有心脏杂音和上下肢血压差异；约90%的人有收缩压升高。动脉搏动的表现和性质存在更大变化，可能是由于个人的躯体特征不同、脉压的变化和脉搏本身的客观特征所致。心脏体检可能会发现心尖冲动明显。心前区的收缩期震颤最有可能是因合并VSD或主动脉瓣狭窄所致。如果主动脉侧支动脉发育良好，则有可能在肩胛下区触及收缩期或连续性震颤。收缩期喷射性喀喇音提示存在双叶式主动脉瓣，也可能合并有主动脉瓣狭窄或反流的杂音。主动脉缩窄可以造成位于胸骨左上缘、左锁骨下区域、左颈部或左上背部的收缩期喷射性杂音。偶尔可在整个胸部闻及主动脉侧支动脉引起的收缩期杂音，尤其是在左肩胛下区。

诊断学检查

ECG：主动脉缩窄儿童的ECG表现可能是正常的，或表现出因长期高血压引起的左心室肥厚。合并诸如三尖瓣闭锁或肺动脉高压等其他病变的复杂型主动脉缩窄时，可见有其他的心电图异常。

胸部X线：主动脉缩窄儿童的心脏大小通常是正常的。主动脉弓影可能会有异常，在主动脉缩窄处有凹陷，从而产生"3"字征。年长儿童可能会因粗大侧支动脉造成在第3～8肋骨的后1/3部位出现肋骨切迹（图4-5）。肋骨切迹会随着年龄增长而加深，通常在4～12岁时变得更加明显。

超声心动图：超声心动图是用来识别是否合并其他心脏畸形的影像学确诊手段。对于儿童而言，经胸骨上切迹取得的成像通常足以判定主动脉弓的形态及其分支模式。通常可以看到CoA并通过多普勒血流模式来证实存在梗阻（图4-6）。但是在儿童中，超声心动图可能并不足以对整个升主动脉和主动脉弓进行全面评估。因此在对CoA实施修补前，可能必须要使用其他影像学方法来进行辅助评估。对于既往已接受过手术或心导管治疗的CoA儿童来说尤为如此。在对主动脉缩窄进行修补后，超声心动图同样也是对主动脉进行连续评估的主要影像学手段（图4-7）。但需要注意的是，仅凭超声心动图不足以识别、排除主动脉瘤或对其进行随访。

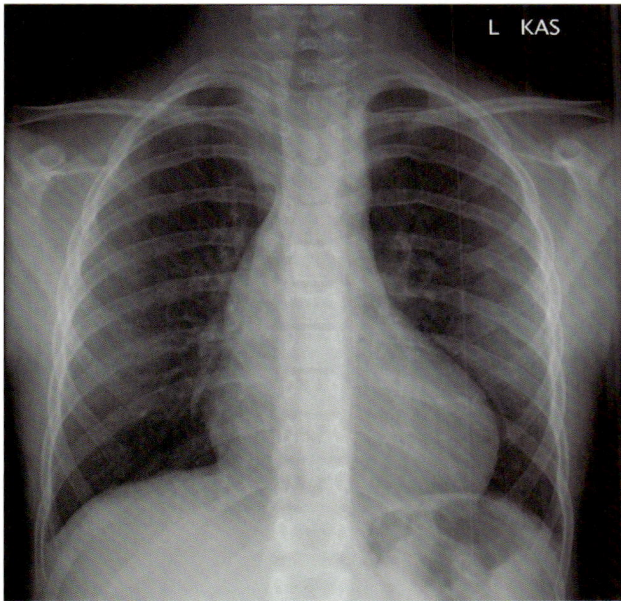

图 4-5 一名因心脏杂音而就诊检查的 11 岁男孩的后前位胸部 X 线片。X 线片提示突出的升主动脉、"3"字征和肋骨切迹。

CT 和 MRI：当超声心动图及临床信息不完整或模棱两可时，需对主动脉系统行 CT 或磁共振血管造影（MRA）扫描（图 4-8）。所有拟通过心导管介入方法治疗先天性或复发性 CoA 的病人也需要进行 CT 或 MRA 检查。CT 或 MRA 都可用于对 CoA 病人的主动脉进行高质量的二维和三维（2D 和 3D）成像[13]，而且这两种方法都是无创的。MRI 检查的耗时更长，低龄儿童可能需要给予镇静或麻醉。CT 检查速度快，常不需要镇静或麻醉，但缺点是病人要接触离子辐射。但是，近期在技术和成像程序中做出的一些改良，已使常规 CT 检查的辐射剂量大幅降低。

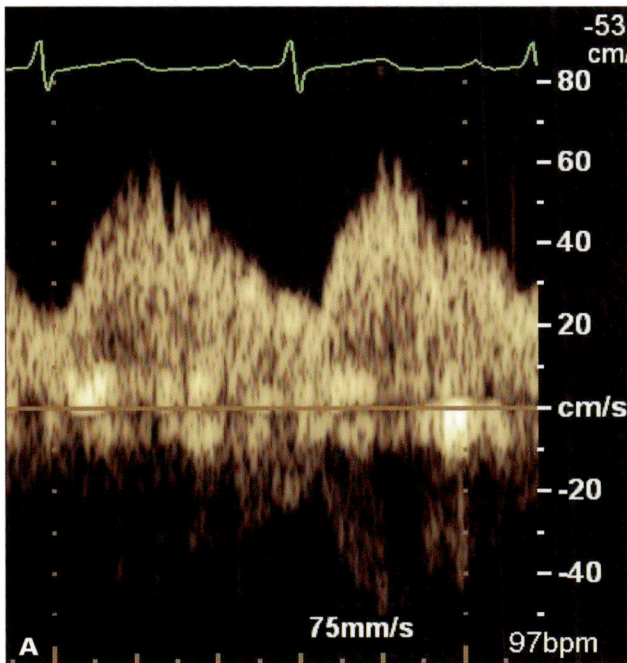

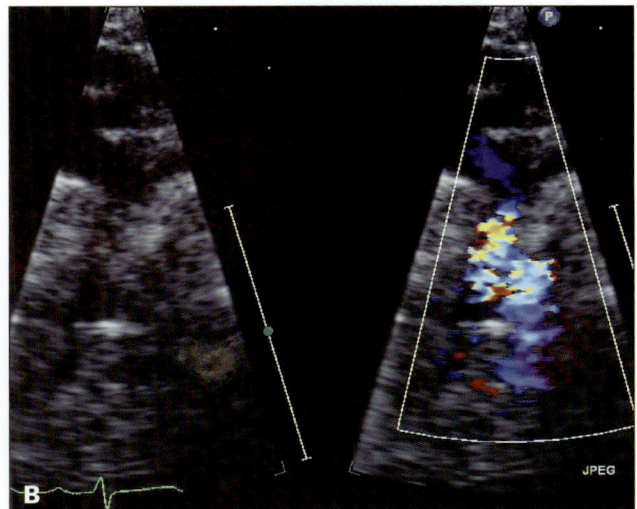

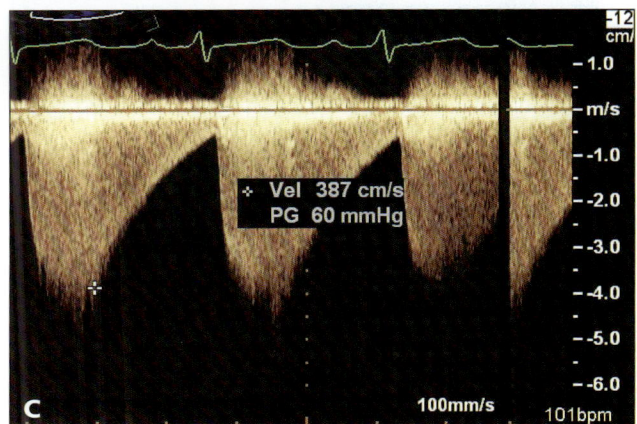

图 4-6 一名因心脏杂音且左右上肢血压 148/92 mmHg，下肢收缩压 80 mmHg 而就诊检查的 4 岁男孩的超声心动图。超声心动图显示腹主动脉收缩期血流波形低钝（**图 A**）。在胸骨上切迹采集的图像证实在左锁骨下动脉远端存在一处孤立性重度主动脉缩窄（**图 B**），其多普勒血流模式为典型表现并伴有收缩期血流增快且持续存在舒张期前向血流（**图 C**）。bpm = 每分钟心率；PG = 压力阶差；Vel = 速度。

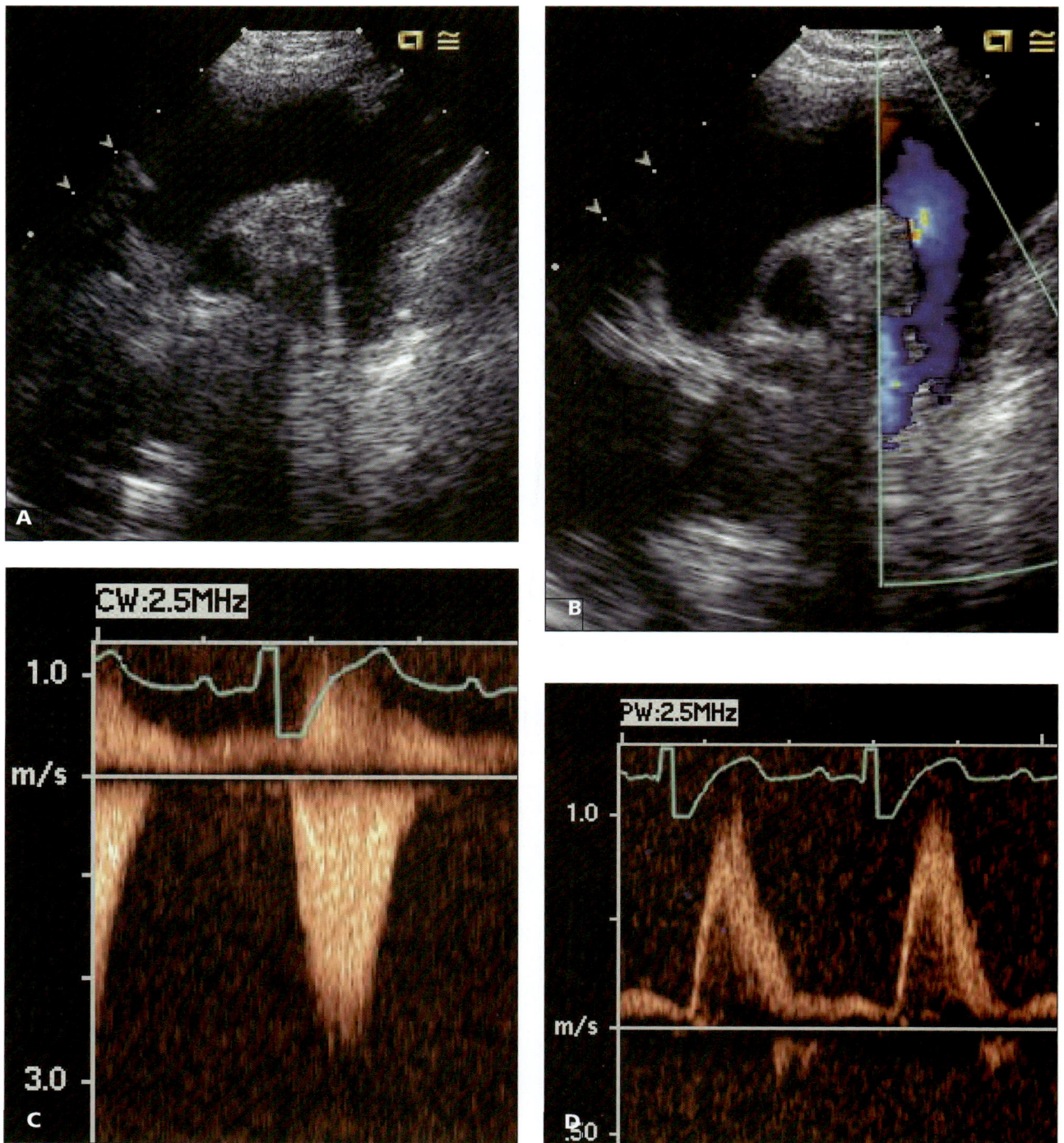

图4-7　图4-6中的病人在切除缩窄段并行滑动侧侧吻合后的超声心动图。主动脉弓横部近端可见有轻微成角畸形（图A），主动脉弓（图B和图C）和腹主动脉（图D）的血流模式正常。

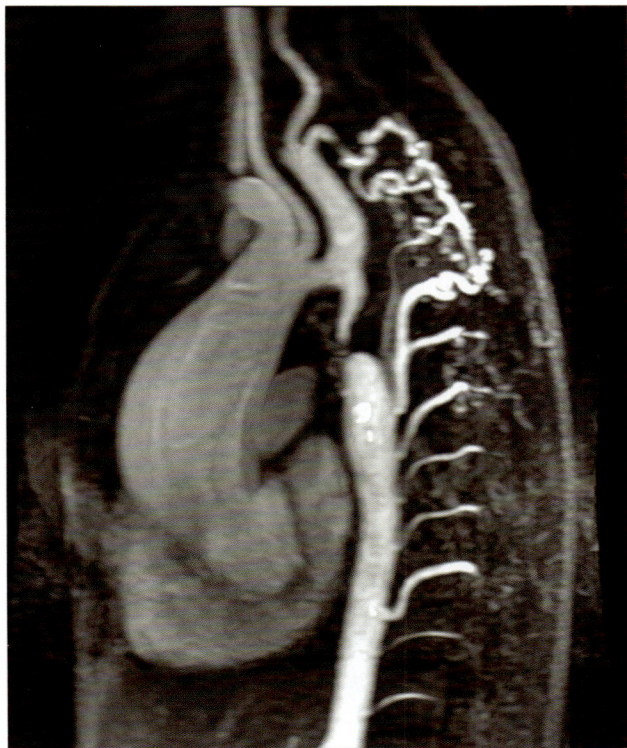

图 4-8 一名合并双叶式主动脉瓣的 11 岁主动脉缩窄病人的磁共振血管造影（MRA）图像。在左侧锁骨下动脉远端的主动脉几乎中断，并伴有来自锁骨下动脉到肋间动脉的侧支血管。升主动脉扩张至 5 cm。手术中实施了端端吻合，再用一块牛心包补片扩大吻合口，并做了升主动脉成形。

心导管：心导管检查并不常规用于诊断儿童主动脉缩窄。但对合并其他畸形的复杂型主动脉缩窄病人而言，它能够准确测定压力阶差，并取得其他血流动力学信息。

治疗

外科／介入治疗：尽管常通过实施外科手术来治疗 1 岁以内婴儿的主动脉缩窄，但关于使用球囊血管成形术或支架植入技术来治疗大年龄、大体格儿童的经验也在不断累积。主动脉血管成形术后即刻阶段时所取得的血流动力学效果与外科手术相仿，但出现复发性 CoA 和动脉瘤形成的风险增大[14-16]。事实上，球囊血管成形术后需要再次治疗干预的比率高，这使得大多数介入治疗医生在病人体格达到心导管介入治疗要求时，就通过植入支架来处理主动脉缩窄。

正确且有选择地使用球囊血管成形术来治疗有残余或复发性 CoA 的病人是非常有效的。它几乎能够完全解除梗阻且并发症发生率非常低。与使用球囊血管成形术治疗先天性 CoA 不同，当用于治疗复发性 CoA 病人时，极少出现并发症和动脉瘤形成[17]。

血管内支架已常规用于治疗体重大于 35 kg 的先天性或复发性主动脉缩窄病人，并逐渐用于体重为 10～30 kg 的病人[18,19]。在实施球囊血管成形术时，有时会对缩窄段进行过度扩张，而植入支架则能避免这种缩窄段被过度扩张。因此减少了对主动脉壁的损伤，限制了内膜损伤的程度，从而使动脉瘤的发生率更低。支架的硬质结构也能维持主动脉管腔的直径，并降低复发性缩窄的风险。最后，通过正确制订操作计划，可植入大小适宜并预先部分撑开的支架，然后再通过多次重复扩张来使主动脉的最终直径安全增大。但是，目前只有中期随访数据可用。

内科：随着介入治疗经验的不断累积，关于在治疗先天性主动脉缩窄时应首选外科手术还是介入技术产生了争论。外科修补手术是治疗儿童主动脉缩窄的标准方法。但是，手术技术也在不断改进，使用补片或锁骨下动脉翻转片实施主动脉成形术的方法已经过时并被弃用，取而代之的是切除缩窄段并端端吻合，这种手术方法的修补范围常延伸至主动脉弓横部。

与对先天性主动脉缩窄实施初次外科手术相比，再次对残余或复发性主动脉缩窄实施手术，在技术方面的难度更大，且并发症发生率和死亡率也更高。许多因素可能会造成 CoA 复发：原本的缩窄段组织切除不充分、吻合口生长不足或没有发现主动脉弓横部的发育不良。由于通过手术方法来纠治复发性主动脉缩窄更为困难，所以当存在技术可行性时，则首选血管成形术和/或血管内支架植入。对于小体格儿童，更理想的是能置入一个远期能扩张至成人主动脉直径的支架。当复发性 CoA 的解剖结构不适合用血管内支架时，可用的外科手术技术包括主动脉补片成形术、切除缩窄段并用人造血管连接，以及构建血管旁路（连接升主动脉至胸部降主动脉的人造血管）。

结果

短期： 儿童孤立性主动脉缩窄的外科手术死亡率接近于 0。包括喉返神经或膈神经损伤、Horner 综合征、胸腔积液和乳糜胸在内的并发症发生率也很低。脊髓损伤极其罕见。偶尔，病人在术后会发生反常高血压，其血压高于术前水平。为了全程避免术后 CoA 综合征以及肠系膜动脉炎和肠缺血，重要的是要积极处理术后高血压并避免在发生高血压的术后即刻阶段进行喂养。

植入支架来治疗儿童先天性或复发性 CoA 都能使主动脉直径增大并消除压力阶差。围术期并发症极少，并发症通常与动脉损伤有关[19]。

长期： 儿童期成功纠治主动脉缩窄的中期疗效值得肯定。但是，针对长期治疗结果的研究显示在主动脉缩窄修补治疗后，出现各种持续存在或晚期发生的并发症发生率显著。晚期并发症包括残余或复发性主动脉缩窄、静息状态下或运动诱发的高血压、缩窄段修补处发生主动脉瘤（或在合并双叶式主动脉时，发生升主动脉瘤）、动脉内膜炎和休克。据报道，那些在心脏外科发展的早年时期接受主动脉缩窄外科手术的病人通常会发生心肌梗死、主动脉并发症导致过早死亡，以及心源性猝死[20]。鉴于这些原因，主动脉缩窄病人需要终身持续随访，并密切监测主动脉形态的变化、主动脉瓣功能、控制血压并处理心血管风险因素。对主动脉缩窄已经治疗的成人而言，如此密切随访可降低并发症发生率并提高这一人群的寿命，这令人感到乐观。

⫸ 青少年和成人

引言： 青少年和成人主动脉缩窄人群包含了新近诊断出先天性主动脉缩窄的病人和更多已经接受过外科手术或心导管介入治疗的病人。新近诊断出主动脉缩窄的病人，如果年龄越大，则合并其他心血管畸形的可能性越低，也就更可能是侧支动脉发育良好且没有主动脉弓发育不良的局限性主动脉缩窄。但是，与年龄更小的主动脉缩窄病人一样，大部分青少年和成人合并有双叶式主动脉瓣。

在婴儿期接受过主动脉缩窄纠治术的病人更可能合并有诸如 VSD、二尖瓣狭窄和主动脉瓣下狭窄等心脏畸形。这些病变的残留影响和后遗症可能使临床病程变得更为复杂，且需要更为详细的评估和随访。

由于主动脉缩窄先前被误认为是一种简单类型的先天性心脏病，大多数在儿童期接受过治疗的病人可能在青少年期没有被随访，而且他们只有在出现症状和并发症时才会重新回医院随访就诊[21]。

临床特征： CoA 的严重程度存在变化，重症者存在严重梗阻、高血压和广泛侧支动脉形成，轻症者则存在轻度狭窄、血压正常，且没有显著压力阶差或侧支动脉形成。

表现： 主动脉缩窄具有血流动力学显著性的青少年或成人，可能会出现上肢高血压、上下肢血压差异，或偶尔出现杂音。大多数病人没有症状，但有些人可能会主诉有头痛、下肢乏力或跛行。

临床检查： 青少年或成人主动脉缩窄的最常见体检发现是右上肢高血压、下肢搏动微弱或消失，且上下肢收缩压有差异（大于 20 mmHg 提示明显主动脉缩窄）。在左背部靠近肩胛骨的地方出现震颤或连续性杂音提示存在粗大侧支动脉。有时，在左侧锁骨下区域或左上背部可闻及收缩期杂音。如果合并双叶式主动脉瓣，则可能会闻及喷射性喀喇音与主动脉狭窄或反流造成的收缩期和舒张期杂音。

诊断学检查

ECG：合并有慢性高血压的病人，ECG 通常提示左心室肥厚。

胸部 X 线：胸部 X 线影像可以是正常的，但有些表现强烈提示存在主动脉缩窄。升主动脉轮廓突出。存在于缩窄处的主动脉管径变化会造成 "3" 字征，存在粗大的主动脉侧支动脉时会出现肋骨切迹（图 4-9）。偶尔会在后前位胸部 X 线片上看到有大型降主动脉瘤（图 4-10）。

超声心动图：超声心动图有助于评估左心室功能及其肥厚程度，并识别出有无合并诸如 VSD、主动脉瓣下狭窄、主动脉瓣上狭窄和二尖瓣畸形等心脏畸形。其对于评估主动脉瓣结构、功能和升主动脉直径尤为重要。超声心动图常常无法完整显示主动脉缩窄的精确解剖结构。但在胸骨上切迹位置进行超声成像时观察到近端胸部降主动脉内存在彩色多普勒血流湍流，以及在舒张期前向血流存在特征性的连续波多普勒信号时，则可怀疑存在主动脉缩窄。也可能在腹主动脉内观察到低钝的多普勒血流信号。偶尔可通过彩色血流多普勒和脉冲多普勒来识别出侧支动脉内的异常连续性血流。使用流经缩窄处的血流峰值流速计算出的压力阶差并不能可靠地对缩窄的严重程度进行量化分析。在以往手术修补过的缩窄区域常见有轻度的血流加速，且可能并不提示存在显著狭窄或梗阻；相反，这可能是由于局部的动脉顺应性变化所造成的。

CT 和 MRI：MRI 或 CT 心血管造影及 3D 重建是用来判定主动脉缩窄、主动脉其余部位和侧支动脉的精确位置及解剖的首选方法[13]（图 4-11）。在进行长期随访监测时，MRI 和 CT 都是能识别出残余或复发性主动脉缩窄（图 4-12、图 4-13）以及主动脉瘤（图 4-14）的理想检查方法。磁共振血管造影是用于检查有无颅内动脉瘤的适宜方法。

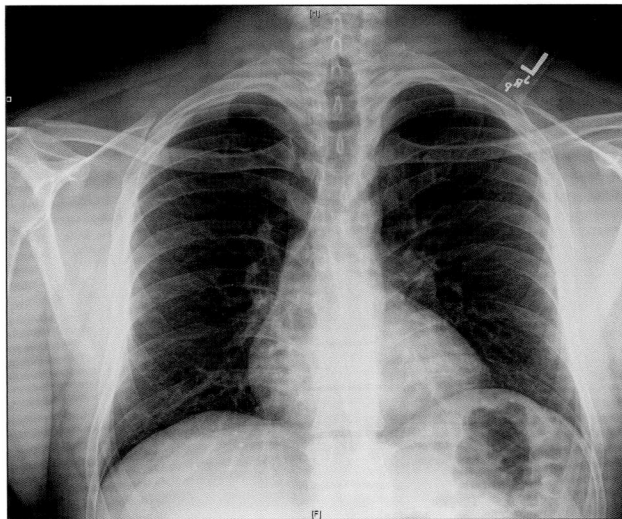

图 4-9 一名因重度高血压接受药物治疗 5 年的 32 岁男性的胸部 X 线片。典型的 "3" 字征和第 3～7 肋上的肋骨切迹强烈提示存在主动脉缩窄。

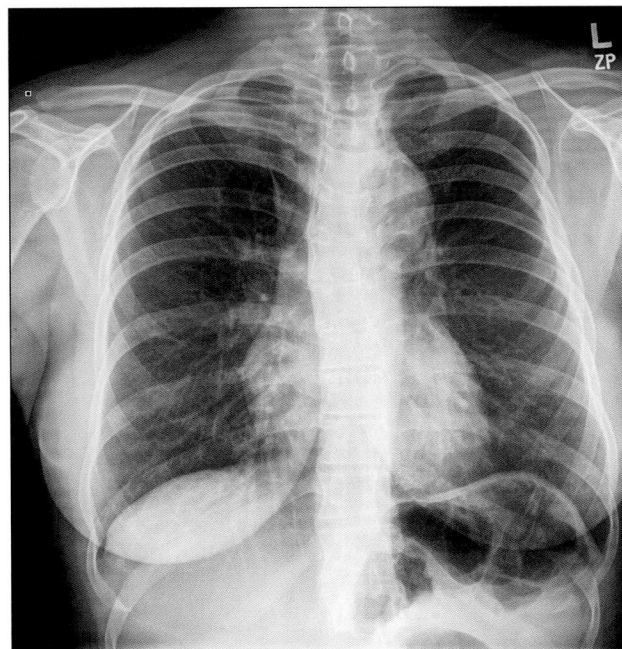

图 4-10 一名 25 岁女性的胸部 X 线片，她在出生后 3 天时接受了使用锁骨下动脉翻转片的主动脉缩窄修补术，后来在 7 岁时再次接受了 Dacron 补片主动脉成形术。升主动脉影突出，且主动脉弓远端有大型动脉瘤形成的迹象。

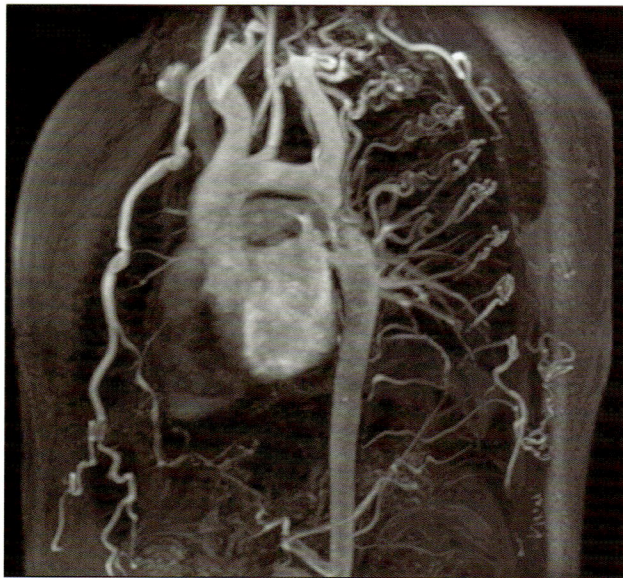

图4-11　一名32岁的高血压男性使用造影剂进行磁共振血管造影，显示存在接近主动脉弓中断的严重主动脉缩窄，并有广泛的侧支动脉形成（图片来源：感谢 T. Albert, MD 提供图片）。

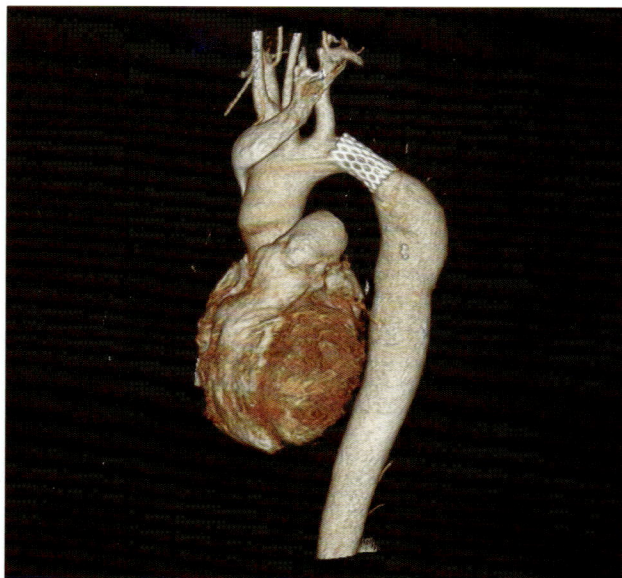

图4-13　一名46岁女性的CT血管造影，她在3岁时接受了主动脉缩窄纠治术，并在41岁时植入了支架。检查结果显示与横膈位置的主动脉直径（2.5 cm）相比，支架处存在轻度狭窄（1.4 cm）。她血压正常，没有服用任何药物。

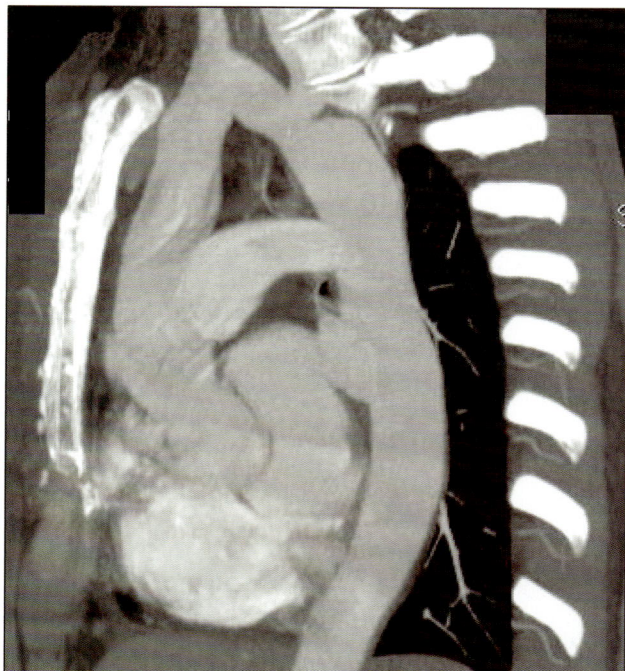

图4-12　一名48岁女性的主动脉CT血管造影的2D图像，她在6岁时接受过主动脉缩窄纠治术。她两次妊娠过程顺利，且从未发生高血压。右上肢收缩压138 mmHg，左上肢130 mmHg，下肢112 mmHg。主动脉弓呈"哥特式"特征的拱形，主动脉弓横部近端成锐角，主动脉弓横部轻度发育不良，位于左锁骨下动脉的远端主动脉弓有轻度局限性狭窄；主动脉弓与横膈位置的主动脉直径的比值为0.65。

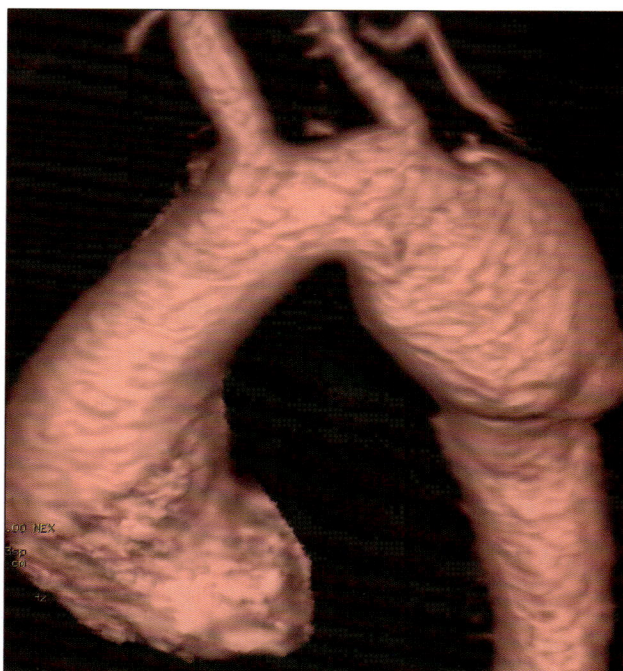

图4-14　图4-10中的25岁女性的主动脉磁共振血管造影。检查显示胸部降主动脉上有一个5.3 cm×3.4 cm的动脉瘤。没有残余主动脉缩窄。

根据美国心脏病学会/美国心脏协会（ACC/AHA）现在关于成人先天性心脏病的治疗指南，"每个主动脉缩窄病人（已经或未经治疗）都应该至少接受一次心血管MRI或CT检查，来对胸主动脉和颅内血管进行全面评估"[22]。欧洲心脏学会[23]和加拿大心血管学会[24]也发布了相同的建议。

负荷试验：对于已经接受过治疗的成年CoA病人，在进行运动负荷试验时，运动状态下测得的最高收缩压与使用便携式血压检测仪测得的平均日间收缩压无关联。此外，运动诱发高血压可能是发生长期高血压的预测指标[25]。

心导管：随着无创成像技术的进步，很少再使用诊断性心导管造影检查。诊断性心导管检查通常用于排除术前病人存在冠状动脉病变。如果将要使用心导管介入治疗（血管成形术或植入支架）的话，也需要进行心导管检查；通常，仅应该在有能力实施介入治疗的中心实施心导管检查。

治疗

内科：虽然因先天性或复发性主动脉缩窄造成明显主动脉梗阻的病人的高血压发生率高，但是抗高血压药物治疗极少获得成功。因此，这类病人应考虑接受外科手术或心导管介入治疗。

对于已接受CoA纠治且没有明显主动脉梗阻的高血压病人，启动抗高血压治疗时，应该把β受体阻滞剂、血管紧张素转换酶（ACE）抑制剂或血管紧张素受体阻滞剂作为一线药物。许多病人需要使用一种以上的抗高血压药物进行联合治疗。

外科/心导管介入治疗：在已发表的治疗建议和指南中，关于介入治疗技术用于先天性或复发性缩窄的适应证各不相同。通常而言，推荐对所有存在高血压和上下肢血压差值大于20 mmHg的病人使用介入治疗。对于上下肢血压无差异但主动脉狭窄处直径是位于横膈处的主动脉直径50%的

病人，无论其有无高血压，都可考虑使用介入治疗。对于上下肢血压差值小于20 mmHg但有明显主动脉狭窄和侧支动脉广泛形成的先天性主动脉缩窄病人，应考虑使用介入治疗。

关于青少年和成人的先天性主动脉缩窄的适宜治疗仍存在争论。CONSENSUS研究的指南认为可根据病人的特点和各中心的经验来选择手术治疗还是心导管介入治疗[22-24]。值得注意的是，AHA的指南强调"对于先天性局限性主动脉缩窄选择经皮心导管介入治疗还是手术治疗，应该在一个成人先天性心脏病治疗中心内，由一个包括成人先天性心脏病心脏内科医生、心脏病介入治疗医生和外科医生的外科医生团队会诊决定"[22]。

青少年和成人通过外科手术治疗先天性主动脉缩窄的并发症发生率和死亡率低。手术技术逐步发展，目前大多数病人可通过切除缩窄段并端端吻合、切除缩窄段并用人造血管连接、血管翻转片主动脉扩大成形、人造补片主动脉扩大成形，或使用人造血管构建旁路（位于心包后方的升主动脉—降主动脉旁路）来进行治疗[26]。一定程度上，主动脉形态影响了手术方式的选择。与婴儿和幼儿相比，年长病人更难以通过游离主动脉来完成端端吻合。例如，在一个大型多中心观察性研究中，只有42%的8岁以上儿童和25%的12岁以上病人能通过端端吻合方式实施主动脉缩窄修补手术，而16岁以上病人则无人能以此方式实施手术[16]。使用了多种方法来降低因脊髓缺血造成的截瘫风险。

对于有先天性或复发性缩窄的成人，球囊血管成形术后的再次干预率和动脉瘤形成的风险高[27,28]（图4-15）。因此其在很大程度上已被植入血管内支架所替代。

自从20世纪80年代开始使用支架植入术以来，这种治疗方法使用得越来越普遍。其围术期并发症发生率低，但再狭窄率高达25%。然而，大多数残余或复发性梗阻都是轻度的，且非计划性的再

次干预率低[29]。许多中心将支架植入技术作为治疗先天性主动脉缩窄的首选治疗方法。即便如此，已发表的指南仍提出一些警示，例如"可考虑对长段主动脉缩窄植入支架，但其疗效并不确定，且长期有效性和安全性未知"[22]。对于需要进行主动脉瓣或主动脉根部手术的主动脉缩窄病人，植入支架适宜作为一种外科手术前的准备措施。

对于在外科手术后出现复发性或残余缩窄且解剖条件适宜者，首选心导管介入治疗来代替再次手术（图4-16）。当存在长段主动脉缩窄、主动脉弓发育不良、动脉瘤形成或缩窄累及大动脉起源部位时，则必须要通过外科手术加以干预。可通过侧面胸廓切口或胸骨正中切口来实施复发性或残余缩窄的纠治手术，手术径路取决于手术计划。手术技术包括切除缩窄段并用人造血管连接和用人造血管构建从升主动脉到降主动脉的绕行旁路（图4-17）。在部分病例中，修补主动脉缩窄的同时需进行主动脉瓣和/或主动脉根部手术。

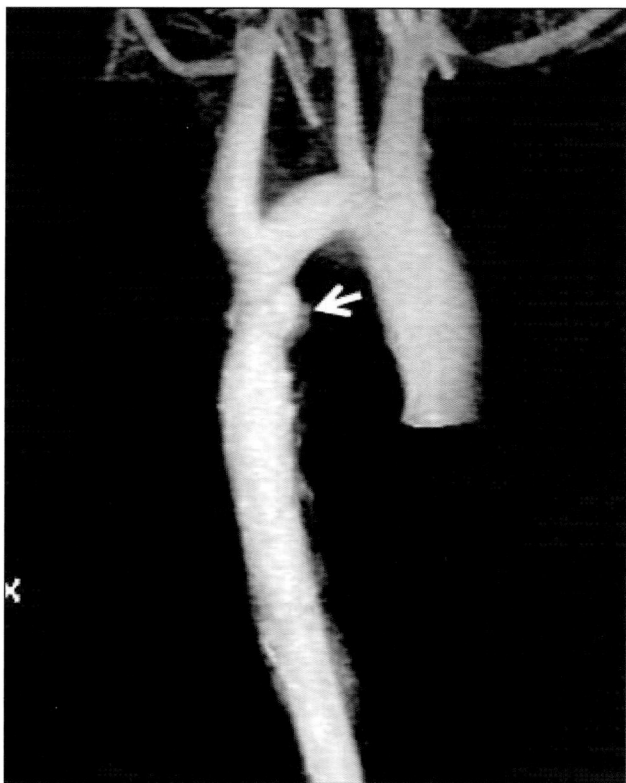

图4-15 一名21岁女性的MRI图像，她在14岁时通过球囊血管成形术治疗了局限性主动脉缩窄。治疗后出现小型动脉瘤（箭头处），之后通过多次MRI血管造影进行随访，发现动脉瘤无变化。仍有轻度的残余狭窄，且狭窄处有一个1 cm的囊状动脉瘤。她的右脚发生过严重的血栓栓塞事件。尽管动脉瘤没有变化，但医生仍对其实施了手术，切除了动脉瘤和再缩窄处并行端端吻合。手术后10年时，她的血压正常，并且妊娠过程顺利。

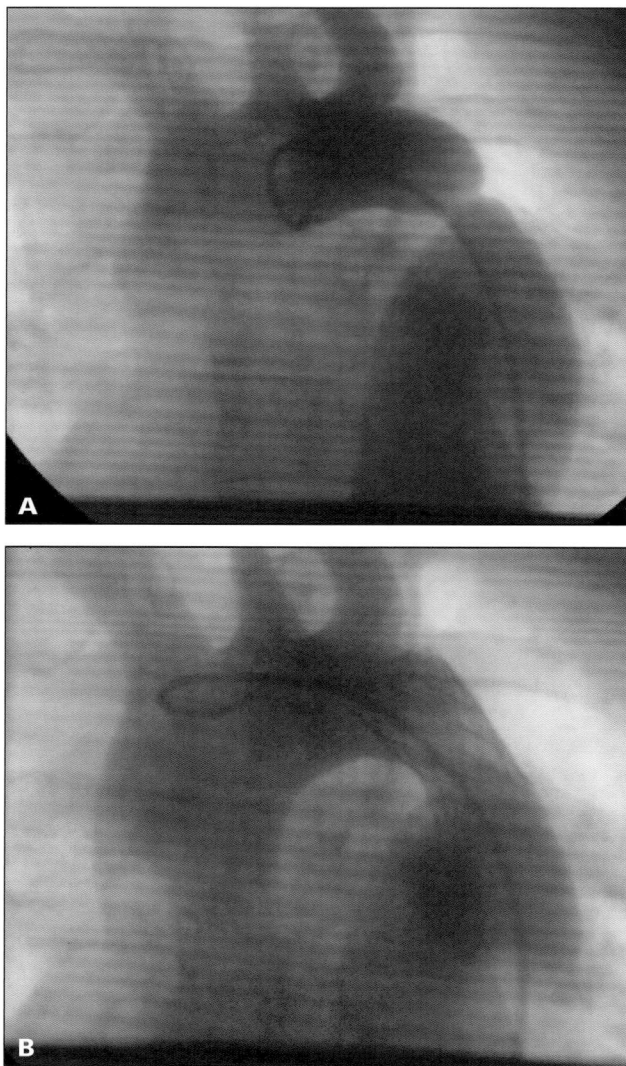

图4-16 一名41岁女性的左前斜血管造影，她在3岁时接受过主动脉缩窄修补手术。她有慢性高血压，对多种抗高血压药物治疗无效。在心导管检查时，发现位于左锁骨下动脉远端的严重再缩窄段（7 mm）存在46 mmHg的压力阶差（图A）。在置入29/10 mm Palmaz支架后（Palmaz Scientific, Dallas, TX）（图B），用40/18 mm球囊导管将支架撑起。在介入治疗后，她仍有持续性高血压，但是在主动脉的支架植入部位没有压力阶差。

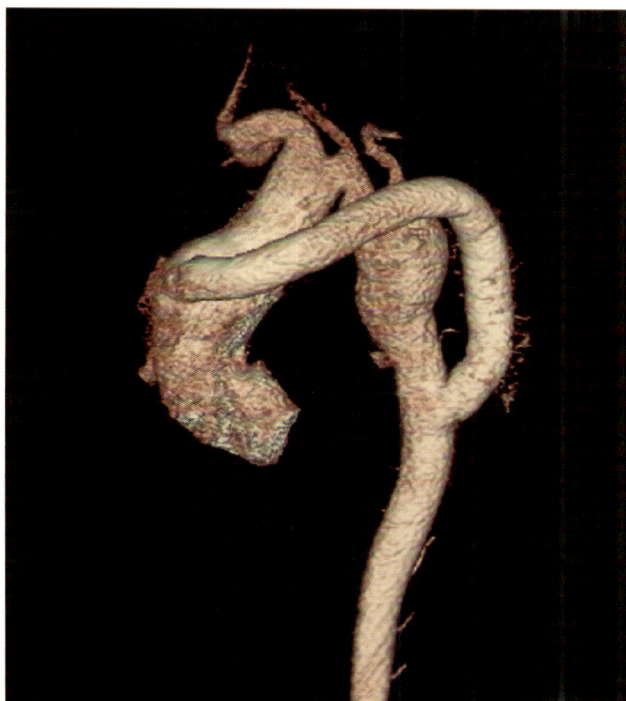

图 4-17 一名 35 岁男性的主动脉磁共振血管造影，他在 4 岁时接受过缩窄段补片成形术，并在 18 岁时植入了一根从升主动脉到降主动脉的 18 mm Dacron 管道。残余缩窄很明显。升主动脉扩张至 4.5 cm，且在原来做主动脉补片成形术的部位有一个 4.4 cm 的动脉瘤。

无论是通过心导管还是外科手术进行的治疗干预，都应该在具有成年先天性心脏病病人相关药物和手术治疗经验的中心内加以计划并实施。

结果

短期： 几乎所有先天性主动脉缩窄病人在接受外科手术或介入治疗后，其缩窄段压力阶差都会立刻降低或消失，且缩窄部位上游的收缩压降低[28,29]。据报道，大多数病人不服用药物治疗就能维持正常血压，其余病人则减少了抗高血压药物的用量。

先天性 CoA 在外科手术后的早期死亡率小于 1%。手术并发症包括术后出血、胸腔积液和左侧声带麻痹。常发生反应性术后高血压，所以术后即刻需要严格控制血压以防主动脉缩窄切除术后综合征的发生。罕有因脊髓缺血而造成截瘫，但如果

病人的侧支循环差，则更容易发生这种情况。

再次手术的术后早期死亡率更高，可高达 5%～10%，所以促使采用心导管介入治疗作为解剖条件适宜的再缩窄病人的首选治疗策略。

有报道阐述了先天性或复发性主动脉缩窄病人在接受心导管血管成形术和植入支架后的诸多并发症：支架移位、动脉损伤及撕脱、主动脉夹层或破裂，甚至发生死亡[30]。心导管治疗的围术期死亡很罕见，但也曾报道过[18]。

对再缩窄实施支架治疗后的短期结果令人鼓舞[29]。但是，这项技术还是很新的，因此对先天性或复发性主动脉缩窄植入支架的长期结果仍未知。

长期： 自然病史研究显示，未经治疗的主动脉缩窄病人的平均预期寿命为 35 岁，46 岁前的死亡率达 75%[31]。晚期并发症包括体循环高血压、冠状动脉病变、卒中、主动脉夹层和充血性心功能衰竭。双叶式主动脉瓣病人也存在与主动脉瓣狭窄或反流以及升主动脉瘤相关的并发症风险。死亡原因包括充血性心功能衰竭、主动脉夹层或破裂、心内膜炎/动脉内膜炎、颅内出血和心肌梗死。也报道过可能因心律失常而导致的晚期猝死。

主动脉缩窄外科修补手术后随访 30 年时的长期存活率为 70%～80%[20,32]，此存活率仍低于正常普通人群（图 4-18）。死亡原因包括冠状动脉病变、心功能衰竭、猝死、卒中和主动脉瘤破裂。外科手术后的残余或复发性缩窄并不常见，而用心导管技术进行血管腔内治疗后的复发率和再次干预率则明显更高。但是，病人会出现降主动脉瘤并引起猝死，尤其是那些接受过主动脉补片成形术的病人[33]。

由于目前心导管介入治疗仅取得了术后中期结果的数据，尚不能认为其长期治疗结果与外科手术相当或更优[34]。

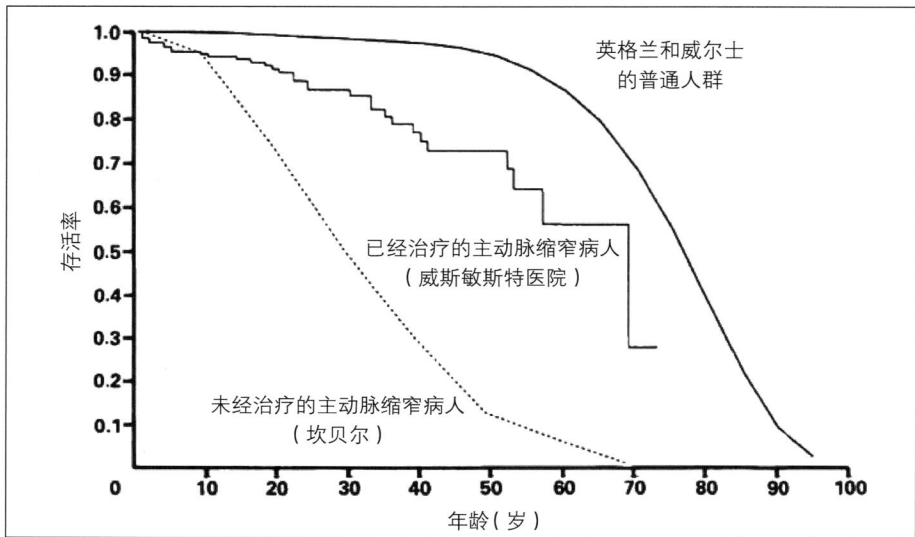

图4-18 主动脉缩窄病人与普通人群的存活率比较[32]（图片来源：根据BMJ Publishing Group Ltd.的许可，改绘自Bobby JJ et al. Br Heart J. 1991; 65: 274, Figure 7.）。

即使病人的主动脉缩窄得到了"完美"纠治，术后仅有轻微残余狭窄或压力阶差，或没有残余狭窄或/和压力阶差，这也不能保护病人在未来免于发生体循环高血压[29,35-37]（图4-19）。诸多因素已被用来解释为何会发生高血压，包括轻度的残余主动脉狭窄、主动脉弓的形态[38]（图4-20）、多发性动脉病变和位于缩窄段"上游"的动脉存在血管反应性异常[39]。

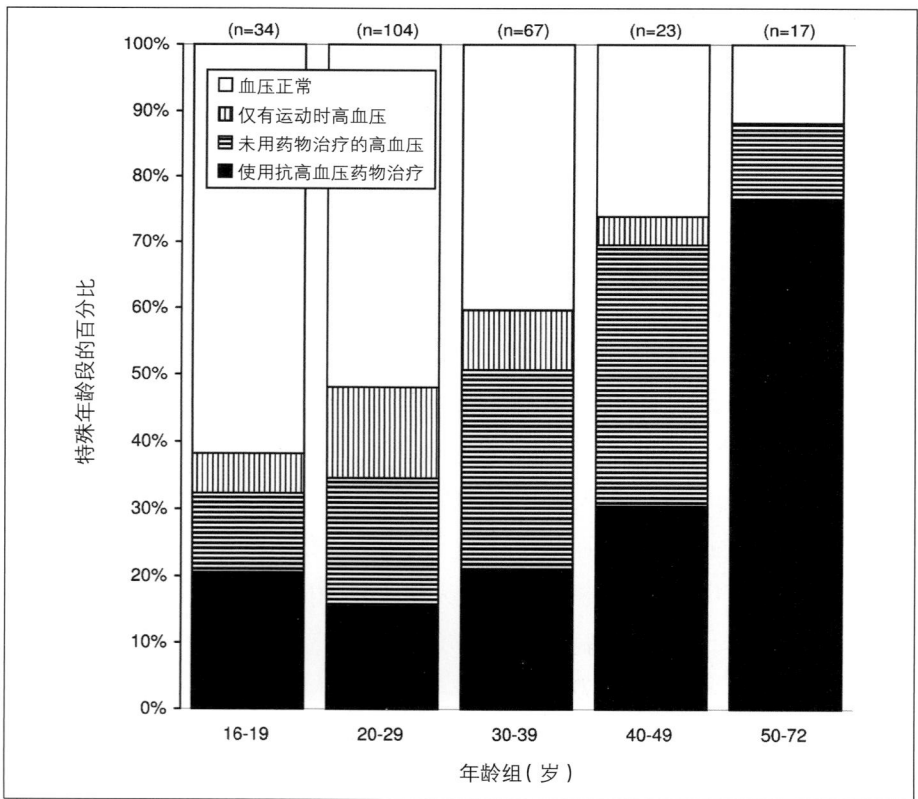

图4-19 主动脉缩窄纠治术后高血压的发病率[37]（图片来源：根据Elsevier出版公司的许可引自Hager A et al. J Thorac Cardiovasc Surg. 2007; 134 (3): 738–745, Figure 1.）。

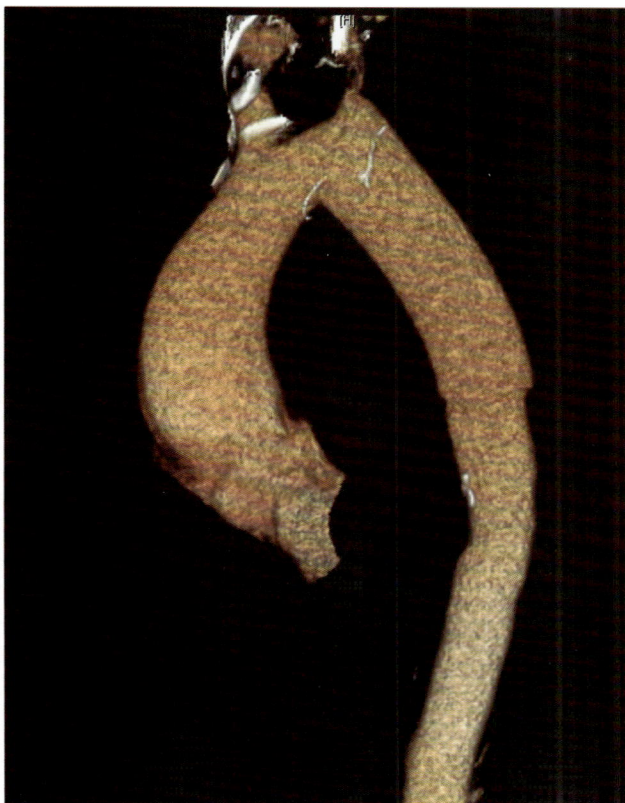

图4-20 切除动脉瘤并置入1根26 mm的Dacron人造血管后的CT血管造影。没有残余狭窄或动脉瘤，但升主动脉扩张且主动脉弓呈"哥特式"的拱形轮廓，使晚期发生高血压的风险增大。

双叶式主动脉瓣病人还要面临其他风险：渐进性瓣膜功能不全、升主动脉扩张和动脉瘤形成。除此之外，晚期并发症包括冠状动脉病变（尤其是高血压病人）、心内膜炎或动脉内膜炎，以及颅内动脉瘤[40]。

对于双叶式主动脉瓣病人或合并其他心脏畸形的病人，有必要定期进行超声心动图检查。但是，超声心动图对整个主动脉系统的成像能力有限，所以MRI就成为主动脉缩窄病人长期随访检查的一个重要首选方法。Therrien等建议，每个病人在临床评估的同时接受MRI检查，是诊断缩窄修补位置有无并发症的"性价比"最高的方法[41]。已经治疗的主动脉缩窄病人需要根据下列方法进行终身随访：定期对主动脉瓣和整个主动脉系统进行影像学检查、就主动脉夹层的症状和体征给予宣教、对妊娠须持谨慎态度和血压监测及控制。

根据CONSENSUS研究的推荐标准[42]，运动员如果合并轻度主动脉缩窄且运动时血压反应正常的话，可以参加所有的竞技性运动。但是，那些存在显著的残余缩窄或缩窄未经治疗、主动脉扩张或动脉瘤形成的病人，应该仅可参加低强度的竞技性运动。

根据AHA的现行指南，"对于非复杂型先天性主动脉缩窄或非复杂型复发性主动脉缩窄的病人，如果得以成功纠治，就不需要接受针对心内膜炎的预防治疗，除非病人既往有心内膜炎病史或植入过管道，或在6个月内接受过外科手术治疗或支架植入"[43]。

妊娠

在成功接受外科手术或血管腔内治疗后，女性常能良好地耐受妊娠[44]。如果在妊娠前不存在高血压或活动性心血管症状的话，则极少会发生与妊娠相关的重大心血管并发症。存在未经治疗的主动脉缩窄或复发性主动脉缩窄的女性，其在妊娠、待产和分娩期间发生难治性高血压的风险增大。此外，存在升主动脉瘤或降主动脉瘤会使发生主动脉夹层或破裂的风险增大，尤其是患有Turner综合征的女性[1]。发生主动脉夹层的高风险时间段会延长到产后至少数周时。

有主动脉缩窄病史的女性，妊娠评估应包括记录上肢和下肢血压；对整个胸主动脉进行影像学检查（MRI或CT）以排除残余狭窄或动脉瘤形成；获取完整病史并识别出诸如心律失常等其他潜在的心血管风险因素。此外，应该在妊娠前识别出所有其他心血管合并畸形（诸如双叶式主动脉瓣）并加以评估。在没有高血压、复发性缩窄或动脉瘤的情况下，只要能额外地密切监测血压，大多数妊娠过程就能按常规处理。据报道，主动脉缩窄女性的后代发生先天性心脏病的风险为4%，但Lewin等证实主动脉缩窄儿童的一级亲属中，有16%的人存在主动脉瓣畸形[45]。

提示与建议

- 主动脉缩窄是在胎儿期最难发现的先天性心脏畸形之一。如果胎儿超声心动图发现左右心室不对称，则应该在出生后立即进行新生儿超声心动图评估；但是，新生儿超声心动图检查结果正常并不能排除未来不会发生主动脉缩窄，尤其在动脉导管关闭之后。

- 主动脉缩窄新生儿的解剖结构可能更复杂，所合并的心血管畸形更多，并更有可能出现充血性心功能衰竭或休克。

- 任何疑似或存在"轻度"主动脉缩窄的婴儿，都应该在新生儿期接受选择性CoA修补手术或通过持续临床评估和超声心动图检查来进行密切监测。

- 所有女性主动脉缩窄病人都应该检查是否有Turner综合征表现。同样的，所有想要生育的Turner综合征病人，都应该评估有无包括主动脉缩窄在内的主动脉畸形。

- 由于存在锁骨下动脉起源异常或起始部狭窄的可能性，因此测定四肢血压是至关重要的。当病人存在低心输出量或大型PDA和/或VSD时，上下肢血压可能没有差异。

- 当评估血压时，临床医生应该配合听诊或触诊来使用血压计，不要单独使用仅显示血压波形的监测设备。同时，需牢记应使用一个大小合适的测压袖带。当下肢脉搏难以触及时，应该考虑使用多普勒设备来探测收缩期血流。

- 对于合并大型（大量）侧支动脉的主动脉缩窄青少年或成人而言，股动脉搏动可完全正常，且通过多普勒超声或心导管测得的压力阶差可能无法反映主动脉梗阻的严重程度。因此，应该根据病人的生理和解剖状态来做出临床决策。

- 有主动脉缩窄和高血压病史的病人，其终身面临心血管风险，即在成功纠治主动脉缩窄后的远期阶段发生诸如主动脉扩张、主动脉夹层和破裂的风险。因此，所有这类病人都需要进行长期持续的临床和影像学评估。

- 在对主动脉缩窄实施外科手术或心导管介入治疗后，临床医生应该通过CT血管造影或主动脉MRA来掌握病人术后的"新基础状态"，这点不容忽视。

未来

观察性研究证实，在包括主动脉缩窄在内的一系列先天性左心畸形的疾病谱系内存在强烈的遗传学因素。研究者正利用遗传学研究中获得的巨大进展来探索基因和基因组与此类病变的关联，这几乎肯定会让我们更好地了解心血管发育的机制。筛选出造成主动脉缩窄的遗传学因素，有利于促进遗传学咨询、风险分层，并识别出哪些婴儿能受益于宫内治疗干预[1-3]。

胎儿无创影像学检查的发展继续突飞猛进。例如，空间解析度更高的3D胎儿超声心动图和胎儿MRI将进一步提高产前诊断，以便能为主动脉缩窄婴儿制订更好的新生儿期治疗计划。能更早发现主动脉缩窄，将会提高新生儿期治疗的效果。

所有无创的影像学检查方法都会有所改进，从而得到更好的图像质量。尤其是新型的MRI序列将缩短扫描时间，并降低患儿在接受MRI或MRA时对麻醉的需求。同样，随着CT图像解析度的提高，新技术和程序将继续降低CT检查的辐射剂量。

在过去的50年里，婴儿和儿童主动脉缩窄的外科手术疗效都在稳步提升，且有望在未来的20年中继续得以进步和提高。早期发现主动脉缩窄和围术期监护质量的提升将会减少并发症的发生；而且，新的术中策略也将使复杂型主动脉缩窄婴儿在使用心肺转流进行缩窄修补后的神经认知功能结果得以改善。

主动脉缩窄的血管腔内治疗将会得到更广泛的运用。设备将会更好，操作和治疗规范将更为标准化。在数据的收集与统计方面将会持续获取更多长期的随访数据。病例数的不断增加将有助于判定覆膜支架对治疗先天性、复发性主动脉缩窄和主动脉瘤的作用。

在儿童期接受过主动脉缩窄纠治术的术后存活者越来越多，其中势必包含了更多的育龄妇女，这将使我们能更加了解合并主动脉畸形的孕期妇女所面临的风险。这对于那些接受过球囊主动脉成形术或支架植入治疗的主动脉缩窄女性尤为如此。事实上，通过未来20年的数据积累，一定能全面了解使用心导管介入技术治疗主动脉缩窄的长期治疗结果。

成人先天性心脏病专科作为一个独特的交叉学科亚专业正在兴起。因此，随着社区诊所和地区性医疗中心的心脏专科技术和知识的提升，那些主动脉缩窄已经治疗的成人将从中受益。各医疗机构的相关专业技术进步，并与儿科心血管专业合作，有助于将青少年和青年人转诊至成人先天性心脏病诊疗机构。这将会减少儿童和青少年的失随访人数，也将使我们能更好地识别出主动脉缩窄纠治术后的残余问题和后遗症。先天性心脏病亚专业的专家们同样也会帮助我们更加深刻地认识到主动脉缩窄不是一种"简单的"先天性心脏畸形，且主动脉缩窄病人需要持续终身的心血管治疗。

（胡仁杰译，孙彦隽校）

参考文献

1. Bondy CA. Congenital cardiovascular disease in Turner syndrome. *Congenit Heart Dis.* 2008; 3: 2–15.

2. Kammache I, Acar P, Kreitmann B, et al. Williams-Beuren syndrome: an unusual cause of neonatal and infantile coarctation. *J Thorac Cardiovasc Surg.* 2010; 140: e80–e81.

3. McBride KL, Zender GA, Fitzgerald-Butt SM, et al. Linkage analysis of left ventricular outflow tract malformations (aortic valve stenosis, coarctation of the aorta, and hypoplastic left heart syndrome). *Eur J Hum Genet.* 2009; 17: 811–819.

4. Fernandes S, Sanders S, Khairy P, et al. Morphology of bicuspid aortic valve in children and adolescents. *J Am Coll of Cardiol.* 2004; 44: 1648–1651.

5. Head CEG, Jowett VC, Sharland GK, et al. Timing of presentation and postnatal outcome of infants suspected of having coarctation of the aorta during fetal life. *Heart.* 2005; 91: 1070–1074.

6. Morrow WR, Huhta JC, Murphy DJ Jr, et al. Quantitative morphology of the aortic arch in neonatal coarctation. *J Am Coll Cardiol.* 1986; 8: 616–620.

7. Liberman L, Gersony WM, Flynn PA, et al. Effectiveness of prostaglandin E1 in relieving obstruction in coarctation of the aorta without opening the ductus arteriosus. *Pediatr Cardiol.* 2004; 25: 49–52.

8. Younoszai A, Reddy VM, Hanley FL, et al. Intermediate term follow-up of the end-to-side aortic anastomosis for coarctation of the aorta. *Ann Thorac Surg.* 2002; 74: 1631–1634.

9. Wood AE, Javadpour H, Duff D, et al. Is extended arch aortoplasty the operation of choice for infant aortic coarctation? Results of 15 years' experience in 181 patients. *Ann Thorac Surg.* 2004; 77: 1353–1358.

10. Thomson JDR, Mulpur A, Guerrero R, et al. Outcome after extended arch repair for aortic coarctation. *Heart*. 2006; 92: 90−94.

11. O'Sullivan JJ, Derrick G, Darnell R. Prevalence of hypertension in children after early repair of coarctation of the aorta: a cohort study using casual and 24 hour blood pressure measurement. *Heart*. 2002; 88: 163−166.

12. Strafford MA, Griffiths SP, Gersony WM. Coarctation of the aorta: a study in delayed detection. *Pediatrics*. 1982; 69: 159−163.

13. Nielsen, JC, Powell AJ, Gauvreau K. Magnetic resonance imaging predictors of coarctation severity. *Circulation*. 2005; 111: 622−628.

14. Cowley CG, Orsmond GS, Feola P, et al. Long-term, randomized comparison of balloon angioplasty and surgery for native coarctation of the aorta in childhood. *Circulation*. 2005; 111: 3453−3456.

15. Rodés-Cabau J, Miró J, Dancea A, et al. Comparison of surgical and transcatheter treatment for native coarctation of the aorta in patients ⩾ 1 year old. The Quebec Native Coarctation of the Aorta study. *Am Heart J*. 2007; 154: 186−192.

16. Forbes TJ, Kim DW, Du W, et al. Comparison of surgical, stent, and balloon angioplasty treatment of native coarctation of the aorta: an observational study by the CCISC (Congenital Cardiovascular Interventional Study Consortium). *J Am Coll Cardiol*. 2011; 58: 2664−2674.

17. Reich O, Tax P, Bartáková H, et al. Long-term (up to 20 years) results of percutaneous balloon angioplasty of recurrent aortic coarctation without use of stents. *Eur Heart J*. 2008; 29: 2042−2048.

18. Forbes TJ, Garekar S, Amin Z, et al. Procedural results and acute complications in stenting native and recurrent coarctation of the aorta in patients over 4 years of age. *Catheter Cardiovasc Interv*. 2007; 70: 276−285.

19. Mohan UR, Danon S, Levi D, et al. Stent implantation for coarctation of the aorta in children < 30 kg. *J Am Coll Cardiol*. 2009; 2: 877−883.

20. Cohen M, Fuster V, Steele P, et al. Coarctation of the aorta. Longterm follow-up and prediction of outcome after surgical correction. *Circulation*. 1989; 80: 840−845.

21. Celemajer DS, Greaves K. Survivors of coarctation repair: fixed but not cured. *Heart*. 2002; 88: 113−114.

22. Warnes CA, Williams RG, Bashmore TM, et al. ACC/AHA 2008 Guidelines for the Management of Adults with Congenital Heart Disease: Executive Summary: a report of the American College of Cardiology/American Heart Association Task Force on Practice Guidelines (writing committee to develop guidelines for the management of adults with congenital heart disease). *Circulation*. 2008; 118: 2395−2451.

23. Baumgartner H, Bonhoeffer P, DeGroot N, et al. ESC Guidelines for the management of grown-up congenital heart disease. *Eur Heart J*. 2010; 31: 2915−2957.

24. Silversides C, Kiess M, Beauchesne L, et al. Canadian Cardiovascular Society 2009 Consensus Conference on the management of adults with congenital heart disease: outflow tract obstruction, coarctation of the aorta, tetralogy of Fallot, Ebstein anomaly and Marfan's syndrome. *Can J Cardiol*. 2010; 26: e80−e85.

25. Luijenkijk P, Bouma BJ, Vriend JWJ, et al. Usefulness of exerciseinduced hypertension as predictor of chronic hypertension in adults after operative therapy for aortic isthmic coarctation in childhood. *Am J Cardiol*. 2011; 108: 435−439.

26. McKellar SH, Schaff HV, Dearani JA, et al. Intermediate-term results of ascending-descending posterior pericardial bypass of complex aortic coarctation. *J Thorac Cardiovasc Surg*. 2007; 133: 1504−1509.

27. McCrindle BW, Jones TK, Morrow WR, et al. Acute results of balloon angioplasty of native coarctation versus recurrent aortic obstruction are equivalent. *J Am Coll Cardiol*. 1996; 28: 1810−1817.

28. Fawzy ME, Awad M, Hassan W, et al. Long-term outcome (up to 15 years) of balloon angioplasty of discrete native coarctation of the aorta in adolescents and adults. *J Am Coll Cardiol*. 2004; 43: 1062−1067.

29. Holzer R, Qureshi S, Ghasemi A, et al. Stenting of aortic coarctation: acute, intermediate and long-term results of a prospective multi-institutional registry—Congenital Cardiovascular Interventional Study Consortium (CCISC). *Catheter Cardiovasc Interv*. 2010; 76: 553−563.

30. Kische S, Schneider H, Akin I, et al. Technique of interventional repair in adult aortic coarctation. *J Vasc Surg*. 2010; 51: 1550−1559.

31. Campbell M. Natural history of coarctation of the aorta. *Br Heart J*. 1970; 32: 633−640.

32. Bobby JJ, Emami JM, Farmer RDT, et al. Operative survival and 40 year follow up of surgical repair of aortic coarctation. *Br Heart J*. 1991; 65: 271−276.

33. Piciucchi S, Goodman L, Earing M, et al. Aortic aneurysms—delayed complications of coarctation of the aorta repair using Dacron patch aortoplasty. *J Thorac Imaging*. 2008; 23: 278−283.

34. Carr JA. The results of catheter-based therapy compared with surgical repair of adult aortic coarctation. *J Am Coll Cardiol*. 2006; 47: 1101−1107.

35. Carr JA, Amato JJ, Higgins RSD. Long-term results of surgical coarctectomy in the adolescent and young adult with 18-year follow-up. *Ann Thorac Surg*. 2005; 79: 1950−1956.

36. Vriend JWJ, Zwinderman AH, deGroot E, et al. Predictive value of mild, residual descending aortic narrowing for blood pressure and vascular damage in patients after repair of aortic coarctation. *Eur Heart J*. 2005; 26: 84−90.

37. Hager A, Kanz S, Kaemmerer H, et al. Coarctation Long-term Assessment (COALA): significance of arterial hypertension in a cohort of 404 patients up to 27 years after surgical repair of isolated coarctation of the aorta, even in the absence of restenosis and prosthetic material. *J Thorac Cardiovasc Surg*. 2007; 134: 738−745.

38. Ou P, Bonnet D, Auriacombe L, et al. Late systemic hypertension and aortic arch geometry after successful repair of coarctation of the aorta. *Eur Heart J*. 2004; 25: 1853−1859.

39. De Divitiis M, Pilla C, Kattenhorn M, et al. Ambulatory blood pressure, left ventricular mass, and conduit artery function late after successful repair of coarctation of the aorta. *J Am Coll Cardiol*. 2003; 41: 2259−2265.

40. Connolly H, Huston J III, Brown R Jr, et al. Intracranial aneurysms in patients with coarctation of the aorta: a prospective magnetic resonance angiographic study of 100 patients. *Mayo Clin Proc*. 2003; 78: 1491−1499.

41. Therrien J, Thorne SA, Wright A, et al. Repaired coarctation: a "costeffective" approach to identify complications in adults. *J Am Coll Cardiol*. 2000; 35: 997−1002.

42. Maron BJ, Zipes DP. 36th Bethesda Conference: April 2005. Introduction: eligibility recommendations for competitive athletes with cardiovascular abnormalities—general considerations. *J Am Coll Cardiol*. 2005; 45: 1329.

43. Wilson W, Taubert KA, Gewitz M, et al. Prevention of infective endocarditis: guidelines from the American Heart Association: a guideline from the American Heart Association Rheumatic Fever, Endocarditis, and Kawasaki Disease Committee, Council on Cardiovascular Disease in the Young, and the Council on Clinical Cardiology, Council on Cardiovascular Surgery and Anesthesia, and the Quality of Care and Outcomes Research Interdisciplinary Working Group. *Circulation*. 2007; 116: 1736−1754.

44. Vriend JWJ, Drenthen W, Petronella PG, et al. Outcome of pregnancy in patients after repair of aortic coarctation. *Eur Heart J*. 2005; 26: 2173−2178.

45. Lewin M, McBride K, Pignatelli R, et al. Echocardiographic evaluation of asymptomatic parental and sibling cardiovascular anomalies associated with congenital left ventricular outflow tract lesions. *Pediatrics*. 2004; 114: 691−696.

第 5 章

房室间隔缺损

Elijah Bolin 和 Daniel Penny

房室间隔缺损（AVSD）是指一组以房室（AV）连接发育异常为特点的疾病状态。AVSD可以作为孤立性病变单独存在，也可能会合并有心房异构或法洛四联症。它明显与染色体异常相关。在国家出生缺陷预防研究中，对每个"非综合征"型AVSD病人来说，可能会发生的染色体三体综合征约有三种，主要是21、18或13三体；非综合征型病人的AVSD出生发病率为每10 000例活产婴儿中有0.83例。在这些婴儿中，有20%以上的人还合并其他重大出生缺陷[1]。

解剖和生理

对这类缺损的解剖学描述仍有争论。正由于承认存在此类争议，因此我们在此概述一种简化的描述方法[2]。

AVSD心脏的主要解剖学特点是存在一个有共同瓣附着的共同房室连接，且此房室连接的分隔有缺陷。这种结构布局和正常心脏不同，正常心脏有两个彼此独立的房室连接，并各自形成二尖瓣和三尖瓣瓣孔。

学者们认为，由于存在共同房室连接和分隔异常，因此造成了至少六个重要的解剖学特征：① 右心房和左心室之间的正常连接结构缺失（肌部和膜部房室间隔）。② 和正常心脏（主动脉瓣口"嵌入"在位于彼此独立的二尖瓣和三尖瓣之间的凹窝处）不同，AVSD心脏的主动脉瓣口位于卵圆形的共同房室连接的前上方。③ 共同房室瓣瓣叶的排列位置与正常二尖瓣、三尖瓣显著不同，拥有五个独立的瓣叶（图5-1）。④ 左心室内的乳头肌位置异常。⑤ 在一些AVSD心脏内，房间隔的下半部分和室间隔仅仅在心脏十字交叉处有连接，因此房室结可能向后移位。⑥ 共同房室连接可能与一个或另一个心室关系密切，导致右心室或左心室占优势——即所谓的"不平衡型"房室间隔缺损；在极端情况下，这就形成了"心室双入口"疾病谱系中的一部分。

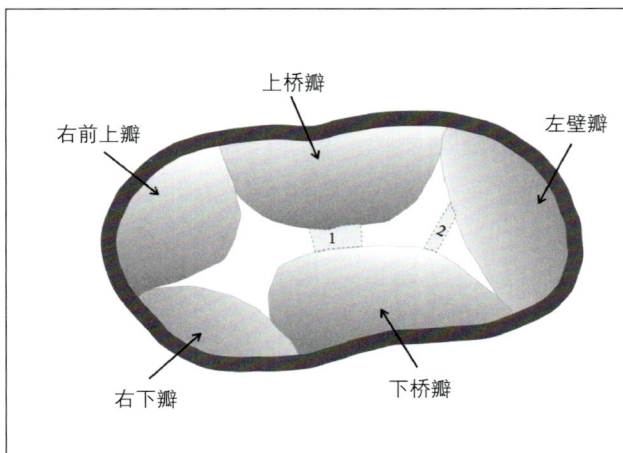

图 5-1 典型的房室间隔缺损的五叶式共同房室瓣的示意图。在下桥瓣和上桥瓣之间延伸的舌形组织，将共同瓣瓣孔一分为二（1）。注意其排列结构，左侧房室瓣是三叶瓣，而且，从下桥瓣延伸至左壁瓣的舌形组织对左侧房室瓣形成分隔，产生了"双瓣孔"排列结构（2）。

如果我们认可在共同房室连接处存在五叶瓣，且其中两个瓣叶为上桥瓣和下桥瓣的话，那么就易于理解此病常见的病理学和生理学的变异。通常，瓣孔可能被存在于两个桥瓣瓣叶之间的舌形组织一分为二。此外，舌形组织可能向下桥瓣和左壁瓣之间延伸，形成双孔左侧房室瓣。而且，如果能认识到此舌形分隔组织会与室间隔嵴融合，并阻挡住心室水平的血液分流，那就可以理解所谓的原发孔型房间隔缺损（ASD）的解剖原理。相反，舌形组织和房间隔下部发生融合，则会阻挡住心房水平的分流，因此所有的分流都产生在两个心室之间。

这种异常解剖造成的主要生理学后果是在心房间或心室间存在心内分流，或存在从心室到心房的分流。这会导致心腔的容量负荷和/或压力负荷增大。共同房室瓣的一处或多处位置存在反流，可能会加剧这种异常负荷。如果分流未被纠治，肺血管系统可能会发生微血管变化，造成肺血管病变，最后导致 Eisenmenger 综合征。房室瓣出现反流会导致左心房压升高，可能会使这种复杂的生理学状态变得更为棘手。

胎儿、新生儿和婴儿

临床特征： 因为 AVSD 在胎儿超声心动图的四腔位切面存在异常，因此大部分病人有望在出生前被诊断出来。然而，一些基于人群的研究表明，AVSD 的产前诊断率低于人们的预期。例如，在一项来自英国的人群研究中，只有 29% 的患儿在出生前被诊断出来[3]，而在一项来自澳大利亚的研究中，上述比例也只有 46.5%[4]。胎儿超声心动图必须被作为全面心脏评估的一部分来加以实施。合并病变的发生率高：约 1/3 的病例发生心房排列位置异常，约一半的病例存在合并畸形（包括法洛四联症）[5,6]。出现心脏传导阻滞和胎儿水肿是胎儿死亡的风险因素。在一个针对 487 名接受胎儿超声心动图检查的唐氏综合征病人的研究中，有 164 人发现了先天性心脏畸形（33.7%）。其中 115 人为各种类型的 AVSD。93 人为孤立性 AVSD，12 人合并有各种类型的法洛四联症，5 人合并有主动脉弓中断或主动脉缩窄[7]。

出生后，症状取决于心内左向右分流的部位和大小以及是否存在房室瓣反流。分流的大小不仅取决于缺损的大小，也和其他因素有关：肺血管阻力（PVR）、左右心室的相对顺应性和左右房室瓣的相对大小。仅在心房水平存在分流的 AVSD 婴儿很少有症状，他们和卵圆孔型房间隔缺损患儿的临床病程相似。此类患儿存在临床症状，则需考虑是否还存在其他合并畸形，或左侧房室瓣或左心室发育小。相反，那些心室部位存在大型缺损的婴儿，当 PVR 下降时，左向右分流量会增加。因此，新生儿通常无症状，但在出生后数周或数月后会发生充血性心功能衰竭。有些患儿的 PVR 并未在出生后正常下降；这些婴儿（常合并 21 三体）可能出现症状会更晚，但那时他们会有肺血管病变的表现特征。

在这些规律中有一个例外，那就是存在房室瓣显著反流或左侧房室瓣发育小的患儿。即使他们存在一个原发孔型 ASD，这些婴儿仍会有症状：首先是由于左心房压升高，其次是因为心房间的分流量更大。

表现：正如前文所讨论的，症状往往是由左向右分流所造成的。仅存在心房水平分流的病人很少有症状，但也有关于其发生充血性心功能衰竭（CHF）的症状和体征（例如发育停滞、呼吸困难、呼吸急促、频繁发生肺部感染、咳嗽和多汗）的报道。CHF 的体征更常见于心室水平存在明显分流或房室瓣存在明显反流的患儿。

临床检查：仅有心房水平分流的患儿，其检查结果与其他在"三尖瓣上游"存在左向右分流导致右心室容量负荷增大的患儿一致。检查结果包括右心室搏动显著、第二心音固定分裂，以及在胸骨左上缘有收缩期喷射性杂音。存在大型 AVSD 的新生儿，在其 PVR 下降前甚至可能没有任何阳性体检结果。之后，婴儿会出现渐进性 CHF 的典型表现。视诊时可见患儿体型瘦弱、呼吸急促且多汗。触诊将发现肝脏肿大、心前区心脏搏动明显和心动过速。心脏杂音存在变化，其取决于两个心室间的压力阶差和房室瓣反流程度。心室部位存在大型缺损的 AVSD 新生儿，其心室之间没有压力阶差，可能没有心脏杂音。如果存在足够大的压力阶差，则可在胸骨左缘的中部闻及一个全收缩期杂音（通常为中等音调的 Ⅱ～Ⅳ / Ⅵ 级杂音）。当心房和心室水平均存在大量左向右分流时，由于流经房室瓣的血流量增大，可能会在心尖处出现一个柔和的舒张期杂音。房室瓣反流造成的 Ⅱ～Ⅲ / Ⅵ 级全收缩期杂音，在心尖部听诊最为清晰，该杂音可能从新生儿期的早期阶段就很明显。

诊断学检查

ECG：AVSD 具有一个共同房室瓣瓣孔，其房室传导电轴通常向后下方移位。因为从窦房结至房室结的去极化波的传导路径更长，PR 间期常有延长。完全型 AVSD 的心电图特点是 QRS 电轴朝向右上方，QRS 波群的初始部分则朝向右下方。QRS 波群时程常延长（图 5-2）。

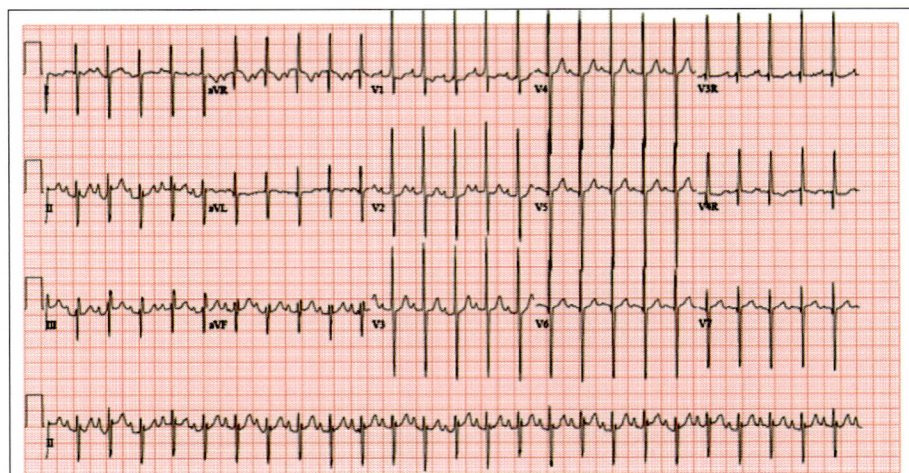

图 5-2 一名未经手术的 AVSD 婴儿的心电图。注意其 PR 间期延长和 QRS 电轴向上（图片来源：经 Edward Singleton, MD 的许可改绘并使用此图）。

胸部X线： 一个存在大量左向右分流的婴儿，胸部放射学检查会显示出充血性心功能衰竭的特征。这些特征包括心脏肿大和肺纹理增多（图5-3）。心脏通常在胸腔的左侧，左位主动脉弓也位于同侧。

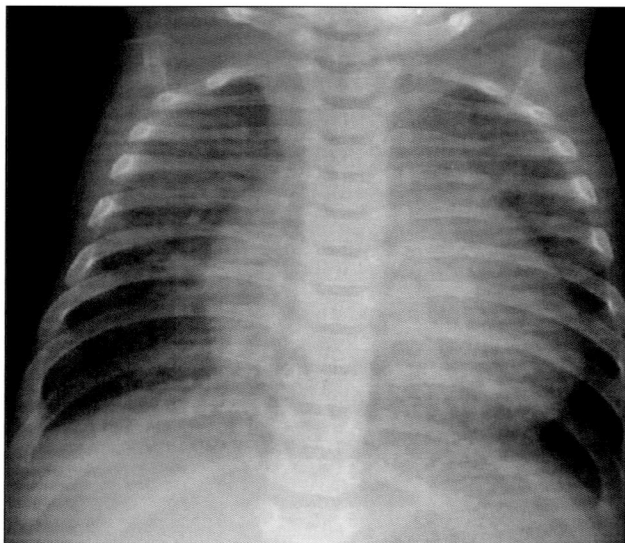

图5-3 一名AVSD婴儿的后前位胸部X线片。可见心脏肿大和肺纹理增多。也可以看到胸腺（图片来源：经Edward Singleton, MD的许可改绘并使用此图）。

超声心动图： 超声心动图已成为此类病人的核心诊断方法。应该实施全面的成像来排除合并病变。表5-1中罗列了超声心动图检查的目的，应该将其作为全面诊断程序的一部分。

超声心动图的肋下切面成像通常可以提供心房部位缺损的优秀图像。前倾探头会显示出延长的左右心室流出道（以便确切排除法洛四联症）。顺时针旋转探头将会显示房室瓣的横截面图像（图5-4）。

从心尖部透声窗取得的图像，有助于评估房室瓣并显示其和室间隔嵴之间的关系（图5-5和图5-6）。可以识别出房室瓣在左右心室之间的相对分布，并通过彩色多普勒来显示瓣膜反流。通过前倾探头显示出所谓的五腔切面，将提供更多关于左心室流出道的图像。

在胸骨旁的长轴和短轴位投照成像可进一步评估房室瓣功能。图像显示了左心室的大小、乳头肌的位置和左右心室流出道的解剖（图5-7）。

表5-1 房室间隔缺损病人的超声心动图检查目的

实施一套完整的检查
● 仔细观察心房的排列位置

确定心房间交通的大小

确定心室间交通的大小

检查房室瓣
● 注意房室瓣与室间隔嵴和房间隔的关系
● 评估瓣叶，特别是左壁瓣的大小
● 注意左心室内的乳头肌位置
● 注意共同房室瓣与左右心室相连时的相对分配比例

检查右心室和左心室的相对大小和功能
● 评估左右心室有无不平衡

检查左心室流出道
● 排除梗阻

检查合并病变
● 观察有无诸如动脉导管未闭、卵圆孔型房间隔缺损、主动脉弓缩窄、法洛四联症等

彩色多普勒频谱检查
● 检查经心房和心室水平交通的血流方向
● 检查经室间隔缺损的血流速度，以测定右心室压力
● 评估房室瓣反流的严重程度
● 检查右侧房室瓣的反流射流速度，以测定右心室压力

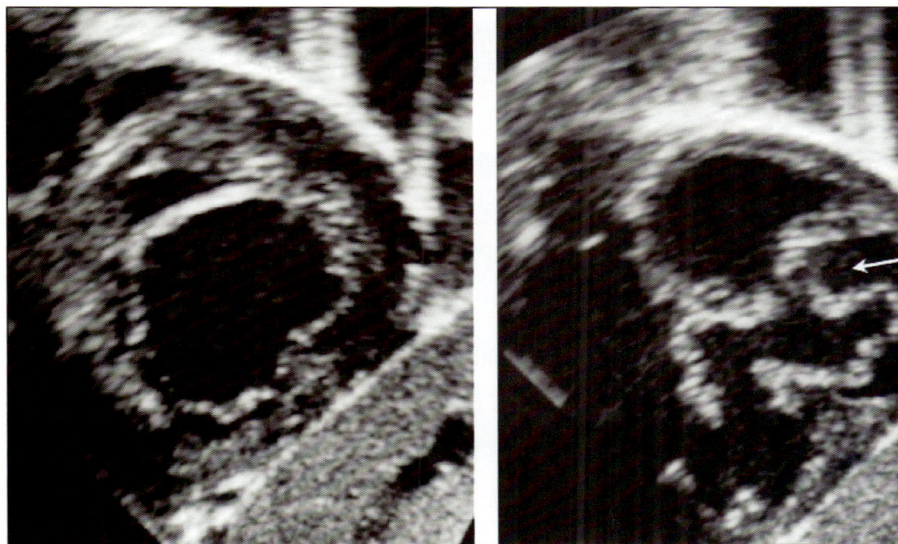

图5-4 共同房室瓣的横截面图像，图像取自一名AVSD病人的肋下透声窗。左图：瓣膜打开，可见大型共同房室连接。右图：瓣膜部分关闭，可见左壁瓣（箭头）。

近年来，三维超声心动图已投入临床使用。到目前为止，这项技术在常规诊断流程中的作用还有待评估。它或许可在评估房室瓣（图5-8）和测定心室大小等方面发挥作用[8]。

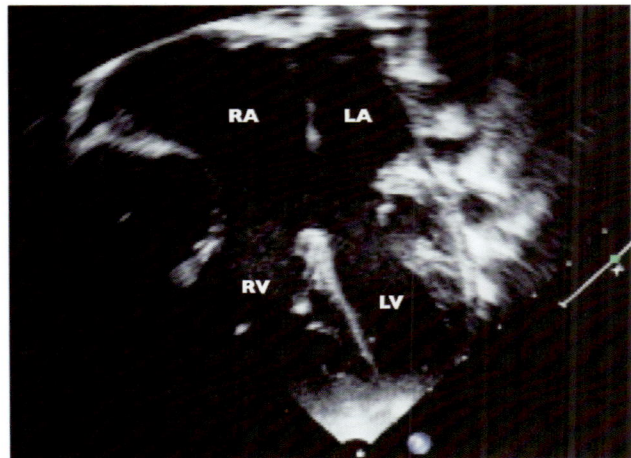

图5-5 取自心尖四腔切面的超声心动图横截面图像，显示房室连接完全无分隔，这是AVSD的典型特征。LA=左心房；LV=左心室；RA=右心房；RV=右心室。

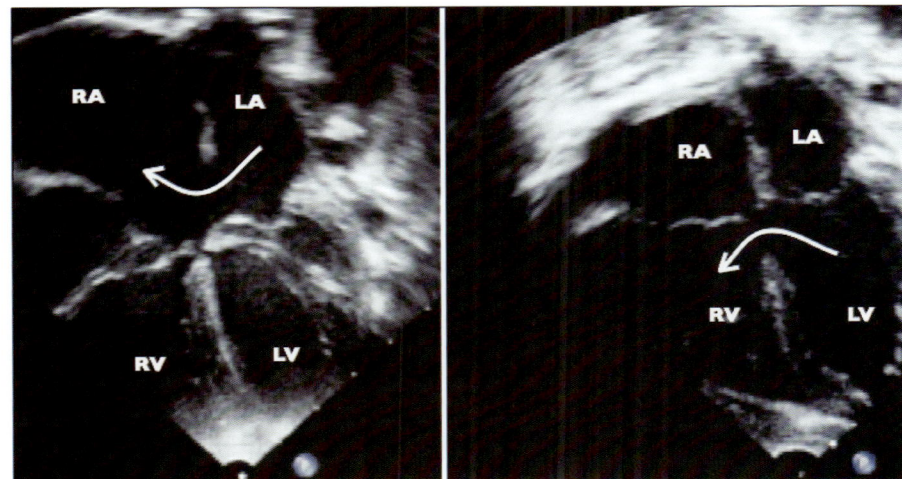

图5-6 取自2名AVSD病人心尖透声窗的超声心动图横截面图像。左图：第一名病人，房室瓣与室间隔嵴相连，减少了心室间分流的可能，因此几乎所有的分流都发生在心房间（箭头）。右图：第二名病人，房室瓣与房间隔的下部相连，所以分流只发生在心室间（箭头）。LA=左心房；LV=左心室；RA=右心房；RV=右心室。

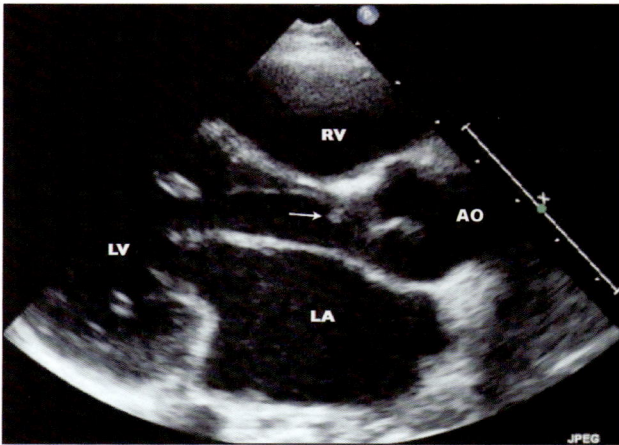

图5-7 从一名原发孔型房间隔缺损病人的胸骨旁透声窗获取的超声心动图横截面图像。可见一处膜性主动脉下梗阻（箭头）。AO=主动脉；LA=左心房；LV=左心室；RV=右心室。

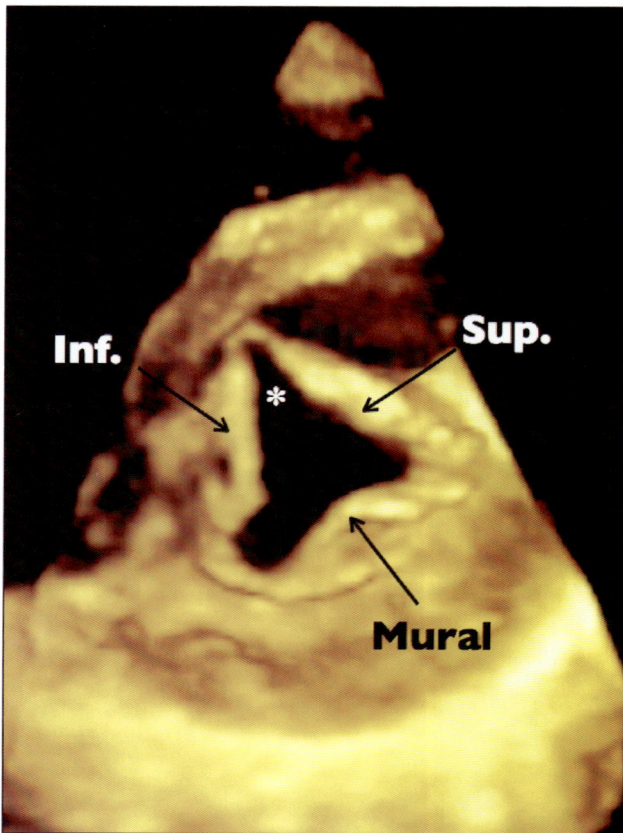

图5-8 一名AVSD病人的左侧房室瓣的三维超声心动图。很清晰地看到瓣膜呈三叶化。上下桥瓣间的交界通常被看作为"裂缺"（＊）。Inf.=下桥瓣；Sup.=上桥瓣，Mural=左壁瓣［图片来源：根据David Scicluna（澳大利亚墨尔本皇家儿童医院）的许可改绘并使用此图］。

CT和MRI： 新生儿或婴儿极少需要使用CT和MRI来进行诊断和治疗，除非存在需要进一步评估的其他畸形或怀疑存在其他畸形。

心导管： 当前，AVSD病人极少需要进行心导管检查，其通常仅用于怀疑PVR有问题的病人。左心室造影可显示AVSD独特的血管造影特征："鹅颈征（鹅颈样畸形）"，这是由于主动脉瓣向前移位并与房室瓣分离所致。

应测定所有各心腔、主动脉和肺动脉的压力。测定血氧饱和度有助于评估心内分流量。

治疗

内科： 由于AVSD不会自发性闭合，因此常在等待外科根治手术期间使用药物治疗。其治疗原理类似于其他导致左向右分流的疾病。

利尿剂是一线治疗用药。初始表现为急性CHF的患儿需要静脉内使用呋塞米。静脉内使用呋塞米的患儿也给予螺内酯，因为后者有保钾特性。如果症状有所改善，患儿可过渡到口服药物治疗。血管紧张素转换酶（ACE）抑制剂也被用于减少左向右分流。其也被用于存在房室瓣反流的病人，但此类药物用于房室瓣反流病人时是否能发挥其效能，仍持续存在争议，这将在下文予以讨论。对于发育停滞，且因为体格瘦小而认为其手术修补风险高的患儿，可以给予浓缩配方奶并留置鼻胃管或实施胃造口术。然而，在当前的外科手术时代，对于大多数婴儿来说，发育停滞就是进行修补手术的适应证。

外科： 手术时机取决于患儿的体重和PVR。在出生数周后，PVR开始下降，但当存在大型左向右分流时，PVR则会在1岁左右开始出现代偿性增高。通常在3～6月龄内对完全型AVSD实施手术。

手术存在四重目的：完全关闭所有心房和心室水平的缺损，建立或保持左右两侧房室瓣的闭合功能（避免狭窄），确保与左右心室相对应的房室瓣瓣孔足够大，并避免心室流出道梗阻。

所采用的手术修补方式有两大类。最常见的是采取双片法修补，用两块补片分别修补心房和心室的缺损[9]。然而，有些中心已成功地使用改良"单片法"修补技术，用一块补片来关闭心房和心室缺损[10]。一般来说，理想的做法是关闭上下桥瓣间的裂隙。最常见的并发症或残留解剖问题如下：左侧房室瓣反流和／或狭窄、心房或心室水平分流、传导组织受损所致的心脏传导阻滞，以及左心室流出道梗阻。现在极少将肺动脉环扎术作为姑息手术治疗。

结果

短期：尽管手术年龄逐渐降低，但已经能常态化地取得优秀的短期存活率。美国胸外科学会关于AVSD修补术后的30天死亡率的基准值是1.4%[11]。

长期：长期预后将在下文详细讨论。造成晚期并发症发生率和死亡率的最常见原因是显著的房室瓣反流和狭窄、左心室流出道梗阻、残余间隔缺损和心脏传导阻滞。

»» 儿童

引言：如前文所述，大多数AVSD患儿在1岁以内得到了诊断和治疗。因此，在大多数情况下，对AVSD患儿的处理主要是常规随访检查。在少数情况下，婴儿保持高PVR状态，且没有因左向右分流而导致明显的CHF，这种病人可能症状出现得晚。

临床特征：仅存在心房水平交通的未手术儿童很少出现症状。同样，存在共同房室瓣开口的

AVSD病人在接受根治手术后，如果没有残余解剖问题时，则应该没有症状。最常见且最显著的残余解剖问题是左侧房室瓣狭窄或反流、左心室流出道梗阻和残余间隔缺损。左侧房室瓣狭窄或反流会导致左心房压力升高并伴发肺静脉淤血。如果不予治疗，显著的反流会导致肺血管病变。左心室流出道梗阻很少会导致症状，除非其程度严重。显著的心室水平分流可能会造成CHF的临床特征。对于极少数晚期诊断出来的大型AVSD患儿，诊断重点是其升高的PVR是否可逆。

表现：AVSD已经手术修补但术后仍存在显著的左侧房室瓣反流或狭窄的儿童，会有肺淤血的症状和体征，包括呼吸急促、频繁的肺部感染、呼吸困难、呼吸费力、无法耐受运动和体重增幅小。长期存在的左心房高压会引起肺小动脉收缩和PVR升高。在高PVR的状态下，如果有心房或心室水平的残余缺损，当右心室压力高于左心室压力时，患儿就会出现发绀。左心室流出道存在严重梗阻的患儿，会出现无法耐受运动和劳力性胸痛。存在大型心室水平残余分流的患儿会出现CHF的症状和体征。大型AVSD未经手术修补的患儿，如果其左右心压力平衡，则可能没有症状。如果PVR增高，患儿可能出现发绀。

临床检查：在术后病人中，左侧房室瓣反流表现为Ⅱ～Ⅲ/Ⅵ级全收缩期杂音，在心尖位置听诊最为清晰，可闻及高音调的"咕咕"样（鸽鸣／海鸥鸣）杂音。可能会闻及奔马律。肺部听诊将提示全肺细湿啰音，并可能存在呼气性喘鸣。视诊方面，这些病人可能存在呼吸窘迫的表现，尤其是在突然出现急性瓣膜反流时，瓣膜撕裂通常会造成急性瓣膜反流。

左侧房室瓣狭窄会导致与肺淤血一样的症状和体征，但听诊会提示一个低音调的Ⅰ～Ⅱ/Ⅵ级舒张期杂音。存在左心室流出道梗阻的病人，其心前区搏动明显，并且触诊可能有震颤。在胸骨左缘

中部和胸骨右上缘可闻及粗糙的Ⅱ～Ⅳ/Ⅵ级收缩期喷射性杂音,伴随向颈动脉位置传导。残余室间隔缺损(VSD)会导致上述临床体检结果。PVR增高且存在右向左分流的未经手术病人,其甲床和黏膜会出现发绀。如果发绀长期存在,则会观察到病人有杵状指。卒中和其他血管意外事件可能是因为血细胞比容增高导致血黏度增高和反常栓塞引起的。

诊断学检查

ECG: 心电图检查结果应该结合病人既往的ECG结果来加以考虑。如前文所述,病人常常表现出PR间期延长。存在完全性房室传导阻滞的病人会表现出房室分离,除非已经安装了心脏起搏器。左心室流出道梗阻的病人可能会有左心室肥厚的表现。

胸部X线: 所有已经接受手术修补的AVSD病人都应该常规行胸部X线检查。显著的左侧房室瓣反流或狭窄会形成肺静脉淤血的表现。也可能会出现心脏肿大。Eisenmenger综合征病人会表现出肺野血量减少。

超声心动图: 所有接受过手术修补的AVSD病人均应该在术后进行超声心动图常规检查随访。应该持续随访记录左侧房室瓣的反流情况,并且应该用多普勒频谱评估肺静脉流速。如果存在左心室流出道梗阻,则应该测定左侧房室瓣反流的射流流速,以便用改良Bernoulli方程来评估左心室收缩压。左侧房室瓣狭窄可以用平均压力阶差来量化测定:压力阶差小于5 mmHg为轻度,5～10 mmHg为中度,大于10 mmHg为重度。当左侧房室瓣存在狭窄或反流时,也应该同时测定左心房的大小。必须常规测定左心室流出道的流速、峰值压力阶差和平均压力阶差。用于评估肺动脉压力的方法应该包括测定右侧房室瓣反流信号的峰值流速、舒张末期肺动脉瓣反流的流速、残余VSD的峰值流速,并

注明室间隔的构型。一个新近诊断的病人应该接受上述全套超声心动图评估。应该特别注意评估肺动脉压力。当然,如果在肺动脉流出道无梗阻的状态下,心室水平存在右向左为主的分流,则可以判断病人的肺动脉压力高于体动脉压力。

CT和MRI: 对于AVSD修补术后随访的病人和新近诊断的病人,如果超声心动图检查无法提供药物治疗或手术治疗所必需的细节,则可能有必要行进一步的影像学检查。

心导管: AVSD患儿行心导管检查的最主要目的是测定PVR。对于新近被诊断出Eisenmenger综合征的患儿,关键问题是要明确PVR是否已固定不变还是对肺血管扩张剂治疗有反应。如果是后者,病人可能还有机会接受根治手术(见下文"治疗"中的"外科"一节)。然而,固定性肺血管梗阻性病变是双心室修补的一个禁忌证。术后左心室流出道梗阻很少适宜于在心导管室内实施球囊扩张。术后左侧房室瓣狭窄也需要外科手术治疗。经心导管操作很少能成功,且很可能损伤瓣膜。

治疗

内科: AVSD修补术后没有残余解剖问题的长期随访病人,不需要药物治疗或针对自发性细菌性心内膜炎的预防治疗。存在显著的左侧房室瓣反流的病人可能会受益于利尿剂治疗。关于使用ACE抑制剂来降低后负荷是有争议的。左侧房室瓣狭窄的病人也可能会受益于利尿剂治疗。在大多数情况下,如果病人存在需要考虑使用药物治疗的明显症状,则也应该开始对手术的潜在益处展开讨论。对左心室流出道梗阻没有有效的药物治疗措施,应该避免使用体循环血管舒张药。未经手术且存在Eisenmenger综合征的AVSD病人,在心导管室内评估PVR后,有可能对肺血管扩张药物治疗有反应。

外科： 对 AVSD 术后病人的左侧房室瓣反流或狭窄、左心室流出道梗阻、残余 ASD 或 VSD 实施再次干预的手术适应证，与这些病变分别单独存在时的手术适应证相同。虽然应千方百计地保留自体左侧房室瓣，但有时可能必须对发育不良的瓣膜实施置换。有时适宜于通过主动脉切口实施主动脉下切除来解除左心室流出道梗阻，但也可能需要实施改良 Konno 手术。正如前文所讨论的那样，新近诊断出 AVSD 合并 Eisenmenger 综合征的病人，必须在术前评估 PVR。如果 PVR 并未固定，则有可能考虑行双心室修补手术。

结果

短期： 对于大多数需要再次手术的残余解剖问题，其术后 30 天时的结果良好。对所有残余解剖问题而言，据报道再次手术后的早期死亡率为 4%[12]。需要实施左侧房室瓣置换的病人面临的风险最高[13]。其中，唐氏综合征病人和人造瓣膜直径/体重比值 > 3 mm/kg 的病人的院内死亡风险最高。

长期： 最近一项关于 267 例 AVSD 修补术后因左侧房室瓣反流而再手术的病人的研究，报道了 15 年存活率为 88.1%[14]。在此项研究中，68.9% 的病人有条件接受保留瓣膜的手术，而 31.1% 的病人需要瓣膜置换。接受保留瓣膜手术的病人，其存活率明显优于那些需要实施瓣膜置换的病人。在另一项研究中，第一次再手术后的 5 年、10 年及 15 年时，免于进一步再次手术的总体比率分别为 63%、48% 和 42%[12]。在晚期随访中，5 年、10 年及 15 年的总体存活率分别为 91%、91% 及 86%。

⏩ 青少年和成人

引言： 在已经建立其先天性心脏病外科专业的国家中，大多数房室间隔缺损病人已经在婴儿期或幼儿期的早期阶段接受了手术治疗。建议这些病人终身接受由青少年及成人先天性心脏病专科医师提供的心血管随访治疗。

临床特征： 在远期有可能需要针对左侧房室瓣功能不全而再次手术，一些病人可能需要通过手术来治疗左心室流出道狭窄。完全性房室传导阻滞以前曾相对常见，但现在则是一个罕见并发症，但在实施房室瓣置换时的发生风险更高。

表现： 有些病人直至青春期及成年期仍未经手术。这些病人可能会有肺血管病变和 Eisenmenger 综合征或合并心律失常的表现。

临床检查： 在一些术后病人中，唯一的临床阳性结果可能就是一条胸骨切口留下的瘢痕。而另一些病人则可发现其心尖部搏动向侧方移位，这提示左心室承受容量负荷，且可能是由于房室瓣反流所致；同时，有力的心尖部搏动可能提示存在主动脉下狭窄。通常可在心尖部或胸骨左缘闻及收缩期杂音，这提示存在左侧或右侧房室瓣反流或可能有心室水平的残余分流。存在主动脉下狭窄的病人也可能出现一个收缩期杂音，其在胸部的听诊位置常比主动脉瓣狭窄时的杂音听诊位置更低，且不伴有喷射性喀喇音。

未经手术的病人可能会表现出杵状指和动脉血氧饱和度降低，说明出现了肺血管病变和右向左分流。这些体征常常伴随存在有力的胸骨旁搏动。收缩期杂音通常意味着有房室瓣反流，但必须注意这种杂音并不能反映出是否在 VSD 水平存在限制性分流或存在肺动脉下梗阻。未经手术且仅在心房水平有分流（原发孔型 ASD）的病人可能表现出典型的 ASD 体征，存在第二心音宽分裂和肺动脉血流杂音。

诊断学检查

ECG： 术后病人依然会存在额状面上的 QRS 波电轴异常。要特别注意 PR 间期，因为这是提示房室传导阻滞的依据。通常，QRS 波群时程可能延长，这意味着存在部分性右束支传导阻滞状态。左心电压增高可能提示房室瓣反流加重或出现主动脉瓣下狭窄。未经手术的Eisenmenger综合征病人可能有右心高电压和右心房扩大的表现。

胸部X线：手术效果良好的病人，其心影轮廓和大小可能正常，且肺纹理通常也表现正常。心脏增大，尤其同时存在左心房扩张表现时，可能说明存在左侧房室瓣反流。肺纹理增多可能说明有残余分流。未经手术的病人可能会表现出心脏体积增大和肺纹理增多，这反映出在心房或心室水平存在左向右分流。出现中央肺动脉影突出且合并外周肺血管影"枯枝征"和右心增大是Eisenmenger综合征的典型表现。

超声心动图：对于已在婴儿期接受过手术的病人，其在青春期和成年期进行超声心动图检查的目的在于判定其右侧或左侧房室瓣是否存在功能不全，胸骨旁或心尖部透声窗是最佳评估切面。对于那些存在右侧房室瓣反流的病人，使用反流速度来估测右心室压力。胸骨旁和长轴切面成像也被用来评估左心室承受容量负荷的程度。通过将探头前倾得到在心尖窗位上显示的"五腔切面"，并结合胸骨旁切面成像，就能对主动脉下区域和主动脉瓣进行检查。心室水平的残余分流可在胸骨旁切面上清晰显现，而心房水平的分流在肋下切面上最为清晰。

此外，可用胸骨旁和肋下透声窗来检测未手术病人的心内分流。应该特别注意使用脉冲波和彩色多普勒成像来判定分流方向。应该仔细检查右心室流出道和肺动脉分支，以排除存在梗阻的情况。

CT和MRI：MRI可以精确地量化测定房室瓣反流的严重程度。它也可以用于量化测定左向右分流的大小。对于透声窗条件差的未手术病人，MRI可以提供关于肺动脉和右心室流出道的优秀影像。MRI和CT都能够显示出肺动脉内存在的血栓，多达20%的Eisenmenger综合征病人可能会存在肺动脉血栓[15]。

心导管和血管造影：术后病人很少具备需要进行心导管和血管造影检查的适应证。可能的适应证包括对存在残留左侧房室瓣功能不全的病人评估其主动脉下梗阻的严重程度和测定左心房压（肺动脉楔压）。对于怀疑发生肺血管病变的未经手术的病人，血流动力学检查结合肺血管反应性试验是有价值的[16]。

治疗

内科：在外科手术后，大多数病人是没有症状的，并将无需持续药物治疗。对于那些存在左侧房室瓣反流的病人，常给予血管扩张剂治疗。虽然对于存在长期二尖瓣反流的病人来说，这种治疗方法可能是合理的，但却没有进行过长期研究来证实其有效性。事实上，对于那些后负荷并未明显增高的病人，进一步降低其后负荷所产生的影响，可能是需要予以关注的[17]。

近来，在未经手术的Eisenmenger综合征病人的药物治疗方面取得了显著的进步。在以前，定期放血是减轻血液高黏度综合征症状的主要治疗方法，近期数据质疑了该方法的有效性[18]。相反，近来的研究表明，接受基于血管内皮水平的更新型治疗方法的病人，其运动能力[19]、肺功能容量、生活质量[20]，甚至存活率[21]都得以明显改善。这些治疗方法包括内皮素受体的拮抗剂、前列腺素类药物和NO-cGMP通路功能强化药物（图5-9）。

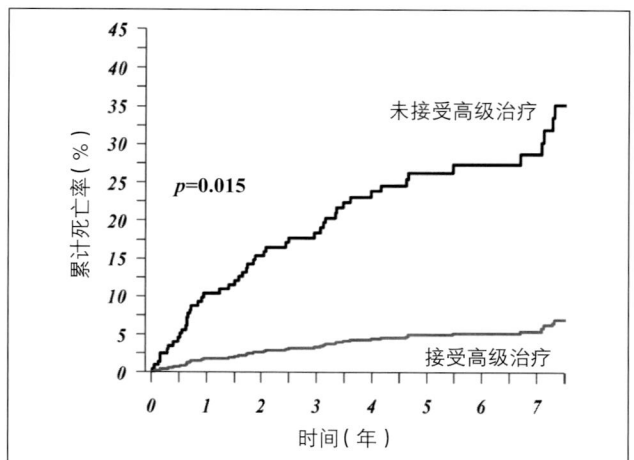

图5-9 根据接受和未接受高级治疗的Eisenmenger综合征病人的趋势评分进行校正的生存曲线（图片来源：根据Dimopoulos K等[21]的许可使用并重印其论文中的图3B。©2009，美国心脏协会）。

外科：随着外科技术的不断进步，对再次手术的需求也逐渐减少。在一个针对1982—1995年在多伦多接受完全型AVSD手术治疗的363例患儿的大型研究中，再次手术的最常见原因是左侧房室瓣功能不全、主动脉下狭窄、残余VSD和心脏传导阻滞[22]。在50例于1972—2007年在明尼苏达州的罗切斯特接受过完全型AVSD手术后再次接受手术的病人中，再次手术的适应证包括41人存在左侧房室瓣反流和5人存在主动脉下狭窄。在因左侧房室瓣功能不全而接受了第一次再次手术的病人（换瓣或者修补）中，有11人需要进行第二次再次手术[12]。在来自同一家医疗机构的96例原发孔型ASD术后需要再次手术的病人中，其再次手术的适应证包括64人存在左侧房室瓣反流，24人存在主动脉下狭窄和21人存在右侧房室瓣反流[23]。近年（1999—2009）在德国莱比锡接受早期根治手术的连续100例AVSD病人中，10年时免于因左侧房室瓣功能不全或主动脉下狭窄而再次手术的实际比率分别为94%和99%[24]。关于对左侧房室瓣反流实施再次手术的适应证仍有争论。然而常用适应证包括有症状、出现左心室扩张或功能不全，以及需要针对其他原因一并实施手术[12]。

很少有病人会到青春期或成年期才接受初次外科手术。必须进行仔细的术前评估以排除肺血管病变。有人建议，对PVR增高的病人，通过术前给予基于血管内皮水平的治疗，有可能使PVR降低[25]。然而，目前还没有大型研究来证实这种可能性。

（刘鑫荣译，孙彦隽校）

参考文献

1. Hartman RJ, Riehle-Colarusso T, Lin A, et al, and The National Birth Defects Prevention Study. *Am J Med Genet.* Part A. 2011; 155: 555–564.
2. Falc.o S, Daliento L, Ho SY, Rigby ML, Anderson RH. Cross sectional echocardiographic assessment of the extent of the atrial septum relative to the atrioventricular junction in atrioventricular septal defect. *Heart.* 1999; 81: 199–205.
3. ter Heide H, Thomson JD, Wharton GA, Gibbs JL. Poor sensitivity of routine fetal anomaly ultrasound screening for antenatal detection of atrioventricular septal defect. *Heart.* 2004; 90: 916–917.
4. Chew C, Halliday JL, Riley MM, Penny DJ. Population-based study of antenatal detection of congenital heart disease by ultrasound examination. *Ultrasound Obstet Gynecol.* 2007; 29: 619–624.
5. Huggon IC, Cook AC, Smeeton NC, Magee AC, Sharland GK. Atrioventricular septal defects diagnosed in fetal life: associated cardiac and extra-cardiac abnormalities and outcome. *J Am Coll Cardiol.* 2000; 36: 593–601.
6. Yıldırım G, Gungorduk K, Yazıcıoğlu F, et al. Prenatal diagnosis of complete atrioventricular septal defect: perinatal and neonatal outcomes. *Obstet Gynecol Int.* 2009; 2009: 958496. doi: 10.1155/2009/958496. Epub 2009 Jun 4.
7. Mogra R, Zidere V, Allan LD. Prenatally detectable congenital heart defects in fetuses with Down syndrome. *Ultrasound Obstet Gynecol.* 2011; 38: 320–324.
8. Hlavacek AM, Crawford FA Jr, Chessa KS, Shirali GS. Real-time

提示与建议

- 所有唐氏综合征病人应该在新生儿期评估其是否存在房室间隔缺损。仅凭临床体检并不足以达到此目的。病人至少应该接受ECG检查（检查有无QRS波电轴异常）并尽可能进行超声心动图检查。
- 如果一个病人的房室瓣反流严重到要考虑给予血管扩张剂治疗的话，也就值得考虑是否需要进行外科手术干预。
- 对于被认为因发生Eisenmenger综合征而不能手术的病人，应该仔细观察其是否存在右心室流出道梗阻或肺动脉分支狭窄，这种状态有可能对肺血管床起到了保护作用。

three-dimensional echocardiography is useful in the evaluation of patients with atrioventricular septal defects. *Echocardiography.* 2006; 23: 225–231.

9. Weintraub RG, Brawn WJ, Venables AW, Mee RB. Two-patch repair of complete atrioventricular septal defect in the first year of life. Results and sequential assessment of atrioventricular valve function. *J Thorac Cardiovasc Surg.* 1990; 99: 320–326.

10. Nunn G. Atrioventricular canal: modified single patch technique. *Semin Thorac Cardiovasc Surg Pediatr Card Surg Annu.* 2007; 28–31.

11. Society for Thoracic Surgeons Data Harvest Report: January to December 2008.

12. Stulak JM, Burkhart HM, Dearani JA, et al. Reoperations after initial repair of complete atrioventricular septal defect. *Ann Thorac Surg.* 2009; 87: 1872–1877.

13. Patel SS, Burns TL, Kochilas. Early outcomes and prognostic factors for left atrioventricular valve reoperation after primary atrioventricular septal defect repair. *Pediatr Cardiol.* 2012; 33: 129–140.

14. Hoohenkerk GJ, Bruggemans EF, Koolbergen DR, Riijlaarsdam ME, Hazekamp MG. Long-term results of reoperation for left atrioventricular valve regurgitation after correction of atrioventricular septal defects. *Ann Thorac Surg.* 2012; 93: 849–855.

15. Broberg CS, Ujita M, Prasad S, et al. Pulmonary arterial thrombosis in Eisenmenger syndrome is associated with biventricular dysfunction and decreased pulmonary flow velocity. *J Am Coll Cardiol.* 2007; 50: 634–642.

16. D'Alto M, Romeo E, Argiento P, et al. Pulmonary vasoreactivity predicts long-term outcome in patients with Eisenmenger syndrome receiving bosentan therapy. *Heart.* 2010; 96: 1475–1479.

17. Bonow RO, Carabello BA, Kanu C, et al. American College of Cardiology/ American Heart Association Task Force on Practice Guidelines; Society of Cardiovascular Anesthesiologists; Society for Cardiovascular Angiography and Interventions; Society of Thoracic Surgeons. *Circulation.* 2006; 114: e84–e231.

18. Spence MS, Balaratnam MS, Gatzoulis MA. Clinical update: cyanotic adult congenital heart disease. *Lancet.* 2007; 370: 1530–1532.

19. Galiè N, Beghetti M, Gatzoulis MA, et al, for the Bosentan Randomized Trial of Endothelin Antagonist Therapy–5 (BREATHE–5) Investigators. Bosentan therapy in patients with Eisenmenger syndrome: a multicenter, double-blind, randomized, placebocontrolled study. *Circulation.* 2006; 114: 48–54.

20. Gatzoulis MA, Beghetti M, Galiè N, et al, for the BREATHE–5 Investigators. Longer-term bosentan therapy improves functional capacity in Eisenmenger syndrome: results of the Breathe–5 open-label extension study. *Int J Cardiol.* 2008; 127: 27–32.

21. Dimopoulos K, Inuzuka R, Goletto S, et al. Improved survival among patients with Eisenmenger syndrome receiving advanced therapy for pulmonary arterial hypertension. *Circulation.* 2010; 121: 20–25.

22. Najm HK, Coles JG, Endo M, et al. Complete atrioventricular septal defects: results of repair, risk factors and freedom from reoperation. *Circulation.* 1997; 96(9 Suppl): II–311–II–315.

23. Stulak JM, Burkhart HM, Dearani JA, et al. Reoperations after repair of partial atrioventricular septal defect: a 45–year single-center experience. *Ann Thorac Surg.* 2010; 89: 1352–1359.

24. Bakhtiary F, Takacs J, Cho MY, et al. Long-term results after repair of complete atrioventricular septal defect with two-patch technique. *Ann Thorac Surg.* 2010; 89: 1239–1243.

25. Dimopoulos K, Peset A, Gatzoulis MA. Evaluating operability in adults with congenital heart disease and the role of pretreatment with targeted pulmonary arterial hypertension therapy. *Int J Cardiol.* 2008; 129: 163–171.

第 6 章

肺静脉异位回流

Thomas W. Young

"肺静脉异位回流（APVR）"这个医学术语描述了一组相对罕见的疾病，这组疾病常被纳入到发绀新生儿、肺循环超负荷的年长患儿和成人的鉴别诊断中。这个医学术语存在一定程度的混淆。"肺静脉异位连接"这个医学术语可被用来描述肺静脉回流到左心房（LA）后部以外的位置，这种情况更为多见。但在少数情况下，由于存在房间隔位置异常，造成肺静脉连接正常，但其血流却异常引流入体静脉系统。"肺静脉异位引流"这个术语名称则可用于描述这种状况。

胎儿、新生儿和婴儿

在胎儿发育的早期阶段，肺静脉的回流血液通过脐卵黄静脉和主静脉系统引流入体静脉系统。在进入胚胎发育的第二个月前，肺总静脉将来自肺脏的静脉回流血液连通至心脏。肺总静脉与左心房后部的连接发生异常，可能会导致肺静脉与脐卵黄静脉和主静脉系统之间的连接持续保持开放，并造成回流至体静脉循环的APVR[1]。

完全型肺静脉异位回流（TAPVR）是一种发绀型心脏病，所有肺静脉均直接或间接引流入右心房（RA），并与体静脉回流完全混合。必须在心房水平存在一个右向左分流，以便为左心提供输入血流。临床表现主要取决于有无肺静脉回流梗阻，且病人通常在出生后最初数月内出现症状。部分型肺静脉异位回流（PAPVR）描述的情况是至少有一根肺静脉存在异位引流，而不是所有肺静脉。临床表现可以出现在婴儿期直至成年期晚期阶段，且有些病人从未出现过症状。

虽然肺静脉异位回流经常是孤立性病变（除了常存在心房水平分流以外），但可见合并有其他先天性心脏病，特别是内脏异位综合征[2]。本章集中阐述孤立性肺静脉异位引流。

诊断APVR可能有困难，而且必须要高度警惕，因为这类疾病可能易于因超声心动图检查时的疏忽而漏诊。因此，识别出所有肺静脉并确定其引流特征是完整的先天性心脏病超声心动图检查的必要组成部分。

完全型肺静脉异位回流

引言：在巴尔的摩-华盛顿婴儿研究中，TAPVR的发生率是每14 700例活产婴儿中有1例，且研究发现其可能与接触铅、杀虫剂和其他毒性物质有关[3]。TAPVR也可见于无脾或多脾类型的内脏异位症和其他遗传学综合征。有家族性病例的报道，但通常此病为散发性[4]。男性的膈下型TAPVR明显多于女性。

解剖学和生理学

在TAPVR中，肺静脉引流至体静脉循环，在那里和体静脉血完全混合。除了某些极罕见病例以外，均存在卵圆孔未闭或房间隔缺损（ASD）使血液能进入左侧循环。TAPVR可根据其解剖学上的引流位置和基于有无肺静脉回流梗阻的生理学状态来进行分类。

肺静脉通常汇合入左心房后部的一个共腔。可以遇到各种各样的引流变异。基于引流位置的分类方法使用得最为广泛[5]。在最近的一项针对所有出生即患有TAPVR的婴儿的国际性人群研究中，发现有48.6%的人为心上型连接，26.1%为心下型连接，15.9%为心内型连接，8.8%为混合型连接[6]。

心上型TAPVR：在心上型TAPVR中，肺静脉共汇常通过一根异常的"垂直静脉"（图6-1）向上引流入左侧主静脉系统。垂直静脉不是左上腔静脉（LSVC），但其通常处于比左上腔静脉更靠后的位置。最常见的是垂直静脉向上走行并进入左无名静脉（LIV）。其常见走行路径位于左肺动脉（LPA）前方，但还可能有另一种位于左肺动脉和左主支气管之间的走行路径。更罕见的是异位垂直静脉可能向右走行，并流入上腔静脉或奇静脉。

心内型TAPVR：在心内型TAPVR中，肺静脉共汇通常引流入冠状静脉窦（CS）（图6-2），梗阻不常见。肺静脉共汇直接引流入右心房的情况则更为少见（图6-3）。当肺静脉正常连接至左心房后部，但由于原发房间隔左移，造成了肺静脉实际上回流入体静脉右心房，这时就产生了一种罕见类型的完全型肺静脉异位引流。在这一型中，肺静脉"连接"正常，但"引流"异常。

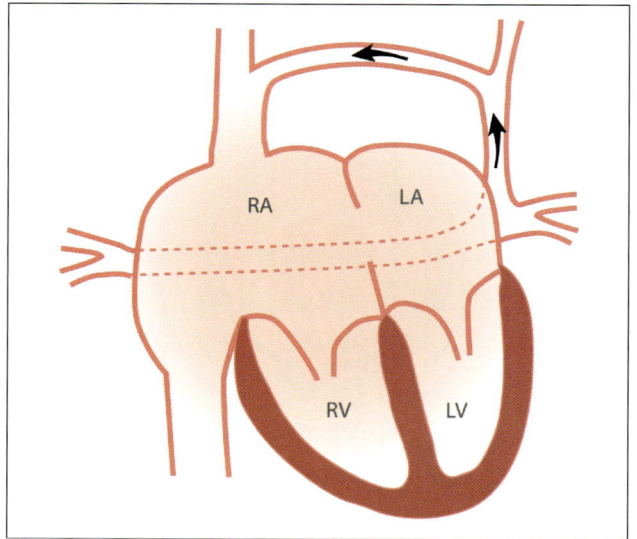

图6-1 垂直静脉引流入左无名静脉的心上型TAPVR。LA=左心房；LV=左心室；RA=右心房；RV=右心室。

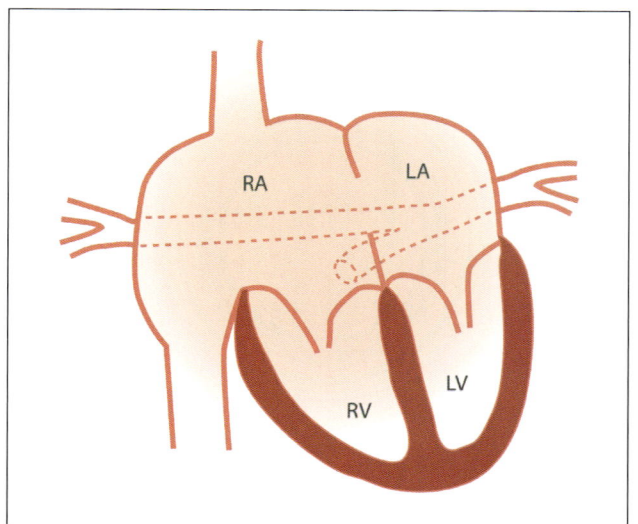

图6-2 引流入冠状窦的心内型TAPVR。

膈下型TAPVR：在膈下型TAPVR中，位于左心房后方的肺静脉共汇通过异常的垂直静脉向下引流。肺静脉共汇走行在食管前方，穿过食管裂孔，然后再进入门静脉，或进入静脉导管、肝静脉或下腔静脉（IVC），这些情况则不太常见（图6-4）。膈下型TAPVR通常有梗阻。

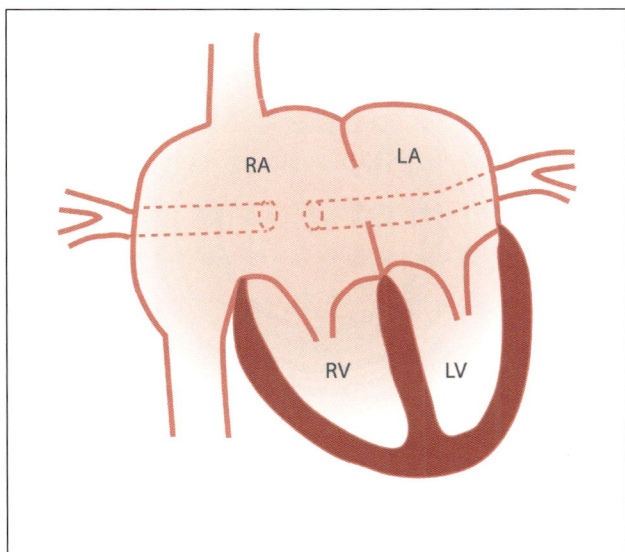

图6-3 引流入右心房的心内型TAPVR。

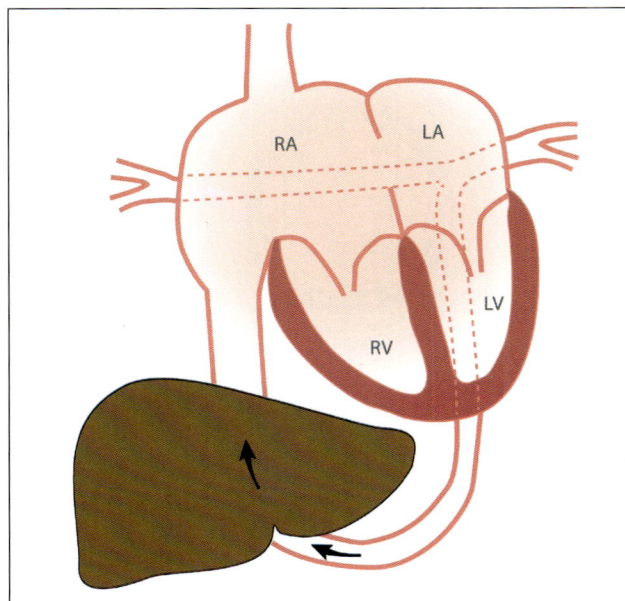

图6-4 膈下型TAPVR经垂直静脉向下穿过膈肌引流入肝脏。

混合型TAPVR：在混合型TAPVR中，肺静脉至少引流入两个不同位置。最常见的是三根肺静脉形成共汇且均引流到冠状窦，而左上肺静脉引流入左无名静脉。

非梗阻型TAPVR与梗阻型TAPVR

TAPVR的临床表现取决于肺静脉回流是否有梗阻。在非梗阻型TAPVR中，当肺血管阻力下降时，就会发生肺循环超负荷，并且会出现右心房和右心室（RV）渐进性扩张。

任何类型的TAPVR都会发生梗阻，不过，心内型罕有梗阻，膈下型通常有梗阻。50%的心上型TAPVR病例存在梗阻[7]。肺静脉回流梗阻引起肺毛细血管压力增高和肺水肿。肺动脉系统的反射性收缩有可能可以通过限制肺血流来改善肺水肿，这就造成了严重发绀和肺动脉高压。任何位于房间隔位置的额外梗阻，都会引起左心室前负荷下降和低心输出量。

梗阻可发生在任何位置，并随时间推移而发生进展，尤其是在因肺血管阻力正常下降而导致肺血流增多时。心房间交通可能有梗阻。在向左无名静脉回流的心上型TAPVR中，当升垂直静脉在左肺动脉和左主支气管之间穿过时，其可能出现梗阻（图6-5）。当垂直静脉上升走行到右上腔静脉时，位于右肺动脉和右主支气管之间的垂直静脉也可能会受到压迫而发生梗阻。虽然心内型TAPVR很少出现梗阻，但梗阻可能会发生在肺静脉共汇和冠状窦的连接处。在膈下型TAPVR中，几乎普遍存在梗阻。降垂直静脉和食管一起穿过食管裂孔的位置是常见的梗阻部位。如果垂直静脉引流入门静脉，则梗阻发生在肝窦内。如果引流至静脉导管的话，则出生后静脉导管的正常收缩会导致梗阻。

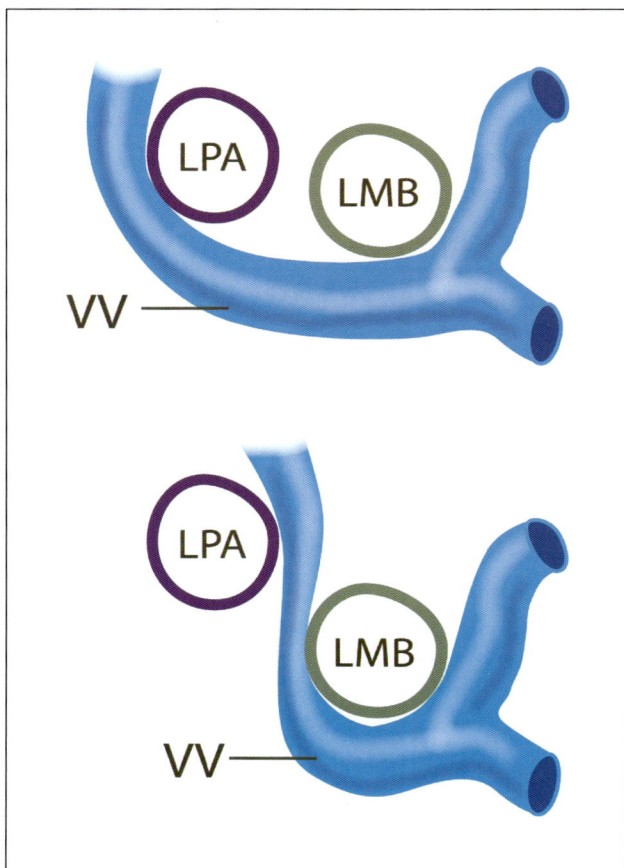

图6-5 上图：心上型TAPVR的垂直静脉（VV）典型走行路径是在左肺动脉（LPA）前方经过。下图：垂直静脉会走行在左肺动脉和左主支气管（LMB）之间，造成梗阻。

非梗阻型TAPVR的表现：患有非梗阻型TAPVR的新生儿，通常在出生时没有症状。由于在出生后数周期间，肺血管阻力下降，肺血流增多。随着肺循环负荷的增大，血氧饱和度通常仅轻微下降，且可能并未发现有发绀。大多数病人会在出生后数月内出现肺循环超负荷的症状：喂养问题、发育停滞、呼吸急促和频繁呼吸道感染。如果不治疗，在年龄中位数为3月龄时就会出现死亡，75%～85%的病例在1岁以内死亡[2,8]。罕有到儿童期后期阶段

或青春期才出现症状的TAPVR病例[9]。

在新生儿期，鉴别诊断包括合并肺血流增多的发绀型心脏病变：D襻大动脉转位和永存动脉干。在"非发绀型"病变中（诸如完全型房室间隔缺损），尤其是肺血管阻力高的新生儿，当存在一定程度的右向左分流时，可以见到轻度发绀。表现为喘息（"心源性哮喘"）和呼吸急促的婴儿可能被误诊为反应性气道疾病或病毒性呼吸道感染。

非梗阻型TAPVR的临床检查：患有该病的婴儿通常消瘦、易激惹，且呼吸急促合并肝脏肿大。心脏检查显示右心室搏动明显。可以听到多种心音：收缩期喷射性杂音、第二心音宽分裂和第三心音奔马律。由于血流量增大，常在肺动脉听诊区闻及收缩期喷射性杂音，并在三尖瓣区闻及舒张期血流隆隆音。任何响度大于Ⅲ/Ⅵ级的杂音都提示还存在其他先天性心脏病。

诊断学检查

非梗阻型TAPVR的ECG：在年长婴儿的心电图（ECG）中，常可见到电轴右偏、右心室和右心房增大（图6-6）。然而，由于右心优势是新生儿期的正常现象，所以ECG在新生儿期不是很有帮助。

非梗阻型TAPVR的胸部X线：常见因右心房、右心室和肺动脉扩大而造成的心脏肿大，特别是在过了新生儿期以后。偶尔，胸片可以提示异位引流位置。在心上型TAPVR中，经典的"雪人征"（即扩大的心脏作为底部，升垂直静脉、扩张的无名静脉和上腔静脉形成突出的上纵隔作为头部）通常至少在数月龄时才会出现。然而在当前，大多数病人在达到这个年龄之前，就已经得到了诊断和手术治疗。

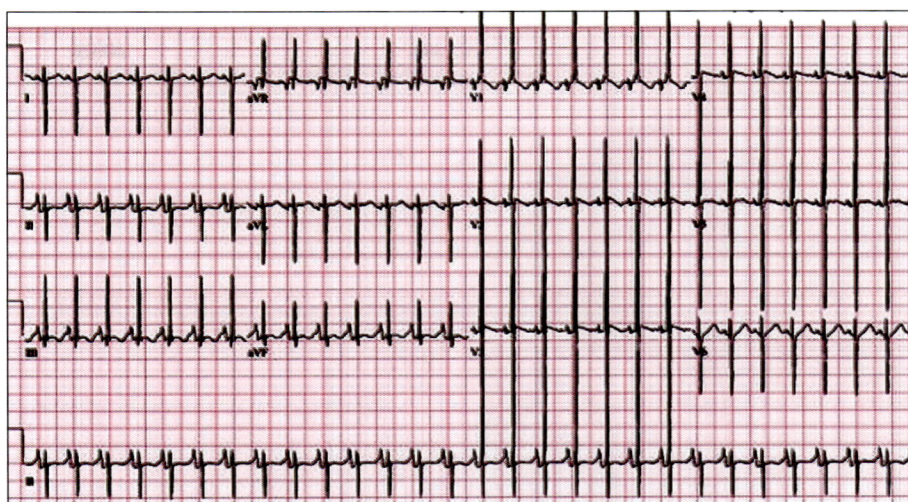

图6-6 一名6周龄的心上型TAPVR婴儿的ECG。可见明显的右心房增大和右心室肥厚。

　　非梗阻型TAPVR的超声心动图：一套完整的检查对于正确诊断TAPVR是至关重要的。第一线索常常是右心室、右心房和肺动脉扩张并存在心房水平的右向左分流。从上腔静脉流入右心房的血流量增大和无名静脉扩张提示心上型TAPVR（图6-7），而当有一个扩大的冠状静脉窦时，则提示心内型TAPVR（图6-8）。左心房看起来发育小。和扩大的右心相比，左心室也常常看上去发育小，但通常在修补手术后大小正常。未见肺静脉进入左心房后部。肺静脉共汇常见位于左心房后方。重要的是要确定所有的肺静脉均引流入共汇并逐一仔细检查每一根肺静脉是否存在发育不良和狭窄。通过超声心动图便于判定发自肺静脉共汇的引流路径（图6-9）。通常在肺静脉和异位引流位置可以见到低速层流。通常能够对整个回流通路进行细致的检查，以识别出潜在的梗阻区域。

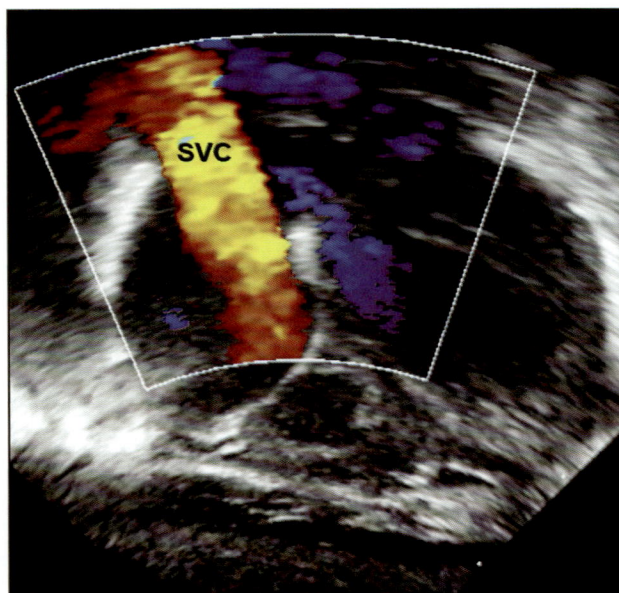

图6-7 一名心上型TAPVR病人的肋下超声心动图切面。上腔静脉（SVC）内的血流明显增多是诊断的第一线索。

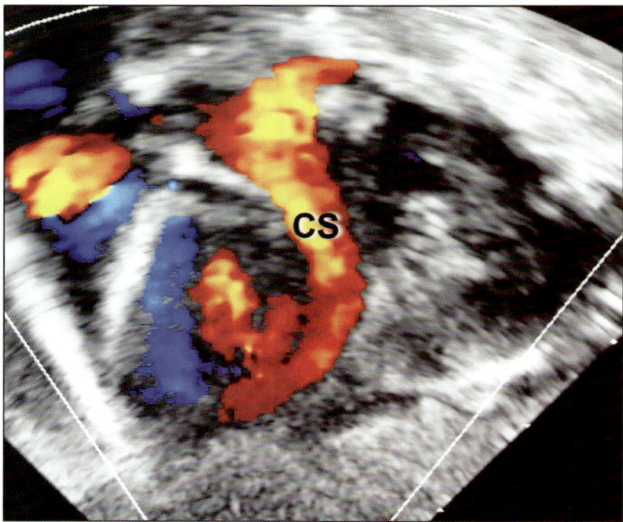

图6-8 一名引流至冠状窦（CS）的心内型TAPVR病人的肋下超声心动图切面。

经食管超声心动图（TEE）常用于在手术室内评估手术修补情况。使用超声波进行胎儿诊断是可行的，但难度大[10]。在正常胎儿中，肺静脉血流量低，心房水平的分流通常为右向左，且右心占优势，因此很多前文提及的出生后诊断线索都不适用。

非梗阻型TAPVR的MRI和CT： 虽然很少需要用到MRI和CT，但通常在混合型TAPVR的解剖状态无法明确时，MRI和CT检查就非常有用。

非梗阻型TAPVR的心导管检查： 在当前，心导管检查并不常用于非复杂型TAPVR。行心导管检查时，由于静脉血完全混合，因此所有心腔内的血氧饱和度通常相等。仔细测定饱和度可有助于确定APVR进入体静脉循环的位置，而选择性肺动脉血管造影可以显示出肺静脉的解剖状态。

梗阻型TAPVR的表现： 与其他各种非梗阻型TAPVR相比，梗阻型TAPVR的临床表现出现得更加早[2]。患病的新生儿经常在出生后数小时内看上去很好（不像那些存在呼吸窘迫综合征、新生儿持续肺高压或发生胎粪吸入的新生儿，这类新生儿通常在出生后更早出现症状）；然而，他们通常总是在出生后数天的新生儿期内出现症状。通常出现严重发绀。病人通常呼吸非常急促，有呼吸窘迫的体征，肺部体检有啰音。也经常出现肝脏肿大。如果不给予外科手术干预，这些患儿通常在出生后数周之内死亡[9]。在膈下型TAPVR时，由于吞咽或因食管裂孔受压和腹内压增高导致肺静脉回流梗阻加重而造成发绀加重。

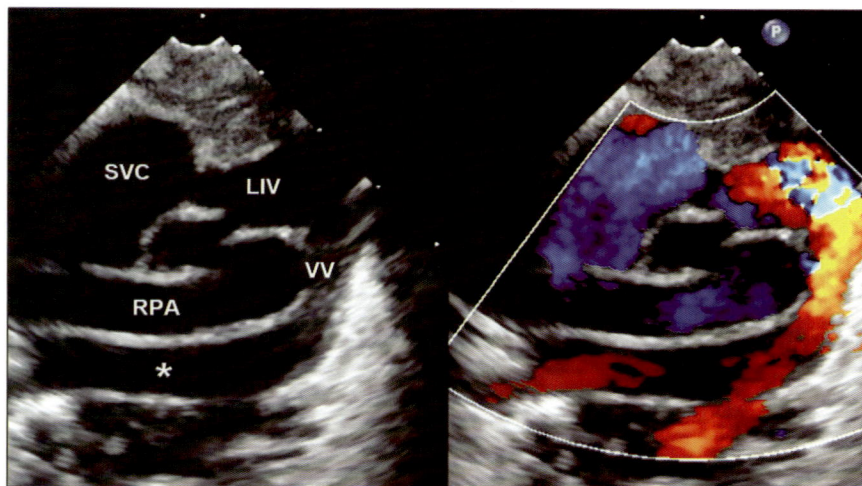

图6-9 一名心上型TAPVR病人的胸骨上超声心动图切面。肺静脉共汇（*）通过垂直静脉（VV）引流入左无名静脉（LIV）和扩张的上腔静脉（SVC）。在垂直静脉汇入无名静脉处可见轻度的血流速增快。RPA=右肺动脉。

和非梗阻型 TAPVR 不同，在梗阻性病变中，心脏检查常常没有特别结果，没有心脏杂音或右心室搏动增强。由于存在肺动脉高压，第二心音增强且往往单一。

梗阻型 TAPVR 的 ECG： 存在梗阻型 TAPVR 时，ECG 检查对于这些患儿的明确诊断没有帮助。存在右心室肥厚，但没有右心房增大的 ECG 表现。

梗阻型 TAPVR 的胸部 X 线： 心脏没有增大，但肺实质存在明显异常，有肺静脉淤血和肺水肿。在严重梗阻病例中，肺部有广泛的"毛玻璃样"外观，可能导致误诊为呼吸窘迫综合征（图 6-10）。

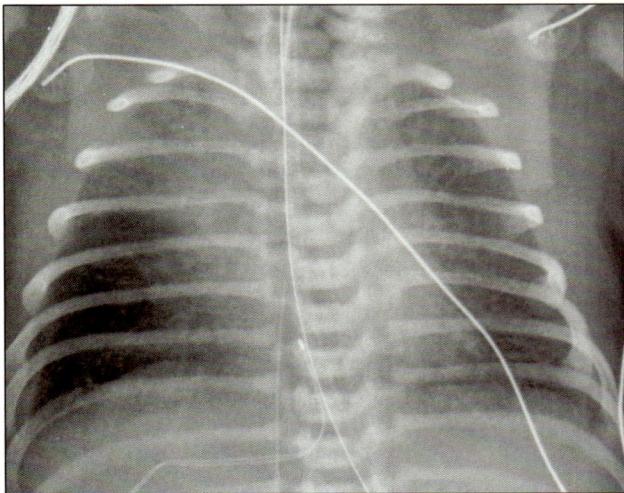

图 6-10 一名梗阻型心上型 TAPVR 新生儿的胸部 X 线片。最初的放射学判读意见认为其符合呼吸窘迫综合征诊断。

梗阻型 TAPVR 的超声心动图： 经胸超声心动图（TTE）是梗阻型 TAPVR 的首选诊断方法。它可以快速简便地对这些通常病情严重的婴儿实施床边检查，避免了转运的需求。必须再次强调，必须使用所有可用的超声窗位进行完整的检查，以识别出所有肺静脉、肺静脉共汇的大小和形态，以及整个肺静脉引流通路（以及任何共存的心脏缺陷）。通常不难明确梗阻的位置。位于梗阻位置近端的异位引流通路常有扩张。在梗阻位置可见有高速的失相位非层流血流。当梗阻型心上型 TAPVR 病

人的垂直静脉在左肺动脉后方走行时，通常会发生梗阻，但梗阻也可能发生在其他任何位置。胸骨上切面特别有用。在膈下型 TAPVR 时，降垂直静脉可在肋下切面上显示为一根发自心脏，在降主动脉右前方和下腔静脉（IVC）左后方穿越膈肌的静脉结构（图 6-11）。可发现降垂直静脉在膈肌水平，或在其进入静脉导管或肝脏时的梗阻迹象。应该密切评估心房水平的分流，以识别出任何梗阻迹象。

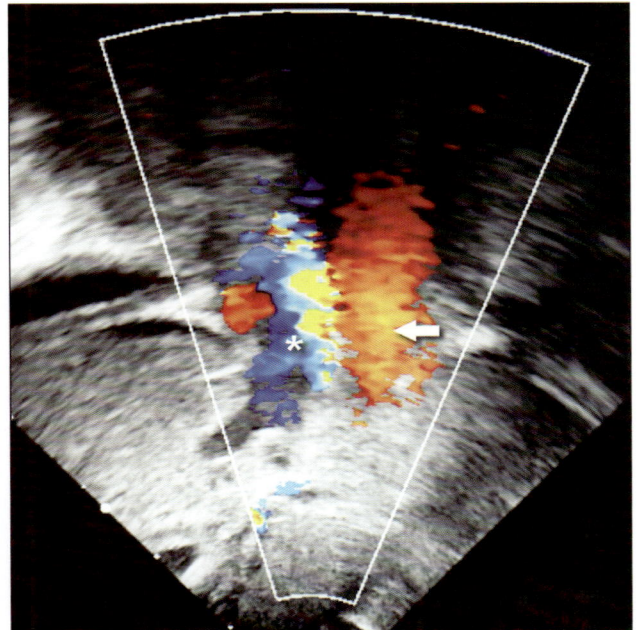

图 6-11 膈下型 TAPVR 的肋下超声心动图窗位图像。下腔静脉（*）向上走行进入右心房，而降垂直静脉（箭头）向下走行穿越膈肌。

梗阻型 TAPVR 的 MRI 和 CT： 为了让病情危重的新生儿完成采样时间较长的扫描检查而推迟手术是不明智的。和心导管检查一样，当患儿病情稳定时，MRI 和 CT 检查可用于诊断复杂病例；但这种情况不常出现。

梗阻型 TAPVR 的心导管检查： 在当前，很少必须要实施心导管检查。然而，当外科手术被推迟时，心导管可以用来对限制性房间隔实施球囊房间隔切开术[11]。有一些在异位引流梗阻处放支架作为临时治疗的成功病例报道[12]。当存在复杂病

变时，心导管和血管造影是一个能更好地显示解剖状态的诊断学选项。

治疗

内科： 对于非梗阻型TAPVR，外科修补手术是根治措施，通常在确诊后不久施行。没必要延长药物治疗时间。对于表现出肺循环超负荷的年长婴儿，在安排手术治疗期间，呋塞米或其他利尿药可能有帮助。偶尔，对于病情稳定的非梗阻型TAPVR病人，可考虑推迟手术，尤其是体格非常小的新生儿或解剖条件复杂时。此后会发生梗阻，所以有必要密切随访。推迟手术者预计会出现肺循环超负荷和生长发育差，且在等待手术期间难以取得充分的生长发育。

对病情危重的梗阻型TAPVR新生儿进行积极的药物治疗来稳定其病情是有益处的：在手术的准备阶段，运用机械通气、纠正酸中毒和贫血，并提供变力性药物支持。静脉输注前列腺素是有益处的，能让心输出量降低的重度肺动脉高压病人在动脉导管（PDA）水平出现右向左分流。前列腺素也可能有助于使膈下型TAPVR病人收缩的静脉导管得以扩张[13]。然而，面临肺静脉梗阻（PVO）时，通过开放PDA并使肺血管扩张来增加肺血流，可能会加重肺水肿[14]。同样，用一氧化氮来扩张肺血管可能对治疗重度肺动脉高压有帮助，但也可能加重肺水肿。如果担心肺动脉高压，则一氧化氮在手术后特别有用。在术前很少有必要使用体外膜式氧合（ECMO）来稳定病人。

对于等待手术治疗的非梗阻型TAPVR婴儿和术后有残余肺动脉高压或肺静脉狭窄的病人，推荐使用帕利珠单抗来预防呼吸道合胞病毒（RSV）感染。可以观察到发生呼吸道合胞病毒感染时，病人出现临床恶化和肺动脉高压加重。

外科： 外科手术是梗阻型和非梗阻型TAPVR的主要治疗方法。梗阻型TAPVR是先天性心脏病中少数几个"外科急症"之一，治疗目标应该是使患儿稳定并尽可能迅速且安全地送至手术室。

外科手术的目的是提供一个无梗阻的肺静脉至左心房的引流途径，关闭任何残留的房间隔缺损，并消除其他的肺静脉引流途径。对于存在异位垂直静脉的心上型和心下型TAPVR，将肺静脉共汇和左心房后壁吻合，并结扎异位垂直静脉。对于膈下型TAPVR，手术治疗更困难，因为肺静脉共汇可能呈垂直走向且细小，每根肺静脉在不同的位置上进入共汇。对于引流入冠状窦的心内型TAPVR，将冠状窦去顶使其开口入左心房，并用补片关闭冠状窦至右心房的入口，以便让肺静脉血直接引流入左心房。运用此方法进行手术的病人可见有轻微的血氧饱和度下降，这是因为冠状静脉血被引流入左心房所致。当肺静脉回流至右心房时，有必要扩大房间隔缺损，并用一块ASD补片将肺静脉引流隔入左心房。

术后即刻阶段的治疗会十分困难，尤其是病情危重且术前明显存在肺动脉高压的梗阻型TAPVR新生儿。正如前文提及的，对于有明显残余肺动脉高压或肺静脉狭窄的病人，建议使用针对呼吸道合胞病毒的预防治疗。尽管如此，新生儿TAPVR纠治手术的死亡率在过去的几十年里明显下降。

结果

短期： 早期手术死亡已不多见，有几宗报道显示死亡率小于5%[15,16]。早期死亡率和严重肺动脉高压相关。在外科手术时使用术后超声心动图来密切观察有无梗阻。此外，吸入一氧化氮的术后肺血管扩张疗法和使用口服肺血管扩张剂（包括西地那非）的长期治疗可能明显有帮助[17]。

长期：晚期结果通常和残余或渐进性肺静脉梗阻有关。在 TAPVR 术后病人中，肺静脉回流无梗阻时的多普勒峰值流速通常小于 1 m/s，而有梗阻的病人其流速则为 2 m/s 左右[18]。在一项关于外科纠治手术的多中心报道中，3 年存活率为 85%。风险因素包括手术时的年龄更小、合并其他复杂型心脏病变，以及肺静脉发育不良或狭窄。约有 15% 的病人术后发生肺静脉梗阻而需要治疗干预，在这一亚组中的 3 年死亡率大幅上升至 41%。导致术后发生显著肺静脉梗阻的风险因素包括肺静脉发育不良或狭窄，以及肺静脉共汇缺如[6]。其他研究证实发生肺静脉梗阻的风险约为 10%。肺静脉梗阻可能位于单支肺静脉，也可能位于肺静脉共汇的吻合口位置，或兼而有之。梗阻可能为单侧或双侧，且通常是渐进性的。肺静脉梗阻预示着预后差，尤其当存在双侧梗阻时[19]。最近的数据提示，在首选使用"无缝线"修补技术时，肺静脉梗阻风险下降[20]。会发生晚期心律失常，心律失常通常来源于心房，且可包括心房扑动、室上性心动过速和窦房结功能不全[21]。

肺总静脉闭锁

肺总静脉闭锁是一种非常罕见的疾病，其肺静脉连成共汇，但却没有能使其引流入左心房或体静脉循环的通路。这些病人表现为严重的梗阻型 TAPVR。有存活至 1 月龄的报道，提示存在一些使肺静脉血引流回体静脉循环的通路，可能是通过支气管肺静脉进行引流[22]。有成功手术治疗的报道，术后常使用体外膜式氧合来稳定病人的病情[23]。

提示与建议

- 对一名怀疑因严重肺部疾病导致严重缺氧的危重新生儿行急诊超声心动图检查（"ECMO 前的超声检查"）是一种挑战。严重的肺动脉高压可能导致在心房水平和动脉导管水平存在右向左分流、右心房和右心室扩张，且肺血流和肺静脉回流减少。难以完全肯定肺静脉回流正常，但这必须是首要任务，因为梗阻型 TAPVR 必须立即给予手术干预。绝不要相信外院检查的正常结果报告或根据正常的胎儿超声心动图来排除 TAPVR。"梗阻型 TAPVR 待排"是一个好原则。当脐静脉血气的氧分压高于脐动脉血气时，则可能是回流到门静脉系统的膈下型 TAPVR。然而，如果在超声中看到心房水平存在左向右分流，则可明确排除 TAPVR。
- 当术后病程偏离预期，则应该考虑肺静脉梗阻。虽然超声心动图通常足以诊断肺静脉梗阻，但如果超声心动图未能明确问题，则需要考虑心导管或其他影像学检查。

部分型肺静脉异位回流

引言：PAPVR病人至少有一根（但非所有）肺静脉回流到体静脉循环，而不是直接进入左心房。PAPVR的发生率难以确定。一项关于肺静脉解剖的尸检调查报道的发生率为0.7%[24]。临床症状明显的PAPVR不常见，因为许多单根肺静脉异常的个体是无症状的，且预期寿命正常。

PAPVR经常见于多脾型内脏异位症。它偶尔可作为法洛四联症的合并畸形，且发现其常见于Noonan综合征和Turner综合征[25]。最近一项针对无症状的Turner综合征病人的MRI研究发现有18%的人存在PAPVR，大多数病例在TTE时漏诊[26]。

▶▶ ▶▶▶ 儿童、青少年和成人

解剖学和生理学

据报道，PAPVR的肺静脉异位回流模式存在非常多的类型[27]。肺静脉可以跨越中线引流。

右上肺静脉引流入上腔静脉合并静脉窦型缺损：在本书第1章已讨论过，该病变的特征为肺静脉正常引流入左心房后部。在上腔静脉和位于后方的右肺静脉之间的血管壁上有一个缺损，这个缺损形成了一个位于体静脉和肺静脉引流之间的交通。"房间隔缺损"实际是右上肺静脉进入左心房的正常开口。也可见到真正意义上的右上肺静脉异位引流，即在奇静脉上方引流入上腔静脉或直接引流入奇静脉（图6-12）。

左上肺静脉引流进入左无名静脉：最常见的PAPVR包括左上肺静脉通过异常的垂直静脉异位引流入左无名静脉（或两根左肺静脉都引流入左无名静脉，这不太常见）（图6-13）。通常存在一个心房水平的分流。一根或两根左肺静脉也可能引流入冠状窦（图6-14）、右上腔静脉、下腔静脉、左锁骨下静脉、奇静脉或半奇静脉。

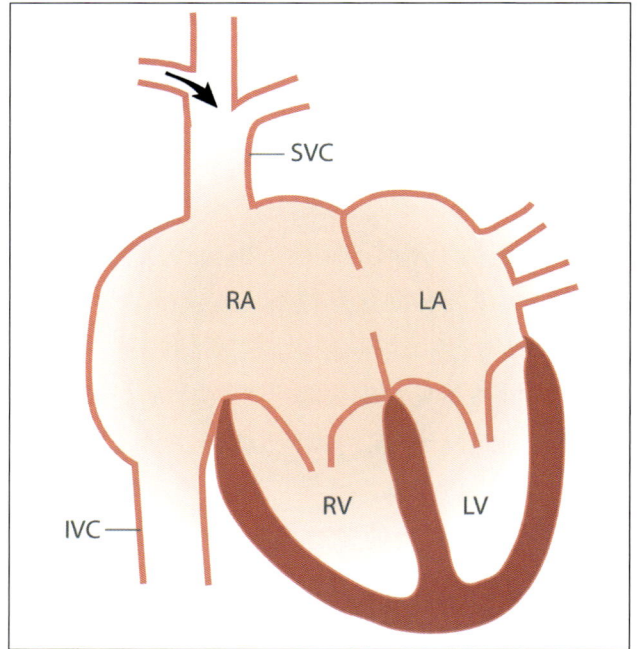

图6-12 右上肺静脉（箭头）PAPVR，在奇静脉上方引流至上腔静脉。此型不同于更典型的"静脉窦型房间隔缺损"类型。IVC=下腔静脉；SVC=上腔静脉。

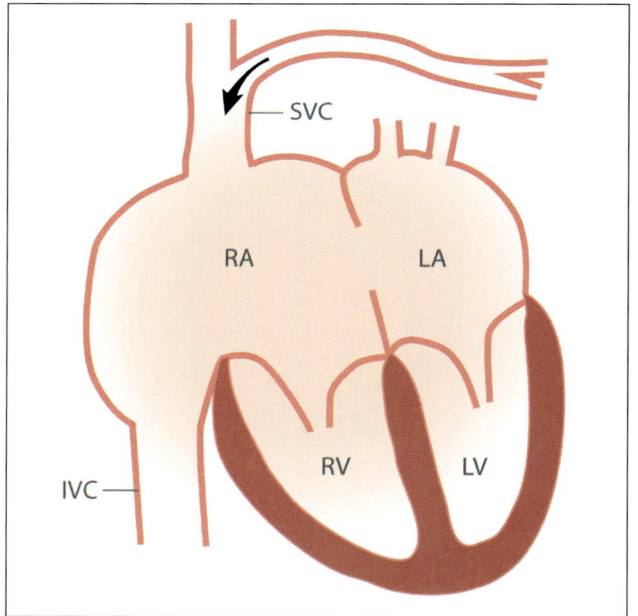

图6-13 左上肺静脉PAPVR，引流至左无名静脉。IVC=下腔静脉；SVC=上腔静脉。

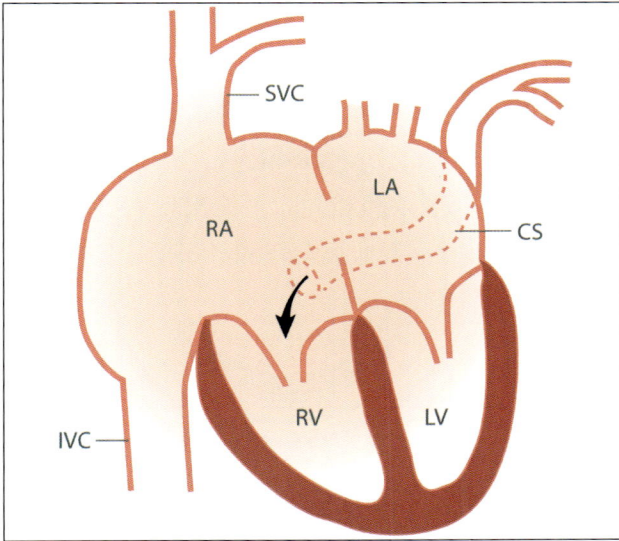

图 6-14 左肺静脉 PAPVR，引流至冠状窦（CS）。IVC＝下腔静脉；SVC＝上腔静脉。

右肺静脉异位回流入下腔静脉：当右肺静脉引流入下腔静脉时，可能会累及一根或两根右肺静脉（图 6-15）。这种引流模式通常见于弯刀综合征，在此综合征中，右肺的受累及部位常常发育不良，合并有异常的细支气管。可能存在隔离肺，受累及肺段的动脉血供可能由发自主动脉的血管供应。右肺动脉常常发育不良，而房间隔通常完整[28]。

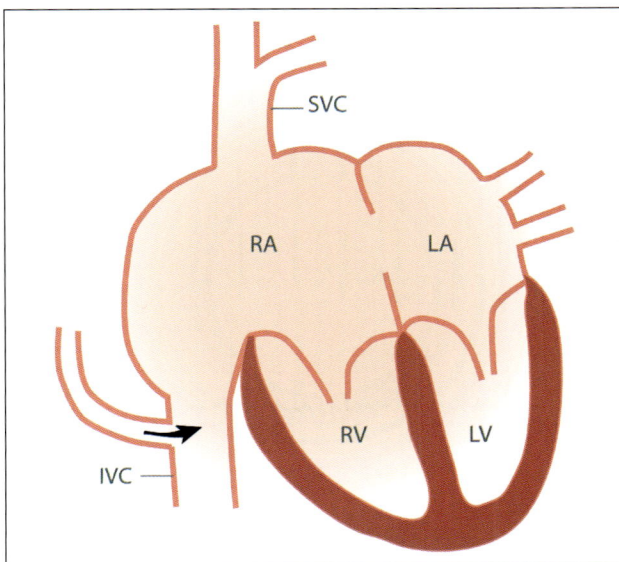

图 6-15 右肺静脉 PAPVR，引流至下腔静脉，典型的弯刀综合征。

在多脾型内脏异位症中，可见原发房间隔向左心房移位。虽然右肺静脉连接正常，但它们实际上引流入右心房。

表现：PAPVR 是一种左向右分流导致肺循环超负荷的非发绀型先天性心脏病。当不合并其他心脏病变时，左向右分流的大小取决于异位引流的肺静脉回流量的百分比。最明显的决定因素是异位引流的静脉血管数量。然而，其他重要因素还包括：正常引流和异位引流肺段的相对血流阻力、右心房和左心房的相对容积，以及向异位引流肺段供血的动脉有无狭窄。因为右心房的顺应性通常低于左心房，到达受累肺段的肺血流量可能高于正常。单根的异位引流肺静脉运输的肺静脉回流血量通常不到 25%，所造成的分流不具备血流动力学显著性。然而，当一根肺静脉正常引流，而其余肺静脉都异位引流时，则生理学近似于 TAPVR。当一侧肺异位引流时，肺血流与体循环血流的比值常常超过 2∶1[29]。

其他合并的心脏缺损可能会导致左向右分流的程度增大。例如，PAPVR 常常有房间隔缺损，且一个大型房间隔缺损将会产生明显分流。难以判定 PAPVR 和房间隔缺损在左向右分流总量中所占的相对比例。

PAPVR 的临床表现和房间隔缺损十分相似。没有大型房间隔缺损的单根肺静脉 PAPVR 通常是无症状的。然而，偶尔有单根肺静脉异位引流的病人确实会随着年龄增长而发生肺循环超负荷并出现症状，这可能是左心室舒张功能和左心房容积下降所致。当一根肺静脉正常引流而其余肺静脉都异位引流时，其临床表现和非梗阻型 TAPVR 相似，病人在婴儿期或儿童期的早期阶段出现症状。

当整个一侧肺存在异位引流时，病人在婴儿期和儿童期很少有症状，但在儿童期可能有劳力性呼吸困难、频繁呼吸道感染和哮喘病史。左向右分流随着年龄的增长而增大，病人常在青少年期和青年时期出现症状,有劳力性呼吸困难。有少数更年长病人出现肺动脉高压,对于任何显示出肺动脉压力升高迹象的成人,应将PAPVR纳入其鉴别诊断[30]。

因为合并包括肺发育不良和异常动脉血供在内的肺脏畸形,所以弯刀综合征的临床情况会与其他类型的PAPVR存在很大不同。有两种类型的弯刀综合征。婴儿型在婴儿期出现症状,其特征包括呼吸急促、喂养困难和发育停滞等肺循环超负荷表现。因为有通气的肺脏的血液灌注差,因此可能会出现发绀,且受累肺脏频繁发生肺炎。经常有肺动脉高压,且可能为重度[31]。成人型则可能因胸部X线检查提示继发性心脏右旋和肺发育不良而偶然发现。然而在成人型中,肺循环与体循环血流比值高和明显肺动脉高压的情况并不常见,且许多病人仍无症状[32]。

不合并房间隔缺损者的临床检查:单根肺静脉PAPVR的临床检查通常正常。可能有微弱的收缩期肺血流杂音,但右心室搏动正常,鲜有其他异常发现。分流量更大时,可能出现右心室搏动明显和更响的(但不高于Ⅲ/Ⅵ级)收缩期肺血流杂音。在三尖瓣区可能闻及舒张期隆隆音。第二心音往往正常。

合并大型房间隔缺损者的临床检查:合并大型房间隔缺损的PAPVR病人,其体检所见和大型孤立性房间隔缺损相同。可能出现右心室增大的体征,并有收缩期血流杂音和舒张期三尖瓣隆隆音。第二心音固定分裂。

诊断学检查

ECG:如果左向右分流少,心电图可能正常。然而,当存在显著的左向右分流时,常见有右胸导联呈rR'或rSR'型的右心室增大和右心房增大(图6-16)。

胸部X线:存在显著分流的PAPVR病人,其右心房和右心室增大导致心脏肿大。肺纹理明显(图6-17)。对于PAPVR血流汇入无名静脉或上腔静脉者,上纵隔可能增宽。在弯刀综合征时,可能出现因右肺发育不良造成的继发性心脏右旋和右肺静脉呈经典的弯刀状形态引流入下腔静脉。

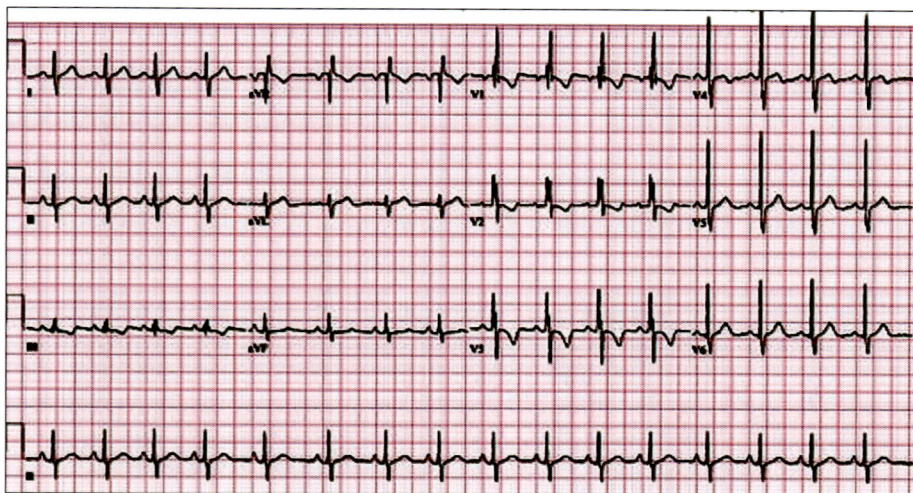

图6-16 一名无症状的10月龄婴儿在听诊闻及心脏杂音后建立诊断。在V1导联见到rSR'波形。

超声心动图：和TAPVR一样，必须使用多切面成像来识别出所有肺静脉的引流状态并对任何合并心脏畸形进行特征性描述，以此来实施一套完整检查。存在明显的分流时，会有右心房和右心室的增大。当没有大型房间隔缺损，但有右心房和右心室增大时，则应怀疑PAPVR诊断。PAPVR引流入上腔静脉、下腔静脉或无名静脉时，这会引起上述结构的增大。在没有左上腔静脉时，冠状窦扩大提示有PAPVR。弯刀综合征时，肋下切面可识别出右肺引流入下腔静脉，且有可能发现源自降主动脉到受累肺脏的体肺侧支血管。弯刀综合征时，右肺动脉可能显得明显细小。

在成像窗位受限的年长儿童和成人中，经胸超声心动图可能无法确诊。经食管超声心动图可能会有所帮助，但CT和MRI的诊断作用更好。

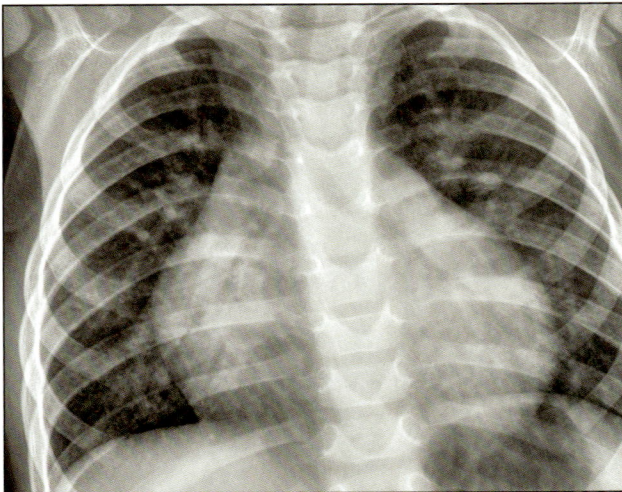

图6-17 图6-16中的同一位病人的胸部X线片。可见这名PAPVR婴儿存在心脏肿大和肺纹理增多。

CT和MRI：CT和MRI是PAPVR的理想成像方法，其已经成为在静脉解剖复杂或超声心动图结果不明确时，替代心导管检查的首选影像学检查方法（图6-18）。MRI可判定右心室和右心房的大小以及有无房间隔缺损，并且可以估测肺血流[33]。当考虑年长成人合并有冠状动脉病变时，CT检查则可能特别有帮助。

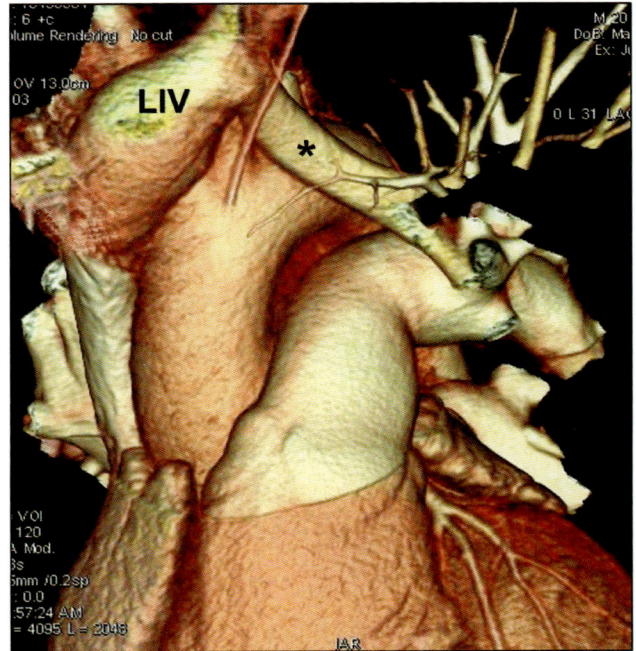

图6-18 心脏CT显示PAPVR为左侧两根肺静脉（*）均回流入左无名静脉（LIV）。

心导管：很少需要用到心导管检查来诊断PAPVR。在年龄更大的PAPVR成人中，可能必须在术前排除明显肺动脉高压或冠状动脉病变。如单根肺静脉异位回流的病人出现症状，在考虑给予外科手术干预时，心导管检查可能有助于评估左向右分流的程度。

治疗

内科：当出现肺循环超负荷时，利尿剂可能有帮助。然而，根本的治疗方法是外科手术。对弯刀综合征而言，心导管介入治疗有一定作用。如果有一根体肺侧支血管向异位引流肺段供血，用装置封堵此血管可极大地减少左向右分流，但肺静脉异位引流仍持续存在[34]。对于单根肺静脉PAPVR合并大型房间隔缺损的病人，在心导管室实施封堵术可能有助于免除外科手术。

外科：当存在显著左向右分流（至少2∶1）时，建议实施外科手术，但对于无症状儿童而言，手术通常可推迟至学龄早期。右心增大提示存在明显的分流,通常没有使用心导管来精确测定肺血流的必要。超过一根以上肺静脉的PAPVR通常需要手术修补。反复肺炎(常见于弯刀综合征)是另外一个手术干预的适应证。手术方法是根据各种不同的引流模式而采用个体化考虑的。

通过垂直静脉回流到左无名静脉的PAPVR,手术方式包括把肺总静脉和截去左心耳的左心房连接或离断垂直静脉并将其近心端与左心房后壁吻合[35]。引流至冠状窦者,则通过将冠状窦去顶,使其与左心房相通,并关闭冠状窦在右心房内的出口来加以修补。回流到下腔静脉的PAPVR,手术方法为通过术中修补房间隔缺损将肺静脉引流隔至左心,使其引流入左心房或把肺静脉直接再种植于左心房[36,37]。弯刀综合征者,可能必须要切除异常的肺叶。当因原发房间隔向左移位而引起PAPVR,即右肺静脉连接正常但异位引流时,则需要重建房间隔,并将此肺静脉引流隔入左心房。

结果

手术结果很大程度上取决于肺静脉引流的解剖、有无弯刀综合征和肺脏畸形,以及术前有无肺动脉高压。

短期:当前,在非复杂型PAPVR修补术后很少有早期手术死亡。然而,术前肺动脉高压是一个需要关注问题。

长期:主要的长期关注问题是肺静脉狭窄(通常是在肺静脉的再种植位置或是在手术构建的将肺静脉引流隔入左心房的板障通路中)和房性心律失常。除了合并静脉窦型房间隔缺损的PAPVR病人以外,这些并发症并不常见(已在第1章中讨论过)[38]。

然而,弯刀综合征是一种特殊病例。这些病人在手术时常常病情更重,年龄更小。最近的一个多中心研究关注了使用心内板障重建肺静脉引流或直接将肺静脉和左心房吻合治疗弯刀综合征的手术结果[39]。这些病人的早期死亡率为7%,比那些需要实施肺切除的病人高出很多。同时,报道了2例与持续肺动脉高压相关的晚期死亡。13年时免于因肺静脉回流梗阻而再次手术的比例约为85%,在两种手术技术之间未见存在差异。

未来

经良好手术纠治的TAPVR和PAPVR的长期结果是极好的,绝大多数成人是无症状的。然而,

提示与建议

● PAPVR虽然罕见,但对任何有症状提示肺循环超负荷或反复肺部感染的儿童或成人,都应该进行鉴别诊断。患此病的病人常会被误诊为哮喘达数年之久。对于存在原因无法解释的肺动脉高压的成人,应该考虑PAPVR。

● 在超声心动图中见到右心房和右心室扩张,尤其是当没有大型房间隔缺损时,需要仔细寻找PAPVR。冠状窦或其他静脉结构出现异常扩张是一条诊断线索。对于年长儿童和成人而言,经胸超声心动图常不足以排除PAPVR,所以CT和心脏MRI已经成为首选诊断方法。

对于任何肺动脉高压的迹象，我们都应该启动针对肺静脉回流梗阻的检查。窦房结功能不全和房性心律失常是一个长期关注问题，对静脉窦型房间隔缺损术后病人而言尤为如此。和晚期手术修补房间隔缺损一样，在更为年长时晚期接受手术的APVR成人，其房性心律失常（包括心房颤动和心房扑动）的风险依然居高不下。

对于已经良好手术纠治且没有心律失常、肺动脉高压或肺静脉梗阻迹象的成人，不需要限制活动或给予针对心内膜炎的预防治疗。这些病人可以良好耐受妊娠，但可以预见到的是任何残余肺动脉高压或肺静脉梗阻都会使妊娠风险增大，应该针对妊娠安全给出个体化建议。虽然肺静脉异位回流通常是散发的，但也有关于家族性发病的报道，因此推荐孕妇进行胎儿超声心动图检查[40]。

虽然单根肺静脉PAPVR通常没有血流动力学的显著性，但一些成年病人会有呼吸困难和无法耐受运动的症状。在这个年长人群中，常有诸如冠状动脉病变或肺部病变等夹杂症。由于成人越来越多地使用CT来进行冠状动脉成像，所以我们预期将来会更多地诊断出单根肺静脉PAPVR病例。因此，我们面临的挑战是如何判定PAPVR对血流动力学的真实影响，一来避免不必要的手术，同时为那些能因手术而获益的病人继续推进治疗。

（刘鑫荣译，孙彦隽校）

参考文献

1. Neill CA. Development of the pulmonary veins with reference to the embryology of anomalies of pulmonary venous return. *Pediatrics*. 1956; 18(6): 880–887.

2. Delisle G, Ando M, Calder AL, et al. Total anomalous pulmonary venous connection: report of 93 autopsied cases with emphasis on diagnostic and surgical considerations. *Am Heart J*. 1976; 91: 99–122.

3. Correa-Villase.or A, Ferencz C, Boughman JA, Neill CA; The Baltimore-Washington Infant Study Group. Total anomalous pulmonary venous return: familial and environmental factors. *Teratology*. 1991; 44(4): 415–428.

4. Paz JE, Castilla EE. Familial total anomalous pulmonary venous return. *J Med Genetics*. 1971; 18(3): 312–314.

5. Carter RE, Capriles M, Noe Y. Total anomalous pulmonary venous drainage. A clinical and anatomical study of 75 children. *Br Heart J*. 1969; 31(1): 45–51.

6. Seale AN, Uemura H, Webber SA, et al. Total anomalous pulmonary venous connection: morphology and outcome from an international population-based study. *Circulation*. 2010; 122(25): 2718–2726.

7. Norwood WI, Hougen TJ, Castaneda AR. Total anomalous pulmonary venous connection: surgical considerations. *Cardiovasc Clinics*. 1981; 11(2): 353–364.

8. Burroughs JT, Edwards JE. Total anomalous pulmonary venous connection. *Am Heart J*. 1960; 59: 913–931.

9. Gathman GE, Nadas AS. Total anomalous pulmonary venous connection: clinical and physiologic observations of 75 pediatric patients. *Circulation*. 1970; 42: 143–154.

10. Valsangiacomo ER, Hornberger LK, Barrea C, Smallhorn JF, Yoo SJ. Partial and total anomalous pulmonary venous connection in the fetus: two-dimensional and Doppler echocardiographic findings. *Ultrasound Obstet Gynecol*. 2003; 22(3): 257–263.

11. Serratto M, Bucheleres HG, Bicoff P, Miller RA, Hastreiter AR. Palliative balloon atrial septostomy for total anomalous pulmonary venous connection in infancy. *J Pediatr*. 1968; 73: 734–739.

12. Michel-Behnke I, Luedemann M, Hagel KJ, Schranz D. Serial stent implantation to relieve in-stent stenosis in obstructed total anomalous pulmonary venous return. *Pediatr Cardiol*. 2002; 23(2): 221–223.

13. Cirstoveanu C, Cinteza E, Marcu V, et al. Prostaglandin e1 on infradiaphragmatic type of total anomalous pulmonary venous connection—a case report. *Maedica (Buchar)*. 2012; 7: 167–172.

14. Freedom RM, Olley PM, Coceani F, et al. The prostaglandin challenge. Test to unmask obstructed total anomalous pulmonary venous connections in asplenia syndrome. *Br Heart J*. 1978; 40: 91–94.

15. Hancock Friesen CL, Zurakowski D, Thiagarajan RR, et al. Total anomalous pulmonary venous connection: an analysis of current management strategies in a single institution. *Ann Thorac Surg*. 2005; 79: 596–606.

16. Sano S, Brawn WJ, Mee RB. Total anomalous pulmonary venous drainage. *J Thorac Cardiovasc Surg*. 1989; 97(6): 886–892.

17. Atz AM, Wessel DL. Sildenafil ameliorates effects of inhaled nitric oxide withdrawal. *Anesthesiology*. 1999; 91: 307–310.

18. Smallhorn JF, Burrows P, Wilson G, Coles J, Gilday DL, Freedom RM. Two-dimensional and pulsed Doppler echocardiography in the postoperative evaluation of total anomalous pulmonary venous connection. *Circulation*. 1987; 76: 298–305.

19. Lacour-Gayet F, Zoghbi J, Serraf AE, et al. Surgical management of progressive pulmonary venous obstruction after repair of total anomalous pulmonary venous connection. *J Thorac Cardiovasc Surg*. 1999; 117: 679–687.

20. Mueller C, Dave H, Prêtre R. Primary correction of total anomalous pulmonary venous return with a modified sutureless technique. *Eur J Cardiothorac Surg*. 2013; 43(3): 635–640.

21. Saxena A, Fong LV, Lamb RK, Monro JL, Shore DF, Keeton BR. Cardiac arrhythmias after surgical correction of total anomalous pulmonary venous connection: late follow-up. *Pediatr Cardiol*. 1991; 12: 89–91.

22. Lucas RV, Woolfrey BF, Anderson RC, Lester RG, Edwards JE. Atresia of the common pulmonary vein. *Pediatrics.* 1962; 29: 729–739.

23. Dudell GG, Evans ML, Krous HF, Spicer RL, Lamberti JJ. Common pulmonary vein atresia: The role of extracorporeal membrane oxygenation. *Pediatrics.* 1993; 91: 403–410.

24. Hughes CW, Rumore PC. Anomalous pulmonary veins. *Arch Pathol.* 1944; 37: 364–366.

25. Van der Hauwaert LG, Fryns JP, Dumoulin M, Logghe N. Cardiovascular malformations in Turner's and Noonan's syndrome. *Br Heart J.* 1978; 40: 500–509.

26. Kim HK, Gottliebson W, Hor K, et al. Cardiovascular anomalies in Turner syndrome: spectrum, prevalence, and cardiac MRI findings in a pediatric and young adult population. *AJR Am J Roentgenol.* 2011; 196: 454–460.

27. Snellen HA, Ingen HC, Hoefsmit ECM. Patterns of anomalous pulmonary venous drainage. *Circulation.* 1968; 38: 45–63.

28. Neill CA, Ferencz C, Sabiston DC, Sheldon H. The familial occurrence of hypoplastic right lung with systemic arterial supply and venous drainage "scimitar syndrome." *Bull Johns Hopkins Hosp.* 1960; 107: 1–21.

29. Frye RL, Krebs M, Rahimtoola SH, Ongley PA, Hallermann FJ, Wallace R. Partial anomalous pulmonary venous connection without atrial septal defect. *Am J Cardiol.* 1968; 22: 242–250.

30. Rosenzweig EB, Kerstein D, Barst RJ. Long-term prostacyclin for pulmonary hypertension with associated congenital heart defects. *Circulation.* 1999; 99(14): 1858–1865.

31. Dupuis C, Charaf LA, Brevière GM, Abou P. "Infantile" form of the scimitar syndrome with pulmonary hypertension. *Am J Cardiol.* 1993; 71: 1326–1330.

32. Dupuis C, Charaf LA, Brevière GM, Abou P, Rémy-Jardin M, Helmius G. The "adult" form of the scimitar syndrome. *Am J Cardiol.* 1992; 70: 502–507.

33. Festa P, Ait-Ali L, Cerillo AG, De Marchi D, Murzi B. Magnetic resonance imaging is the diagnostic tool of choice in the preoperative evaluation of patients with partial anomalous pulmonary venous return. *Int J Cardiovasc Imaging.* 2006; 22(5): 685–693.

34. Dusenbery S, Geva T, Valente AM, Zhou J, Sena L, Geggel R. Outcome predictors in scimitar syndrome. *J Am Coll Cardiol.* 2012; 59: E763.

35. Kirklin JW. Surgical treatment of anomalous pulmonary venous connection (partial anomalous pulmonary venous drainage). *Proc Staff Meet Mayo Clin.* 1953; 28(17): 476–479.

36. Brown JW, Ruzmetov M, Minnich DJ, et al. Surgical management of scimitar syndrome: an alternative approach. *J Thorac Cardiovasc Surg.* 2003; 125(2): 238–245.

37. Najm HK, Williams WG, Coles JG, Rebeyka IM, Freedom RM. Scimitar syndrome: twenty years' experience and results of repair. *J Thorac Cardiovasc Surg.* 1996; 112: 1161–1169.

38. Alsoufi B, Cai S, Van Arsdell GS, Williams WG, Caldarone CA, Coles JG. Outcomes after surgical treatment of children with partial anomalous pulmonary venous connection. *Ann Thorac Surg.* 2007; 84: 2020–2026.

39. Vida VL, Padalino MA, Boccuzzo G, et al. Scimitar syndrome: a European Congenital Heart Surgeons Association (ECHSA) multicentric study. *Circulation.* 2010; 122: 1159–1166.

40. Bleyl S, Nelson L, Odelberg SJ, et al. A gene for familial total anomalous pulmonary venous return maps to chromosome 4p13–q12. *Am J Hum Genet.* 1995; 56: 408–415.

法洛四联症

W. Buck Kyle、Craig Alexander 和 Douglas S. Moodie

1672年，解剖学家Neils Stensen因描述了一种首次被发现的心脏解剖学病变而"备受崇敬"，这种病变的特征是存在一个心室间交通、肺动脉细小且主动脉瓣同时与两个心室相连[1]。200多年后，Étienne-Louis Fallot将生理学与这组解剖学特征相关联，并以他的名字为其命名。回顾法洛四联症（TOF）的历史就是回顾人们如何了解先天性心脏病的历程。即便对TOF已经有了300多年的经验，但心脏病学家们对这种最常见的发绀型心脏病的知识和治疗方法却仍在不断完善中。

解剖学和病理生理学

Van Praagh和Anderson这两位伟大的心脏病理学家随后对TOF倾注了诸多心血和热情，虽然对此心脏病变的病因发生学方面的细节问题尚有争议，但他们关于TOF解剖学的基本发现却是一致。TOF的定义特征是存在一定程度的肺动脉狭窄的右心室流出道梗阻表现、主动脉骑跨、室间隔缺损（VSD）和右心室肥厚[2]。本章作者阐述了由Anderson提出的解剖学原则，但特殊细节的差异并不影响这一疾病的基本定义[3,4]。

TOF独有的解剖特点是由于流出道室间隔向前上方移位这种发育异常所造成的。这种移位伴随着远端隔壁小梁区域与流出道室间隔的直线对位排列发生异常，产生了特征性的虎钳样右心室流出道狭窄[3]。肺动脉狭窄是流出道室间隔移位造成狭窄所致，这点很容易理解，但其他三个特征却需要多思考一下才能完全理解。

在正常解剖形态中，流出道室间隔连接到Y字形的右心室流出道隔缘肉柱的中央部位。当此区域缺如或移位到其他位置（例如TOF时），就形成了一个位于左右心室之间的缺损，即VSD。这种室间隔区域的缺失或移位也导致主动脉无法被完全纳入左心室，而使其位于肌部室间隔上方并与右心室相连。由此造成的VSD常常至少为中等大小且为非限制性缺损，从而导致左、右心室的压力相等，这就引起了右心室肥厚。通过这样来理解的话，TOF的四个特征则可以通过流出道室间隔移位理论来全部得以解释[5]。

TOF的具体表现差异非常大：从"红润的四联症"到发绀婴儿或TOF合并肺动脉闭锁的极端

变异形态，不一而足。室间隔的位置与右心室流出道的狭窄程度及其造成的肺血流受限程度直接相关。

流出道室间隔移位造成肺动脉流出道的一边是高度肌性化的流出道室间隔，而另一边是增厚的远端隔壁小梁区域。这种肺动脉漏斗部的肌性化可在整个胚胎期逐渐进展，以至于造成肺动脉流出道的完全闭锁。这种现象有助于我们理解出现渐进性发绀的 TOF 病人的自然病程。由于右心室承受体循环压力而出现肥厚，右心室流出道肥厚产生了肌性钳夹效应，导致肺血流的梗阻程度越来越大。这些病人可能需要尽快给予外科手术干预[2]。

另一些 TOF 病人的肺动脉梗阻非常轻微。在这些病人中，流出道室间隔的移位和肌性化程度不重或实际上只是有一定程度的纤维化。四个 TOF 常见特征仍然存在，但其生理学特点却与典型的 VSD 非常类似。由于出生后不久，肺血管阻力下降，血流开始通过 VSD 发生左向右分流。结果造成肺循环超负荷和出生后早期出现潜在的心功能衰竭症状。最终，随着右心室和远端隔缘肉柱区域的肥厚，将导致右心室流出道发生渐进性梗阻，并需要外科手术纠治[3]。

处于不同年资的实习医生都学习过与 TOF 相关的严重发绀状态：即所谓的"缺氧发作"，其表现为常与哭闹或运动相关的急性严重发绀、呼吸急促和激惹[6]。关于出现这些情况的确切生理学机制尚有争议[7]。有些人认为体内儿茶酚胺浓度激增造成肌性漏斗部痉挛，使血液流经右心室流出道时的阻力增大，导致血液发生右向左分流。其他证据提示体循环血管阻力起到了关键作用。撇开机制不谈，众所周知病人在经历严重发绀时往往采取蹲踞姿势。蹲踞提高了体循环血管阻力。当存在 VSD 时，体循环血管阻力升高将会使得血液易于发生左向右分流，提升了到达肺脏的血流量，并使得体循环血氧饱和度有所改善。蹲踞效果显示了体循环血管阻力在缺氧发作状态时所起到的作用[2,8]。

❯ 胎儿、新生儿和婴儿

引言： 随着对 TOF 的胎儿期识别能力的提高和儿科筛查程序的进步，目前大多数 TOF 在婴儿期都能得到诊断和治疗。胎儿期诊断有助于患儿家庭和医疗团队在分娩和出生后医疗护理方面能够给予特殊关注。

临床特征： 影响病人婴儿期表现的关键因素是肺血流量，这取决于流出道室间隔向前上方移位的程度（一个极端例子是 TOF 合并肺动脉闭锁，这将在第 7B 章节中具体讨论）。肺动脉血流轻微受限的 TOF 病人，其血氧饱和度往往正常且肺血流量偏多。由于流出道室间隔移位至少造成了一定程度的肺血流梗阻，肺循环超负荷的程度往往也是有限的，但极少数病人也可能由于出生后早期随着肺血管阻力下降而需要使用利尿剂。

肺血流梗阻严重的婴儿会出现发绀，且通常在新生儿期就要进行干预，有的需要构建某种形式的体肺分流，有的可进行根治。在处理发绀的 TOF 新生儿时，一个需要考虑的关键因素是肺血管阻力。诸如胎粪吸入或其他一些可能导致肺血管阻力居高不下的情况，会造成 VSD 的右向左分流和发绀。对于这些婴儿，首先需要采取降低肺血管阻力的措施来改善发绀。

有一种 TOF 的变异类型在南美洲和亚洲人群中最为多见，包括流出道室间隔纤维化和一个位于双动脉下的动脉旁型 VSD[9,10]。这种病变仍然包含法洛四联症的四个构成要素，然而很少有肺动脉下的漏斗部梗阻，且 VSD 的位置会稍微有所不同[3]。在这些病变中，肺动脉梗阻常常发生在肺动脉瓣位置。手术纠治的技术难度更大，这种类型的 TOF 与合并膜周型 VSD 的 TOF 相比，两者的长期预后是否存在差异仍有争议[2,8]。

对于新生儿四联症，初始评估必须包括判定是否存在动脉导管。存在严重肺动脉梗阻时，肺血流主要由动脉导管供应。某些特定病人将需要输注前列腺素来维持动脉导管开放以作为肺血流的主要来源。

此外，四联症病人的肺动脉床可能不是完全正常的。左肺动脉偶尔会由动脉导管供血，且与肺总动脉无连接[8,11]。在这种情况下，输注前列腺素维持动脉导管开放也是非常重要的。可能需要在接受外科根治手术之前，先放置动脉导管支架或手术构建分流以期待病人的生长发育[12]。偶尔，一侧肺动脉（通常是右肺动脉）可能会直接从升主动脉发出。在少数情况下，即便是不合并肺动脉闭锁的四联症，也会发现有主肺动脉侧支血管形成[2,8]。

约 2% 的 TOF 病例会发生房室间隔缺损，这使得治疗和手术修补的难度明显增大[13]。四联症的肺动脉梗阻保护了肺血管床，并使病人免于发生诸多常见于房室间隔缺损的早期心功能衰竭症状。外科手术技术的进步，已经使这类病人的短期与长期治疗结果接近于标准 TOF 病人[14]。对于唐氏综合征病人或那些心电图（ECG）存在电轴向左或向上偏移的病人，应考虑此病[8]。

肺动脉瓣缺如综合征病人具有独特的临床表现，使医生们在治疗这些患病婴儿时面临严峻挑战。虽然对其发生机制尚未完全了解，但是肺动脉瓣装置发育不完全和肺动脉发育异常导致肺动脉极度扩张，这在其他类型的四联症中是见不到的。虽然这些婴儿在新生儿期通常不存在因肺血流问题而造成的心功能明显受限，然而其气体交换功能受限，因为扩张的肺动脉对主支气管造成压迫，从而限制了进入肺脏的气流。有些婴儿虽然不需要在婴儿期给予紧急干预，但许多人需要气道支持，包括气管插管和机械通气。将病人置

于俯卧位可能也会缓解气道的机械性梗阻并改善症状[2]。

表现：TOF 的早期表现随疾病自身的解剖状态而变化。很多出生时肺动脉狭窄程度轻的病人，在新生儿期和婴儿期早期阶段的血氧饱和度完全正常。即便是仅有轻度肺动脉狭窄的 TOF，在其自然病程中，由于右心室承受体循环压力，所以会随着时间推移而出现右心室肥厚；然后这又引起肌性流出道室间隔和远端的隔壁小梁进一步肥厚。这最终造成肺血流进行性受限。经过一段时间之后，跨 VSD 的右向左分流将会导致体循环血氧饱和度下降和进行性发绀。

临床检查：虽然 TOF 是最常见类型的发绀型先天性心脏病，但绝大多数 TOF 病人在新生儿期并不表现出发绀。实际上，TOF 存在发绀是肺血流明显受限的证据，有时可能需要紧急干预。相反，肺血流轻微梗阻的病人将会在出生后最初数月期间，因肺血管阻力下降而表现出心功能衰竭症状。而大多数病人均介于上述两种类型之间。

鉴于两个心室的压力相等，TOF 婴儿通常 S1 正常，S2 单一。在胸骨上缘可闻及收缩期喷射性杂音并向背部传导，类似于肺动脉狭窄时听到的杂音。VSD 为非限制性，因此通常不产生杂音。此外，在出现缺氧发作时，杂音可能会变得轻柔甚至消失，这是因为流经肺动脉流出道的血流变少，且更多血流经大型 VSD 被分流掉了[8]。

诊断学检查

ECG：胎儿心脏的右心室将血液泵入动脉导管进入体循环血管床，所以其承担了大部分的心脏做功。因此，大多数婴儿出生时的右心室呈相对性肥厚状态，一直会持续到肺血管阻力下降、动脉导管关闭为止。所以，用于婴儿 ECG 的正常电压标准反映出右侧占优势，造成难以对正常婴儿和 TOF 婴儿的 ECG 进行鉴别。房室间隔缺损合并 TOF 的病

人会出现ECG电轴向左或向上偏转,因为流入道型VSD造成了电传导通路发生移位。

即使在TOF手术修补过程中小心地避开了传导系统,但解除右心室流出道梗阻所需的漏斗部切除,常常会引起右束支传导阻滞。在这一年龄组中,QRS波常常保持为相对较窄的形态。由于肺动脉瓣反流随着时间推移而逐渐加重并造成右心室扩张,这时监测QRS波时程就变得重要了,因为这是判定肺动脉瓣置换时机的一个考量因素。

胸部X线:关于TOF病人的经典胸部X线影像描述是"靴形心",由于当前这类患病婴儿得到了早期识别和治疗,所以典型的"靴形心"胸片已经不多见了。一般来说,随着右心室肥厚的进展,心尖越来越向上移位。肺总动脉的直径缩小会使心脏的上缘边界变窄,原本正常时位于心脏左上缘的肺总动脉影消失,取而代之的是形成一处可被X线透射的凹陷。如今,常见的X线表现为在后前位投照时显示心脏轮廓轻微扩大,以及在侧位投照时更明显的心脏前向扩大,这是右心室肥厚的证据。

超声心动图:超声心动图无疑是儿科心脏病医生的首选诊断工具。作为一种无创检查,能为包括TOF在内的大多数心脏病变提供所需的解剖学和功能学评估。在为TOF病人进行超声心动图检查时,检查的重要目的包括识别出能够明确本病的四个特征(肺动脉梗阻、主动脉骑跨、VSD、右心室肥厚)、评估肺血流来源(包括是否存在动脉导管未闭),以及评估合并病变。已知的合并病变很多,但在计划进行外科手术干预之前,应该对一些关键因素加以核查。

冠状动脉解剖

- TOF时,冠状动脉的正常解剖状态呈螺旋形外观,这是由于流出道室间隔向前上方移位,造成增粗的主动脉发生自身扭转所形成的(图7A-1)。
- TOF的冠状动脉畸形发生率为5%～7%,其中有些可能会导致手术方法的改变[16]。
- 如果有一根从右冠状动脉过早发出的粗大前部分支直接横跨右心室流出道的话,则常会造成无法实施经典修补,且有可能需要使用管道来连接右心室和肺动脉[17]。
- TOF病人的冠状动脉左前降支可能会起源于右冠状动脉,有时也会发生冠状动脉单一起源。这些畸形可能会造成部分冠状动脉节段直接横跨右心室流出道[17,18]。

还存在其他VSD

房室间隔缺损

- 应该仔细地准确判定房室瓣及其附着结构的解剖状态。

主动脉弓畸形

- 多达1/3的四联症病人存在右位主动脉弓[3]。

肺血流来源

- 肺动脉有无汇合。
- 有无存在大型体肺侧支血管。
- 动脉导管的评估。

静脉畸形

- 虽然很少见,但曾观察到合并有肺静脉甚至体静脉的异位引流[19]。

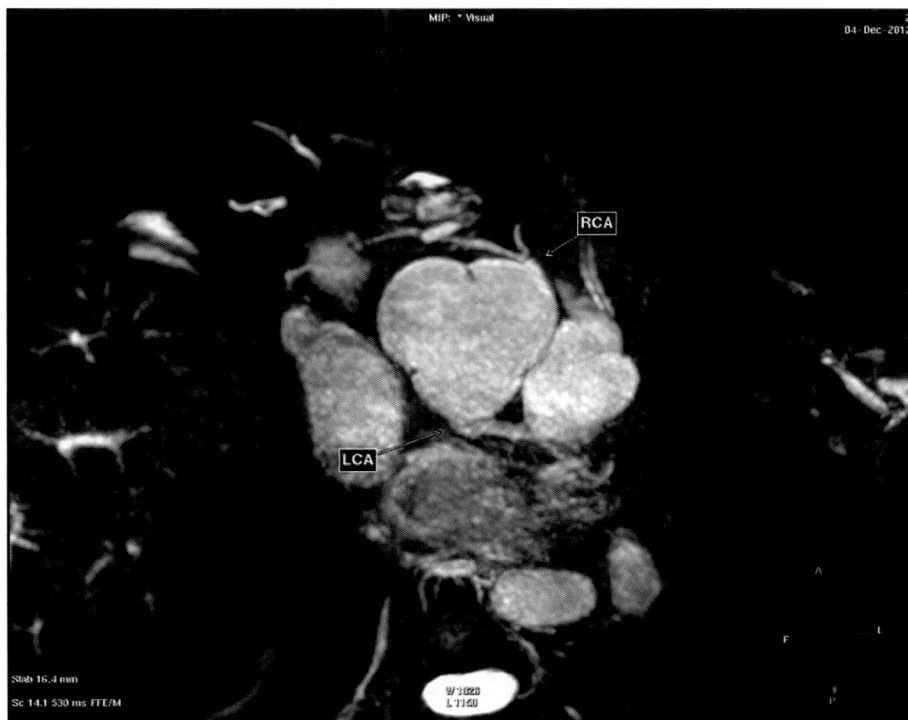

图7A-1 使用3D各向同性稳态自由进动序列对主动脉根部进行舒张期成像,显示TOF病人中常见的冠状动脉起源位置的顺钟向移位。LCA=左冠状动脉;RCA=右冠状动脉(图片来源:感谢Shaine Morris医生提供图片)。

CT和MRI: 有了充分的超声心动图检查,很少再需要通过使用其他成像技术来正确指导治疗或手术方案设计[20]。CT或MRI偶尔会有助于了解冠状动脉解剖并观察更远端位置的肺动脉解剖和侧支供血状况[2]。

治疗

内科: 对于需要动脉导管来维持肺血流的病人,拯救其生命的方法是快速识别出这种状况并启用前列腺素。对于由动脉导管提供主要肺血流,或是肺动脉分支无连续且依靠动脉导管来供应肺血流的病人,也有使用前列腺素的适应证。前列腺素可以一直输注到能够实施更明确的治疗干预为止(包括外科手术治疗或心导管介入治疗),而且在需要将病人转运到其他医疗机构时,能有效地维持血液循环的稳定。

药物治疗过程中最为重要的决定是判断治疗干预的时机。这个时机应该能为病人提供最佳的解剖学和功能学上的长期治疗结果,并避免由于TOF未经纠治时的自然病程所带来的负面结果。

虽然治疗目的是在出现缺氧发作前完成TOF纠治术,但重要的是要知道在缺氧发作时如何治疗。首要干预措施是让患儿安静下来,常可以请家长抱着孩子。很多时候,仅靠这一种措施就可以终止患儿的缺氧发作状况。将患儿的膝盖置于其胸部,这将会提升体循环血管阻力并增加肺血流。应该给予氧疗。这些无创措施常常可以使患儿的血流动力学状态重新恢复稳定[8]。

当无创治疗干预无效时,应该开放静脉通路并使用镇痛药物[21]。如果不能建立静脉通路,则可进行肌肉内注射。可通过推注液体(增加右心室前负荷）和使用β受体阻滞剂（阻止儿茶酚胺大量释放，减慢心率并提升右心室充盈）来增加肺动脉血流。应该积极治疗酸中毒，因为酸中毒会使肺血管阻力增高[2]。

顽固性缺氧发作时，需要进行气管插管和机械通气，这样就可以控制肺的氧合与通气，并降低氧需求。外周血管收缩药（如去氧肾上腺素、去甲肾上腺素）可以提升体循环血管阻力并增加肺血流。缺氧发作病人应考虑立即给予手术干预。在个别情况下，也可能需要考虑进行急诊姑息手术或机械辅助循环支持[2,8]。

心导管介入治疗：超声心动图已在很大程度上取代了心导管对TOF的诊断学评估功能。对于解剖结构和手术策略无法完全明确的病人和有进行心导管介入干预的潜在需求的病人，心导管仍可能有所裨益。能得益于早期实施心导管介入治疗的情况包括：考虑对肺动脉不连续的病人置入动脉导管支架；需评估大型体肺侧支；考虑姑息性置入右心室流出道支架；以及病人为早产儿或存在会使手术风险增大的伴发疾病或综合征时[12]。

发现在新生儿期，向右心室流出道内置入支架作为TOF病人的初期姑息性治疗是安全且有效的[22,23]。早产新生儿是该治疗方法的一个目标人群。然而当前手术的并发症发生率和死亡率低，因此这种姑息治疗方法的特定适应证仍有待确定[24]。

外科：四联症姑息手术和根治手术的历史反映了整个先天性心脏病外科治疗领域的发展。从1945年最初的Blalock-Thomas-Taussig分流[25]到如今使用的保全漏斗部的术式[26]，四联症的外科手术方式已经从急诊姑息手术向着眼于改善长期治疗结果的现代手术方法演变。

虽然Blalock-Thomas-Taussig分流对于接受此手术的发绀婴儿非常有益，但这些病人仍然面临随时间推移而发生诸如感染性心内膜炎和脑脓肿等严重并发症的风险[27]。使用心肺转流来实施根治手术，使得治疗效果得以改善，在此类根治手术开展了约十年时，预期早期存活率开始达到80%～90%的水平[28]。

早年，大多数修补手术是在病人年龄为数周岁时实施[8,29]。随着围术期监护、深低温停循环技术和外科手术策略的进步，使得在新生儿期和婴儿期实施根治手术成为可能[30,31]。然而对于手术的最佳时机仍然存在争议，并形成了几种策略，但目前几乎所有医疗机构都在病人12月龄以前实施纠治手术[32-35]。

早期纠治手术包括经右心室径路切除肺动脉下漏斗部和肺动脉瓣，从而解决肺血流梗阻。然而，这种修补方式造成了毫无遮挡的肺动脉反流和右心室瘢痕[2,8,29]。肺动脉瓣反流造成的右心室容量负荷最初并无症状，且心室切口瘢痕本身就有可能引发心律失常，这会影响长期治疗结果[2]。手术策略的转变使得外科医生使用经心房径路来关闭VSD。使用这种方案时，通常再经肺动脉径路来完成漏斗部肌肉的切除，以便进一步解除肺动脉瓣和瓣周区域的梗阻[26,36]。

TOF纠治手术中的其他改良要点集中在对合并畸形的矫正[13,14,19]。合并冠状动脉畸形的TOF病人的纠治手术难度可能是最大的。合并冠状动脉横跨或侵入右心室流出道的TOF病例，造成解除其流出道梗阻存在困难。即便使用了经心房—肺动脉径路来减少这种畸形造成的手术限制，但许多病人仍需要通过置入右心室—肺动脉管道来避免切断冠状动脉[18]。使用管道会造成病人需要再次进行手术并可能需要实施经皮肺动脉瓣置换。

结果

短期：TOF纠治手术的短期结果优秀，一些中心报道的死亡率接近于零[37,38]。由于外科手术策略已经持续得到改良（包括新生儿期根治和限制性的心室切口），围术期预期死亡率极低，且可合理预期病人的出院时间。

长期： 已判定出很多因素会影响四联症病人在纠治手术后的远期并发症发生率和死亡率，但很多因素也通过外科技术的改良得以克服[29]。过去几十年中的进步表明新生儿和婴儿的手术成功率已经非常之高[37]。一些中心提倡在新生儿期进行根治手术，以避免右心室肥厚、促进肺动脉发育，并避免缺氧发作的风险[8,33]。另外一些手术成功率高的大型中心将病人的外科纠治手术时间推迟到 3 月龄之后，除非是因为发绀而需要安排姑息性分流手术者。他们认为这个策略可以对病人需要使用跨瓣环补片的可能性加以限制，并避免了在新生儿期使用心肺转流和停循环[26,32]。发现这两种策略都具有优秀的治疗结果。

》》 儿童

引言： 在当前，绝大多数的 TOF 病人都在婴儿期得到了诊断和治疗。如果医疗条件受限或如果未发现有发绀或肺动脉狭窄的响亮杂音的话，则偶尔也会有些病人在儿童期才得以诊断。这些病人更有可能存在一些解剖学变异因素使其循环更加平衡，从而造成其症状不明显。已经纠治的 TOF 病人的术后生活质量如常，且其医疗需求主要包括随访检查并处理一些与外科纠治手术相关的问题。

表现： 处于这一年龄组中的未经治疗病人可能持续存在发绀，其发绀程度取决于肺血流的受限程度。现在，缺氧发作已经不常见了，但纵观历史而言，6 月龄至 2 岁是缺氧发作最常见的年龄段。

如今，已经纠治的 TOF 术后儿童通常没有具体的特征性表现。他们大多没有症状，运动耐力良好且只需要定期随访监测。

临床检查： 未经手术且存在明显肺动脉狭窄的儿童可能会出现发绀和长期缺氧导致的杵状指。可能会发现有右心室抬举并伴单一响亮的 S2。可闻及粗糙的杂音，半月瓣狭窄常引起典型的递增—递减型收缩期喷射性杂音。该杂音在胸骨左上缘最为清晰，但会比孤立性肺动脉瓣狭窄的杂音位置更靠下[8]。由于右心室流出道梗阻进行性加重，更多的血流被导入 VSD 而发生分流。血流经过大型 VSD 时不易引起湍流。因为 TOF 的杂音主要是来源于肺动脉狭窄，所以流经肺动脉瓣的血流减少，且更多血流经过 VSD，从而导致杂音强度渐弱。在缺氧发作时杂音突然变轻也是同样的机理。

发现大部分处于这一年龄组的 TOF 术后病人常有一定程度的肺动脉反流。同时，医生应该能在胸骨左上缘闻及一个低频的递减型舒张期杂音。随着时间推移，右心室发生扩张，触诊可扪及右心室搏动。如果手术中保全了肺动脉瓣环，则可以闻及 S2 分裂。否则，S2 为单一性质，因为仅能闻及 A2。植入了右心室—肺动脉同种异体带瓣管道的病人可能由于瓣膜位置靠前而闻及 P2 增强。任何残余问题都会有相应的表现。残余肺动脉狭窄会出现类似于前述肺动脉狭窄的杂音，但杂音强度较弱。残余 VSD 常会造成高亢的全收缩期杂音，该杂音在胸骨左下缘听诊最为清晰。

诊断学检查

ECG： 与婴儿期表现类似，TOF 儿童常可见有右心室肥厚表现，V1 导联 R 波明显，V6 导联 S 波明显。电轴右偏也很常见。

在 TOF 纠治术后，右束支传导阻滞十分常见[39]。术后即刻阶段内发生交界性异位心动过速的话，对病人的恢复是不利的。总之，持续性的房性或室性心律失常在这一年龄组中并不常见。

胸部X线：与婴儿相比，未经治疗的TOF儿童更常见有典型的靴形心。多达1/3的TOF病人存在右位主动脉弓，表现为主动脉结位于纵隔右侧，且气管向左侧移位[3]。这在胸腺退化后表现得更为明显。肺纹理的表现取决于肺血流的受限程度。实际上，TOF的胸片表现从肺野缺血到肺野充血不一而足。

难以从胸部X线影像上识别出术后肺动脉反流导致的右心室扩大。在后前位投照时，右心室并非心影的边界结构，但由于右心室向前上方增大，所以侧位片可能会显示出扩张的右心室[40]。

超声心动图：超声心动图用于TOF儿童主要是为了监测其在婴儿期纠治手术后出现的病情变化。虽然在纠治手术中已尽力保全肺动脉瓣的功能，但仍可预见到会出现一定程度的肺动脉瓣反流。在每次检查中，应努力地量化测定肺动脉反流量，且应该关注其随着时间推移而进展的程度。毫无遮挡的肺动脉反流并非少见。尤其应该注意右心室的大小和功能。随着肺动脉反流的进展，右心室扩张也会发生进展。然而在这一年龄组中，这是可以被良好耐受的，右心室功能不全的迹象是病人需要进一步检查的重要表现。随着病人年龄的增长且超声波透声窗质量下降，MRI变成了针对右心室状态的首选检查方法。

诸如右心室流出道梗阻、肺动脉分支狭窄和VSD等常见残余病变，应该给予密切监测及随访。术中一并接受过房室间隔缺损修补的病人，应该仔细评估其有无房室瓣狭窄或反流以及左心室流出道梗阻。

CT和MRI：TOF纠治术后，右心室状态从术前的肥厚变成了因渐进性肺动脉反流导致的扩张。同时，肺动脉扩张且心率下降。右心室和肺动脉容积增大以及舒张期时程延长共同导致肺动脉反流加重[41]。当TOF纠治术后儿童的透声窗质量下降或出现诸如严重的右心室扩张或肺动脉狭窄等特殊问题时，已使用心脏磁共振成像（CMRI）来对其进行检查。虽然CT有优秀的空间分辨率，但由于存在离子辐射且在采集功能数据方面的限制，所以其主要限用于CMRI图像质量欠佳的病人（例如植入过金属弹簧圈等人工制品）或病人因存在禁忌证而无法接受CMRI所必需的镇静时。

心肺运动试验：虽然发现TOF纠治术后儿童在运动试验中的最大心输出量降低，但与成人相比，这项检查在儿童中的应用相对较少[42]。从主观上来说，大部分儿童具有优秀的活动耐量。然而，连续地定期进行正规运动试验，作为评价病人运动能力的客观指标是有价值的。

心导管：随着无创成像技术的发展，诊断性心导管检查的作用已经非常小。然而，其依然用于合并肺动脉闭锁和大型体肺侧支动脉的病人，以便更好地判定这些血管的解剖状态，这一点在第7B章中予以讨论。

治疗

内科：在这一年龄组中的内科治疗主要包括对已在婴儿期接受了根治手术的婴儿进行常规随访，对一些预期会出现的情况进行检查监测。病人在儿童期接受术后进入常规随访流程，每年的复诊为定期正规评估病人状态提供了机会。病人会出现追赶性生长，且应该可以恢复到符合其年龄的正常身高和体重。应鼓励病人定期进行不受限制的体育运动。术毕6个月之后，就不需要再常规进行心内膜炎的预防治疗。然而当存在残余VSD时，还是推荐进行预防治疗。在这一年龄组中，肺动脉反流能得到良好耐受。猝死在儿童期阶段很少见。常见有三尖瓣反流且会存在进展。当存在三尖瓣反流时，应将其用来测定并随访右心室压力。应该注意任何与肺动脉反流程度恶化相关的肺动脉分支狭窄的迹象[43]。对需要在婴儿期接受姑息性分流手术的病人，在吻合口位置上会发生肺动脉扭曲，这可能会造成肺动脉狭窄。

对于少数没有在婴儿期接受纠治手术的儿童，缺氧发作可能是致命的。出现缺氧发作，则应该迅速实施外科纠治手术。长期发绀会导致红细胞增多症及其相关并发症，包括血栓形成和脑血管意外。持续存在右向左分流使患儿面临发生卒中和脓毒性栓塞的进一步风险。

心导管介入治疗： 对于已经纠治的 TOF 儿童，肺动脉分支狭窄或管道梗阻是进行心导管介入治疗的常见适应证。球囊扩张和/或置入支架通常可以减轻或消除梗阻区域。在该年龄组中，对于经心导管实施肺动脉瓣置换的需求不多。

外科： 当前，绝大多数 TOF 儿童都已在婴儿期得到手术纠治，而在该年龄组中，再次手术的情况也并不常见。晚期才得以诊断的 TOF 儿童应该考虑在建立诊断后尽快予以手术纠治。纠治手术时间越晚，长期存活率越差[44]。

结果

TOF 术后儿童的无症状存活率是优秀的，其存活至成年期的存活率令人欣喜，30 年存活率接近 90%[45]。从早期阶段起，就应该花时间与病人及其父母讨论短期和长期治疗计划。应该向病人家属介绍此病的经典病程进展，包括需要进一步给予介入治疗或外科手术的可能性。这种预见性的指导可以帮助父母形成正确的治疗预期，并使病人和家属有足够时间来提问，如果他们选择自己独立研究的话，也能有时间去实施。

⏩ 青少年和成人

引言： 目前估计 TOF 成人的数量远大于 TOF 儿童的数量。随着存活率的改善，治疗重点已经转移到识别造成早期死亡的风险因素并延长病人寿命上来。未经治疗的 TOF 病人，其 20 岁时的存活率为 11%，30 岁时为 6%[46]。因此，本章下文的讨论重点就是已接受过外科纠治手术的青少年和成人。

临床特征： 曾经认为肺动脉反流是一种 TOF 术后可被接受的良性结果，因此治疗重点放在了解除右心室流出道梗阻上。然而随着存活率的改善，目前明确认识到肺动脉反流是造成远期并发症发生率和死亡率的一个主要影响因素。

和儿童一样，青少年和青年成人通常没有症状。然而最终随着肺动脉反流导致右心室扩张而出现右心室功能衰竭症状。

表现： 对于 TOF 纠治术后的青少年和成人，其治疗方面的重要节点是从儿科医疗机构过渡到成人科医疗机构。儿科心脏病医生处理起儿科心脏病得心应手，但对于处理诸如成人科疾病或妊娠之类的医疗问题却并不熟悉。正确地将病人转诊给在该领域训练有素的心脏病医生，对于优化长期结果是至关重要的；不幸的是，这件事很难实现，因为目前精通成人先天性心脏病的专家十分稀缺。在制订此转诊计划时，应该花时间向病人进行解释，以确保病人理解这一疾病，并认可他们自己在治疗中的作用。儿科医生和成人科医生之间公开且有效的沟通是重要的。无论医疗机构采取何种政策，转诊时机通常是基于病人的个人情况来决定的，要考虑病人体格的成熟度和对疾病的理解程度。当年轻人到达上大学的年龄时，考虑转诊是合理的。另外一种合理的方法是持续随访这些病人，直到他们准备在某个地方定居时，比如病人在某地获得了他们的第一份工作时。一个考虑周全的方法将提高转诊的成功率，并使这组医疗状况复杂的病人更好地保持健康。

临床检查： 胸部瘢痕的位置提示以往接受过的手术种类。例如，胸廓切口瘢痕提示进行过姑息性分流手术。正如在"儿童"一节中所讨论的检查内容一样，可在胸骨左上缘闻及提示肺动脉反流的低调的递减型杂音，而肺动脉狭窄则导致同一区域存在粗糙的递增—递减型杂音。可能难以闻及肺动脉反流杂音。可在胸骨右上缘闻及主动脉瓣反流导致的舒张期递减型杂音。可触及显著的右心室搏动。存在三尖瓣反流时，可在胸骨左下缘或右下缘闻及全收缩期杂音。如果难以闻及杂音，让病人仰卧并抬高下肢可能使杂音增强。另外，高调的全收缩期杂音可能是存在残余 VSD 的迹象，此杂音在胸骨左下缘最为响亮。右心室衰竭的体征包括肝脏肿大、颈静脉怒张、腹水和水肿。

诊断学检查

ECG：右束支传导阻滞是典型表现。房性和室性心律失常相对常见。非持续性室性心律失常与猝死发生率增高无关[47,48]。证实 QRS 波群时程≥180 ms 与发生致死性室性心律失常及猝死的风险增大存在重要相关性（图 7A-2）[49]。常规进行有创电生理检查并不能更好地预测出哪些病人面临心源性猝死风险。

胸部 X 线：在侧位胸片上最易于识别出右心室扩张，因为心室呈前后向增大。三尖瓣反流导致右心房增大，显示为心脏轮廓的右侧边界扩大。

超声心动图：应该至少每年进行一次超声心动图检查，且应该尤其关注与 TOF 纠治术相关的异常问题。这些问题包括：肺动脉反流、右心室流出道梗阻、右心室—肺动脉管道狭窄、右心室流出道扩张或室壁瘤形成、右心室的大小和室壁运动异常（包括漏斗部运动障碍）、三尖瓣反流、主动脉根部扩张和主动脉瓣反流[15]。应该常规检查肺动脉分支是否有狭窄[43]。成人的透声窗质量差，使其很多心脏结构难以识别。其他无创成像方法则提供了更好的图像分辨率。表现为舒张期存在肺动脉前向血流的右心室限制性生理状态可能对成年期病人是有利的，其心室扩张程度更轻，运动耐力更好，QRS 波群时程更短[49]。

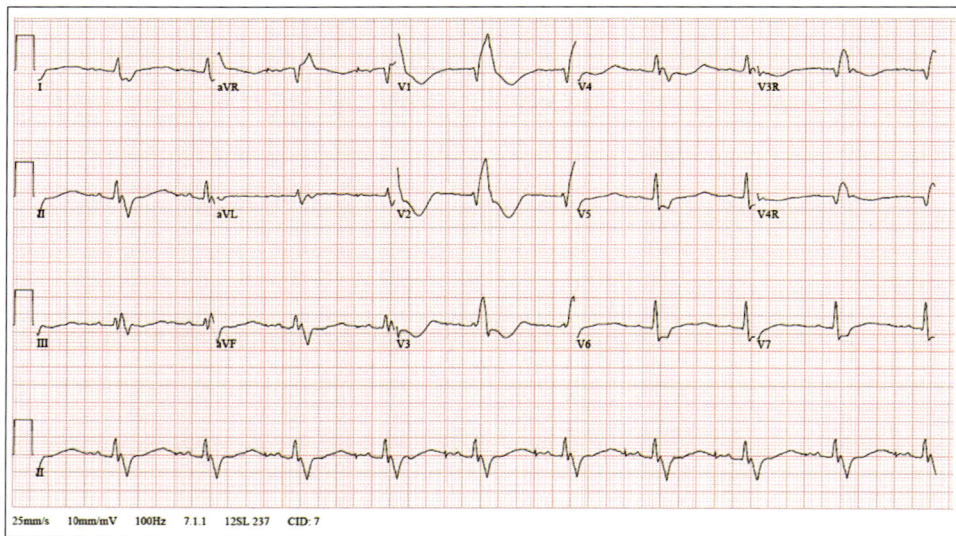

图 7A-2 一名 TOF 纠治术后伴有重度肺动脉反流的 65 岁女性病人的 ECG，显示存在右束支传导阻滞且 QRS 波群时程为 254 ms。该病人在发生了需要除颤的室性心动过速后安装了植入型心律转复除颤器。能够看到心房起搏，但看不到心室起搏（图片来源：感谢 Wayne J. Franklin 医生提供图片）。

CT和MRI：CMRI已经成为TOF纠治术后成年病人的首选随访监测方式。目前CMRI方法可以提供使用超声心动图无法获得的优秀的解剖分辨率和功能数据。Geva在他关于CMRI对TOF纠治术后病人的作用的文章中，列举了每次检查应该获取的信息[41]。信息包括解剖数据（诸如左心室和右心室的容积与质量）、右心室流出道的异常、肺动脉和主动脉的测量，以及主肺动脉侧支血管的情况（图7A-3）。功能学检查应该包括心搏量、射血分数、心输出量、瓣膜反流量、左右肺动脉的血流差异，以及肺循环/体循环血流比值。可以判定管道的梗阻程度。同时还可以精确评估局部室壁运动异常和心肌活力。在左心室或右心室存在钆增强显像延迟是临床预后不良的提示指标，且右心室增强显像延迟会进一步合并心律失常[50]。

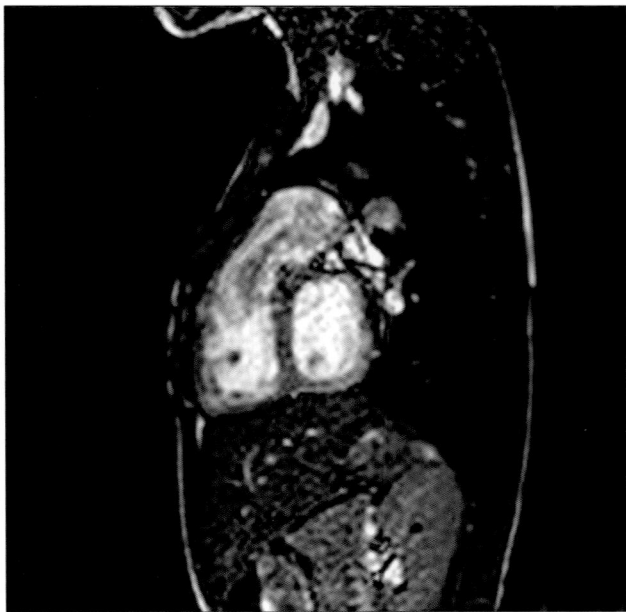

图7A-3 一名14岁男性病人在接受TOF纠治术后13年的矢状位电影平衡稳态自由进动成像。右心室和肺总动脉中度扩张，舒张期室间隔平坦。测量的右心室舒张末期容积为156 ml/m²。存在从主肺动脉进入右心室的去位相射流显示有重度肺动脉反流（图片来源：感谢Shiraz Maskatia和Shaine Morris医生提供图片）。

心脏CT最常用于不适合进行CMRI检查的病人，诸如那些植入过起搏器或除颤器的病人，或是那些体内存在金属装置有可能会产生伪影造成测量区域模糊不清的病人。CT拥有更好的空间分辨率，但缺乏提供完整的血流动力学状况描述的能力。而且，它还使病人接触离子辐射。

心肺运动试验：运动试验提供了对于机体功能状态的客观评估，能捕捉并记录到劳力性心律失常。其使用频度取决于病人的血流动力学状况，有时可以每年进行一次测试。TOF纠治术后的成人，其运动耐量降低，且运动时的最高心率次数下降。这些表现与病人的肺动脉反流程度存在相关性[51]。然而，运动试验的表现和病人自述的运动不耐受症状却没有良好的相关性；而且存在运动诱发性心律失常并不是心源性猝死的明确风险因素[15,20]。

心导管：随着无创成像技术的进步，诊断性心导管检查的作用大多限用于必须获取肺血管阻力的情况下。而且，可以通过这种方式彻底评估冠状动脉相关问题及其通畅程度。此外，心导管通常仅限于必须实施介入治疗时才进行。

治疗

内科：正如美国心脏病学会/美国心脏协会（ACC/AHA）2008年的成人先天性心脏病治疗指南中所指出的那样，对于整体状况良好的病人进行医疗随访的合理方法是每年复诊一次。复诊的最低要求包括获取详细的病史和体格检查、做一次ECG和一次超声心动图检查[2,15,52]。应该考虑定期进行24小时动态心电图监测和运动试验。CMRI的检查频度取决于病人的血流动力学状况。病情正在进展的病人可能需要每年进行一次CMRI检查，而对于常规随访的病人，每2～3年做一次CMRI检查即可。接受过成人先天性心脏病培训的医生是管理这些病人并预测其未来会发生何种并发症的最佳人选。

重要的是要知道那些与临床状况恶化相关的因素（图7A-4）。使用CMRI检查可对很多此类因素做出最准确判定。很多中度及更严重的心室功能不全的病人更有可能处于纽约心脏协会（NYHA）心功能分级的Ⅲ级状态，或者其心功能要比那些心室功能正常或轻度功能不全者更差[53]。在Geva及其同事的一项研究中，左心室射血分数＜40%的病人处于NYHA心功能Ⅲ级或更低级状态的概率为0.75，而那些左心室射血分数≥40%

的病人，这种概率仅为0.09。其他已被识别出来的风险因素是中度或更严重的右心室功能不全（尤其是右心室射血分数≤35%）、右心室质量/容积比值更大，以及手术时的年龄更大。在这项研究中，左心室功能不全是预示临床结果糟糕的最强独立变量，且右心室射血分数是各右心室变量中的最强预期指标。在这项研究中发现，肺动脉反流分数或容积与右心室功能或临床状况无关。左、右心室功能不全之间的相关性突出了在此病中心室间交互作用的重要性[54]。

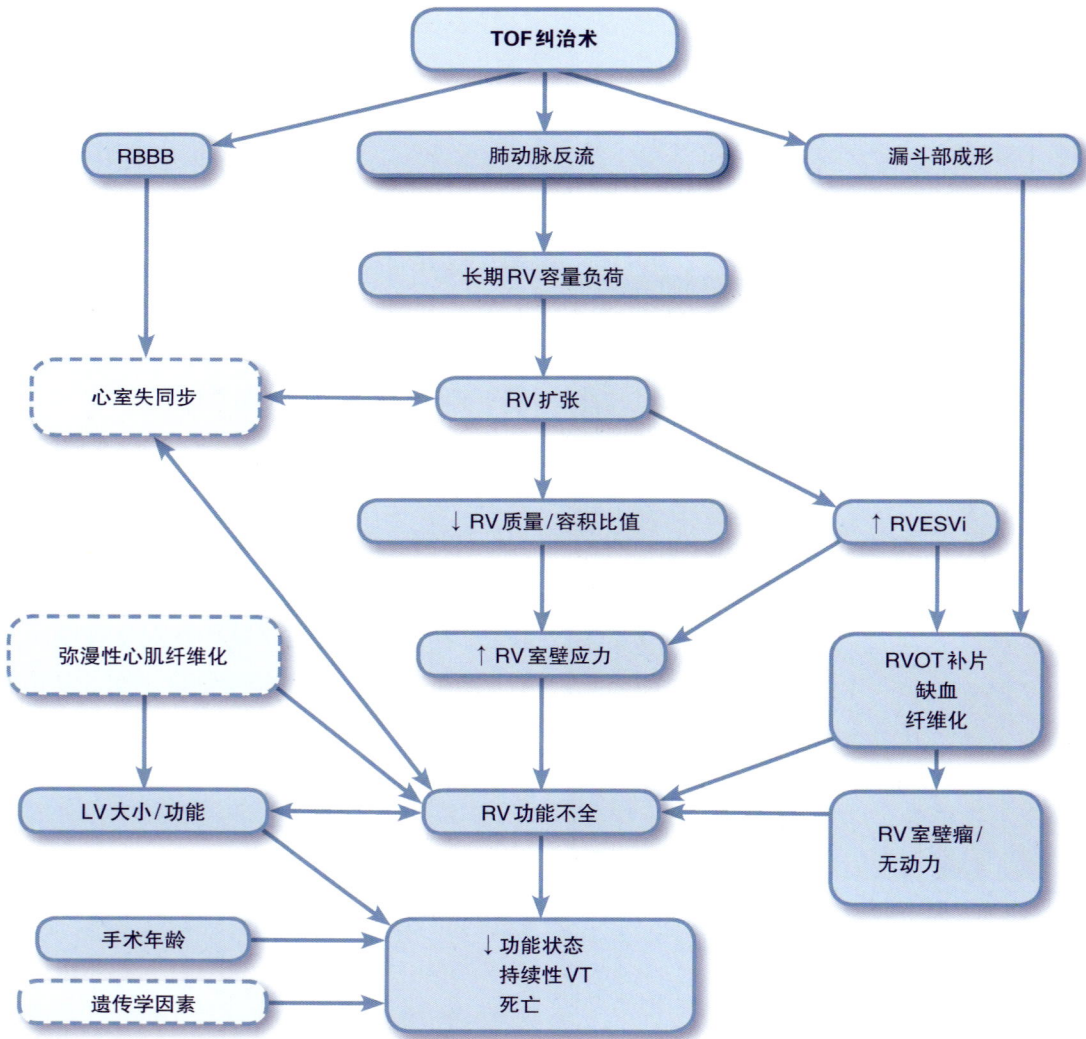

图7A-4 导致TOF纠治术后病人发生功能状态下降和不良结果的因素。LV=左心室；RV=右心室；RVESVi=右心室收缩期末容积指数；RVOT=右心室流出道；VT=室性心动过速（图片来源：开源图片，引自Geva J. Cardiovasc Magn Reson. 2011; 13: 9. ）。

虽然心律失常和猝死受到了极大关注，但却没有制定出完善的方案来进行风险分层和诊疗。相反，当存在医疗需求时，必须根据每个病人的情况来进行个体化治疗和监护，对于出现头晕、心悸或昏厥症状的病人，应该采取更加积极的干预措施（例如电生理检查）。不幸的是，并未证实内科治疗对降低猝死风险存在显著益处。广泛推荐为存在持续性室性心动过速或险些发生猝死的病人安装植入型心律转复除颤器（ICD）[52]。已经考虑对具有多重风险因素且被认为处于高风险状态的病人预防性安装ICD[55]。正在研究心脏再同步化治疗对于改善右心室功能的潜在益处。

心导管介入治疗： TOF纠治术后的成年病人有几个常见问题适宜于通过心导管介入治疗来处理。研究发现右心室后负荷增大使得肺动脉反流程度加重[43]，因此需要使用球囊血管成形术或植入支架来对肺动脉狭窄进行积极干预。当右心室压力升高（＞体循环压力50%）、左肺和右肺之间的血流量存在差异（75%/25%或更大），或存在右心室功能不全的证据时，应该考虑对肺动脉实施介入治疗干预[52]。使用球囊扩张并植入或不植入支架，通常对管道狭窄的治疗效果好。侧支血管和某些残余VSD适宜于经心导管进行封堵。

最近关注的是通过使用预装在球囊扩张支架上的牛颈静脉瓣（Melody®经心导管肺动脉瓣，Medtronic Inc, Minneapolis, MN），以经皮技术在肺动脉位置植入生物瓣膜。有关在右心室—肺动脉管道的初始直径≥16 mm的病人中使用Melody瓣膜，已取得了一些经验。进行经皮植入瓣膜后，右心室的收缩和舒张功能得到改善，右心室质量降低[56]。有一项用于体内未植入过管道的病人的更新型技术，即在植入Melody瓣膜之前，使用球囊测量右心室流出道，并在最窄的位置上置入一个支架以作为固定Melody瓣膜的锚定物[57]。虽然只有短期随访数据，但结果是令人鼓舞的：有94%的病人在一年内免于发生瓣膜失功或需要再次介入治疗干预[58]。

外科： 再次手术的最常见适应证是肺动脉瓣置换。该手术的最佳时机是一个得到诸多关注和研究的领域，但尚未完全明确。推荐对存在症状的重度肺动脉反流病人实施该手术[52]。其他手术适应证在表7A-1中列出，该表来自ACC/AHA的2008年指南。显示肺动脉瓣置换可以改善NYHA心功能分级和右心室功能，降低右心室收缩期末和舒张期末容积，并缩短QRS波群时程[59,60]。然而，结果显示其并没有降低室性心律失常的发生率和死亡率[61]。

在一项多中心前瞻性研究中，大多数病人的右心室容积在瓣膜置换术后持续下降，且术前右心室舒张期末容积＜160 ml/m² 或收缩期末容积＜82ml/m²的病人，其右心室容积恢复正常[60]。另一项研究所发现的阈值则略微高一点[62]。根据这些数据，应该将右心室容积作为是否有可能需要外科手术干预的一个指标来进行密切随访。在肺动脉位置上植入生物瓣膜后，预计约一半病人会在十年内发生明显的瓣膜狭窄或反流[63]。很多病人需要接受抗心律失常外科手术（例如Maze迷宫手术）或在实施肺动脉瓣置换时安装除颤器。

渐进性主动脉根部扩张伴主动脉反流并非罕见，且应该密切随访[64]。一些病人将会需要外科手术干预。常常需要在肺动脉瓣置换时实施三尖瓣修补或三尖瓣瓣环成形术。如果发现存在明显的残余VSD，也能通过外科手术来处理。

表7A-1 对既往接受过TOF纠治术的成人实施外科手术的推荐标准

I 级推荐标准

1）应该由接受过CHD培训并具有专业知识的外科医生来为既往接受过TOF纠治术的成人实施手术。（证据等级：C）
2）存在重度肺动脉瓣反流症状，或出现活动耐量下降，是肺动脉瓣置换的适应证。（证据等级：B）
3）应该在实施外科手术干预前，明确冠状动脉的解剖，尤其是存在异位冠状动脉前降支横跨右心室流出道的可能性时。（证据等级：C）

II a级推荐标准

1）既往接受过纠治术的TOF成人，存在重度肺动脉反流并符合下列任意一项，即有理由实施肺动脉瓣置换：
　　a. 中—重度RV功能不全。（证据等级：B）
　　b. 中—重度RV扩大。（证据等级：B）
　　c. 出现有症状的或持续性的房性和/或室性心律失常。（证据等级：C）
　　d. 中—重度TR。（证据等级：C）
2）ACHD外科医生和ACHD心脏病介入治疗医生进行合作，有利于判定何种治疗方法能最可靠地处理肺动脉狭窄，治疗方法包括术前植入支架、术中植入支架，或术中行补片血管成形术。（证据等级：C）
3）对既往接受过法洛四联症纠治术并有残余RVOT梗阻（瓣或瓣下）的成人，如符合下列任意一项适应证，即有理由实施手术：
　　a. 残余RVOT梗阻（瓣或瓣下）且超声心动图的瞬时压力阶差峰值超过50 mmHg。（证据等级：C）
　　b. 残余RVOT梗阻（瓣或瓣下）且RV/LV压力比值大于0.7。（证据等级：C）
　　c. 残余RVOT梗阻（瓣或瓣下）伴渐进性和/或重度右心室扩张和功能不全。（证据等级：C）
　　d. 残余VSD伴左向右分流超过1.5∶1。（证据等级：B）
　　e. 重度AR伴相关症状或轻度以上的LV功能不全。（证据等级：C）
　　f. 多发残余病变（例如VSD和RVOT梗阻）导致RV扩张或RV功能下降。（证据等级：C）

ACHD=成人先天性心脏病；AR=主动脉反流；CHD=先天性心脏病；LV=左心室；RV=右心室；RVOT=右心室流出道；TR=三尖瓣反流；VSD=室间隔缺损。

来源：根据许可改绘自Warnes CA, et al. J Am Coll Cardiol. 2008; 52(23): e143-e263. © 2008 Elsevier. 版权所有。

结果

虽然TOF的治疗结果已经得到改善，但还有很多事情需要去探索。在术后第25年这个时间节点上，死亡率风险上升超过3倍，从0.2%/年增长至0.9%/年，而且最常见的死亡原因是心源性猝死[45]。在术后10年时的猝死风险估计为1.2%，并逐步升高，到术后30年时为6%[65]。心源性猝死的风险因素仍然是一个积极探索的领域。存在非常多的风险因素，包括手术时的年龄更大、男性、术前NYHA心功能分级状态更差、超声心动图显示左心室射血分数＜40%、术后持续超过3天的一过性完全性心脏传导阻滞、QRS波群时程≥180 ms、长期右心室容量超负荷或压力超负荷、中—重度肺动脉反流，以及CMRI显示右心室钆增强显像延迟[8,15]。鉴于医学实践的发展，早期诊断并纠治已经成为当今主流，其对长期结果产生的影响如何，仍然有待观察。

接受过TOF纠治术的成年女性，如果妊娠时的血流动力学状态良好，则其妊娠结果与普通人群相当[20]。高危妊娠是指那些妊娠妇女存在更加严重的肺动脉反流、残余流出道梗阻、心室功能不全或显著心律失常的情况。通常推荐经阴道分娩。

提示与建议

- 诊治 TOF 时，需要观察的主要特征是肺血流量。
- 不是所有的 TOF 病例都存在均质性。必须考虑到房室瓣解剖、冠状动脉走行路径、肺动脉瓣缺如综合征和其他一些对 TOF 症状表现程度产生影响的因素。
- 从小就要与病人及其家属就未来的手术和长期并发症进行反复讨论，这将会促使他们在预料之中的并发症真正来临的时候，能够更好地理解并接受。
- 仔细制订包括 CMRI 在内的随访检查方案，将有助于医生早期发现病情的不良进展。
- 虽然大多数 TOF 病人的治疗结果依然是优秀的，但病人的长期随访诊治和有可能需要再次治疗干预等问题，仍应持续予以关注。

未来

尽管与其他心脏病变相比，TOF 的诊治和外科手术的历史相对更长，但仍有很多问题没有答案，尤其是那些与长期结果相关的问题。未来必须开展研究，以便能更好地判定肺动脉瓣置换的最佳时机。包括切除右心室前壁瘢痕在内的各种肺动脉瓣置换手术技术，仍在进行对比的过程中。关于使用经皮技术在肺动脉位置植入瓣膜的诸多信息仍有待收集（包括在管道内和在病人自体原生右心室流出道位置植入瓣膜）。经皮植入瓣膜的中、长期血流动力学表现和临床反应以及瓣膜的耐久性仍然未明。

研发出可用于管理所有年龄组病例的循证医疗方案将会使病人的诊治得以标准化，并有可能延长病人寿命。随着这些病人的寿命延长，需要确保能有经过专门训练的熟悉成人先天性心脏病的医生，来为其进行随访诊治。心脏再同步治疗的有效性还存在疑问。仍在积极寻觅某种能降低心源性猝死风险的有效方法。

目前，TOF 病人的存活率得到改善，最大程度优化其神经发育结果和生活质量成为一个新的研究前沿。虽然有些研究报道了 TOF 病人的神经生理学测试结果达到了正常平均值[66]，但其他研究却证实 TOF 纠治术后病人的运动功能、正规智商测定、学习成绩（学术成就）和语言能力不如正常对照组[67]。常见有诸如多动和注意力不集中等行为障碍。正如病人及其父母所报告的，其生活质量不如那些有心脏病但无需手术的同龄病人[68]。因此，对于一些影响神经发育结果和生活质量的可变风险因素的研究正在继续，以便能找到改善这些可变风险因素的办法。

（孙　琦译，孙彦隽校）

参考文献

1. Tubbs RS, Gianaris N, Shoja MM, Loukas M, Cohen Gadol AA. "The heart is simply a muscle" and first description of the tetralogy of "Fallot." Early contributions to cardiac anatomy and pathology by bishop and anatomist Niels Stensen (1638–1686). *Int J Cardiol.* 2012; 154(3): 312–315.

2. Anderson RH. *Paediatric cardiology*. 3rd ed. Philadelphia, PA: Churchill Livingstone/Elsevier; 2010.

3. Anderson RH, Weinberg PM. The clinical anatomy of tetralogy of Fallot. *Cardiol Young*. 2005; 15(suppl 1): 38–47.

4. Van Praagh R. The first Stella van Praagh memorial lecture: the history and anatomy of tetralogy of Fallot. *Semin Thorac Cardiovasc Surg Pediatr Card Surg Annu*. 2009: 19–38.

5. Anderson RH, Jacobs ML. The anatomy of tetralogy of Fallot with pulmonary stenosis. *Cardiol Young*. 2008; 18(suppl 3): 12–21.

6. Wood P. Attacks of deeper cyanosis and loss of consciousness (syncope) in Fallot's tetralogy. *Br Heart J*. 1958; 20(2): 282–286.

7. Kothari SS. Mechanism of cyanotic spells in tetralogy of Fallot—the missing link? *Int J Cardiol*. 1992; 37(1): 1–5.

8. Moss AJ, Allen HD. *Moss and Adams' Heart Disease in Infants, Children, and Adolescents: Including the Fetus and Young Adult*. 7th ed. Philadelphia, PA: Wolters Kluwer Health/Lippincott Williams & Wilkins; 2008.

9. Chen H, Xu Z, Wang S, Shen J, Zhang Z, Hong H. Eisenmenger ventricular septal defect: classification, morphology, and indications for surgery. *Pediatr Cardiol*. 2011; 32(1): 17–23.

10. Ando M, Takahashi Y, Kikuchi T, Tatsuno K. Tetralogy of Fallot with subarterial ventricular septal defect. *Ann Thorac Surg*. 2003; 76(4): 1059–1064; discussion 1064–1065.

11. Bockeria LA, Podzolkov VP, Makhachev OA, et al. Palliative surgical treatment of congenital heart defects associated with unilateral absence of the pulmonary artery. *Interact Cardiovasc Thorac Surg*. 2013; 16(3): 286–292.

12. Udink Ten Cate FE, Sreeram N, Hamza H, Agha H, Rosenthal E,Qureshi SA. Stenting the arterial duct in neonates and infants with congenital heart disease and duct-dependent pulmonary blood flow: a multicenter experience of an evolving therapy over 18 years. *Catheter Cardiovasc Interv*. 2013 Feb 19 [Epub ahead of print].

13. Raju V, Burkhart HM, Rigelman Hedberg N, et al. Surgical strategy for atrioventricular septal defect and tetralogy of Fallot or doubleoutlet right ventricle. *Ann Thorac Surg*. 2013; 95(6): 2079–2085.

14. Najm HK, Van Arsdell GS, Watzka S, Hornberger L, Coles JG, Williams WG. Primary repair is superior to initial palliation in children with atrioventricular septal defect and tetralogy of Fallot. *J Thorac Cardiovasc Surg*. 1998; 116(6): 905–913.

15. Kalra N, Klewer SE, Raasch H, Sorrell VL. Update on tetralogy of Fallot for the adult cardiologist including a brief historical and surgical perspective. *Congenit Heart Dis*. 2010; 5(3): 208–219.

16. Gupta D, Saxena A, Kothari SS, et al. Detection of coronary artery anomalies in tetralogy of Fallot using a specific angiographic protocol. *Am J Cardiol*. 2001; 87(2): 241–244, A249.

17. Ruzmetov M, Jimenez MA, Pruitt A, Turrentine MW, Brown JW. Repair of tetralogy of Fallot with anomalous coronary arteries coursing across the obstructed right ventricular outflow tract. *Pediatr Cardiol*. 2005; 26(5): 537–542.

18. Humes RA, Driscoll DJ, Danielson GK, Puga FJ. Tetralogy of Fallot with anomalous origin of left anterior descending coronary artery. Surgical options. *J Thorac Cardiovasc Surg*. 1987; 94(5): 784–787.

19. Talwar S, Sandeep JA, Choudhary SK, Gulati GS, Airan B. Tetralogy of Fallot with anomalous systemic and pulmonary venous drainage, anomalous coronary artery pattern, and abnormal development of diaphragm. *Congenit Heart Dis*. 2009; 4(1): 21–24.

20. Apitz C, Webb GD, Redington AN. Tetralogy of Fallot. *Lancet*. 2009; 374(9699): 1462–1471.

21. van Roekens CN, Zuckerberg AL. Emergency management of hypercyanotic crises in tetralogy of Fallot. *Ann Emerg Med*. 1995; 25(2): 256–258.

22. Cools B, Boshoff D, Heying R, Rega F, Meyns B, Gewillig M. Transventricular balloon dilation and stenting of the RVOT in small infants with tetralogy of Fallot with pulmonary atresia. *Catheter Cardiovasc Interv*. 2012 Jun 29 [Epub ahead of print].

23. Dohlen G, Chaturvedi RR, Benson LN, et al. Stenting of the right ventricular outflow tract in the symptomatic infant with tetralogy of Fallot. *Heart*. 2009; 95(2): 142–147.

24. Van Arsdell GS, Maharaj GS, Tom J, et al. What is the optimal age for repair of tetralogy of Fallot? *Circulation*. 2000; 102(19 suppl 3): III123–III129.

25. Blalock A, Taussig HB. Landmark article May 19, 1945: The surgical treatment of malformations of the heart in which there is pulmonary stenosis or pulmonary atresia. By Alfred Blalock and Helen B. Taussig. *JAMA*. 1984; 251(16): 2123–2138.

26. Morales DL, Zafar F, Fraser CD Jr. Tetralogy of Fallot repair: the Right Ventricle Infundibulum Sparing (RVIS) strategy. *Semin Thorac Cardiovasc Surg Pediatr Card Surg Annu*. 2009: 54–58.

27. Bauersfeld SR, McNamara DG, Taussig HB, White BD. Five-year postoperative results of first 500 patients with Blalock-Taussig anastomosis for pulmonary stenosis or atresia. *Circulation*. 1956; 14(4 Part 1): 512–519.

28. Kay EB, Nogueira C, Mendelsohn D Jr, Zimmerman HA. Corrective surgery for tetralogy of Fallot. Evaluation of results. *Circulation*. 1961; 24: 1342–1347.

29. Kirklin JW, Wallace RB, McGoon DC, DuShane JW. Early and late results after intracardiac repair of tetralogy of Fallot. 5–year review of 337 patients. *Ann Surg*. 1965; 162(4): 578–589.

30. Barratt-Boyes BG, Neutze JM. Primary repair of tetralogy of Fallot in infancy using profound hypothermia with circulatory arrest and limited cardiopulmonary bypass: a comparison with conventional two stage management. *Ann Surg*. 1973; 178(4): 406–411.

31. Dodge-Khatami A, Tulevski, II, Hitchcock JF, de Mol BA, Bennink GB. Neonatal complete correction of tetralogy of Fallot versus shunting and deferred repair: is the future of the right ventriculo-arterial junction at stake, and what of it? *Cardiol Young*. 2001; 11(5): 484–490.

32. Fraser CD Jr, McKenzie ED, Cooley DA. Tetralogy of Fallot: surgical management individualized to the patient. *Ann Thorac Surg*. 2001; 71(5): 1556–1561; discussion 1561–1563.

33. Norwood WI, Rosenthal A, Castaneda AR. Tetralogy of Fallot with acquired pulmonary atresia and hypoplasia of pulmonary arteries. Report of surgical management in infancy. *J Thorac Cardiovasc Surg*. 1976; 72(3): 454–457.

34. Kirsch RE, Glatz AC, Gaynor JW, et al. Results of elective repair at 6 months or younger in 277 patients with tetralogy of Fallot: a 14–year experience at a single center. *J Thorac Cardiovasc Surg*. 2013 Apr 18 [Epub ahead of print].

35. He GW, Liu XC, Kong XR, et al. The current strategy of repair of tetralogy of Fallot in children and adults. *Cardiol Young*. 2008; 18(6): 608–614.

36. Pacifico AD, Sand ME, Bargeron LM Jr, Colvin EC. Transatrial-transpulmonary repair of tetralogy of Fallot. *J Thorac Cardiovasc Surg*. 1987; 93(6): 919–924.

37. Hennein HA, Mosca RS, Urcelay G, Crowley DC, Bove EL. Intermediate results after complete repair of tetralogy of Fallot in

neonates. *J Thorac Cardiovasc Surg.* 1995; 109(2): 332–342, 344; discussion 342–343.

38. Touati GD, Vouhe PR, Amodeo A, et al. Primary repair of tetralogy of Fallot in infancy. *J Thorac Cardiovasc Surg.* 1990; 99(3): 396–402; discussion 402–403.

39. Horowitz LN, Simson MB, Spear JF, et al. The mechanism of apparent right bundle branch block after transatrial repair of tetralogy of Fallot. *Circulation.* 1979; 59(6): 1241–1252.

40. Cook AL, Hurwitz LM, Valente AM, Herlong JR. Right heart dilatation in adults: congenital causes. *AJR Am J Roentgenol.* 2007; 189(3): 592–601.

41. Geva T. Repaired tetralogy of Fallot: the roles of cardiovascular magnetic resonance in evaluating pathophysiology and for pulmonary valve replacement decision support. *J Cardiovasc Magn Reson.* 2011; 13: 9.

42. Wessel HU, Paul MH. Exercise studies in tetralogy of Fallot: a review. *Pediatr Cardiol.* 1999; 20(1): 39–47; discussion 48.

43. Chaturvedi RR, Kilner PJ, White PA, Bishop A, Szwarc R, Redington AN. Increased airway pressure and simulated branch pulmonary artery stenosis increase pulmonary regurgitation after repair of tetralogy of Fallot. Real-time analysis with a conductance catheter technique. *Circulation.* 1997; 95(3): 643–649.

44. Murphy JG, Gersh BJ, Mair DD, et al. Long-term outcome in patients undergoing surgical repair of tetralogy of Fallot. *N Engl J Med.* 1993; 329(9): 593–599.

45. Nollert G, Fischlein T, Bouterwek S, Bohmer C, Klinner W, Reichart B. Long-term survival in patients with repair of tetralogy of Fallot: 36–year follow-up of 490 survivors of the first year after surgical repair. *J Am Coll Cardiol.* 1997; 30(5): 1374–1383.

46. Bertranou EG, Blackstone EH, Hazelrig JB, Turner ME, Kirklin JW. Life expectancy without surgery in tetralogy of Fallot. *Am J Cardiol.* 1978; 42(3): 458–466.

47. Kavey RE, Blackman MS, Sondheimer HM. Incidence and severity of chronic ventricular dysrhythmias after repair of tetralogy of Fallot. *Am Heart J.* 1982; 103(3): 342–350.

48. Cullen S, Celermajer DS, Franklin RC, Hallidie-Smith KA, Deanfield JE. Prognostic significance of ventricular arrhythmia after repair of tetralogy of Fallot: a 12–year prospective study. *J Am Coll Cardiol.* 1994; 23(5): 1151–1155.

49. Gatzoulis MA, Till JA, Somerville J, Redington AN. Mechanoelectrical interaction in tetralogy of Fallot. QRS prolongation relates to right ventricular size and predicts malignant ventricular arrhythmias and sudden death. *Circulation.* 1995; 92(2): 231–237.

50. Babu-Narayan SV, Kilner PJ, Li W, et al. Ventricular fibrosis suggested by cardiovascular magnetic resonance in adults with repaired tetralogy of Fallot and its relationship to adverse markers of clinical outcome. *Circulation.* 2006; 113(3): 405–413.

51. Carvalho JS, Shinebourne EA, Busst C, Rigby ML, Redington AN. Exercise capacity after complete repair of tetralogy of Fallot: deleterious effects of residual pulmonary regurgitation. *Br Heart J.* 1992; 67(6): 470–473.

52. Warnes CA, Williams RG, Bashore TM, et al. ACC/AHA 2008 Guidelines for the Management of Adults with Congenital Heart Disease: a report of the American College of Cardiology/American Heart Association Task Force on Practice Guidelines (writing committee to develop guidelines on the management of adults with congenital heart disease). *Circulation.* 2008; 118(23): e714–e833.

53. Geva T, Sandweiss BM, Gauvreau K, Lock JE, Powell AJ. Factors associated with impaired clinical status in long-term survivors of tetralogy of Fallot repair evaluated by magnetic resonance imaging. *J Am Coll Cardiol.* 2004; 43(6): 1068–1074.

54. Davlouros PA, Kilner PJ, Hornung TS, et al. Right ventricular function in adults with repaired tetralogy of Fallot assessed with cardiovascular magnetic resonance imaging: detrimental role of right ventricular outflow aneurysms or akinesia and adverse right-toleft ventricular interaction. *J Am Coll Cardiol.* 2002; 40(11): 2044–2052.

55. Ghai A, Silversides C, Harris L, Webb GD, Siu SC, Therrien J. Left ventricular dysfunction is a risk factor for sudden cardiac death in adults late after repair of tetralogy of Fallot. *J Am Coll Cardiol.* 2002; 40(9): 1675–1680.

56. Romeih S, Kroft LJ, Bokenkamp R, et al. Delayed improvement of right ventricular diastolic function and regression of right ventricular mass after percutaneous pulmonary valve implantation in patients with congenital heart disease. *Am Heart J.* 2009; 158(1): 40–46.

57. Momenah TS, El Oakley R, Al Najashi K, Khoshhal S, Al Qethamy H, Bonhoeffer P. Extended application of percutaneous pulmonary valve implantation. *J Am Coll Cardiol.* 2009; 53(20): 1859–1863.

58. McElhinney DB, Hellenbrand WE, Zahn EM, et al. Short-and medium-term outcomes after transcatheter pulmonary valve placement in the expanded multicenter US Melody valve trial. *Circulation.* 2010; 122(5): 507–516.

59. Vliegen HW, van Straten A, de Roos A, et al. Magnetic resonance imaging to assess the hemodynamic effects of pulmonary valve replacement in adults late after repair of tetralogy of Fallot. *Circulation.* 2002; 106(13): 1703–1707.

60. Oosterhof T, van Straten A, Vliegen HW, et al. Preoperative thresholds for pulmonary valve replacement in patients with corrected tetralogy of Fallot using cardiovascular magnetic resonance. *Circulation.* 2007; 116(5): 545–551.

61. Therrien J, Siu SC, Harris L, et al. Impact of pulmonary valve replacement on arrhythmia propensity late after repair of tetralogy of Fallot. *Circulation.* 2001; 103(20): 2489–2494.

62. Therrien J, Provost Y, Merchant N, Williams W, Colman J, Webb G. Optimal timing for pulmonary valve replacement in adults after tetralogy of Fallot repair. *Am J Cardiol.* 2005; 95(6): 779–782.

63. Oosterhof T, Meijboom FJ, Vliegen HW, et al. Long-term follow-up of homograft function after pulmonary valve replacement in patients with tetralogy of Fallot. *Eur Heart J.* 2006; 27(12): 1478–1484.

64. Niwa K, Siu SC, Webb GD, Gatzoulis MA. Progressive aortic root dilatation in adults late after repair of tetralogy of Fallot. *Circulation.* 2002; 106(11): 1374–1378.

65. Silka MJ, Hardy BG, Menashe VD, Morris CD. A population-based prospective evaluation of risk of sudden cardiac death after operation for common congenital heart defects. *J Am Coll Cardiol.* 1998; 32(1): 245–251.

66. Forbess JM, Visconti KJ, Hancock-Friesen C, Howe RC, Bellinger DC, Jonas RA. Neurodevelopmental outcome after congenital heart surgery: results from an institutional registry. *Circulation.* 2002; 106(12 Suppl 1): I95–I102.

67. Hovels-Gurich HH, Konrad K, Skorzenski D, et al. Long-term neurodevelopmental outcome and exercise capacity after corrective surgery for tetralogy of Fallot or ventricular septal defect in infancy. *Ann Thorac Surg.* 2006; 81(3): 958–966.

68. Marino BS, Tomlinson RS, Wernovsky G, et al. Validation of the pediatric cardiac quality of life inventory. *Pediatrics.* 2010; 126(3): 498–508.

法洛四联症和肺动脉闭锁合并室间隔缺损

Andrew N. Redington

法洛四联症合并肺动脉闭锁是法洛四联症合并肺动脉狭窄的极端解剖变异形态。幸运的是，这两种情况的心内解剖是相同的（见下文）。然而，法洛四联症合并肺动脉闭锁作为一种诊治难度极高的疾病亚型，其特征是存在千变万化的肺动脉形态和肺血流来源。有些病人的诊治方式几乎与法洛四联症合并肺动脉狭窄完全相同，在出生后数日或数周内接受双心室修补根治手术，但其他病人却需要接受分期手术且预后充满更多的不确定性。因此，在做出诊治决定时，必须考虑到该病表型存在高度变化的特质，而且这些病人需要以个体化的多学科方案来加以诊治。

解剖学和病理生理学

法洛四联症合并肺动脉闭锁的心内解剖结构与法洛四联症合并肺动脉狭窄基本相同（见第 7A 章，法洛四联症）。解剖学标志包括一个通常向流出道延伸的膜周型（但也可能具有肌性后下缘）室间隔缺损（VSD）。在很多病例中，可将流出道室间隔视作右心室内的一个独立结构，形成了右心室流出道（RVOT）开通但肺动脉瓣无开孔的结构。在这类病例中，肺总动脉通常是明显开通的，但这却不是一种一致性特征。在其他病例中，流出道室间隔与流出道隔壁小梁融合，且存在肌性闭锁。在这类病例中，很少能看到有发育形态良好的肺总动脉，但肺总动脉仍可能存在，可表现为显著发育不良的结构或是与右心室相连的纤维条索。

肺动脉的发育条件及其与其他肺血流来源的关系，是法洛四联症合并肺动脉闭锁的复杂性特征。哪怕是最简单的病例，且完全由动脉导管提供单一来源的肺血流，其中央肺动脉也往往小于正常。随着中央肺动脉发育不良的程度加重，肺血流来源的复杂性更大。在一些病例中，动脉导管仅供应一侧的肺动脉分支。在这种情况下，对侧肺脏则通常是由大型主肺侧支动脉（MAPCA）来供血。当中央肺动脉和肺动脉分支均不由动脉导管供血时，两侧肺脏可能都有来自 MAPCA 的额外血供。

在这种情况下，中央肺动脉常极度发育不良，且往往与所有肺段均无连接。

关于MAPCA的性质存在广泛争论。其中一些明显来源于支气管动脉，而其他一些（例如起源于头颈部血管和膈下血管）则明确反映出新生血管的生长。无论这些血管的起源状态如何，成功实施解剖和功能纠治的关键是这些血管的质量和中央肺动脉的"单源化"。

法洛四联症合并肺动脉闭锁时，还存在其他一些可能的肺血流供应来源，这些都需要在诊断过程中予以评估。第五弓残存、主肺动脉窗、冠状动脉与肺动脉存在连接，以及其他一些罕见情况（例如肺动脉与左心房存在连接）均有报道[1]。

❯ 胎儿、新生儿和婴儿

引言：法洛四联症合并肺动脉闭锁的患病率为每1 000名活产儿中有0.07例（巴尔的摩-华盛顿婴儿研究[2]），约占所有法洛四联症病例的1/5。它的环境和遗传背景与法洛四联症合并肺动脉狭窄类似：糖尿病母亲产下的婴儿，其患病风险增大十倍，且与22q11染色体缺失的病人有明显相关性（10%～20%）。

临床特征：大多数依赖动脉导管供应肺血流的患儿将会在新生儿期的早期阶段出现症状且发绀加重。而那些存在其他肺血流来源的病人，常常更晚才出现症状，因为这类肺血流增多的病人，其发绀相对难以察觉。

表现：那些由动脉导管单独供应中央肺动脉共汇的病人，通常在新生儿期的早期阶段就出现症状，特征表现为严重发绀或随着动脉导管关闭而出现心血管功能崩溃。其他病人的发绀程度取决于肺血流量及其分布。必然会出现一定程度的发绀，但存在经MAPCA或其他交通而出现明显左向右分流时，则可能难以识别出发绀。实际上，当发绀明显加重时，婴儿可能在出生后最初数周内就表现出充血性心功能衰竭的体征。现在已经很少见到在婴儿期早期阶段之后再出现症状的病例，但在一些不常规进行新生儿和婴儿检查的国家中，一些肺循环/体循环血流完美平衡的病人可能会数年都没有症状。

临床检查：法洛四联症合并肺动脉闭锁的新生儿和婴儿往往出生体格小，且通常存在发育停滞。如前文所讨论的那样，其通常存在一定程度的发绀，发绀程度从极重度到极轻微不一而足。听诊通常第一心音正常，第二心音单一。存在动脉导管时，可闻及收缩期或连续性杂音；此外，存在MAPCA的病人可闻及广泛的连续性杂音，尤其以在背部听诊最响亮。肺血流增多的婴儿，可能会出现各种充血性心功能衰竭的体征。

诊断学检查

ECG：心电图（ECG）通常显示右心室肥厚，电轴右偏。电轴左偏应考虑合并房室间隔缺损（AVSD）的可能性。

胸部X线：胸部X线影像的表现根据肺血流量及其分布的不同而存在变化。完全由动脉导管供血的病人，出生时的心脏通常为正常大小，肺纹理正常或减少（图7B-1）。随着肺血流量增多，心脏随之增大，肺纹理也增多（图7B-1B）。合并MAPCA的病人，存在特征性的肺纹理分布不均匀，有些区域增多，有些区域减少。几乎所有病人的肺总动脉段均窄小（肺动脉段凹陷）。多达50%的病人中存在右位主动脉弓。

尽管如此，仍常见有更严重的 RVOT 极度发育不良。RVOT 解剖变异的变化范围可从 RVOT 发育良好（图 7B-2），到流出道呈裂隙样开放且与无开孔的肺动脉瓣相连，再到 RVOT 存在完全的肌性闭锁且堵塞，不一而足。简单类型的法洛四联症合并肺动脉闭锁病人，通常可在超声心动图上良好显示其动脉导管和中央肺动脉。然而，常见存在一定程度的中央肺动脉发育不良和肺动脉分支狭窄。当中央肺动脉不连续或单侧肺动脉发育不良时，应怀疑存在 MAPCA 或其他肺血流来源。

通常易于测及 MAPCA 的起源位置，尤其是使用彩色多普勒血流侦测技术时（图 7B-3）。大多数 MAPCA 在支气管肺门高度上起源于远端主动脉弓，位于支气管动脉在主动脉上的正常起源位置的前方。其他 MAPCA 会从头颈部血管发出，有些会穿过膈肌。所有这些 MAPCA 都有可能通过超声心动图被检出。虽然可以此确认存在 MAPCA，但为了给这些病人制订手术方案，需要通过其他成像方法来取得更多信息。越来越多地联合使用 CT 和三维（3D）CT 或 MRI 以及心导管造影。

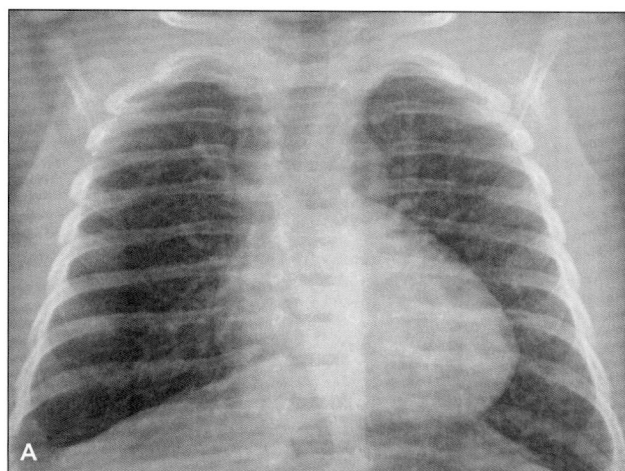

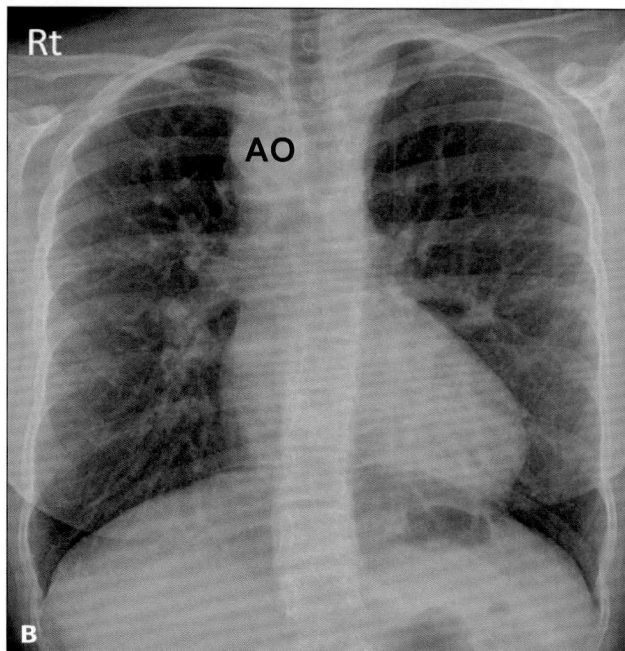

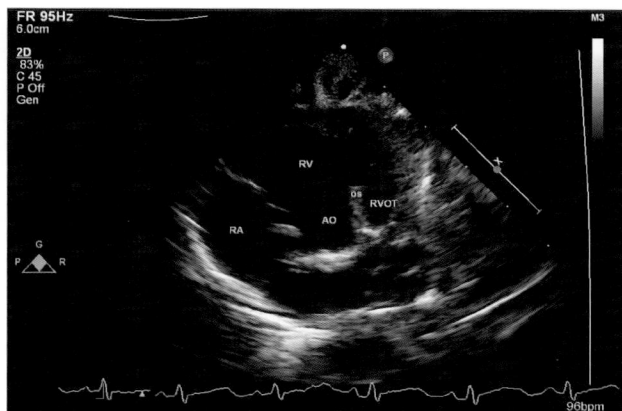

图 7B-1 **图 A**：一名法洛四联症合并肺动脉闭锁新生儿的典型胸片。发现其心脏大小正常（心尖上翘），肺动脉段凹陷，且肺纹理广泛减少。在这个病例中，主动脉弓位于左侧。**图 B**：一名未经手术且合并大型主肺侧支血管的 14 岁病人的胸片。发现其心脏增大且肺纹理增多。主动脉（AO）弓位于右侧（图片来源：感谢 Shi-JoonYoo 医生提供图片）。

图 7B-2 超声心动图的心底短轴切面显示法洛四联症合并肺动脉闭锁的典型特征。可见一个膜周型室间隔缺损，流出道室间隔（os）向前上方移位。一个发育良好且通畅的右心室流出道（RVOT）与一个闭锁的肺动脉瓣相连。AO＝主动脉；RA＝右心房；RV＝右心室（图片来源：感谢 Shi-JoonYoo 医生提供图片）。

超声心动图：超声心动图将显示法洛四联症典型的心内结构（在第 7A 章中阐述）。然而，RVOT 的解剖变异更大，但那些肺动脉瓣闭锁者，其 RVOT 解剖结构可能与普通的法洛四联症相同。

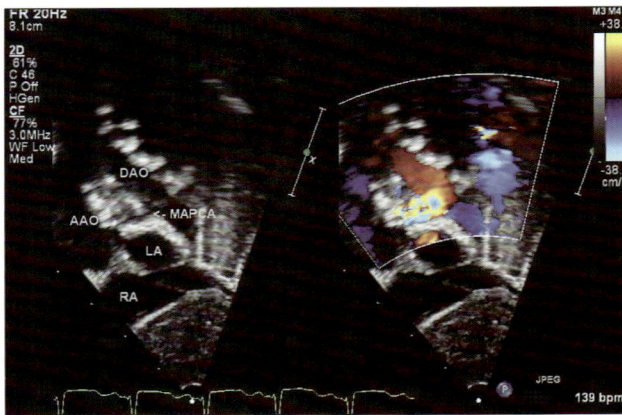

图7B-3 一名婴儿的彩色血流多普勒超声心动图，显示大型主肺侧支动脉（MAPCA）在降主动脉（DAO）上典型的起源位置。AAO=升主动脉；LA=左心房；RA=右心房。

CT和MRI：CT和MRI常用来显示MAPCA的起源和分布。在3D重建时，可非常清晰地显示血管的相对位置和粗细（图7B-4、图7B-5和图7B-6）。虽然这些技术常常被使用，但每家医疗单位对其的作用定位是不同的。一些单位提出，使用MRI可能会消除对心导管的需求[3]。然而，无论是MRI还是CT都不能对肺叶和肺段的多源血供进行彻底评估，而且新生儿和婴儿的极度发育不良的中央肺动脉也很难通过使用这些技术来显示。另外，虽然可以通过靶向检测来充分降低CT的辐射剂量，但仍需要考虑病人与射线接触的问题，因为这些患儿在一生中常常需要多次进行影像学检查和心导管介入治疗。但是，可通过使用一种"喂食和睡眠"的方法来进行MRI检查并避免全身麻醉。这种方法还有益于直接测定每根MAPCA的血流量和肺静脉的血流量。但是，对于存在复杂的多重肺血流来源的病人，通常还需要进行心导管检查。这样，需要仔细评估每一个病人是否需要使用这些辅助成像手段及其检查时机，因为这会根据每家单位首选的手术时机和其他因素的变化而有所不同。

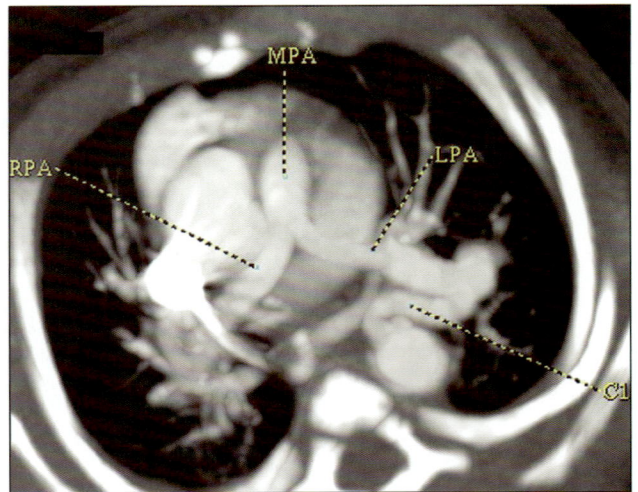

图7B-4 一名肺总动脉（MPA）发育良好并与右肺动脉（RPA）和左肺动脉（LPA）的中央共汇有连接的新生儿的CT扫描图像。没有动脉导管，但中央肺动脉由一根来源于降主动脉（C1）且在肺门位置与左肺动脉相连的大型主肺动脉侧支血管单独供应（图片来源：感谢Shi-JoonYoo医生提供图片）。

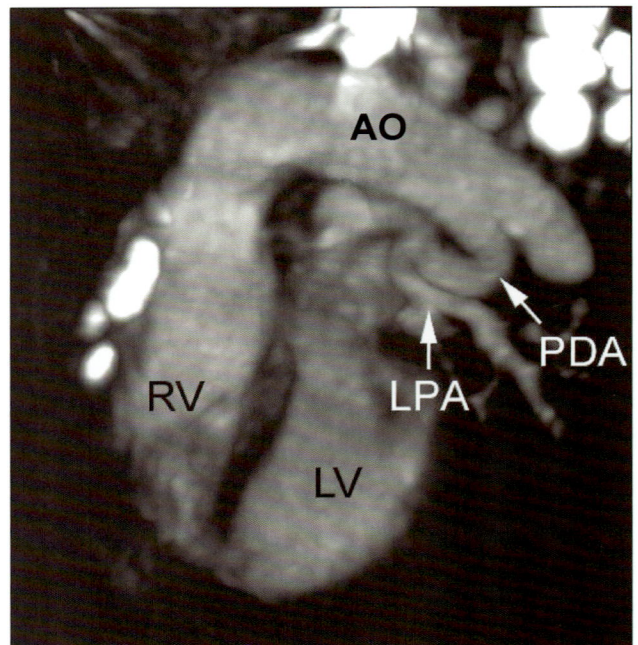

图7B-5 以长轴斜位平面重建的造影剂增强血管CT图像。左肺动脉（LPA）由主动脉（AO）弓下缘发出的一根扭曲的动脉导管（PDA）供应。PDA与LPA近端相连。而且，在法洛四联症合并肺动脉闭锁时，主动脉几乎完全从右心室（RV）发出，形成双出口类型的心室动脉连接。还能看到一个位于心尖部位的肌部室间隔缺损与左心室（LV）相通（图片来源：感谢Shi-JoonYoo医生提供图片）。

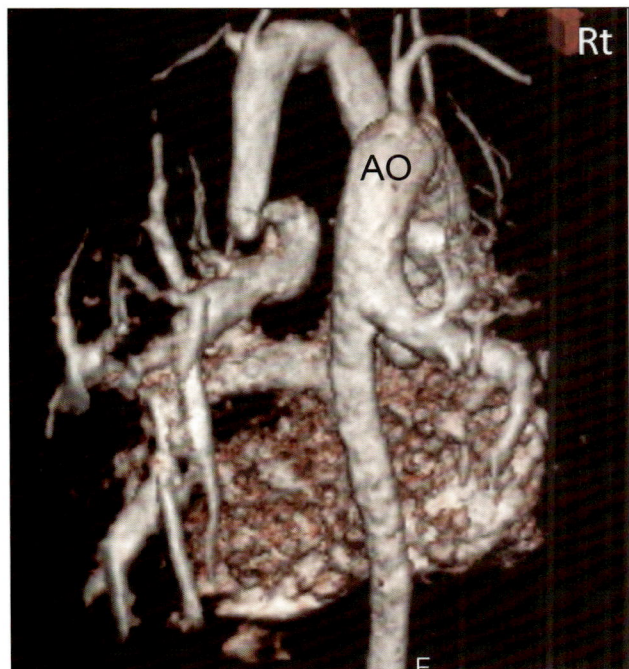

图7B-6 容积再现三维增强磁共振血管造影，来自图7B-1B中胸片所示的同一个病人。从后向前观察，可见存在一根粗大且无梗阻的大型体肺侧支血管（MAPCA）从降主动脉（AO）发出，向整个右肺供血；还有一根粗大但存在梗阻的MAPCA从左锁骨下动脉发出，向整个左肺供血。不幸的是，右肺已存在不可逆的肺血管病变（图片来源：感谢Shi-JoonYoo医生提供图片）。

心导管：肺动脉共汇由动脉导管供血的法洛四联症合并肺动脉闭锁病人，若非进行介入治疗的话，很少需要进行心导管检查。在心导管检查时，通常需要对每一根主肺侧支动脉进行选择性造影，以显示中央肺动脉形态以及中央肺动脉和MAPCA向肺段的血流分布情况。心导管检查的其他益处还包括：测定MAPCA内的血流动力学参数以评估肺血管病变的风险；评估是否存在肺实质内的远端血管狭窄；且重要的是评估中央肺动脉的"内洗"和"外洗"现象的程度来测定中央肺动脉与MAPCA之间的连接血管的粗细和分布（图7B-7）。在制订手术计划时要将所有这些特征考虑在内，要将其作为病人全面评估的一部分。

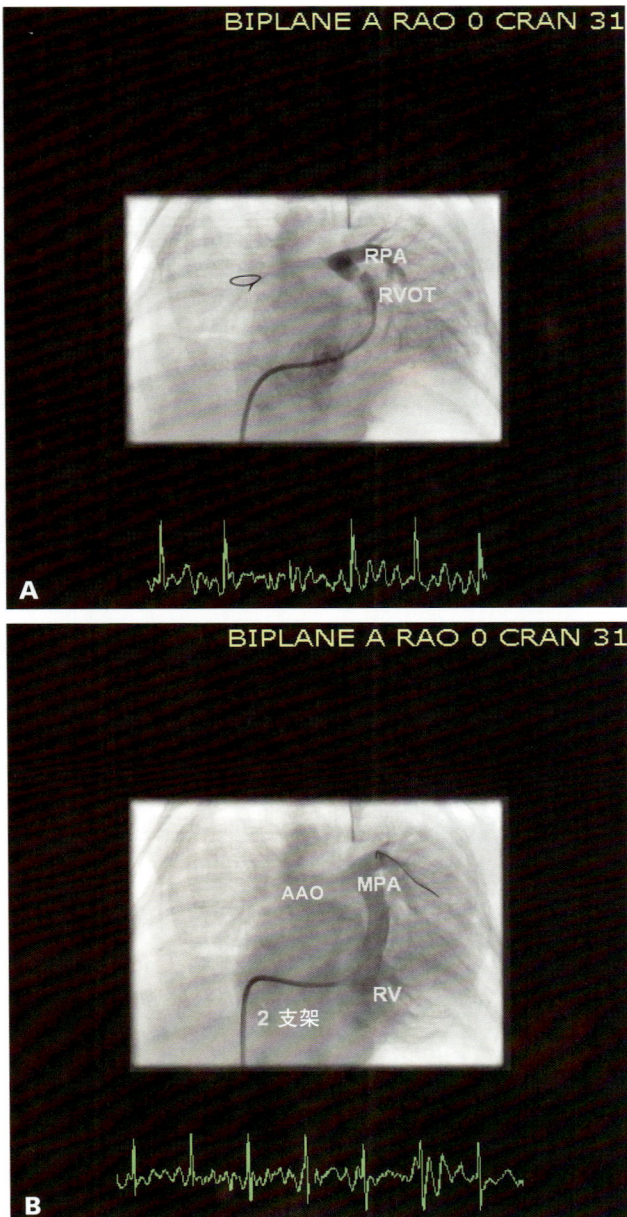

图7B-7 图A：在对一名法洛四联症合并肺动脉闭锁新生儿的闭锁瓣膜进行射频打孔后的右心室流出道（RVOT）血管造影。可见左肺动脉有前向血流充盈。相反，右肺动脉（RPA，其由导丝位置所示）显影不良，这是由于来源于MAPCA的未显影血流的"内洗"效应所致。图B：在右心室流出道安放了2个支架后的右心室造影。AAO=升主动脉；MPA=肺总动脉。

治疗

内科：一旦诊断明确，动脉导管依赖性肺血流的病人就需要输注前列腺素治疗。有些病人难以区分其动脉导管和体肺侧支动脉。对于此类病人，可能适宜于先停止前列腺素治疗，然后再反复通过超声心动图横截面图像来对这些血管进行密切监测，并观察其早期发生狭窄或远端血供停止的现象。

如今，几乎所有病人都在出生后数天、数周或数月内接受某种形式的外科治疗干预（见下文）。然而在某些情况下，有几种介入治疗方法仍然值得考虑。

心导管介入治疗： 安置动脉导管支架对新生儿和婴儿进行姑息处理，以等待后续外科纠治已经成为一些单位的常规做法[4]。在一些研究中报道了这种方法的有效性。即便如此，渐进性支架内再狭窄和肺动脉分支狭窄（尤其是左肺动脉起始部）是十分多见的后遗症。因此，这项技术并没有被广泛接受，尤其是那些新生儿纠治手术经验丰富的单位。然而，对于个别合并其他畸形（例如合并 AVSD）或其他非心源性异常（例如低出生体重、早产儿）的病人，这项技术作为暂时性的非外科手术性质的姑息治疗可能是很有用的。当动脉导管供应单侧肺或双重供应两侧肺野时，植入动脉导管支架则尤其有效（图 7B-5），因为这样能让病人得以生长，并将根治手术推迟到数周龄时再进行。在此类情况下，对侧肺常常是由MAPCA供血，肺血流仅具备部分稳定性是使用支架所导致的一个问题（例如支架内再狭窄或血栓形成）。

近来提出了另一种介入治疗方法，该方法包括RVOT打孔，置入RVOT支架来重建右心室和肺总动脉的连续性[5]。然而，应该仔细挑选病人，以避免发生与介入治疗操作相关的并发症；例如，这项技术不适合长段肌性闭锁的病人和肺总动脉极度发育不良的病人。这项技术的结果，虽然并未见广泛报道，但总的来说还是非常好的（图 7B-7），对于一些选择性病例而言，使用这项技术能将外科手术干预推迟到数周甚至数月后再进行。

外科： 对于肺动脉有汇合且由动脉导管供血的病人，其外科治疗策略可以参考法洛四联症合并肺动脉狭窄（见第7A章）。实际上，如果肺动脉直径大小足够，则可在新生儿期完成根治手术且死亡率低，但代价是术后早期阶段的并发症发生率往往相对较高[6]。这些病人发生交界性异位心动过速、低心输出量综合征的风险更大，术后恢复时间更长。常见存在右心室限制性生理状态，卵圆孔应予以保留或构建一个心房间分流来维持心输出量，但代价是术后早期阶段会出现发绀。因为此类并发症发生率增高（在某些单位，死亡率也增高），所以有时候首选使用上述某种介入治疗方法或外科手术构建分流来进行姑息治疗。当存在诸如低出生体重、其他复杂的心脏畸形或心外畸形等显著合并畸形时，并发症发生率风险则与之尤为相关。

对于法洛四联症合并肺动脉闭锁和MAPCA的病人，需要更为个体化的治疗方法。可在新生儿期实施将MAPCA单源化到中央肺动脉的根治手术；然而，如果有可能的话，通常将手术推迟到数周龄或数月龄时再进行。如果推迟进行手术的话，病人可以先出院回家，并等待进一步检查，通常包括在婴儿期的早期阶段进行的术前心导管检查。对于中央肺动脉极度发育不良的病人，可能需要首选在单源化手术之前先做一个能促进中央肺动脉生长的姑息手术。构建一个右心室到中央肺动脉的管道连接、将主肺侧支血管嫁接到人造血管上，以及将肺总动脉直接吻合到升主动脉（Mee分流）等技术均已有所报道[7]。

后续的单源化手术包括将中央肺动脉和MAPCA吻合，并用一根从右心室到肺动脉的管道将单源化收集起来的肺血管和右心室相连。如果原生中央肺动脉缺如或对促进生长的措施没有反应，则可能需要使用人工材料（例如牛心包）来对肺动脉共汇进行重建。根据肺血流来源的复杂性，可能需要分期来完成单源化手术，使用双侧胸廓切口分别建立每一侧肺的单源化血供，然后再进行纠治手术。或者，也可在完成双侧纠治手术时同期一并完成单元化手术。

在术中，需要做出肺血管单源化重建程度是否充分的判断，以决定是否关闭VSD。越来越多地使用一种"流量试验"来帮助做出这一决定[8]。尽管试验阈值存在变化，但外科医生使用固定流量对新吻合的肺动脉和MAPCA进行灌注而产生的肺动脉压力（使用心肺转流机），来判断是否能够安全关闭VSD，以便使术后的右心室压力低于体循环压力。这项技术已经显著地改善了决定过程并降低了因脱离心肺转流时发生急性右心室功能衰竭而对VSD补片进行调整的需求。对于临界病例，可以在关闭VSD时于VSD补片上保留一个开孔，这个开孔可通过后续的介入治疗来关闭。而其他病人的VSD予以保留，以期待通过后续的心导管介入治疗来对肺血管实施扩张和扩大。

结果

短期： 如前文所述，实施新生儿纠治术的手术死亡率相对较低，但要比法洛四联症合并肺动脉狭窄的新生儿纠治手术略高些（见第7A章）。术后早期并发症常常是明显的，通常与限制性右心室生理合并心律失常及低心输出量综合征有关。存在限制性右心室生理和跨瓣补片过大导致完全毫无遮挡的肺动脉反流的情况下，同时发生交界性异位心动过速的治疗难度特别大，且病人常无法耐受。肺动脉反流常与肺动脉发育不良导致肺阻力增大有关。在右心室和肺动脉之间使用带瓣管道可能会显著改善术后早期的血流动力学，但代价是在更远期时需要更换管道。

长期： 对很多病人来说，本病的长期结果与法洛四联症合并肺动脉狭窄类似。很明显，那些植入了右心室—肺动脉管道的病人，在整个儿童期阶段需再次更换管道。接受了单源化手术的病人，其治疗结果很不确定。诸多不同因素影响其中长期结果：纠治手术时单元化整合所包含的肺段数量、吻合口位置有无狭窄、中央肺动脉的总直径大小，以及RVOT重建的特性。几乎所有病人都存在一定程度的右心室压力增高和右心室功能不全。而且，正如在法洛四联症合并肺动脉狭窄的研究中发现的那样，同时存在非限制性RVOT反流和远端肺血管梗阻肯定会造成在中期阶段发生右心室扩张和功能不全。因为在此类病人中，无疑更有可能出现这种结局，所以需要在整个儿童期和成年期阶段都进行密切的随访检查。

❯❯ 儿童

引言： 鉴于大多数病人在婴儿期就接受了外科纠治手术，因此在儿童期和青少年期早期阶段出现的问题基本上都是和早期外科手术随访相关的。故而，这些病人在婴儿期需要时常进行门诊随访，但在儿童期和青少年期的随访复诊频度有望降低。应该通过正规的定期检查来实施随访复诊，包括临床检查、ECG、超声心动图，以及必要时再进行其他影像学检查。

临床检查： 在新生儿期接受了一次性手术根治的法洛四联症合并肺动脉闭锁儿童，其术后特征应该与那些已经纠治的法洛四联症合并肺动脉狭窄病人是相同的。常常会有右心室扩张的体征，胸骨旁抬举，可能还会伴有心尖冲动的移位。听诊可闻及单一的第二心音，存在残余肺动脉狭窄时会出现收缩期喷射性杂音，而存在肺动脉反流时则出现舒张早期杂音。残余VSD的听诊特征是额外存在一个全收缩期杂音，在乳头连线平面以下听诊最为清晰。常可通过在双侧背部闻及不对等的收缩期杂音来清晰识别出肺动脉分支狭窄。那些有残余

MAPCA的病人，可闻及连续性杂音。肝脏肿大和颈静脉压力升高仅可见于严重右心室功能不全或严重RVOT梗阻的病人，这都是需要立即进行进一步检查的不祥征兆。

诊断学检查

ECG：ECG几乎总是表现为右束支传导阻滞伴QRS波时程变化。而QRS波时程又随着右心室肥厚和扩张的程度出现成比例的延长。大多数病人是窦性心律，但中等程度的PR间期延长并不少见。

胸部X线：心胸比例能够反映右心室扩张和功能不全的程度。肺纹理可以是正常的，也可以是减少的，并且可能在整个肺野中随着肺血流分布而变化。

超声心动图：超声心动图检查的目的主要是进行右心评估。明显的残余VSD或明显的左心功能不全是很罕见的，但需要在每次评估时予以排除。常见有一定程度的右心室扩张和功能不全（特别是流出道部位）。就像法洛四联症合并肺动脉狭窄那样，病人在术后最初数年期间常能良好耐受长期肺动脉反流，除非在肺血管床内有显著的下游残余梗阻。在这种情况下，可能会更早发生右心室功能不全，应该积极地寻找并尽可能地处理残余梗阻。应该关注三尖瓣反流的程度，然而其在儿童期很少超过轻微或轻度。它为评估右心室收缩压提供了一个非常方便的指标，并且通常比以流出道和肺动脉压力阶差来得出的右心室压力更加准确。而且，仔细评估RVOT的形态和血流动力学特征以及详细评估肺动脉也应该是每次检查的一部分。

CT和MRI：MRI已经成为评估右心室容积和远端肺动脉树解剖结构的金标准。相位对比成像也能够精确显示肺动脉反流的程度。一些单位目前每3～5年对病人实施一次MRI检查，以跟踪评估右心室功能，作为在青少年期或青年期的某个时间点可能需实施肺动脉瓣置换的预测指标。

心肺运动试验：评估儿童的有症状的心肺功能下降是困难的。对心肺功能表现进行客观测试，可能有助于制定诊疗决策，尤其是在病人的运动能力出现连续性变化时。因此，很多单位每年进行3～5次运动试验并测量氧耗量，如果症状模棱两可，则再进行其他检查。据报道，最大氧耗量（VO_{2max}）、在无氧阈值时的VO_2，以及通气/二氧化碳生成（VE/VCO_2）关系曲线的斜率是反映法洛四联症的功能学结果的有用指标[9]。

心导管：很少需要实施诊断性心导管，因为MRI通常能更好地评估右心室容积和功能，以及是否存在肺动脉狭窄。因此，在法洛四联症纠治术后，心导管通常仅仅用于实施介入治疗。如前文所述，需要重复多次进行心导管检查的情况，最多见于接受过复杂的单源化手术的病人，而且这是其整体治疗流程中的一个重要部分。实际上，一些病人接受了部分性根治手术，且在外科治疗结束后仍保留残余VSD。对于这些病人，外科手术时就能预计到要对肺血管床进行重复多次的球囊扩张并植入支架，且最终用经心导管技术来关闭VSD。

对于年长儿童、青少年和成人，目前可通过单纯植入支架来治疗右心室—肺动脉管道失功，以便推迟手术更换管道的时间[10]，或可经心导管向口径足够大的管道中植入带支架瓣膜[11]。实际上，因为越来越多地使用了右心室到肺动脉的管道，所以经皮植入肺动脉瓣作为一种介入治疗操作，可能在法洛四联症合并肺动脉闭锁病人中实施得最多。如果原先植入的管道直径大于15～16 mm，且可被充分扩张并植入支架以保持其原直径或变得更粗的话，病人就有可能适宜进行经心导管植入肺动脉瓣。大多数此类介入治疗的实施原因是存在管道残余狭窄，但越来越多地使用在出现严重反流的情况下。目前，介入治疗的适应证与外科手术干预的适应证类似（见下文）。然而，随着对RVOT残余狭窄和反流之有害影响的经验与知识的积累，这些标准有可能在将来会发生变化。

法洛四联症合并肺动脉闭锁的部分性纠治

⏩ 青少年和成人

引言： 既往接受过手术的法洛四联症合并肺动脉闭锁的青少年和成年病人的随访与法洛四联症合并肺动脉狭窄病人相仿。大多数病人在成年期的早期阶段前均已接受过根治手术，读者可以参考第7A章中对于随访和评估的具体描述。

纵观历史，尽管我们已尽最大努力，但由于病人的早期手术结果差，或仅因为存在不利的解剖学和血流动力学特征，所以造成并非所有病人都能接受双心室修补并关闭VSD的根治手术。这种不幸的结局就是使少数肺动脉分布范围不足或肺血流不足或两者兼有的病人留下了残余VSD。

特殊要点： 并非所有成年期的病人都适宜或已接受修补完全的根治手术。虽然这种情况比以往年代更为少见，但还有很多在成人先天性心脏病专科就诊的成年病人仍然只接受了部分性纠治、姑息手术，或者甚至在幼年时并未得到治疗干预。接下来就其既往实施的一些治疗干预和与其随访评估有关的建议做一下简要介绍。

临床特征： 这些病人通常存在一定程度的发绀，收缩期存在经VSD的右向左分流，而舒张期分流方向则会有变化。他们通常表现出杵状指。他们几乎总是存在残余肺动脉梗阻，表现为可闻及收缩期喷射性杂音，而且也存在肺脉反流，表现为在心前区上部听诊最为清晰的舒张期早期杂音。如果还有残余MAPCA的话，病人会有连续性杂音，通常可在背后听诊最为清晰。虽然VSD对右心室扩张有所缓解，但常有反映右心室肥厚的右心室搏动。当存在充血性心功能衰竭时，颈静脉压力增高，可能出现A波和V波（分别反映出顺应性下降和一定程度的三尖瓣反流）。

诊断学检查

ECG： ECG、超声心动图和其他的检查与前文描述的其他术后病人类似。

治疗

这群病人的诊治尤为困难，他们需要高频度的随访和评估，且对其病情一定要警惕。需要想尽一切办法通过使用心导管介入治疗来修复肺血管床。治疗目的应该是使肺动脉血流最大化和全肺阻力最小化，并改变右向左分流。有些病人仅为肺血管床横截面积不够，且其生理学状态有点类似于Eisenmenger综合征。有趣的是，有些此类病人对肺血管扩张剂治疗有反应，推测可能是在高压、高搏动性心室输出血流所供应的区域中还存在肺血管内皮功能不全的问题。因此，有些病人可能适宜于通过肺血管扩张试验来评估其长期治疗的合理性。对于那些肺血管畸形根本无法通过手术解决的病人，应该使用与前文所述的用于Eisenmenger综合征病人的类似方法来进行随访检查。应该仔细监测他们是否存在铁缺乏，告知其可能会出现右向左分流导致的并发症（例如卒中、脑脓肿），并给予包括妊娠和避孕在内的有关生活方式的建议。

已接受姑息治疗的法洛四联症合并肺动脉闭锁的成人

这些罕见的病人常常是在先天性心脏病外科初期发展阶段尝试进行早期姑息治疗后的幸存者。因而，偶尔有可能在成人先天性心脏病门诊碰到一位接受过某种类型的姑息性分流手术的病人。经典Blalock-Taussig分流术、人造血管连接肺动脉、Waterston分流术（升主动脉—右肺动脉吻合）和Potts分流术（降主动脉—左肺动脉吻合）都曾被用来对病人实施姑息手术。很多病人还残留有MAPCA，除了失随访者以外，这些病人的肺血管床都无法通过手术来加以修正（图7B-4），至少不适宜进行双心室修补的根治手术。然而，对其解剖结构和血流动力学进行有规律的随访和定期再评估是其随访工作的重要组成部分。

残余发绀常可通过在分流连接部位或残留的主肺侧支血管内放置支架来加以缓解[12]。每个病人应该考虑尽可能给予部分性纠治（见上文）。通过这种方式，即便不可能完成双心室修补并关闭VSD的根治手术，也能通过某种形式的肺动脉单源化并使用右心室—肺动脉管道来改善肺动脉血流的效能并部分缓解心室的容量负荷。肺动脉单源化手术显然是一项充满潜在风险的手术，只有在对解剖结构和血流动力学进行仔细评估后，并由具备丰富的成人复杂型先天性心脏病诊治经验的单位来实施。

未经手术治疗的法洛四联症合并肺动脉闭锁的成人

未经手术治疗的法洛四联症合并肺动脉闭锁成年病人是很罕见的，但在成人先天性心脏病随访门诊中偶尔会见到。这些病人绝大多数是因为家庭医生或内科医生的建议，或由于其肺血供的复杂性或并发其他畸形而未接受手术治疗。有些病人存在额外的血流来源——例如存在主肺动脉窗或中央肺动脉直接起源于主动脉，这些病人的症状在儿童期得到很好缓解，但成年时就发生了肺血管病变。还有其他一些病人在儿童期和青春期被误诊了，他们到成人先天性心脏病门诊就诊时，其肺循环和体循环处于平衡状态，且发绀轻微。这种情况在来自国外的病人中更为常见。

与儿童和青少年一样，所有成年病人都需要予以仔细地反复评估，以判定有无可能对其进行治疗干预。诊断流程也与儿童类似，包括使用CT和MRI成像及心导管检查来明确肺血管结构。实际上，只有极少数成年病人适宜于通过肺血管单源化并关闭VSD来完成双心室修补的根治手术。其他人则可能适宜接受姑息手术，例如构建到达狭窄的主肺侧支血管或中央肺动脉的分流。还有其他一些存在MAPCA且不适宜进行单源化手术或姑息手术的病人，通过对其MAPCA进行球囊扩张并植入支架，可有助于部分缓解其静息状态下或运动后的缺氧[12]。

未来

法洛四联症合并肺动脉闭锁和MAPCA仍然是治疗难度最高的先天性心脏病之一。在最近的20年中，积极干预和早期单源化手术使治疗结果得到了明显改善。然而，肺血管床的分支形态异常、残余肺动脉狭窄、肺动脉阻力增高和肺血流分布的异常还都是很常见的。因此，这些病人在长期随访阶段出现不良结果的风险要比法洛四联症合并肺动脉狭窄病人高。这些不良结果包括残余肺动脉反流和残余肺动脉狭窄，已经充分认识到这两种不良结果。

早年接受根治手术治疗后存活到成年的病人是目前新出现的一个人群。这些病人中有很多已经接受了多次外科手术，包括数次更换了右心室—肺动脉管道。他们应该在人员和资源配备合理的成人先天性心脏病专科单位进行随访,并按照当前指南进行诊治[13]。我们已经看到了经心导管植入瓣膜对推迟或避免外科干预的有利影响,且至少从短期到中期来看是这样。另外,对那些右心室和肺动脉之间的非管道连接结构出现瘤样扩张的病人,治疗其瘤样扩张的新科技正在出现。总之,对所有接受过法洛四联症纠治手术的病人,其远期治疗目标是维护右心室功能。法洛四联症合并肺动脉闭锁的病人亚群尤其需要进行仔细的随访和评估。

提示与建议

● 并非所有法洛四联症合并肺动脉闭锁病人均为真正的肺动脉闭锁。肺动脉瓣上存在针尖样开孔的也并不少见,因此这些病人可能尤其适合在心导管室内使用球囊扩张和/或植入RVOT支架来进行早期姑息性治疗。

● 重点:有一部分法洛四联症合并重度肺动脉狭窄的病人存在多发性主肺动脉侧支。这些侧支几乎总是形态多变、纤细,且直接与中央肺动脉有交通。这些病人也尤其适宜于在心导管室内进行介入治疗以增加中央肺动脉血流。另外,在根治手术前,可能需要对其细小的主肺动脉侧支实施弹簧圈封堵,而无需对其进行单源化。

● 即使无创影像学检查没有显示出中央肺动脉,也总是要假设其存在。在心导管检查时通常可以显示出中央肺动脉,从与之相连的MAPCA进行选择性造影常能看到其出现充盈。如果仍未看到中央肺动脉,则应该再次仔细地对非MAPCA支配肺段进行造影,有可能通过肺静脉楔入造影来显示中央肺动脉的存在。

● 同时存在毫无遮挡的RVOT反流及其下游梗阻,尤其容易导致右心扩张和衰竭。下游梗阻可以表现为外周肺动脉狭窄或是肺段内的肺小动脉阻力增高。这些病人需要在术后早期阶段内仔细地进行重复评估,且如果病人迅速出现右心室功能不全的话,就需要迅速进行干预。可采用心导管介入治疗的方式来进行干预,以便延缓其出现外周肺动脉的支架内狭窄。对于主要问题是肺动脉弥漫性发育不良或肺血管阻力增高的病人,早期在右心室和肺动脉之间植入带瓣管道,可能会缓解或防止出现严重肺动脉反流导致的右心扩张。

(孙 琦译,孙彦隽校)

参考文献

1. Anderson RH, Weinberg PM. The clinical anatomy of tetralogy of Fallot. *Cardiol Young.* 2005; 15(suppl 1): 38-47.

2. Ferencz C, Rubin JD, McCarter RJ, et al. Congenital heart disease: prevalence at livebirth. The Baltimore-Washington Infant Study. *Am J Epidemiol.* 1985; 121(1): 31-36.

3. Kawel N, Valsangiacomo-Buechel E, Hoop R, Kellenberger CJ. Preoperative evaluation of pulmonary artery morphology and pulmonary circulation in neonates with pulmonary atresia—usefulness of MR angiography in clinical routine. *J Cardiovasc Magn Reson.* 2010; 12: 52-60.

4. Alwi M, Choo KK, Latiff HA, Kandavello G, Samion H, Mulyadi MD. Initial results and medium-term follow-up of stent implantation of patent ductus arteriosus in duct-dependent pulmonary circulation. *J Am Coll Cardiol.* 2004; 44(2): 438-445.

5. Dohlen G, Chaturvedi RR, Benson LN, et al. Stenting of the right ventricular outflow tract in the symptomatic infant with tetralogy of Fallot. *Heart.* 2009; 95(2): 142-147.

6. Hirsch JC, Mosca RS, Bove EL. Complete repair of tetralogy of Fallot in the neonate: results in the modern era. *Ann Surg.* 2000; 232(4): 508-514.

7. Al Habib HF, Jacobs JP, Mavroudis C, et al. Contemporary patterns of management of tetralogy of Fallot: data from the Society of Thoracic Surgeons Database. *Ann Thorac Surg.* 2010; 90(3): 813-819.

8. Honjo O, Al-Radi OO, MacDonald C, et al. The functional intraoperative pulmonary blood flow study is a more sensitive predictor than preoperative anatomy for right ventricular pressure and physiologic tolerance of ventricular septal defect closure after complete unifocalization in patients with pulmonary atresia, ventricular septal defect, and major aortopulmonary collaterals. *Circulation.* 2009; 120(11 suppl): S46-S52.

9. Clark AL, Gatzoulis MA, Redington AN. Ventilatory responses to exercise in adults after repair of tetralogy of Fallot. *Br Heart J.* 1995; 73(5): 445-449.

10. Ovaert C, Caldarone CA, McCrindle BW, et al. Endovascular stent implantation for the management of postoperative right ventricular outflow tract obstruction: clinical efficacy. *J Thorac Cardiovasc Surg.* 1999; 118(5): 886-893.

11. Lurz P, Coats L, Khambadkone S, et al. Percutaneous pulmonary valve implantation: impact of evolving technology and learning curve on clinical outcome. *Circulation.* 2008; 117(15): 1964-1972.

12. Redington AN, Somerville J. Stenting of aortopulmonary collaterals in complex pulmonary atresia. *Circulation.* 1996; 94(10): 2479-2484.

13. Warnes CA, Williams RG, Bashore TM, et al. ACC/AHA 2008 guidelines for the management of adults with congenital heart disease: a report of the American College of Cardiology/American Heart Association Task Force on Practice Guidelines (Writing Committee to Develop Guidelines on the Management of Adults with Congenital Heart Disease). Developed in collaboration with the American Society of Echocardiography, Heart Rhythm Society, International Society for Adult Congenital Heart Disease, Society for Cardiovascular Angiography and Interventions, and Society of Thoracic Surgeons. *J Am Coll Cardiol.* 2008; 52(23): e143-e263.

第 8 章

右心室双出口

Pooja Gupta 和 *Richard A. Humes*

当两大动脉完全或大部分从右心室发出,我们称其为右心室双出口(DORV)[1-2]。然而,这种疾病的定义仍存在很大争议。争议的原因是此病会合并有许多其他心脏畸形。DORV绝不是单一疾病,确实会合并诸多心脏畸形,使得疾病的生理学表现类似于室间隔缺损(VSD)、大动脉转位(TGA)、法洛四联症(TOF)或单心室。一般来说,DORV是指一组两个流出道主要从右心室发出的心脏畸形。虽然早年对此病的诊断描述依赖于存在双侧圆锥,但存在双侧圆锥却并非DORV所特有。关于二尖瓣—主动脉瓣纤维连续缺如是否作为此病的解剖学必要条件,也还存在争议,但这也更可能体现出此病存在一系列解剖变异,即当其存在时是一个有助于诊断的发现,但不是建立诊断所绝对必需的条件。

据报道,DORV的发生率为每1 000名活产婴儿中有0.09例,在先天性心脏病病人中占1%~2%[3]。合并畸形众多,包括VSD、肺动脉瓣狭窄(PS)、房间隔缺损(ASD)、动脉导管未闭(PDA)、房室间隔缺损、冠状动脉起源异常、房室瓣畸形和多发性VSD。

与其他圆锥动脉干畸形一样,DORV与染色体22q11缺失相关,并有关于合并其他染色体异常的零星报道。这些DORV病人合并心外畸形的发生率更高。有趣的是,存在右心房异构的心脏,常可见有DORV[4-5]。

由于此病存在明显的非均质性,所以出现了几种分类方法。1972年,Lev及其同事[6]根据两大动脉的相互关系和室间隔缺损的位置对DORV进行了分类。根据在半月瓣水平的大动脉关系,可能有4种不同的排列:

1. 侧侧位,主动脉位于右侧。这是最常见也最经典的排列。
2. 右(D)襻转位,主动脉位于右前。这可能也包括一种主动脉直接位于肺动脉干正前方的变异型。
3. 左(L)襻异位,主动脉位于左前。大血管可能是侧侧位,但主动脉位于肺动脉的左侧。

4. 主动脉位于右后方。

根据VSD位置（图8-1）及其与大动脉的关系可分为如下4种。

1. 主动脉下型，即VSD更靠近主动脉瓣。

2. 肺动脉下型（也可特指Taussig-Bing复合畸形），即VSD更靠近肺动脉瓣。

3. 双动脉相关型，即VSD与两大动脉的距离相等。

4. 远离大动脉型（大动脉无关型），即VSD远离两大动脉。其可能是流入道型VSD、位于后部的VSD或孤立性肌部型VSD。

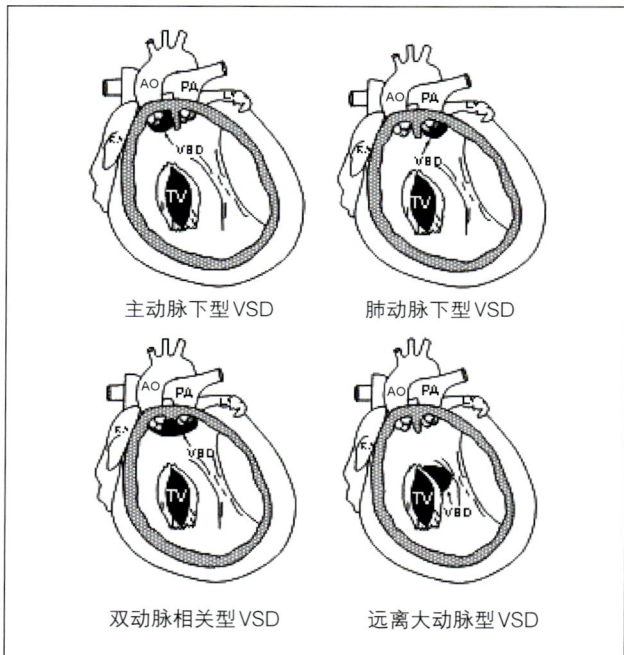

图8-1 基于两大动脉之间的关系和室间隔缺损（VSD）位置的DORV分类。AO=主动脉；PA=肺动脉；TV=三尖瓣。

应当注意的是，除了远离大动脉型VSD以外，VSD的解剖位置并不会有很大的变化。相反，流出道位置会发生变化，两大动脉与VSD的相对位置也存在变化。

因此，基于大动脉与VSD的相互位置关系，

DORV有16种可能的变异。有些变异只是理论上存在，但从未有报道或极为罕见。此外，单心室型房室连接和心室发育不良等极度复杂的先天性心脏病可能会合并有DORV。在本章中，我们将就最常见的解剖变异，并主要围绕房室连接一致且拥有两个正常心室的病人进行讨论。

学者们对此病各种类型的比率有分歧，因为DORV存在不同的定义且DORV病人数量相对较少。最多见的大血管关系是两大动脉侧侧位合并主动脉下型VSD[7]。两大动脉侧侧位合并肺动脉下型VSD首次报道于1949年[8]，并被称为Taussig-Bing畸形。大动脉右襟异位是位居第二的最常见类型，之后是左襟异位。大动脉位置关系正常则是最少见的。

在这群病情复杂多样的病人中，其更为常见的DORV解剖结构和临床表现，即是本章将要讨论的内容。主动脉下型VSD是最常见的类型，其次是肺动脉下型、远离大动脉型和双动脉相关型VSD[7]。据报道，最少见的类型[7]是双动脉相关型VSD合并大动脉侧侧位，以及主动脉下型VSD合并大动脉正常关系。室间隔完整的DORV是可能存在的，但极为罕见。

类似于法洛四联症的主动脉下型VSD合并肺动脉狭窄

❯ 胎儿、新生儿和婴儿

引言： 主动脉下型VSD是DORV中的最常见类型，占病例数的58%～68%[7,21]。大约61%此类型DORV新生儿和婴儿存在不同程度的PS。合并主动脉下型VSD和PS的病人，其表现类似于TOF，因为TOF与存在主动脉下型VSD和PS的DORV之间的解剖学差别很小。

临床特征：在这组 DORV 的病人中，其临床特征取决于右心室流出道梗阻的程度。轻度 PS 可表现为血氧饱和度正常，但最终可能会因肺循环超负荷而使呼吸做功增大。PS 程度越重，其造成的血氧饱和度下降就越明显，而呼吸症状更少。

表现：出现临床症状的时机根据右心室流出道梗阻的程度而变化。PS 通常会引起心脏杂音，使婴儿得到临床关注。如果肺动脉血流梗阻明显，则在低龄期就可能有发绀和发育停滞。

临床检查：对新生儿或婴儿进行临床检查是非常有效的，可检出发育停滞、血氧饱和度降低，以及可能存在杵状指等症状。如果 PS 程度重，病人可能在胸骨左上缘存在可触诊发现的震颤。第一心音（S1）通常是正常的，且第二心音（S2）单一。可在胸骨左上缘闻及由 PS 引起的收缩期喷射性杂音，并向肺野传导。心尖部听诊时，第三心音（S3）或有或无。

诊断学检查

ECG：DORV 病人没有典型的心电图（ECG）表现。心脏节律常为窦性（NSR），并有右心室肥厚（RVH）和电轴右偏（RAD），这些可以与那些正常新生儿的心电图相鉴别（图 8-2）。有些病人可能会存在一度房室传导阻滞。

胸部 X 线：合并主动脉下型 VSD 的 DORV 新生儿，其胸部 X 线影像极有可能表现正常或没有提示意义。所有解剖类型的 DORV 均没有可提示诊断的 X 线表现。胸部 X 线检查可能提示一定程度的心脏肿大和因不同程度的 PS 造成的肺纹理减少。

超声心动图：超声心动图对此年龄组中的几乎所有病例都有诊断学意义。

Hornberger[16] 描述了 62 例在胎儿期被诊断出 DORV 的病人。胎儿超声心动图可能需要非常细致的操作，且对于诊断 DORV 存在困难。在最佳条件下仔细扫描，可得出此诊断并判定出大多数解剖分型。VSD 可能是首先被观察到的畸形，会引导我们去对大血管进行检查。在这种情况下，大血管的相互关系可能是正常的，但其与心室之间的关系则可能不正常，进而得出右心室双出口的诊断。可能会存在心室大小的差异，右心室显得比左心室大。在图像显示肺动脉瓣有异常时，就要怀疑是否存在 PS。然而，当存在 PDA 时，多普勒超声可能无法可靠评估胎儿有无 PS。并且，胎儿的固有肺动脉压力更高，会导致经多普勒测得的跨肺动脉瓣流速更低。

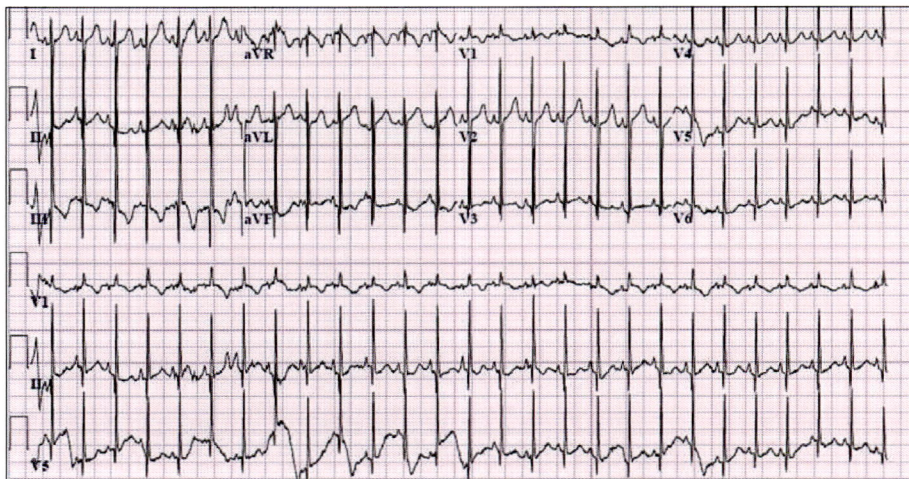

图 8-2 右室双出口新生儿的十二导联 ECG 提示 NSR、RAD 和 P 波高尖。这些都是该年龄段的正常表现，没有诊断特异性。

新生儿的经胸超声心动图可显示典型特征。胸骨旁长轴切面（图8-3A～C）显示对位不良型VSD合并两大动脉彼此呈平行关系，同时主动脉明显骑跨于室间隔之上，且肺动脉也完全起源于右心室。在TOF、肺动脉闭锁合并VSD，以及TGA合并VSD时看到的图像，与此图像有很多相似之处。将DORV与TOF相区别的解剖学特征是二尖瓣与主动脉瓣之间的纤维连续中断。心底部的胸骨旁短轴切面（图8-3D）显示了两大动脉的相对位置关系。

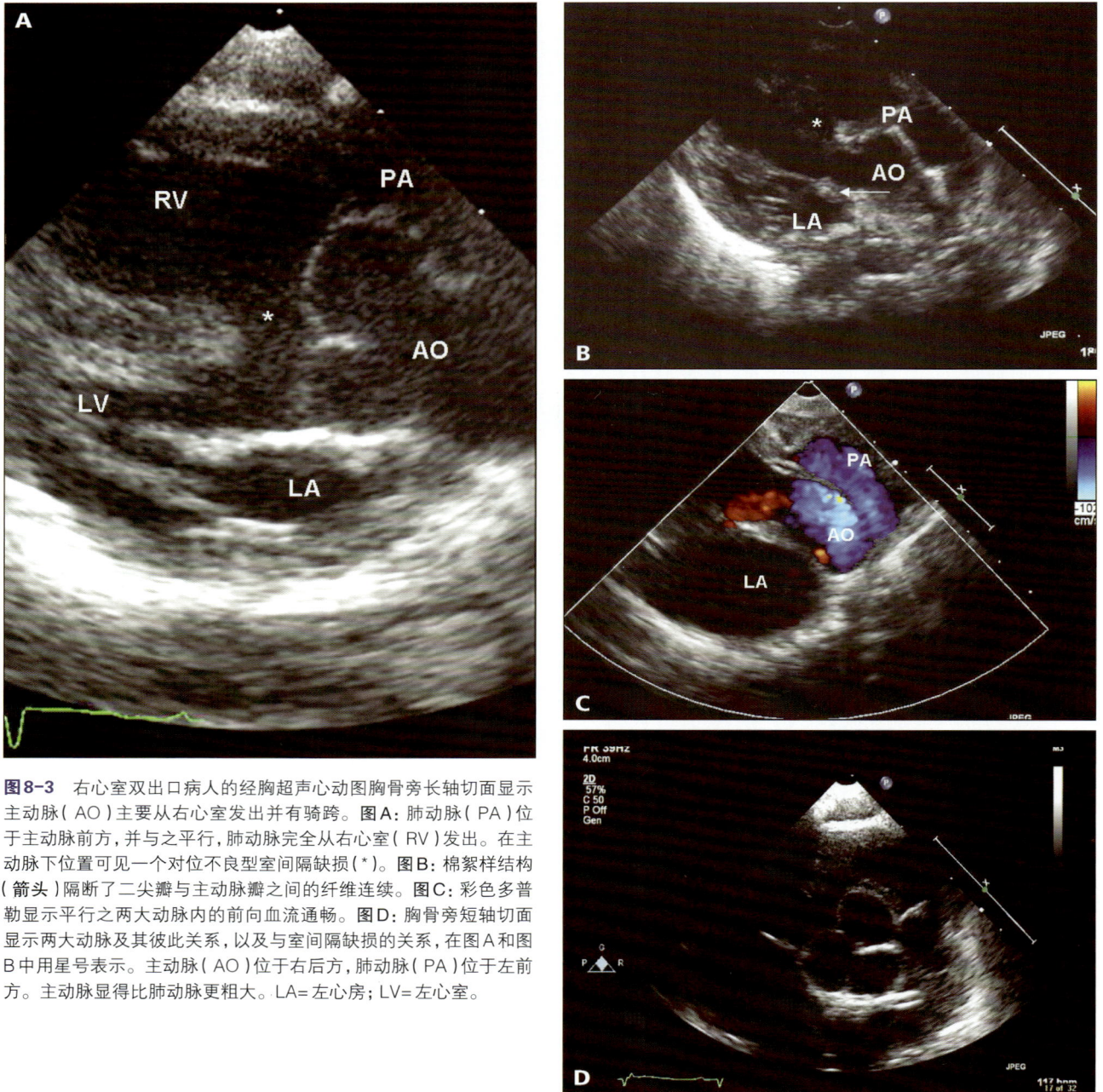

图8-3 右心室双出口病人的经胸超声心动图胸骨旁长轴切面显示主动脉（AO）主要从右心室发出并有骑跨。**图A**：肺动脉（PA）位于主动脉前方，并与之平行，肺动脉完全从右心室（RV）发出。在主动脉下位置可见一个对位不良型室间隔缺损（*）。**图B**：棉絮样结构（箭头）隔断了二尖瓣与主动脉瓣之间的纤维连续。**图C**：彩色多普勒显示平行之两大动脉内的前向血流通畅。**图D**：胸骨旁短轴切面显示两大动脉及其彼此关系，以及与室间隔缺损的关系，在图A和图B中用星号表示。主动脉（AO）位于右后方，肺动脉（PA）位于左前方。主动脉显得比肺动脉更粗大。LA=左心房；LV=左心室。

自心底部向心尖部进行扫描,是显示两大动脉与右心室关系以及VSD与大动脉关系的优秀方法(图8-4A)。此切面图像可清晰显示VSD的大小和分流方向,以及两组半月瓣的形态(图8-4B)。

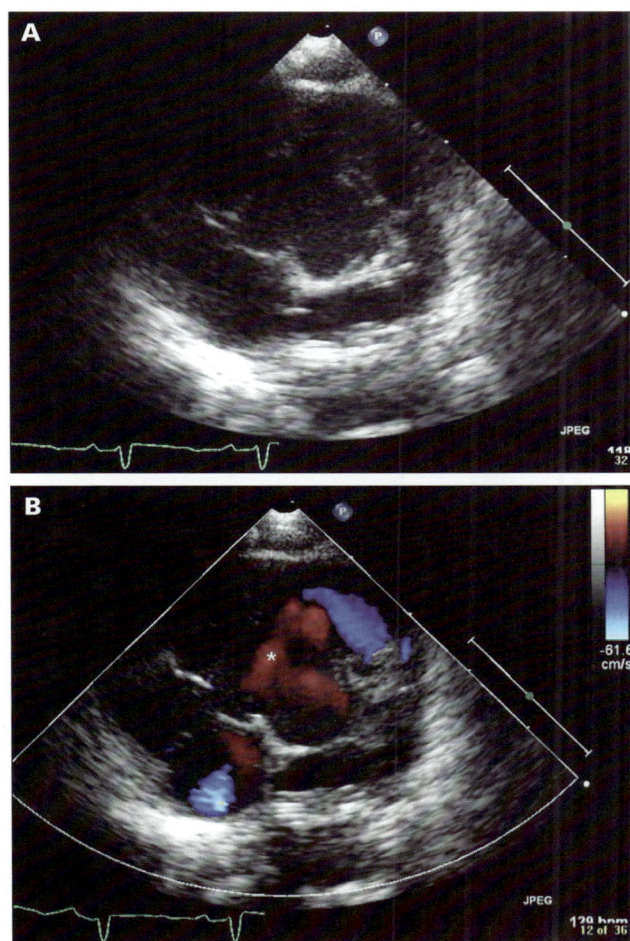

图8-4 图A:经胸超声心动图从心底部向心尖部扫描切面,显示两大动脉与右心室的关系以及VSD与大动脉的关系。同时显示两组半月瓣的形态。图B:可见主动脉下型VSD(*)和两大动脉起源于位于前方的右心室。彩色多普勒有助于评估分流的方向和程度。

需要对肺动脉分支进行仔细的成像,以寻找任何异常。PS可能位于瓣膜水平、瓣下水平或兼而有之。彩色多普勒和频谱多普勒有助于判定PS的程度(图8-5A～E)。必须检查主动脉弓和其余解剖

结构,以排除任何其他合并畸形。此型VSD的解剖类型中极少见到有合并主动脉缩窄。同样重要的是要仔细评估房室瓣腱索装置的附着位置以及房室瓣与VSD的关系,因为腱索结构可能会对修补DORV时的VSD补片位置产生干扰。可能会存在一些罕见的二尖瓣畸形,包括二尖瓣裂缺和双孔二尖瓣(图8-6)。

与其他圆锥动脉干畸形相比,不太容易识别出DORV所合并的冠状动脉畸形,因为极少有DORV合并冠状动脉畸形且其存在解剖变异。然而,在这种解剖状态下,其冠状动脉畸形的模式与TOF时的冠状动脉畸形模式类似(图8-7A,B)。重要的是要检出冠状动脉畸形,尤其是在合并PS的病例中,因为这会影响手术修补方法的选择。临床上最重大的冠状动脉畸形是左前降支异常起源于右冠状动脉,并横跨右心室流出道(图8-7C)。在一个针对73名病人的血管造影研究中,报道有多达12%的DORV病例有冠状动脉畸形[14]。似乎在大动脉侧侧位时,冠状动脉的畸形模式发生的变异程度最大[15]。

除了在手术过程中之外,通常没必要常规实施经食管超声心动图(TEE)。

CT和MRI:超声心动图对几乎所有此年龄段病人均有诊断学意义。极少需要用到诸如CT和MRI等其他无创成像方法来明确心内结构;但是,它们可能适宜于用来对心外的血管畸形进行成像。对于那些常合并肺静脉或体静脉异常的内脏异位综合征病例尤为如此。

心导管:传统上,心导管检查是诊断DORV的金标准。然而,在当前的医疗实践中,对新生儿则有选择地使用心导管检查,因为超声心动图已经具备足够的诊断学作用。大动脉关系正常且存在主动脉下型VSD的DORV,很少需要进一步明确解剖结构,但实际上也可能存在一些混淆。

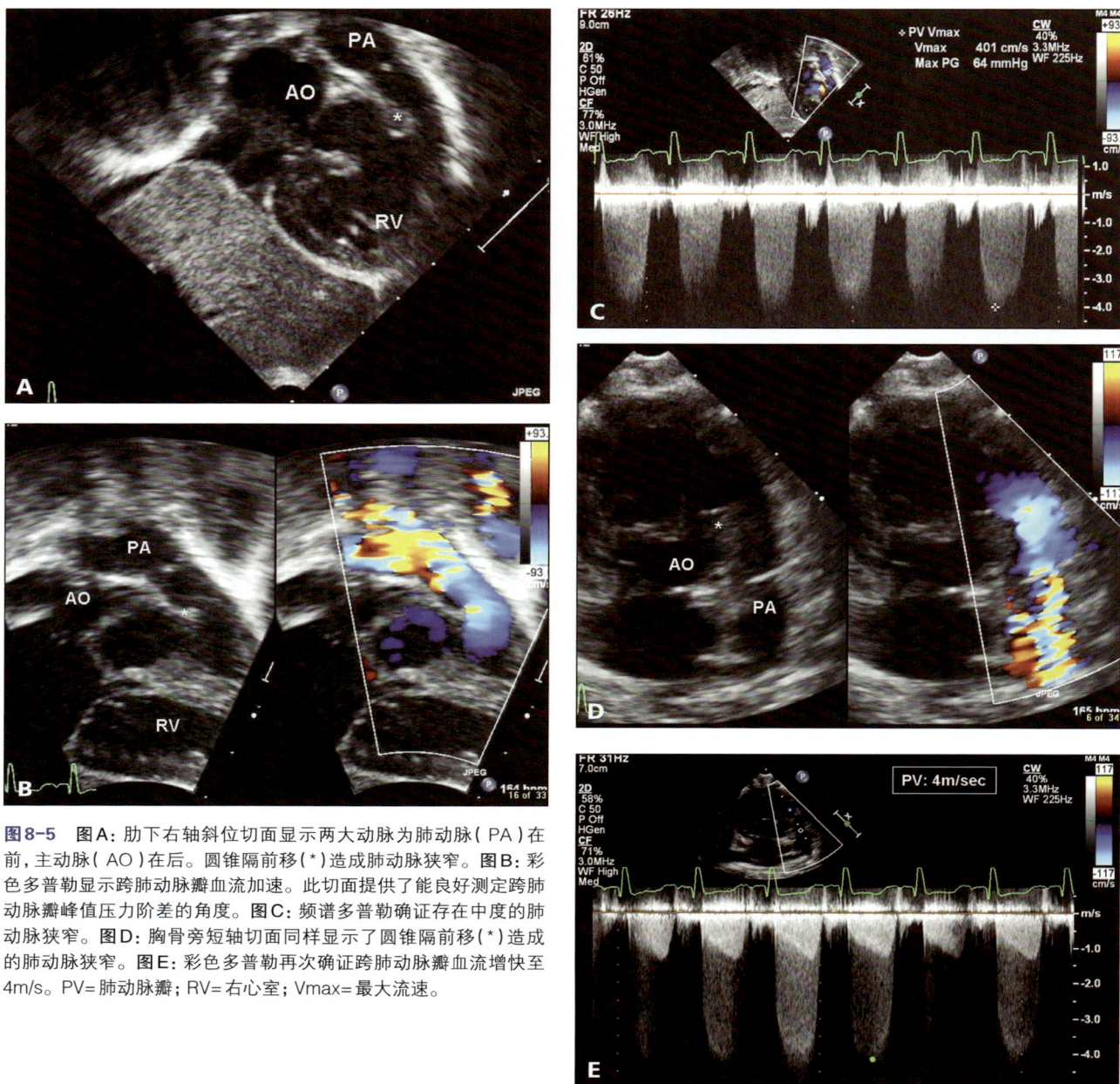

图8-5 **图A**：肋下右轴斜位切面显示两大动脉为肺动脉（PA）在前，主动脉（AO）在后。圆锥隔前移（*）造成肺动脉狭窄。**图B**：彩色多普勒显示跨肺动脉瓣血流加速。此切面提供了能良好测定跨肺动脉瓣峰值压力阶差的角度。**图C**：频谱多普勒确证存在中度的肺动脉狭窄。**图D**：胸骨旁短轴切面同样显示了圆锥隔前移（*）造成的肺动脉狭窄。**图E**：彩色多普勒再次确证跨肺动脉瓣血流增快至4m/s。PV=肺动脉瓣；RV=右心室；Vmax=最大流速。

治疗

内科：单独实施药物治疗对DORV病人是无效的。症状取决于PS的程度。因为常常存在明显的PS，因此肺血流能够得到良好的平衡，也不需要通过药物治疗来控制过多的肺血流。如果PS程度轻微，利尿剂可能有助于控制肺循环超负荷症状。

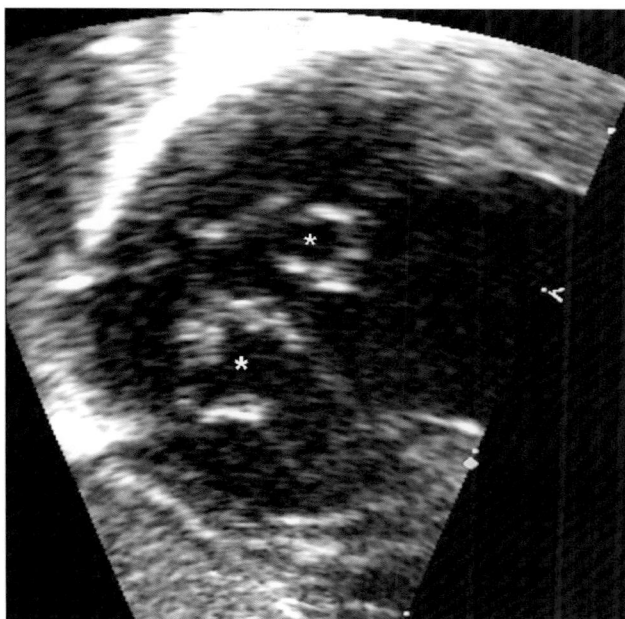

图8-6 肋下改良短轴切面显示右心室双出口新生儿的二尖瓣(*)上存在两个开孔。

外科：此类型DORV的手术治疗原则类似于TOF（见第7A章）。大多数存在主动脉下型VSD和PS的病人（即类似TOF生理学状态）可在6月龄前行解剖纠治手术,用补片关闭VSD并将左心室血流引导至主动脉。修补DORV的VSD补片往往要裁剪得更长更大些,以便能适合VSD到主动脉的更长距离并适合未来的体格生长。PS可能位于漏斗部、瓣膜或瓣上水平。可能需要联合使用肌束切除、瓣膜切开、补片修补或跨瓣环补片等技术来解除右心室流出道梗阻。一些由于PS引起明显发绀的新生儿可能需要构建体肺分流作为第一期手术,日后再拆除分流并行根治手术。如果存在冠状动脉畸形造成跨肺动脉瓣环切口有风险,则可能需要置入右心室到肺动脉的管道。

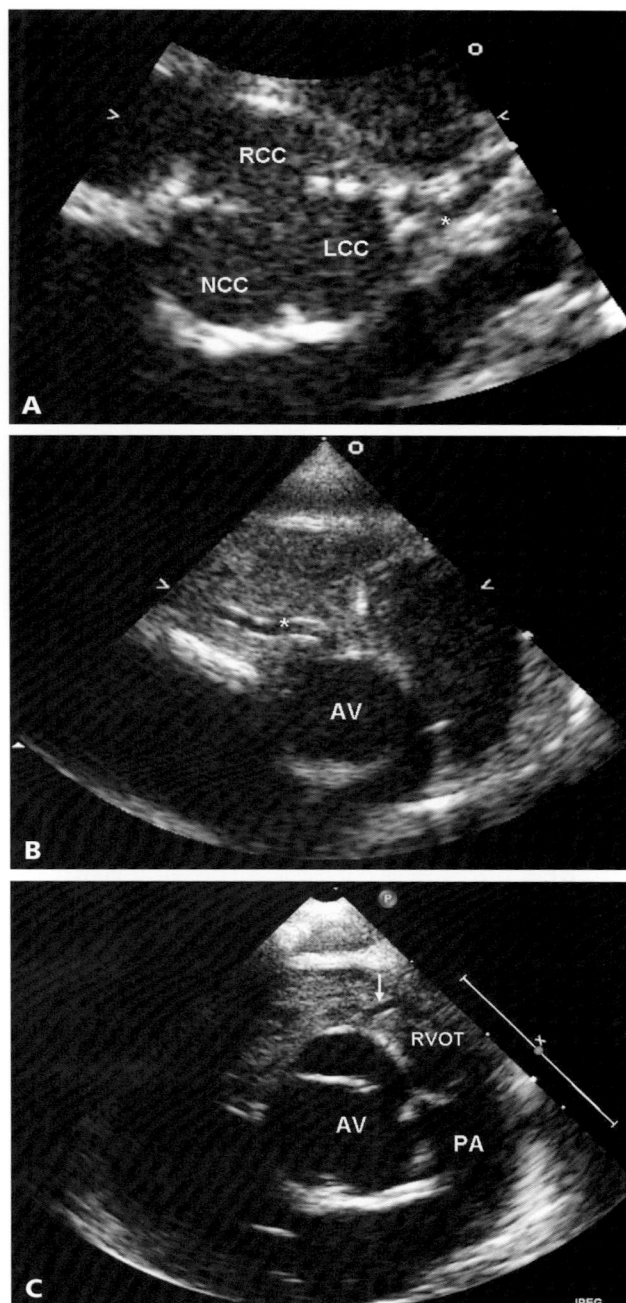

图8-7 **图A**：自心底部扫描的经胸超声心动图胸骨旁短轴切面显示主动脉瓣（AV）的横截面图像及三个瓣叶。类似于TOF,右心室双出口（DORV）最常见的冠状动脉分布模式是正常分布模式。包括左冠状动脉(*)发自左冠窦,以及**图B**中所示的右冠状动脉(*)发自右冠窦。**图C**：在DORV病人中最常见的冠状动脉畸形是左前降支发自右冠状动脉（箭头）并横跨过右心室流出道（RVOT）,这类似于在TOF病人中的发现。这个发现具有外科学意义,且有可能会改变外科医生治疗肺动脉狭窄的手术方案。LCC=左冠瓣；NCC=无冠瓣；PA=肺动脉；RCC=右冠瓣。

结果

短期： 手术结果随时代变迁而变化。在20世纪80年代之前，外科医生更有可能先实施姑息手术，之后再行根治手术。而自20世纪80年代以后，外科医生则更有可能对婴儿实施一期根治手术。据报道合并主动脉下型VSD的DORV病人的术后15年存活率为96%[18]。迄今为止，该型DORV的手术死亡率最低、总体存活率最佳，且后续并发症发生率和再次手术率最低。

长期： 在此病人组中，术后15年时免于再次手术的比率为87%。包括残余狭窄和反流在内的肺动脉瓣问题，是最常见的并发症。如果使用了管道连接右心室至肺动脉，则不可避免要更换管道。左心室流出道梗阻很少发生，而一旦出现，则是非常棘手的显著问题。

》》 儿童

引言： 在儿童期（1～2岁）才诊断出DORV合并主动脉下型VSD及PS的情况并不常见，因为病人在婴儿期出现的不同程度发绀和杂音会引起医学关注并得到手术治疗。因此，大多数的此年龄段病人既往已经接受了手术治疗。对一些解剖状态复杂且必须使用外管道的病人，手术可能要推迟到2～3岁再进行。然而，这种情况对此类型的DORV来说并不常见。

临床特征： 未经根治手术的此类型DORV的年长病人，其临床特征主要取决于PS的程度。由于VSD一直存在，因此会造成不同程度的发绀。

表现： 拖延至儿童期才被诊断出的病人存在不同程度的发绀、红细胞增多症和杵状指。他们可能有劳力性呼吸困难。他们可能有类似TOF的缺氧发作病史，或因严重发绀而导致的蹲踞。

临床检查： 未经手术治疗的合并主动脉下型VSD和PS的DORV患儿的临床检查所见与此型DORV的新生儿或婴儿类似。可能包括发育停滞、血氧饱和度降低和杵状指。可能出现右心室抬举性搏动。如果PS明显，则可能在胸骨左上缘触及震颤。第一心音（S1）往往正常，而第二心音（S2）单一。在胸骨左上缘可闻及Ⅲ～Ⅴ/Ⅵ级收缩期喷射性杂音，并向肺野传导。

诊断学检查

ECG： 儿童的ECG表现可能类似于新生儿，例外之处是此时出现的RAD和RVH表现应被认为是异常情况。

胸部X线： 胸部X线检查在大多数情况下是正常的。有些病人会出现肺纹理减少和心影左上缘凹陷。

超声心动图： 与胎儿、新生儿和婴儿一样，超声心动图是最好的诊断学成像手段。如前文所述，未经手术的病人，其超声心动图所见与新生儿及婴儿相同。已经手术的病人，其检查所见取决于已接受的是姑息手术还是根治手术。

因合并严重PS而接受过体肺分流手术的病人，评估其分流的最佳位置是胸骨上窝切面。彩色多普勒检查有助于确定分流区域内连续血流的位置（图8-8A，B）。使用二维连续波多普勒探测分流血流，可发现有峰值流速位于收缩期的3～5 m/s的高速血流（图8-8C）。流速降低则提示肺动脉压力升高。

根治术后病人的评估方式与TOF病人类似。评价目标集中在右心室的大小、功能和压力。也应对肺动脉瓣的状态和功能进行评估。做此评估时应使用彩色多普勒和频谱多普勒。使用标准技术取得三尖瓣反流信号来评估右心室收缩压。

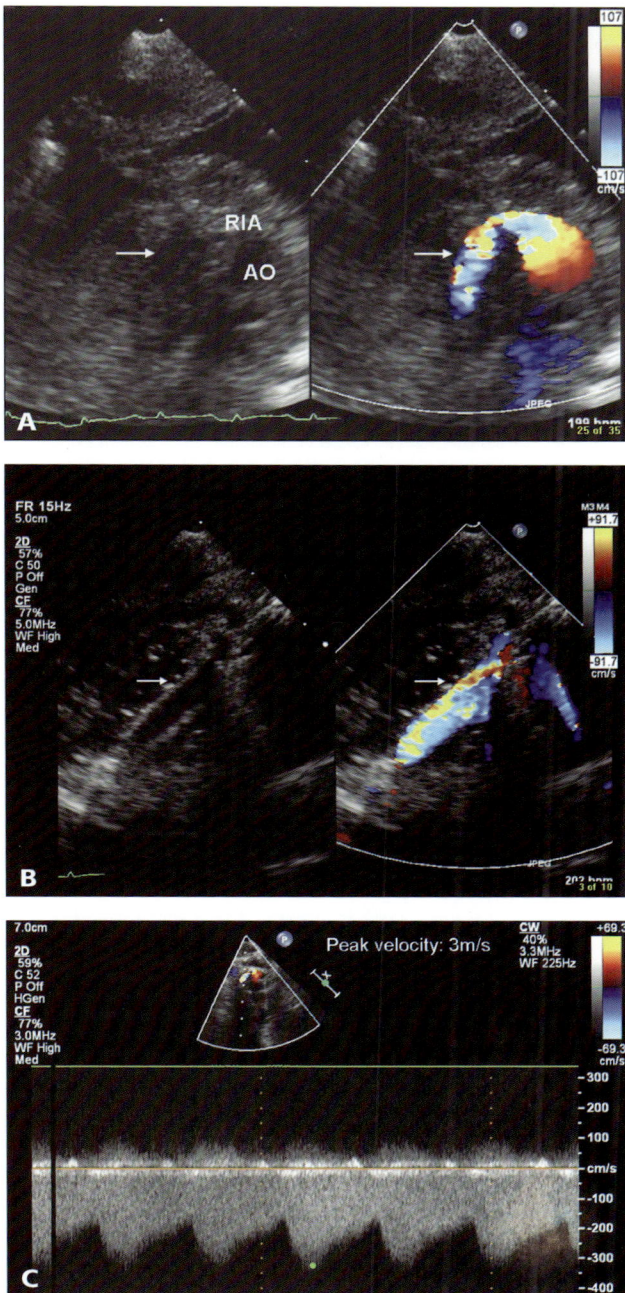

应该评估VSD补片有无残余分流，必须使用胸骨旁切面和心尖五腔切面来评估左心室流出道的通畅程度，来确保VSD补片未对此区域造成梗阻（图8-9A～D）。存在冠状动脉畸形者可能需要管道连接右心室到肺动脉，应该评估管道有无狭窄和/或反流情况（图8-10）。

CT和MRI： 与婴儿一样，CT和MRI可显示大动脉间的关系、VSD解剖和其他心外的血管畸形。就像在婴儿期一样，这种检查仅用于一些复杂病例，因为超声心动图有可能已经给出了所有必要信息。

心导管： 对于年龄超过1岁的年长儿，如果无创手段无法显示关于肺动脉解剖和压力等重要特征的话，心导管检查则可能有助于取得这些数据。

治疗

内科： 如前文所述，对此年龄段病人，药物治疗没有什么明显作用。

外科： 大多数此类型DORV病人应在婴儿期进行手术治疗，且手术方式与之相同。

结果

此年龄段病人与新生儿相比的短期和长期结果差异主要取决于PS的程度，及其保护肺血管床免于发生肺血管梗阻性病变的效果。峰值多普勒压力阶差≥30～40 mmHg的病人仍有可能接受手术，且其总体病程和结果应该与新生儿期病人类似。然而要注意的是，在当前这个提倡早期手术修补的时代，关于在1岁以后再进行手术的结果数据很少。

图8-8 **图A：** 改良胸骨上短轴切面显示主动脉（AO）的横截面和起源于右无名动脉（RIA）根部的右侧Blalock-Taussig分流（箭头）的长轴图像。该病人存在严重的PS，需要通过构建分流来作为额外的肺血流来源。**图B：** 二维扫描清晰地显示了分流（箭头），然而在许多情况下，仅用二维扫描很难显像，有必要使用彩色多普勒来确定分流位置。**图C：** 频谱多普勒探测分流，显示肺动脉压力低或肺动脉压力正常的病人存在高速连续血流，且峰值流速位于收缩期。

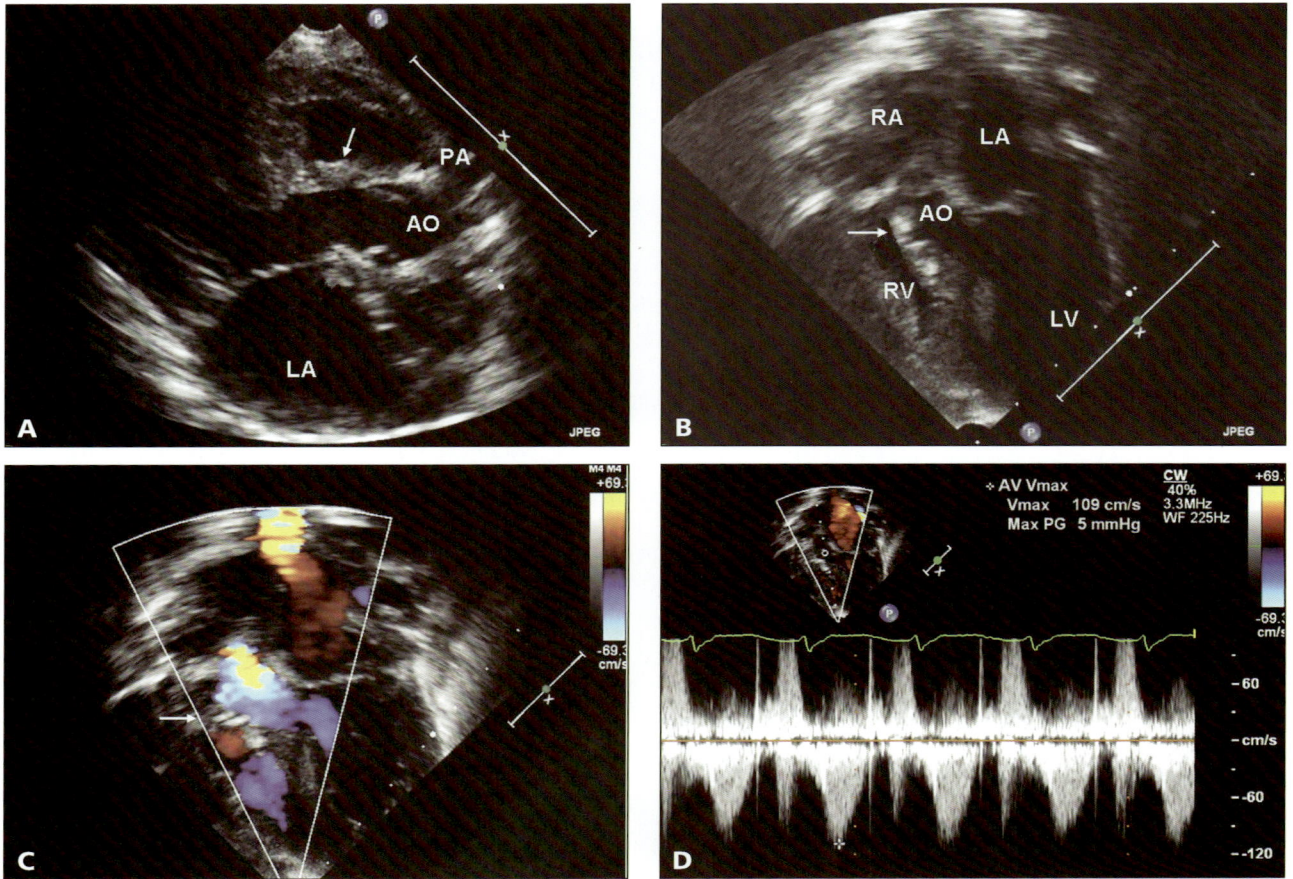

图8-9 图A：胸骨旁长轴切面显示两大血管位置为主动脉（AO）在后，肺动脉（PA）在前。可见室间隔缺损（VSD）补片（箭头）将左心室（LV）血流引导至AO。图B：心尖五腔切面显示VSD补片（箭头）。图C：彩色多普勒评估证实从LV至AO的血流无梗阻。未见残余VSD。图D：频谱多普勒图像显示无主动脉下狭窄。AV=主动脉瓣；LA=左心房；PG=压力阶差；RA=右心房；RV=右心室；Vmax=最大流速。

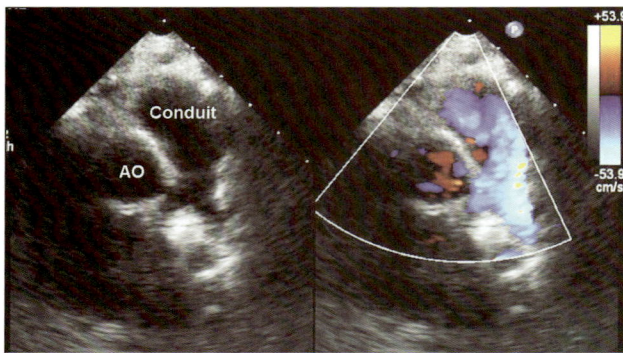

图8-10 左前降支异常起源于右冠状动脉的病人，其胸骨旁短轴切面显示右心室到肺动脉的管道（Conduit）。管道完全通畅，并未见狭窄迹象。评估管道内有无反流及其程度也同样重要。AO=主动脉。

青少年和成人

引言：很少有病人在青少年期和成年期才诊断出DORV合并主动脉下型VSD与PS。几乎所有该年龄段病人都已经接受了手术治疗。

临床特征：在此年龄段时，大多数已经手术的病人都接近正常。然而，其中部分病人会存在体力活动受限和无法耐受运动。

表现：术后病人可能表现出因外科手术而造成的一些后果。包括显著的肺动脉反流和右心室扩大。手术造成的并发症包括残余PS、残余VSD，或罕见的左心室流出道梗阻。所有这些状况都有可能会造成某种形式的无法耐受运动。

临床检查：DORV 纠治术后的青少年或成人的临床检查结果可为正常。然而，大多数病人可能存在血流通过肺动脉瓣而引起的心脏杂音。在胸骨左上缘可闻及收缩期喷射性杂音并向肺野传导。也可能存在肺动脉反流引起的舒张期杂音，这取决于当时疏通右心室流出道梗阻时所用的手术技术。

诊断学检查

ECG：通过经心室切口径路完成修补手术的术后病人，常可见有右束支传导阻滞，且常可以认为这是此类病人的"正常"表现（图 8-11）。ECG 也可能是正常的。

胸部 X 线：在大多数情况下，胸部 X 线影像是正常的。如果使用了跨瓣环补片来解除右心室流出道梗阻的话，则可能存在心影增大的胸片表现。

超声心动图：由于存在与此年龄段病人的体格和超声心动图透声窗相关的技术限制，所以对其进行经胸超声心动图检查的难度更大。已接受过根治手术的病人，可能会存在严重的肺动脉反流伴右心室容量超负荷和右心室增大（图 8-12A～D）。

在一些术后存在严重的右心室流出道残余梗阻的病例中，可见存在右心室压力超负荷。

在术后病人中，残余 VSD 和左心室流出道梗阻是其他可能出现的并发症。TEE 可作为标准经胸成像的有效辅助手段，尤其可用于确定心内结构关系和房室瓣形态及功能等方面。

应将超声心动图作为术后病人每年体检的一个重要部分。尤其需要注意的是心室大小及其功能，以及房室瓣功能和肺动脉流出道的修补后状态。

CT 和 MRI：CT 和 MRI 可能是对年长病人更有帮助，甚至更有必要的影像学检查方法，因为此年龄段病人的超声心动图成像本身就很困难。可能需首选 MRI，因为其没有辐射风险且能更好地显示 VSD 和半月瓣之间的空间关系，以及管道和肺动脉分支状态（图 8-13A～C）。然而，MRI 可能无法可靠地显示腱索和其他瓣膜装置的异常[17]。三维重建可能有助于辨认心内结构关系和心外结构。与 TOF 病人类似，对于接受过右心室流出道肌束切除和跨瓣环补片手术的病人而言，MRI 是判定其右心室容积和肺动脉瓣置换时机的必要检查（图 8-13D, E）[19]。

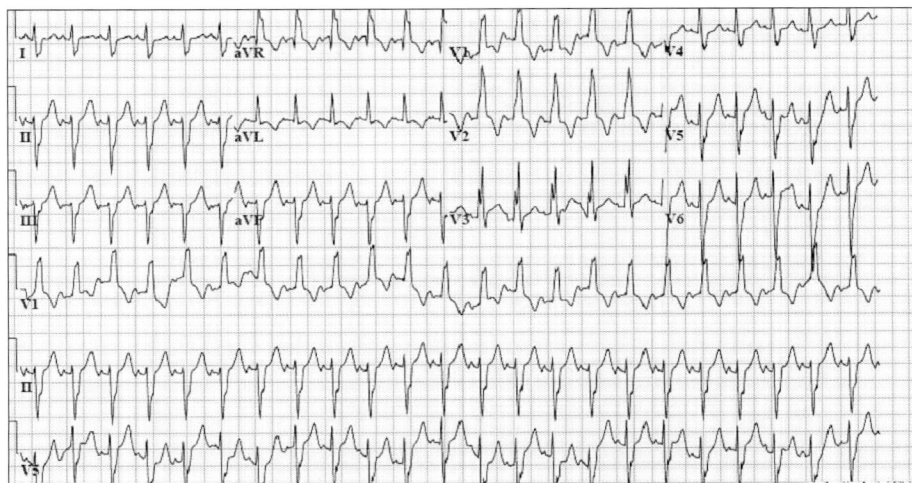

图 8-11 一名 16 岁 DORV 男孩的十二导联心电图。显示正常窦性节律和右束支传导阻滞，这是病人接受过经心室切口手术后的典型表现。

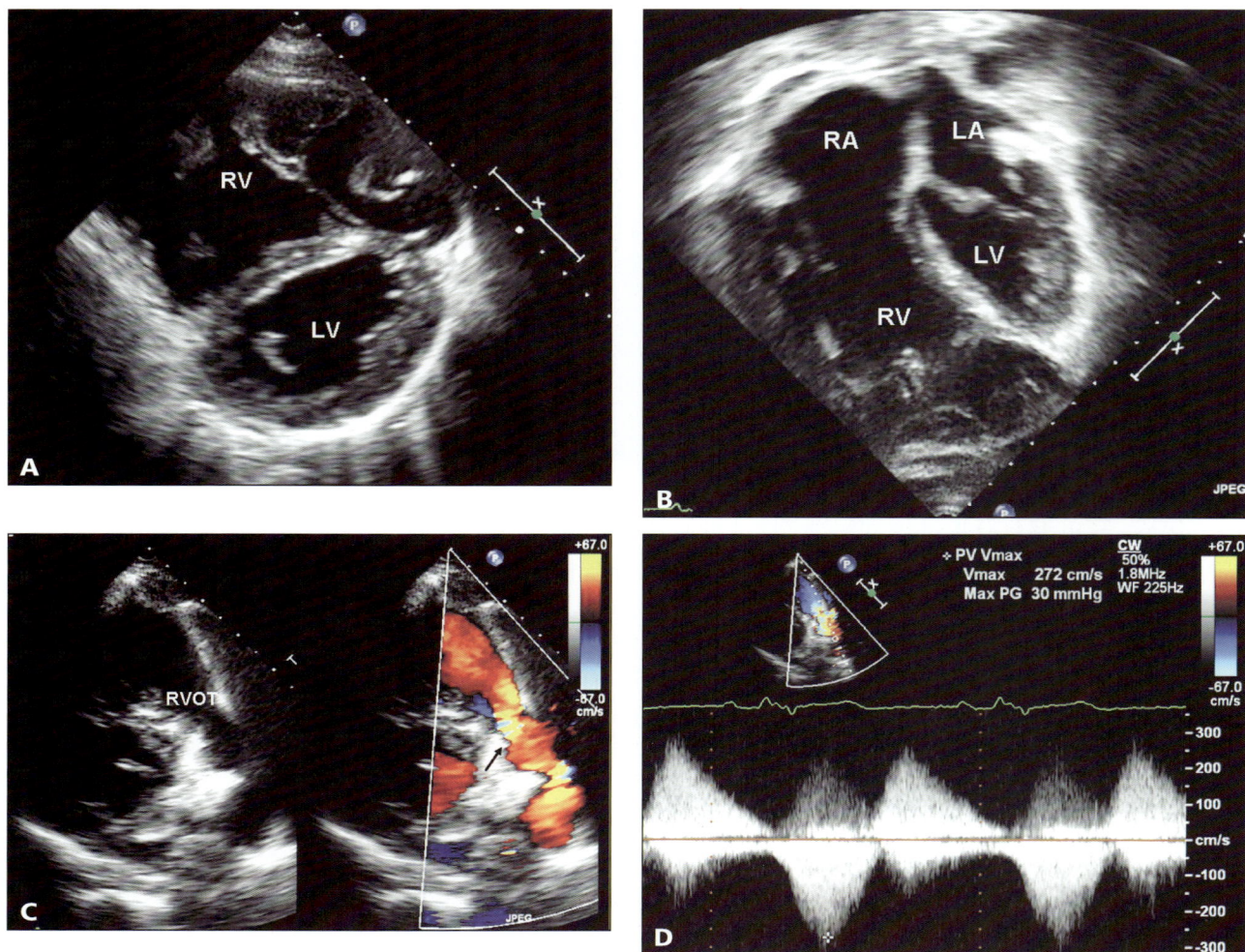

图8-12 **图A**：位于乳头肌位置上的胸骨旁短轴切面图像，显示左心室（LV）正常，右心室（RV）扩张且肥厚。**图B**：心尖四腔切面也显示相同发现，LV正常，RV扩张且肥厚。**图C**：胸骨旁长轴切面彩色多普勒显示右心室流出道（RVOT）和毫无遮挡的肺动脉反流。该病人先前接受了跨瓣环补片修补手术，造成该部位的瓣膜失去功能和无遮挡的肺动脉反流。**图D**：频谱多普勒证实此区域存在轻度狭窄并存在无遮挡的肺动脉反流。PG=压力阶差；PV=肺动脉瓣；Vmax=最大流速。

运动试验：对于术后病人，运动试验是必需且非常有帮助的，应将其包括在常规检查之内。应该在9～10岁起开始考虑进行运动试验，此时病人能充分配合以提供足够的数据。无症状病人在20岁前和青春期后重复进行此检查，则能够为其在成年后的运动耐量提供有价值的预见性信息。当病人主诉出现劳累问题时，也应该进行运动试验，以便客观评估其有氧运动能力。除了标准的运动测定参数、血压、ECG和血氧饱和度之外，运动试验的代谢测定指标还应包括氧耗量的动态测定以评估心肺功能。

心导管：心导管和血管造影术可能并非是诊断心内畸形和位置关系的最佳检查方法，但可作为对其他无创检查的有效补充。心导管检查对术后病人而言，并非标准检查项目，除非是存在诸如与肺动脉分支或右心室压力相关的特殊问题。

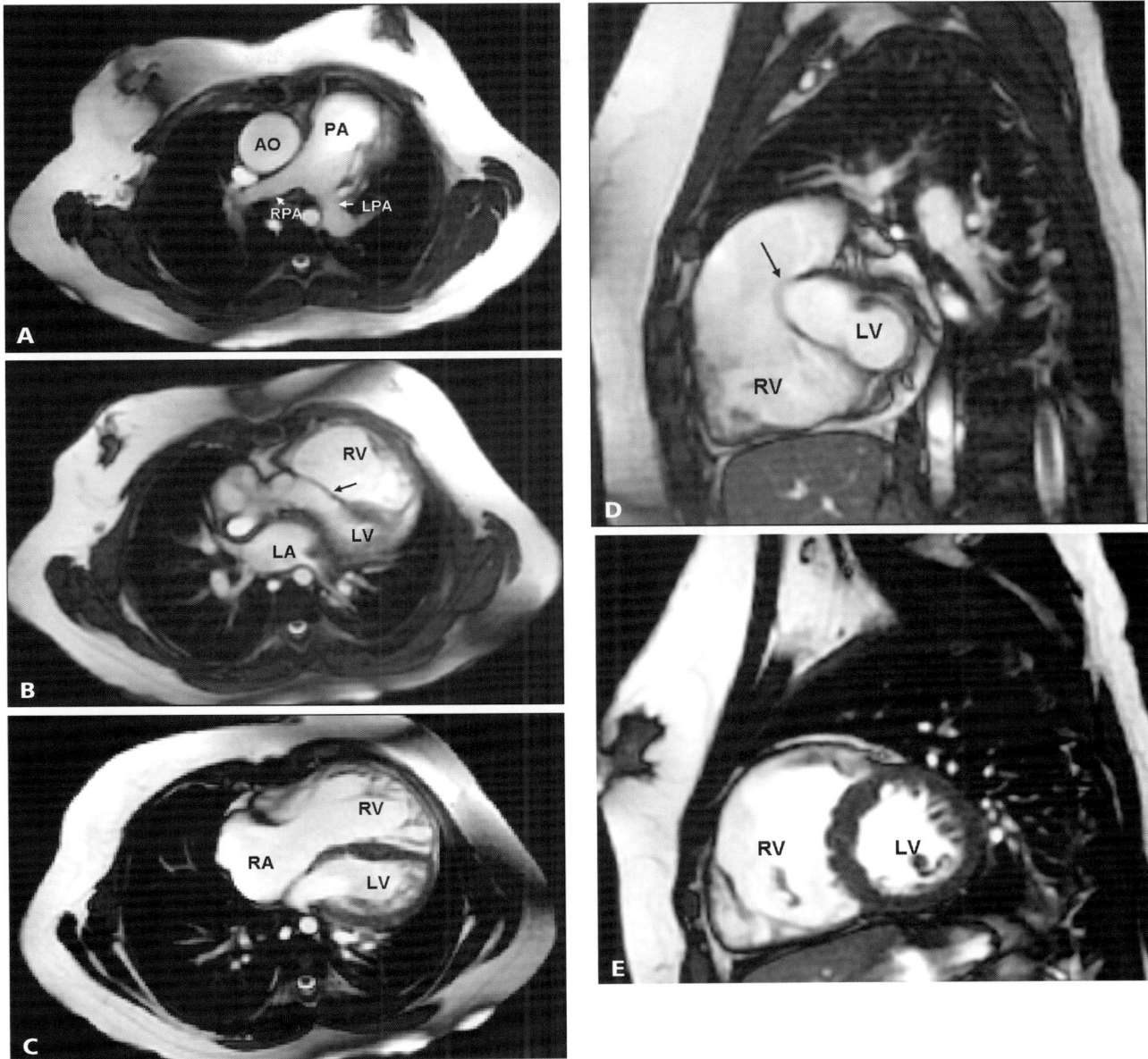

图8-13 图A：MRI检查使用稳态自由进动（SSFP）序列，在肺动脉（PA）分叉水平取得的横截面屏气成像。MRI对评估肺动脉分支和其他心外的血管结构很有效。此病人的肺动脉分支通畅。图B：MRI检查使用稳态自由进动（SSFP）序列，在主动脉瓣水平取得的横截面屏气成像。这名25岁的DORV病人接受过使用VSD补片和跨瓣环补片的修补手术。在此图像中清晰显示了VSD补片（箭头）和扩大的右心室（RV）。图C：MRI检查使用稳态自由进动（SSFP）序列，在房室瓣水平取得的横截面屏气成像，显示有明显的右心房（RA）和右心室（RV）扩张。图D和图E：一名25岁的DORV术后病人，因难以取得良好的超声心动图透声窗而接受MRI检查，检查时使用稳态自由进动（SSFP）序列取得的短轴屏气成像。此图像显示VSD补片（箭头）和RV增大。心电门控MRI是测定此类病人RV容积的参照标准。AO=主动脉；LPA=左肺动脉；RPA=右肺动脉。

治疗

内科： 药物治疗包括处理术后随访过程中发现的并发症。包括使用抗心律失常药物来治疗房性或室性心律失常、抗充血性心功能衰竭治疗，以及体循环心室功能下降时的心功能衰竭治疗。某些存在特定的心律失常和血栓形成的病人，可能需要接受抗凝治疗。应该按照美国心脏协会制定的推荐标准来进行牙科手术前的抗生素预防治疗[20]。

外科：对于既往接受过手术的病人，外科方面的干预措施涉及针对并发症的再次手术，此类并发症包括复发性主动脉下或肺动脉下梗阻、明显的残余VSD、房室瓣反流和管道失功。据报道，免于再次手术的比率为87%[18]。存在明显肺动脉反流伴右心室扩张者，可能需要在肺动脉瓣位置植入瓣膜，这与TOF术后病人情况类似。

结果

在当前这个提倡早期手术修补的时代，关于在1岁以后再进行手术的结果数据很少。

肺动脉下型VSD伴或不伴PS：类似于大动脉转位的Taussig–Bing畸形

❯ 胎儿、新生儿和婴儿

引言：此类型的DORV包括了那些存在肺动脉下型VSD且主动脉位于右侧的病人，其两大动脉可为侧侧位、主动脉位于肺动脉前方，或主动脉位于肺动脉后位，而这种情况比较少见。VSD到肺动脉瓣（肺动脉瓣下）的距离比其到主动脉瓣的距离更近，并位于室上嵴的隔束之上（嵴上）。存在肺动脉圆锥，将肺动脉瓣与二尖瓣前瓣分隔开（二尖瓣—肺动脉瓣不连续）。很少存在PS。在Sridaromont及其同事发表的一篇报道中，这种解剖结构类型的发生率为8%[7]。这类病人常常因漏斗隔肥厚而出现主动脉下梗阻。这就可以解释为何合并主动脉缩窄的发生率相对增高（80%）[21,22]。上述的一系列发现是由Taussig和Bing在1949年率先报道的[8]，并因此将这种类型的DORV称为Taussig-Bing畸形。

临床特征：VSD距离肺动脉瓣更近，就成了左心室的优势出口。脱氧合血流进入主动脉，而氧合血流则进入肺循环。血流动力学类似于合并VSD的TGA病人。缺氧的程度受到解剖形态影响，而解剖结构还决定了血流的流向和肺血流的净流量。存在PS可能会对肺血流造成限制并加重缺氧程度。

表现：新生儿期和婴儿期的最常见表现是存在不同程度的发绀，并有可能发生心功能衰竭。有些病人可能早期出现与肺血流或肺动脉狭窄有关的杂音，而另一些则可能会出现心源性休克以及因合并主动脉缩窄而引起的下肢无脉。如果未能在新生儿期及早诊断，病人可能会在数周后出现发育停滞和频繁的呼吸道感染。

临床检查：临床检查所见包括不同程度的发绀。出现休克的病人可发现其脉搏微弱。第一心音（S1）往往正常，而第二心音（S2）往往响亮且单一，这是因为主动脉更贴近胸壁所致。在胸骨左上缘可闻及不同程度（Ⅱ～Ⅳ/Ⅵ级）的收缩期喷射性杂音。由于流经二尖瓣的血流量增大，因此可出现心尖部舒张期隆隆音。

诊断学检查

ECG：ECG应显示窦性心律伴左心室高电势或双心室高电势，伴或不伴有左心房增大（LAE）。可能会发现有一度房室传导阻滞。

胸部X线：放射学特征与TGA病人类似，显示肺纹理增多。最初，心影大小可能正常且心底部显得略狭窄，但心影会随时间推移而进行性增大。这些特征对DORV均无诊断意义。

超声心动图：几乎对所有此年龄段的病例而言，超声心动图都应该是有诊断作用的。通过胎儿超声心动图进行仔细扫描，也能够建立此诊断。同时，VSD可能是首先被发现的畸形。通过仔细评估两大动脉，可发现其相互平行的位置关系且两者均自右心室发出。应该可以建立主动脉异常前置的诊断。图像显示肺动脉瓣异常的话，则可能会发现合并 PS。

经胸超声心动图检查时,经典的胸骨旁长轴切面会显示出一个对位不良型 VSD 且两大动脉彼此呈平行排列,且有一根大动脉明显骑跨于室间隔之上。在这种情况下,位于后方且骑跨于 VSD 上的大动脉是肺动脉,而主动脉位于前方并起源于右心室(图 8-14A～E)。这种表现与 TGA 合并 VSD 有许多相似之处。

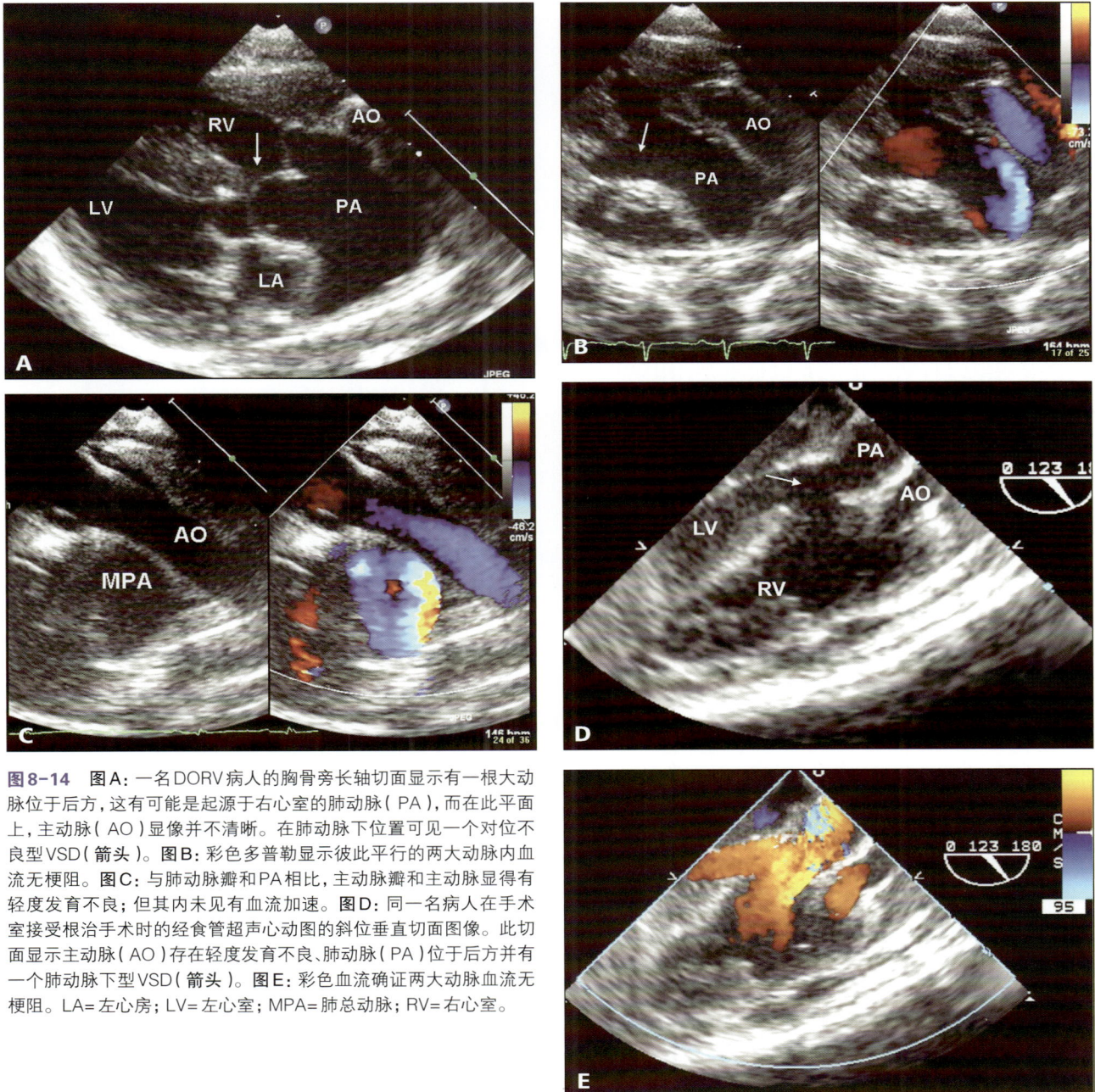

图 8-14 图 A:一名 DORV 病人的胸骨旁长轴切面显示有一根大动脉位于后方,这有可能是起源于右心室的肺动脉(PA),而在此平面上,主动脉(AO)显像并不清晰。在肺动脉下位置可见一个对位不良型 VSD(箭头)。图 B:彩色多普勒显示彼此平行的两大动脉内血流无梗阻。图 C:与肺动脉瓣和 PA 相比,主动脉瓣和主动脉显得有轻度发育不良;但其内未见有血流加速。图 D:同一名病人在手术室接受根治手术时的经食管超声心动图的斜位垂直切面图像。此切面显示主动脉(AO)存在轻度发育不良、肺动脉(PA)位于后方并有一个肺动脉下型 VSD(箭头)。图 E:彩色血流确证两大动脉血流无梗阻。LA= 左心房;LV= 左心室;MPA= 肺总动脉;RV= 右心室。

心底部的胸骨旁短轴切面可以显示两大动脉彼此的位置关系。从心底部向心尖部扫描是明确两大动脉与右心室的位置关系的好方法（图8-15A，B）。这同样也是一个能观察VSD与大动脉之间关系的好切面，此类病人的VSD均为肺动脉下型。经此切面能良好显示VSD的大小和分流方向，以及两组半月瓣的形态。需仔细地对肺动脉分支进行成像，以查看是否有异常。PS是常见的合并畸形，且可能程度明显。

肋下切面（图8-16）可能有助于识别出主动脉下梗阻[23]。必须逐一检查主动脉弓和其余解剖结构，以排除存在其他合并畸形。

这种解剖类型的DORV常见合并有主动脉缩窄（图8-17）。仔细检查房室瓣腱索装置的附着结构以及房室瓣与VSD的关系也很重要，因为腱索结构可能会对修补DORV时的VSD补片位置形成干扰。可能会出现一些诸如二尖瓣裂缺或双孔二尖瓣等罕见的二尖瓣畸形。

与其他圆锥动脉干畸形相比，不太容易识别出这种类型的DORV所合并的冠状动脉畸形（如前文所述），因为极少有DORV合并冠状动脉畸形且其存在解剖变异。然而，此类型DORV的冠状动脉畸形模式可能与TGA时的冠状动脉畸形模式类似。

CT和MRI：对几乎所有胎儿、新生儿和婴儿病例而言，超声心动图均具有诊断学意义。此类型的DORV很少需要用到诸如CT和MRI等其他无创影像学检查。

心导管：对于合并肺动脉下型VSD的DORV，心导管检查可能有助于判定冠状动脉解剖，尤其是在考虑施行动脉调转术时。在一些罕见情况下，如果出现动脉血氧饱和度显著降低和氧合及脱氧合血混合不足时，可能需要行Rashkind球囊房间隔切开术。当存在主动脉弓缩窄时，心血管造影可能也有助于判定主动脉弓的解剖。超声心动图则更有可能取得关于心内解剖和大动脉关系的详细信息。

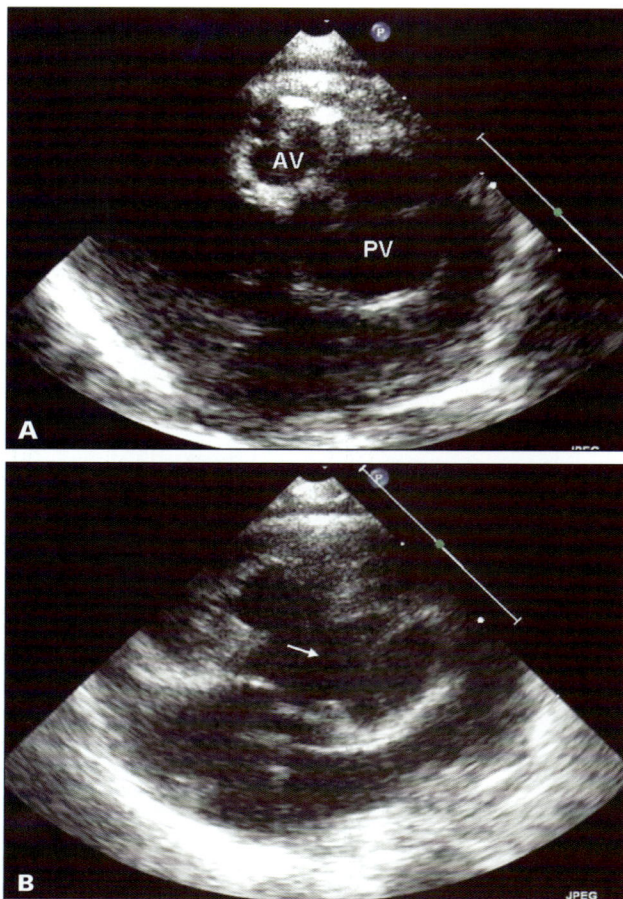

图8-15 **图A：**胸骨旁短轴切面在心底部取得的显示两组半月瓣的横截面图像。肺动脉瓣（PV）位于左后，主动脉瓣（AV）位于右前。主动脉瓣有轻度发育不良。**图B：**向下扫描至心室水平，可见肺动脉下型VSD（箭头）。重要的是在所有方向上向下扫描至心尖部，以寻找是否还有其他多发性VSD。

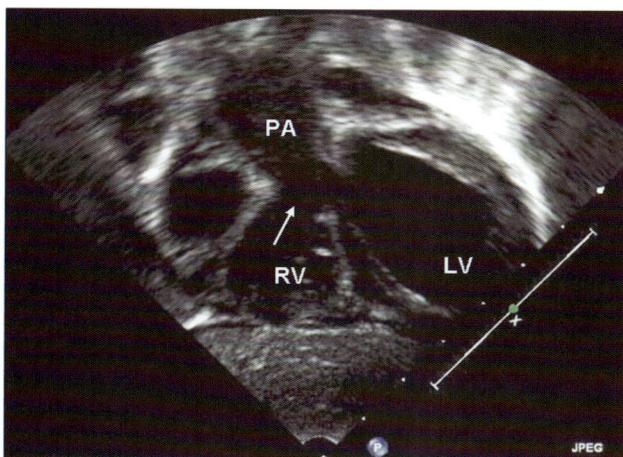

图8-16 肋下改良斜切面显示位于后方的肺动脉（PA）和大型肺动脉下型室间隔缺损（VSD）（箭头）。LV=左心室；RV=右心室。

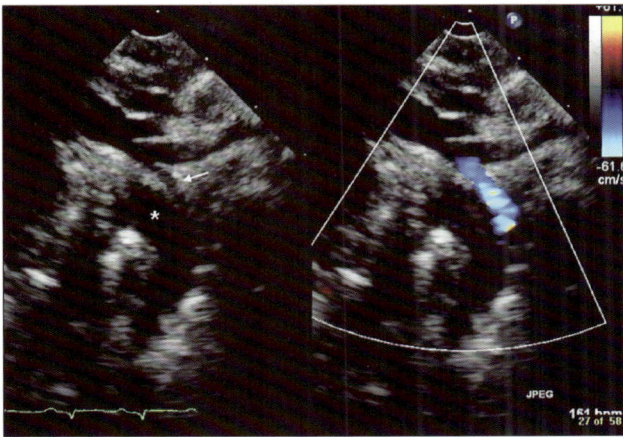

图 8-17 同一名合并肺动脉下型室间隔缺损的病人的胸骨上长轴切面，显示主动脉弓。弓横部严重发育不良（箭头）且合并主动脉缩窄。二维图像见有一个粗大的动脉导管未闭（*）。

治疗

内科： 用于因重度主动脉缩窄引起心源性休克的新生儿和婴儿的药物治疗，应包括通过滴注前列腺素来确保动脉导管开放，并给予诸如多巴酚丁胺等变力性药物治疗。一旦病人的病情稳定，就可以实施外科手术。在这个年龄组中，因为早期进行手术的关系，所以罕有发生因肺循环超负荷引起的充血性心功能衰竭。

外科： 由于此类型 DORV 病人的 VSD 位于肺动脉瓣下，因此建立左心室到主动脉的血流连续性是手术的首要目的。最早用于此类型 DORV 病人的姑息手术包括肺动脉环扎加房间隔切开，以利于血液混合。1966 年，首次使用球囊房间隔切开术来打开房间隔。在 1963 年之后，外科手术方案则包括用补片关闭 VSD，因此将左心室血液引导入肺动脉，将病人的解剖结构改造成大动脉转位，然后再行心房调转术（Mustard 手术或 Senning 手术）。然而，这种术式已经基本被弃用，因为其长期预后差，其中包括体循环右心室衰竭和猝死的发生率增高。

1971 年，Kawashima 等 [9] 确立了一种心室内改道手术，即将左心室的输出血流引导入主动脉（图 8-18）。当前，如果大动脉为前后位关系，则手术方式包括关闭 VSD，以此将左心室输出血流引导入肺动脉，同时再行动脉调转术（Jatene 手术）[10-12]。或在大动脉呈侧侧位的情况下可应用 Kawashima 手术实施心室内修补。

这些手术可在新生儿期进行 [13]。其优点是手术后的体循环心室是左心室，而右心室则承担肺循环。合并主动脉缩窄的病人，则术中一并行主动脉弓修补。

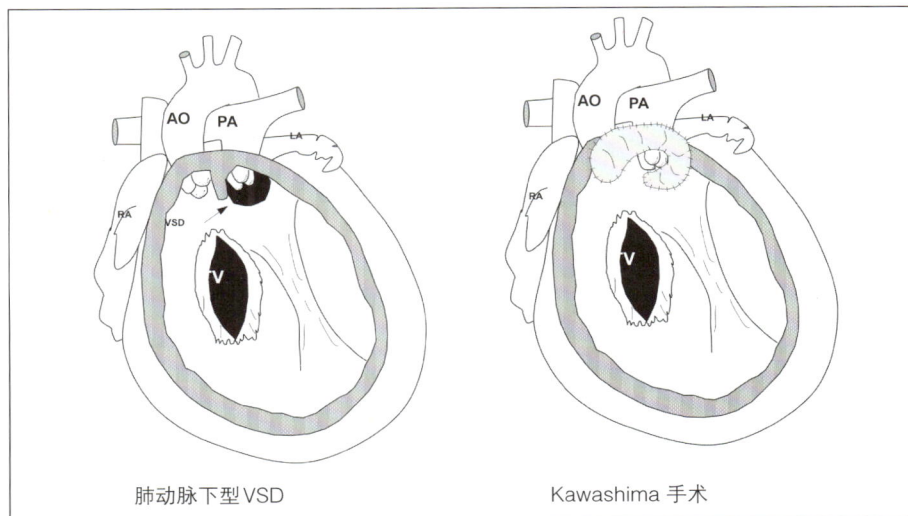

肺动脉下型 VSD   Kawashima 手术

图 8-18 图示经 Kawashima 手术后，来自左心室的血流经肺动脉下型 VSD 改道至主动脉。AO= 主动脉；PA= 肺动脉；RA= 右心房；TV= 三尖瓣；VSD= 室间隔缺损。

偶尔必须使用DKS类型的手术来处理体循环流出道梗阻。手术时，关闭VSD并建立左心室到肺动脉瓣口的心内隧道。离断肺总动脉，将其近心端与升主动脉相连接。用一根管道连接右心室与肺总动脉的远心端。存在冠状动脉畸形，可能会使这种手术方式发生改变。如果房室瓣存在明显的骑跨，则使用分期手术方式实施单心室修补，并最终完成Fontan手术。最为常见的情况是在1岁以内完成初期手术。

结果

短期： 各研究所报道的外科纠治手术的结果不尽相同，这反映了两种手术策略的治疗结果，即Kawashima手术与动脉调转术（Jatene手术）。在根治手术之前，许多病人既往已经接受过姑息手术，尤其是肺动脉环扎术和主动脉缩窄修补手术。

Mavroudis及其同事们报道了他们使用这两种式的结果，且并未发现有明显差异。文中所述的总体存活率为95%，仅在动脉调转术组内发生1例死亡[24]。Wetter及其同事们报道了27例使用动脉调转术治疗的病例，早期存活率为92%[25]。Kawashima及其同事们报道了对41例病人中的10例实施了心室内改道手术，没有早期死亡。他们的结论是这是一种令人满意的可用于侧侧位大动脉的手术方式[26]。Lacour-Gayet讨论了关于术中一并对主动脉缩窄实施修补的其他问题[27]。在此研究中，32例病人接受了一期或二期修补手术，其中发生6例死亡（18%）。一期修补手术越来越普遍，但这种手术策略的更长期预后结果还未知。

长期： 无论手术类型如何，此病人人群的全组15年存活率非常好，为90%，且有72%的人免于再次手术[18]。术中一并接受主动脉缩窄修补的病人，其12年存活率更低，为72%[27]。

≫ ≫ 儿童、青少年和成人（术后）

引言： 这些病人更有可能已在新生儿期和婴儿期就表现出症状，所以大多数的此年龄段病人都已经接受过手术治疗。根据本病的解剖结构，首选的手术方式是关闭VSD同时将左心室输出血流引导入肺动脉并行动脉调转术（Jatene手术）。

临床特征： 术后病人可能完全无症状，或存在类似于TGA病人在动脉调转术后出现的并发症。

临床检查： 术后病人存在一条胸骨正中切口的皮肤瘢痕，有些人存在肺动脉分支狭窄造成的心脏杂音，这常见于动脉调转术后的TGA病人，而有些人则没有这种杂音。也可能会闻及残余VSD引起的杂音。

诊断学检查

ECG： 如果术中使用心室切口来解除主动脉下狭窄、修补VSD或构建心内隧道，则病人术后可能出现右束支传导阻滞。

胸部X线： 此病无典型的胸部X线影像表现。手术成功后的胸部X线影像应该是正常的，并可见有诸如胸骨钢丝或关闭动脉导管所用的血管夹等术后改变。

超声心动图： 在该组病人中，姑息手术常包括肺动脉环扎和主动脉缩窄修补术。胸骨旁切面上的二维成像应该可以显示肺动脉环扎带的位置，以确保其没有向远端移位且没有侵犯肺动脉分支（图8-19A）。在理想状态下，多普勒测得的环扎处压力阶差应≥60 mmHg，以确保肺动脉处于低压力状态（图8-19B，C）。经胸骨上切面检查主动脉弓，多普勒应显示主动脉弓血流通畅，仅有极低的压力阶差或没有压力阶差（图8-20A，B）。

在对接受过根治手术的病人进行评估时，必须要知晓其手术方法。如果病人接受过动脉调转术，则必须非常仔细地检查肺动脉远端的血流通畅性，这和TGA术后病人是类似的（图8-21A～C）。接受过Kawashima心内修补手术的病人，可能会逐渐出现心内隧道梗阻，应该对此进行检查。肋下切面可以提供最佳的成像角度位置。对于超声心动图透声窗质量差的年长病人（即13～14岁的年长病人），TEE也可能有所帮助。

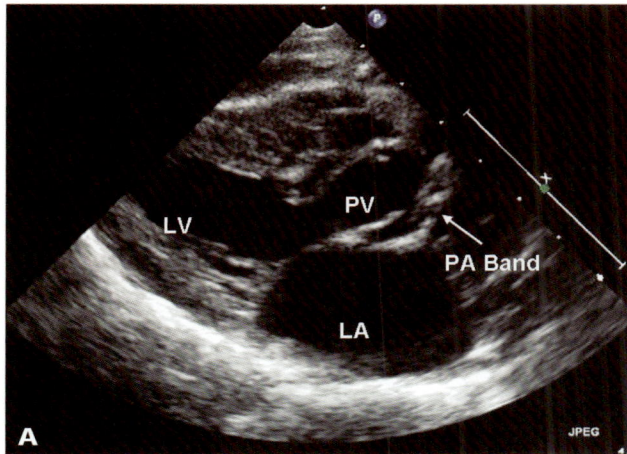

图8-19 　**图A**：胸骨旁长轴切面显示肺动脉（PA）环扎带紧靠肺动脉瓣（PV）（箭头）上方。**图B**：肋下斜位长轴切面显示病人的PA环扎带紧靠肺动脉瓣（箭头）上方。彩色多普勒检查显示PA环扎处的血液湍流。**图C**：频谱多普勒显示高速血流，峰值压力阶差为79 mmHg。跨PA环扎处的高压力阶差能确保此病人的肺动脉处于低压力状态。LA=左心房；LV=左心室；PG=压力阶差；Vel=流速。

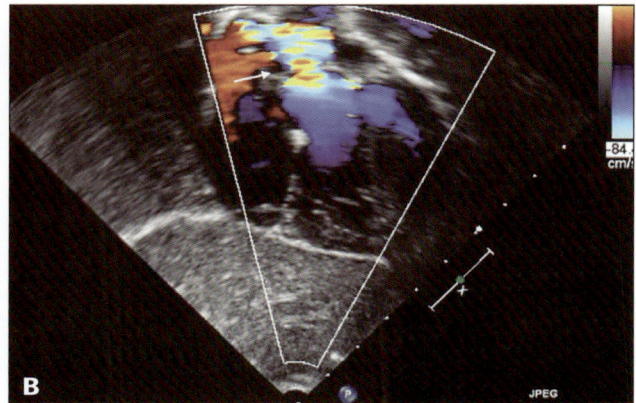

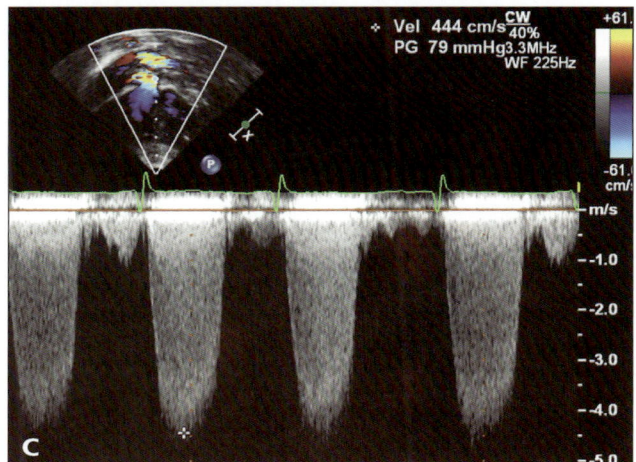

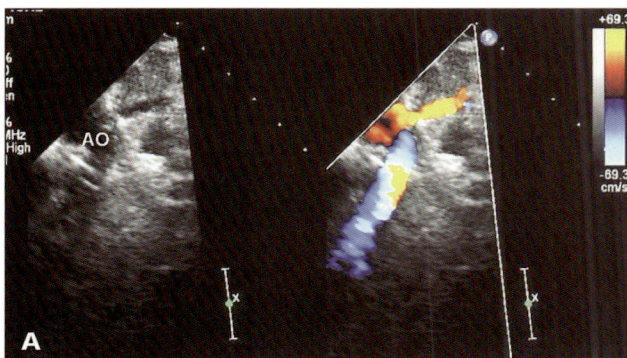

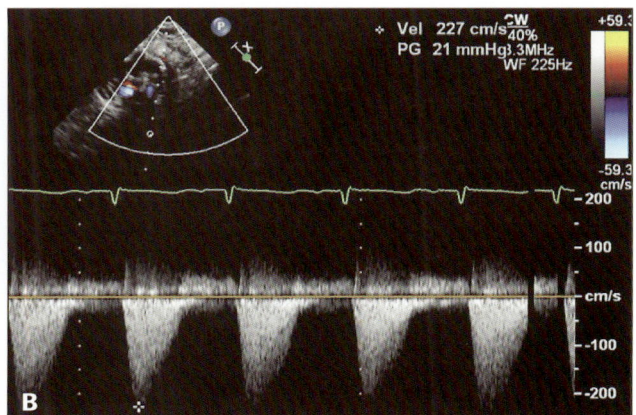

图8-20 　**图A**：一名Taussig–Bing畸形病人在初期手术时接受了肺动脉环扎和主动脉弓修补，其胸骨上长轴切面显示主动脉弓。术后的二维成像和彩色多普勒显示主动脉弓血流通畅。**图B**：频谱多普勒确证了病人的血流模式正常，只有轻度的流速增快，2～2.5 m/s。AO=主动脉；PG=压力阶差；Vel=流速。

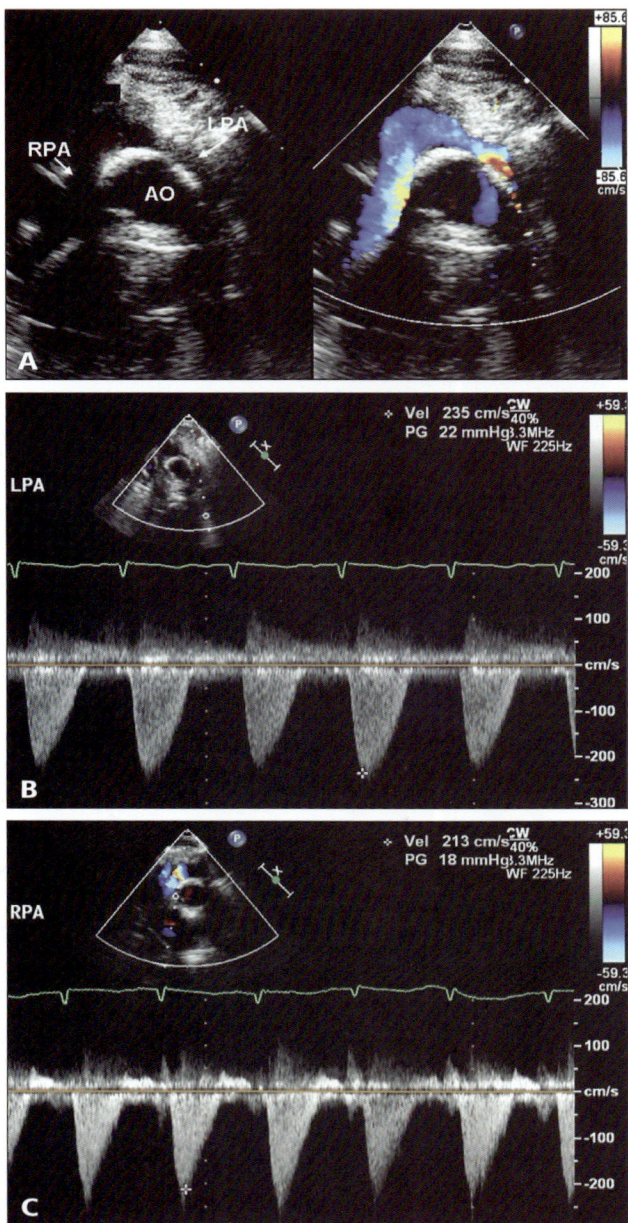

CT和MRI：当超声心动图透声窗显像有困难时，这些无创检查手段对判定解剖结构的功效甚微。对于使用Kawashima技术完成心内根治手术的病人，MRI可能有利于评估其心内解剖。MRI检查有利于显示病人在主动脉弓修补手术后的主动脉弓部血流通畅程度、有无再缩窄和动脉瘤形成，以及是否需要植入支架来纠正残余缩窄（图8-22）。

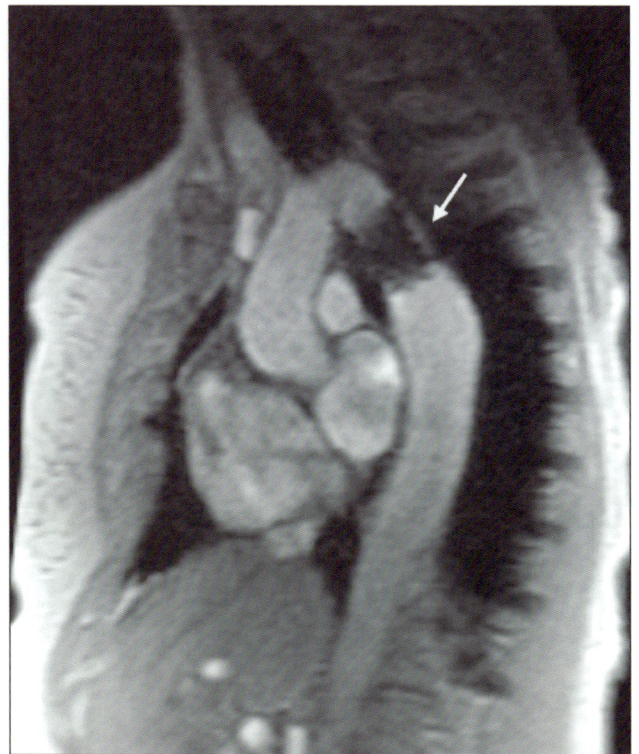

图8-22 一名Taussig-Bing畸形病人在一期根治术后出现了主动脉再狭窄，MRI检查时使用稳态自由进动（SSFP）序列取得的斜矢状位屏气成像。在心导管室内通过植入支架（箭头）来治疗再缩窄，超声心动图透声窗质量欠佳。MRI图像显示支架位置良好，主动脉管腔通畅。

图8-21 图A：胸骨上横（短轴）切面显示肺动脉分支位于主动脉（箭头）前方，呈分叉状，此形态是在动脉调转术中行LeCompte换位后产生的独特表现。彩色多普勒显示通过肺动脉分支的血流有轻度加速。图B：频谱多普勒显示左肺动脉血流速度有轻度增快。图C：频谱多普勒显示右肺动脉血流速度也有类似的轻度增快。肺动脉分支轻度狭窄是动脉调转术后的常见表现。AO=主动脉；LPA=左肺动脉；PG=压力阶差；RPA=右肺动脉；Vel=流速。

心导管：对于术后病人，应该使用心导管检查来明确超声心动图无法明确的特殊临床问题。此外，即便是无症状的动脉调转术后病人，心导管检查术也有利于评估其冠状动脉的通畅性。此检查可在病人进入青少年期或青年期时进行[28]。

治疗

内科： 应该用内科治疗来解决一些特殊临床问题。可能包括心律失常的治疗，使用利尿剂治疗心功能衰竭，或使用抗凝药物治疗血栓形成。然而，根治手术获得成功之后，大多数病人的确无需内科治疗。

外科： 大多数病人在1岁以内接受外科手术治疗。有些解剖结构复杂的病人（例如房室瓣跨越、有一个心室发育不良）可能需要通过分期手术方案来最终建立Fontan循环。有些术后病人可能因为诸如主动脉再狭窄、主动脉下或肺动脉下梗阻、明显的VSD残余分流等并发症而需要接受治疗干预。

结果

没有明确的数据可用来鉴别不同手术年龄的治疗结果差异，因为大多数病人在出生后早期就接受了手术治疗。

DORV的其他变异类型——DORV合并远离大动脉型VSD或大动脉无关型VSD

存在远离大动脉型VSD或大动脉无关型VSD的DORV在治疗上有难度，在大宗手术病例报道中，有12%的病人为此类型的DORV[32]。VSD可能位于室间隔的流入道或小梁部。限制性VSD、主动脉下圆锥和肺动脉瓣狭窄（PVS），可能会造成心脏的输出血流梗阻。由于心内修补的复杂程度高，可能需要先行早期姑息手术，然后再进行后续手术治疗。如果要尝试进行心内修补，则最常用的手术方式是构建到达主动脉的心室内隧道；然而，有一小部分病人则通过手术关闭VSD并将血流引导至肺动脉，再同时行动脉调转术。许多病人需要在手术时扩大VSD[31]。据报道，在此类病人需要再次手术的并发症中，最多见的就是主动脉下狭窄。

有些此类病人可能需要进行分期手术，例如单心室姑息手术。如果要为所有DORV病人都实施双心室修补，就必须构建一个复杂且有可能发生梗阻的心室内隧道来将血流引导至正确的大动脉出口，问题在于这么做是否明智。在这种情况下，通过分期手术方案实施单心室修补可能会取得更好的短期结果，但长期结果尚未知。并无数据可用来回答这个困难的临床问题。然而，在近20年中，外科手术技术进步迅速，现在可以为更多病人做到双心室修补。

DORV合并双动脉相关型VSD

在内科文献中，存在双动脉相关型VSD的DORV占该疾病总数的一小部分（3%）[7]，而在外科文献中的百分比则稍高一点[29,30]。VSD与两组半月瓣都相关。这种排列结构通常使得流向主动脉和肺动脉的血流均无梗阻。大动脉位置往往正常，肺动脉位于前方。病人极有可能表现为血氧饱和度正常，且存在肺血流过多。与其他类型的DORV一样，通常在婴儿期完成手术，最常用的手术方式是构建通往主动脉的心内隧道。

一些更为罕见的解剖结构变异包括DORV合并左襻大动脉转位（L-TGA）或合并完全型房室间隔缺损（图8-23A～C）。也有关于DORV合并室间隔完整的病例报道。DORV也可能会存在左心室发育不良。也有一些DORV病人存在右位心。其他合并畸形可包括二尖瓣、三尖瓣或瓣膜装置畸形，以及静脉畸形（包括永存左上腔静脉，图8-24），内脏异位综合征合并肺静脉和体静脉畸形、心耳并置和脾脏畸形。

已知DORV病人并无特殊的传导系统异常，其冠状动脉解剖状态往往是正常的。然而，合并主动脉下型VSD和肺动脉下型VSD的病人，则分别可能出现类似于TOF和TGA的冠状动脉畸形。

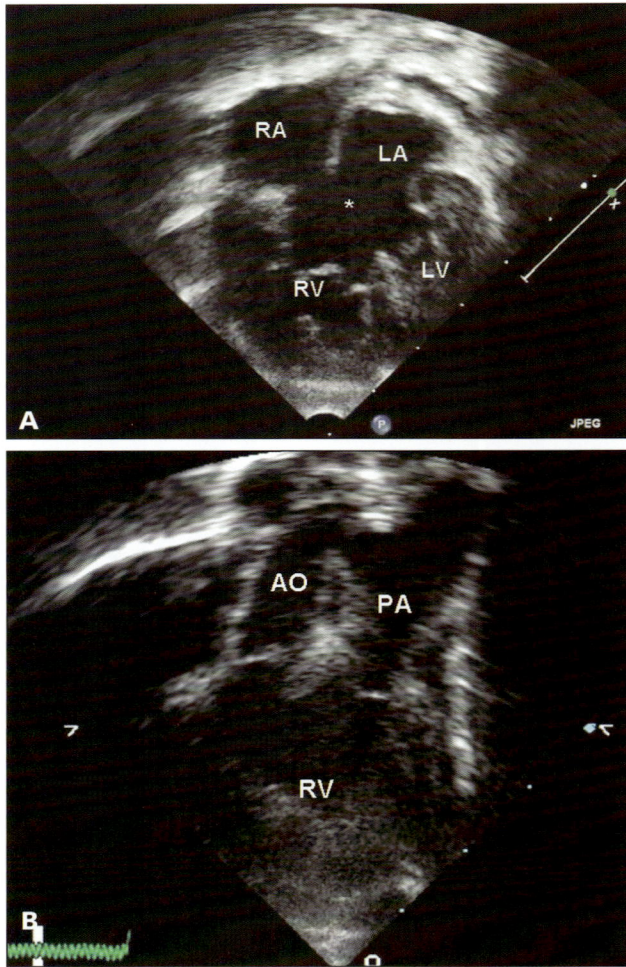

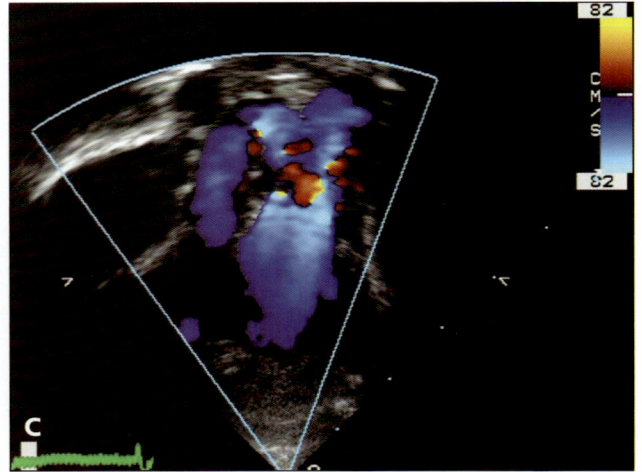

图8-23 图A：心尖四腔切面显示存在一定程度的左心室（LV）发育不良、大型原发孔型房间隔缺损、流入道型室间隔缺损（*）和共同房室瓣。图B：在相同位置上将探头向前方成角，显示两根平行的大血管呈侧侧位，且完全起源于右心室（RV）。主动脉（AO）位于右侧，肺动脉（PA）位于左侧。图C：彩色多普勒图像中，可见流经两大动脉的血流无明显梗阻。LA=左心房；RA=右心房。

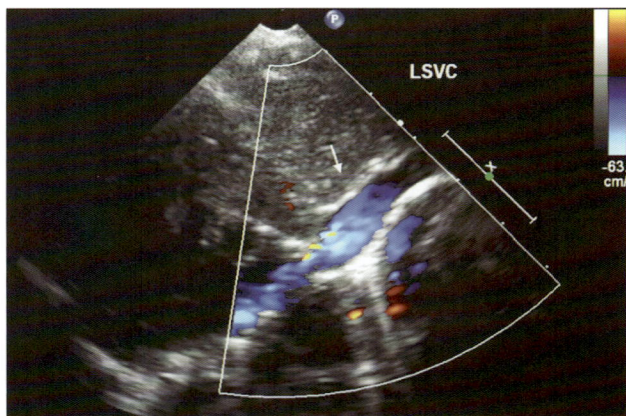

图8-24 胸骨上横切面显示右心室双出口合并内脏异位的病人存在左上腔静脉（LSVC）（箭头）。

未来

　　治疗DORV所用的外科手术技术的进步，使这群复杂病人的预期寿命得以改善[18]。然而，因为病人数量少且在有限的时间框架内演变出诸多用于治疗此病的手术方式，所以现有的相关数据相对有限。外科手术技术似乎更有利于为大多数病人达成双心室修补。然而，需要通过覆盖术后30～50年的真正的长期随访数据来评估此手术方案的可靠性和并发症情况。

提示与建议

- DORV 涵盖了一系列存在极大变异的先天性心脏病解剖类型。必须透彻地理解此类病人的解剖变异,这是建立正确诊断并做好手术准备的基础。通常在婴儿期实施手术修补。早期一期手术已经成为大多数不同类型的 DORV 的首选治疗策略。

- 超声心动图是诊断的关键。通常必须由经验丰富的超声心动图医生来获取能判定术前解剖状态的诊断学图像。下列四个因素是超声心动图的要点:

1. 判定大动脉的关系。

2. 判定大动脉与 VSD 的关系。

3. 诸如房室瓣组织等心内结构会对建立从左心室到与之紧邻的大动脉的通路形成干扰,必须将此问题识别出来。

4. 识别出诸如主动脉缩窄、流出道梗阻和二尖瓣畸形等合并畸形,它们都会对手术方案的制订产生显著影响。由于 DORV 解剖结构的多样性,也需要医护人员深刻掌握当前的手术修补技术的相关知识。这些手术修补技术包括双心室心内修补、实施心内修补时一并用心外管道连接右心室至肺动脉,以及单心室修补。每种不同类型手术的术后评估和病程也有很大不同。目前诸多医疗单位均首选心内修补手术[29]。心内修补手术的并发症多涉及手术修补区域发生梗阻,因为常需要构建一个复杂的心内隧道将血流从左心室引导入主动脉。心外管道可简化手术的整体过程,但低龄病人必然会随时间推移而出现管道梗阻。对一些复杂类型的 DORV,单心室修补可能是最实际的手术方式,但必然要面对一些单心室手术后的长期并发症(见第 18 章,单心室)。

(郁夏风译,孙彦隽校)

参考文献

1. Anderson RH, Becker AE, Wilcox BR, Macartney FJ, Wilkinson JL. Surgical anatomy of double-outlet right ventricle—a reappraisal. *Am J Cardiol*. 1983; 52: 555–559.

2. Becker AE, Anderson RH. How should we describe hearts in which the aorta is connected to the right ventricle and the pulmonary trunk to the left ventricle? *Am J Cardiol*. 1983; 51: 911–912.

3. van Praagh R, van Praagh S, Vlad P, Keith JD. Diagnosis of the anatomic types of single or common ventricle. *Am J Cardiol*. 1965; 15: 345–366.

4. Hashmi A, Abu-Sulaiman R, McCrindle BW, Smallhorn JF, Williams WG, Freedom RM. Management and outcomes of right atrial isomerism: a 26–year experience. *J Am Coll Cardiol*. 1998; 31: 1120–1126.

5. De Tommasi S, Daliento L, Ho SY, Macartney FJ, Anderson RH.Analysis of atrioventricular junction, ventricular mass, and ventriculoarterial junction in 43 specimens with atrial isomerism. *Br Heart J*. 1981; 45: 236–247.

6. Lev M, Bharati S, Meng CC, Liberthson RR, Paul MH, Idriss F. A concept of double-outlet right ventricle. *J Thorac Cardiovasc Surg*. 1972; 64: 271–281.

7. Sridaromont S, Feldt RH, Ritter DG, Davis GD, Edwards JE. Double outlet right ventricle: hemodynamic and anatomic correlations. *Am J Cardiol*. 1976; 38: 85–94.

8. Taussig HB, Bing RJ. Complete transposition of the aorta and a levoposition of the pulmonary artery; clinical, physiological, and pathological findings. *Am Heart J*. 1949; 37: 551–559.

9. Kawashima Y, Fujita T, Miyamoto T, Manabe H. Intraventricular rerouting of blood for the correction of Taussig-Bing malformation. *J Thorac Cardiovasc Surg*. 1971; 62: 825–829.

10. Takeuchi K, McGowan FX Jr, Moran AM, et al. Surgical outcome of double-outlet right ventricle with subpulmonary VSD. *Ann Thorac Surg*. 2001; 71: 49–52; discussion 52–53.

11. Masuda M, Kado H, Shiokawa Y, et al. Clinical results of arterial switch operation for double-outlet right ventricle with subpulmonary VSD. *Eur J Cardiothorac Surg*. 1999; 15: 283–288.

12. Wetter J, Sinzobahamvya N, Blaschczok HC, et al. Results of arterial switch operation for primary total correction of the Taussig-Bing anomaly. *Ann Thorac Surg*. 2004; 77: 41–46.

13. Kleinert S, Sano T, Weintraub RG, Mee RB, Karl TR, Wilkinson JL. Anatomic features and surgical strategies in double-outlet right ventricle. *Circulation*. 1997; 96: 1233–1239.

14. Cil E, Ozme S, Sara.lar M, et al. The angiocardiographic analysis of 73 patients with double-outlet right ventricle. *Turk J Pediatr*. 1997; 39(1): 27–33.

15. Gordillo L, Faye-Peterson O, dela Cruz MV, et al. Coronary artery patterns on double-outlet right ventricle. *Am J Cardiol*. 1993; 71: 1108–1110.

16. Hornberger LK. Double-outlet right ventricle. In: Allen L, Hornberger L, Sharland G, eds. *Textbook of Fetal Cardiology*. London: Greenwich Medical Media; 2000: 274–287.

17. Beekmana RP, Roest AA, Helbing WA, et al. Spin echo MRI in the evaluation of hearts with a double outlet right ventricle: usefulness and limitations. *Magn Reson Imaging*. 2000; 18(3): 245–253.

18. Brown JW, Ruzmetov M, Okada Y, et al. Surgical results in patients with double-outlet right ventricle: a 20–year experience. *Ann Thorac Surg*. 2001; 72: 1630–1635.

19. Geva T. Indications and timing of pulmonary valve replacement after tetralogy of Fallot repair. *Semin Thorac Cardiovasc Surg Pediatr Card Surg Annu*. 2006: 11–22.

20. Wilson W, Taubert KA, Gewitz M, et al. Prevention of infective endocarditis: guidelines from the American Heart Association. 2007; 116(15): 1736–1754.

21. Sondheimer HM, Freedom RH, Olley PM. Double-outlet right ventricle: clinical spectrum and prognosis. *Am J Cardiol*. 1977; 39: 709–714.

22. Thanopoulos BD, Dubrow IW, Fisher EA, et al. Double-outlet right ventricle with subvalvular aortic stenosis. *Br Heart J*. 1979; 1: 241–244.

23. Smallhorn JF. Double-outlet right ventricle: an echocardiographic approach. *Semin Thorac Cardiovasc Surg Pediatr Card Surg Annu*. 2000; 3: 20–33.

24. Mavroudis C, Backer CL, Muster AJ, et al. Taussig-Bing anomaly: arterial switch versus Kawashima intraventricular repair. *Ann Thorac Surg*. 1996; 61: 1330–1338.

25. Wetter J, Sinzobahamvya N, Blaschczok HC, et al. Results of arterial switch operation for primary total correction of the Taussig-Bing Anomaly. *Ann Thorac Surg*. 2004; 77: 41–47.

26. Kawashima Y, Matsuda H, Yagihara T, et al. Interventricular repair for Tausig-Bing anomaly. *J Thorac Cardiovasc Surg*. 1993; 105: 591–596.

27. Lacour-Gayet F, Serraf A, Galletti L, et al. Biventricular repair of conotruncal abnormalities associated with aortic arch obstruction. *Circulation*. 1991; 84(suppl 5): 200–205.

28. Tanel RE, Wernovsky G, Landzberg MJ, et al. Coronary artery abnormalities detected at cardiac catheterization following the arterial switch operation for transposition of the great arteries. *Am J Cardiol*. 1995; 76: 153–157.

29. Musumeci F, Shumway S, Lincoln C, et al. Surgical treatment for double-outlet right ventricle at the Brompton Hospital, 1973 to 1986. *J Thorac Cardiovasc Surg*. 1988; 96: 278–287.

30. Kirklin JW, Pacifico AD, Blackstone EH, et al. Current risks and protocols for operations for double-outlet right ventricle. Derivation from an 18 year experience. *J Thorac Cardiovasc Surg*. 1986; 92: 913–930.

31. Belli E, Serraf A, Lacour-Gayet F, et al. Double-outlet right ventricle with non-committed ventricular septal defect. *Eur J Cardiothorac Surg*. 1999; 15(6): 747–752.

32. Belli E, Serraf A, Lacour-Gayet F, et al. Biventricular repair for double-outlet right ventricle. Results and long-term follow-up. *Circulation*. 1998; 98(suppl 19): II360–II365; discussion II365–II367.

第 9 章

大动脉转位

Kenneth Knecht 和 W. Robert Morrow

大动脉转位（TGA）指的是一种心室大动脉连接不一致的心脏解剖状态。TGA 的大血管均发自于错误的心室，即肺动脉发自左心室，而主动脉发自右心室[1]。结果，肺循环和体循环血流呈并联循环，而不是串联循环。"单纯型大动脉转位"时，只有单独一处心脏节段连接错配。这种畸形导致从右心室泵出的脱氧合血被再次输送回体动脉系统；同时，从左心室泵出的氧合血被再次输送回肺动脉系统。

TGA 病人的存活取决于体静脉和肺静脉血流在解剖分流［例如房间隔缺损、动脉导管未闭（PDA）］位置上的有效混合。据报道，TGA 在每 1 000 名新生儿中有 0.18～0.3 例，占先天性心脏病中的 2%～5%[2]。TGA 与所谓的"先天性纠正型大动脉转位"（房室连接和心室大动脉连接均不一致）是有区别的，先天性纠正型大动脉转位者仍保持串联循环。约半数的 TGA 病人的室间隔完整（IVS），而其余大多数存在室间隔缺损（TGA/VSD）。在 TGA 中以男性居多，男女比例为 2：1。TGA 一般不可能出现家族性发病，但在患糖尿病

的母亲产下的婴儿中更为多见[3]。

大动脉转位

❯ 胎儿、新生儿和婴儿

引言：大动脉，即主动脉和肺动脉，来源于胚胎期的动脉干。在心脏正常发育期间，动脉干嵴和漏斗部产生螺旋，将肺动脉瓣推向左前方，从而使其位于右心室流出道上部。在 TGA 时，此正常的螺旋转动过程并未发生，造成主动脉起源于右心室上部，而肺动脉起源于左心室上部。

出生前，可通过观察大动脉有无正常交叉状态来识别出 TGA（图 9-1）[4]。而常规产科超声扫描的检查重点仅限于识别出四腔心脏解剖结构的建立与否，因此这一警示指标经常被遗漏。主动脉根部直接在肺动脉瓣的前方从右心室发出，且大动脉呈侧侧位。胎儿在子宫内的生理学异常很少；有个例外情况是由母体循环供应的氧和葡萄糖通过卵圆孔被导入左心房，而正常情况下这些物质

被射入主动脉根部并到达发育中的大脑。在TGA时，这种富含营养物质的血流反而被射入了肺总动脉，然后通过动脉导管进入下半身，因而绕开了脑循环。

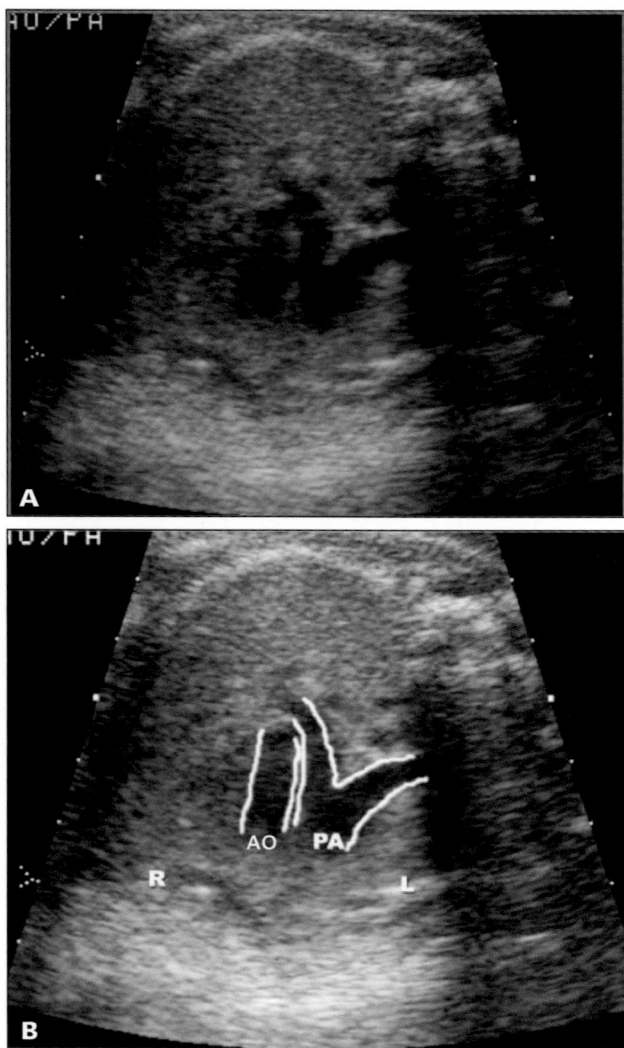

图9-1　图A：对胎儿大动脉的经腹部超声波成像。大动脉位置关系异常，其互相平行且无交叉。**图B：**将动脉走行路径圈出的同一幅图像。AO＝主动脉；PA＝肺动脉［图片来源：经许可并重印自 Barboza J, et al. Radiographics. 2002; 22(5): 1125–1137; discussion 1137–1138.］。

临床特征：在出生后的即刻阶段内，就会出现明显的全身发绀。发绀程度因人而异，取决于血液在解剖分流（例如PDA、卵圆孔未闭、VSD）

位置上的"混合"程度。经大静脉回流的脱氧合血，被右心室射入主动脉并返回到体动脉系统，造成发绀。有效肺血流则是一部分通过解剖分流位置进入肺脏的脱氧合血。同理，有效体循环血流则相当于通过解剖分流位置进入体循环的那一部分从肺脏回流而来的氧合血。在动脉导管水平的血液混合可能不够充足。最有效的心内混合位置是心房水平。在此位置的血流方向为双向，从而同时提供了有效的体循环和肺循环血流。存在限制性卵圆孔将导致全身发绀更严重且病情恶化更为迅速。

在过了新生儿生理转变期后，TGA的临床表现取决于肺血流量的多寡。室间隔完整或仅有小型室间隔缺损的病人，其$Q_p : Q_s$在动脉导管闭合后接近1∶1。然而由于体肺血流再循环的关系，体循环和肺循环的总血流量均增大，且全身发绀和肺循环超负荷成了主要病理因素。有效体循环和肺循环血流受限，且组织缺氧导致病情逐渐恶化是常见病程。也有可能因为存在大型VSD而造成肺血流进一步增多，或因为存在肺动脉狭窄或左心室流出道（LVOT）梗阻而造成肺血流减少。

常见的合并畸形包括VSD、主动脉弓发育不良和肺动脉狭窄。合并大型VSD的婴儿在出生时可能只有轻度发绀，仅在哭闹时变得更明显而已。大型VSD可提供足够的心内分流以减轻全身发绀，甚至使之难以被察觉；然而，它却无法维持足够的有效体循环血流并使血氧饱和度保持正常。因此，这些婴儿将在2～6周龄时表现出肺循环超负荷和充血性心功能衰竭的体征。随着正常的出生后肺血管阻力下降，这种情况就出现了。此外，主动脉弓发育不良和主动脉缩窄也常与大型VSD同时存在。存在LVOT梗阻，无论其为动力性还是固定性，均会因肺血流受限而造成发绀程度加重。发绀程度的变化取决于肺血流梗阻的程度。

当合并VSD的年长婴儿得以确立诊断时,必须考虑到其肺阻力升高的可能性[5]。未经手术的TGA/IVS婴儿常在数月至数年内才发生肺血管病变;而那些存在大型VSD且无肺动脉狭窄者,则在6～12月龄时就会发生肺血管病变。

冠状动脉:TGA的冠状动脉最常见发自于正对肺动脉的两个瓣窦,被称之为"面向窦"。但是,它们的起源和分支模式可呈现出相当多的变异,包括单支冠状动脉、壁内型冠状动脉,以及左冠状动脉起源于右侧面向窦等——这些特征都会使动脉调转术(ASO)的手术死亡率增高。Yacoub分类法是一种针对冠状动脉起源和走行的有效的外科分类系统(图9-2)[6]。

表现:TGA婴儿常在出生后即出现发绀。现阶段通过对新生儿的脉氧饱和度筛查,一些临床无明显发绀的病人也可能会被诊断出来。存在VSD或肺动脉狭窄,则可能引起与之相关的杂音。这类杂音可促使进一步评估,从而建立TGA诊断。

临床检查:除了发绀和S2响亮单一之外,反向差异性发绀是一个重要的体格检查表现,即在动脉导管远端的肢体测得的动脉血氧饱和度比在动脉导管近端的肢体的测值更高。导致这种现象的原因是从肺循环回流的氧合血被射回到肺总动脉,再通过动脉导管向下半身提供氧合程度更高的血液。这一过程与新生儿中更常见的差异性发绀是有区别的,新生儿差异性发绀是下半身的饱和度更低。收缩期杂音因人而异,取决于是否存在室间隔缺损、心室流出道梗阻,以及动脉导管的开放程度。

合并大型VSD且无明显肺动脉狭窄的婴儿,如未经手术的话,将随着其肺阻力降低并引起肺血流增多而出现充血性心功能衰竭的体征。在呼吸急促的同时,还可闻及一个因流经LVOT和肺动脉瓣的血流增多而引起的强度递增的收缩期喷射性杂音。也有可能存在一个因流经二尖瓣的血流增多引起的舒张期隆隆音和奔马律。如果婴儿的年龄大到已发生了肺血管病变,则其肺循环超负荷程度会减轻,于是就可能闻及一个伴有第二心音窄分裂的柔和杂音。

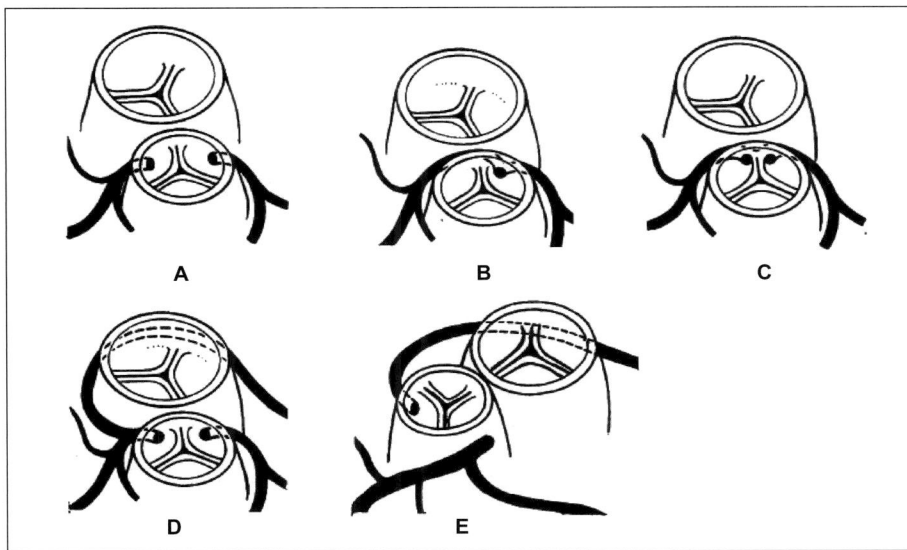

图9-2 根据Yacoub分类法确定的冠状动脉起源模式。**图A**:右冠状动脉和左冠状动脉从其各自所属瓣窦的中部发出。**图B**:两冠状动脉共同发自于同一个单独的开口。**图C**:冠状动脉的起源点位于瓣窦后部且相互靠近。**图D**:冠状动脉起源于瓣窦中部,但回旋支从右侧发出并沿肺动脉根部向后走行至房室沟。**图E**:右冠状动脉和左前降支一同发自左侧瓣窦,而回旋支发自右侧瓣窦并遵循图D所示的路径向后走行[图片来源:经许可并重印自Yacoub MH, Radley-Smith R, their Figure 1. Thorax. 1978; 33(4): 419.]。

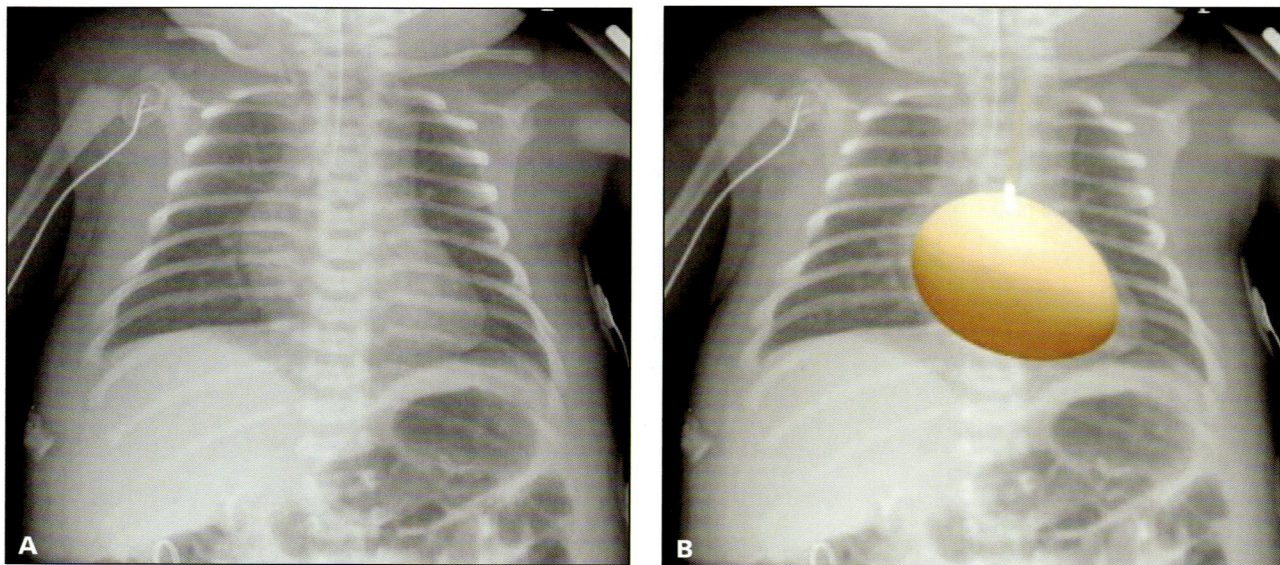

图 9-3 **图 A**：一幅 TGA 婴儿的胸部放射学影像，显示纵隔变窄和轻度心脏肿大。**图 B**：对同一图像实施叠绘，以显示经典的"蛋悬一线"的放射学表现[图片来源：经许可并重印自 Ferguson EC, Krishnamurthy R, Oldham SA. Radiographics. 2007; 27(5): 1323-1334.]。

合并肺动脉狭窄且无 VSD 或仅有小型 VSD 的婴儿将出现程度更重的全身发绀。可闻及一个因血流通过狭窄瓣膜所致的收缩期杂音，也有可能闻及一个因瓣膜畸形所致的喷射性喀喇音。

诊断学检查

ECG：正常新生儿的心电图（ECG）显示为右心室占优势，但在 TGA 时，将持续存在右心室肥厚的心电图模式。合并有 VSD 的婴儿，将会有双心室肥厚的表现。心律失常在婴儿期并不常见，但有可能在球囊房间隔切开术中和术后发生心房扑动。

胸部 X 线：肺动脉段位于右后方，并被升主动脉所遮挡，从而使上纵隔变窄。这种大血管排列，再加上胸腺的缩小，共同形成了"蛋悬一线"的经典放射学表现（图 9-3）[7]。其他的放射学表现则取决于肺血流量。在出生时，心影和肺纹理是正常的，但随着肺循环超负荷的发生（尤其是合并大型 VSD 时），将出现心脏肿大和肺纹理增多。明显的肺动脉狭窄可表现为肺纹理减少，与诸如法洛四联症等其他发绀型心脏病的表现类似。

超声心动图：超声心动图是能够实时描述心脏解剖结构和生理学状态的首选检查方法。易于在多个切面上证实肺动脉起源于左心室且主动脉起源于右心室。通过观察到动脉的分叉结构而识别出肺动脉，此时肺动脉起源于左心室（图 9-4A）。在长轴切面上，大血管为平行走向，且可在同一个成像平面上观察到主动脉瓣和肺动脉瓣（图 9-4B,C）。应该对卵圆孔和动脉导管的状态加以评估，并识别出是否存在 VSD、肺动脉狭窄、双叶式肺动脉瓣，以及主动脉瓣与肺动脉瓣之间的尺寸差异，并识别出其他合并畸形（图 9-5）。存在合并畸形可能会对姑息或根治手术的选择产生影响。应仔细地评估主动脉弓的峡部，以排除主动脉弓发育不良或主动脉缩窄。存在粗大动脉导管可能会导致主动脉缩窄未能被识别（图 9-6）。

图 9-5 超声心动图显示 TGA 所合并的结构畸形。图 A：心尖切面显示肺动脉下区域狭窄并有梗阻，同时合并室间隔缺损（VSD）。图 B：长轴图像显示肺动脉下区域狭窄并有梗阻，且合并 VSD。LA=左心房；LV=左心室；PA=肺动脉；RV=右心室。

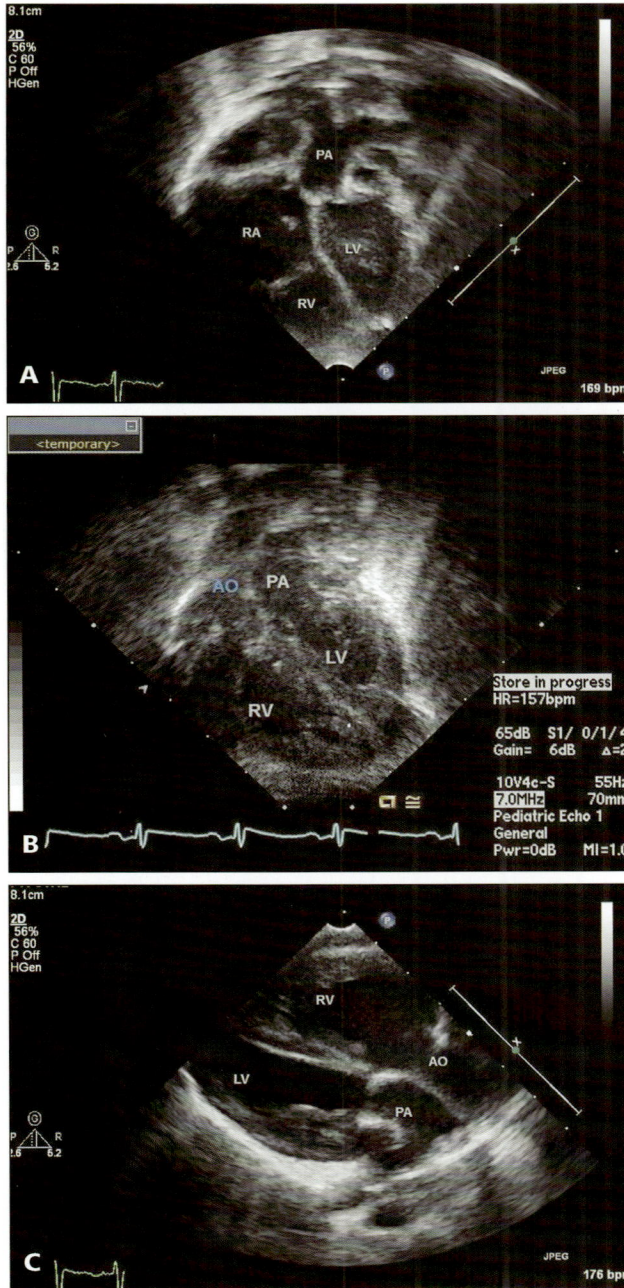

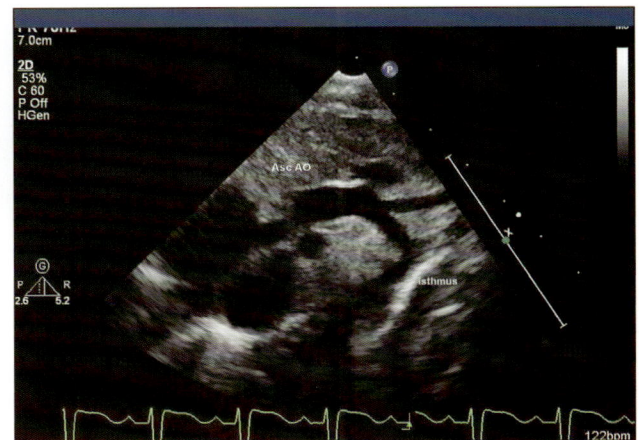

图 9-4 超声心动图证实肺动脉起源于左心室。图 A：肋下冠状面成像显示位于左心室上方的肺动脉分叉。图 B：肋下切面显示大血管呈侧侧位排列。图 C：长轴切面显示大血管呈侧侧位排列。AO=主动脉；LV=左心室；PA=肺动脉；RA=右心房；RV=右心室。

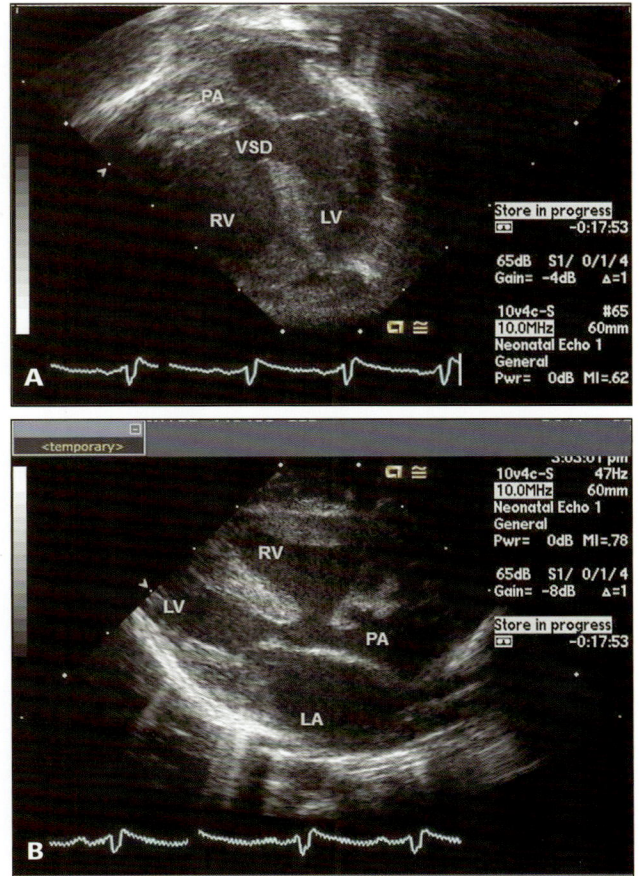

图 9-6 超声心动图的胸骨上切面显示弓横部发育不良，符合主动脉缩窄的表现。Asc AO=升主动脉。

此外，必须充分明确冠状动脉的起源和走行，以便制订外科手术计划[8]。当存在流入道型VSD时，还应该仔细查明房室瓣的附着状态，明确是否存在跨越或骑跨。许多中心在超声心动图引导下实施球囊房间隔切开术，且常经脐静脉径路操作。使用该术式，能在切开房间隔后立即测得房间隔缺损的大小。

CT和MRI：CT和MRI通常不是建立TGA初步诊断所必须实施的检查。

心导管：由于超声心动图实施方便，因此心导管对TGA的诊断并不产生重大作用。然而有些时候，超声心动图却无法明确冠状动脉解剖。即便如此，对于通过实施心导管检查来明确冠状动脉解剖的重要性仍存在争议。实施血管造影时，将心导管头端置于主动脉根部，并将摄像机置于"平躺"位[9]，应该可显示冠状动脉的起源及其走行路径（图9-7）。此外，如果心内分流量不足，则通常可以在超声心动图引导下实施球囊房间隔切开术。如果在新生儿期过后才建立了TGA的诊断（尤其是合并大型VSD时），则可能有必要行诊断性心导管来精确测定肺血管阻力。

治疗

内科：TGA药物治疗的目的是确保足够的全身氧合以使代谢过程正常化，让病人做好外科手术的准备。根据体肺血流混合程度的不同，可能需要输注前列腺素E1，以药物学方式来维持动脉导管开放，或实施球囊房间隔切开术[10]。随着肺血管阻力的降低，使用前列腺素维持动脉导管开放，将使得来源于主动脉的肺血流增加。在我们中心，所有合并VSD和室间隔完整的婴儿，如无明显房间隔缺损的话，均对其实施房间隔切开术。房间隔切开术改善了全身氧合，并显示出尤其可改善脑的氧合[11]。年长婴儿的房间隔可能变得更厚且纤维化，因此有必要使用Blalock-Hanlon切割球囊来实施房间隔切开术，以便扩大房间隔切口；但这会使操作风险增大。

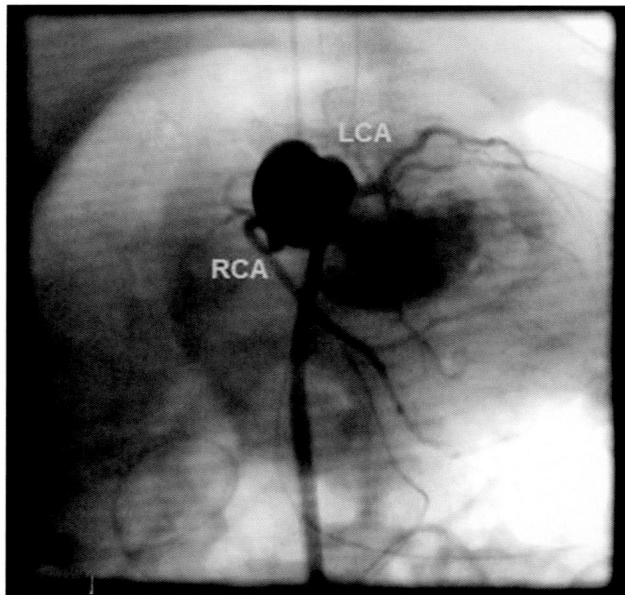

图9-7 主动脉根部的血管造影显示冠状动脉的起源瓣窦及其走行路径。心导管已沿主动脉逆向行进到主动脉根部；前摄像机向尾端成角放置。LCA＝左冠状动脉；RCA＝右冠状动脉。

外科：现阶段首选的手术是动脉调转术（ASO），该手术提供了解剖学纠治。该手术是在1975年确立的，通过在窦管连接处水平上方横断两大动脉，将主动脉换位与左心室相连并将肺动脉换位与右心室相连来实施手术。因为半月瓣的特殊位置朝向及其相应的动脉走行方向的原因，ASO手术中通常同时实施LeCompte操作，即将肺动脉分叉移至升主动脉前方（图9-8）。

ASO手术中的一个关键步骤是冠状动脉转移。这通过对冠状动脉开口进行转移或使用"活门技术"来加以实现，使用活门技术时，并不移动冠状动脉开口，而是通过构建位于大动脉之间的板障，将体循环的氧合血导入到冠状动脉开口内（图9-9）。合并大型VSD的病人通常可接受ASO手术，前提是其VSD处于能够得到修补的位置。当存在显著的主动脉弓发育不良或主动脉缩窄时，就要在一次手术中同时完成ASO、VSD修补和弓部重建[12]。而当存在流入道型VSD伴房室瓣跨越或骑跨时，则可能需要考虑实施姑息手术。这包括实施肺动脉环扎或在肺动脉环扎时加做体肺动脉分流。

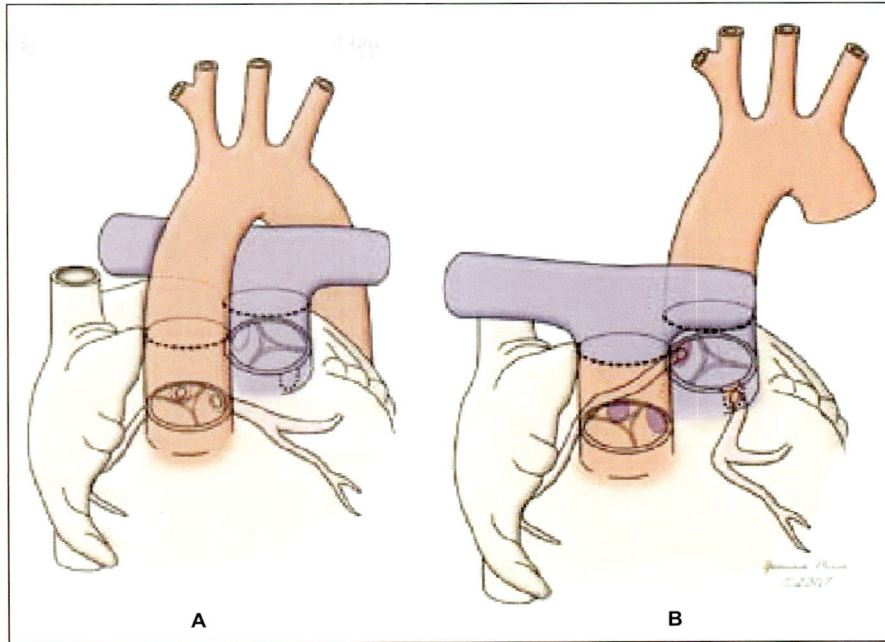

图 9-8　图中显示了动脉调转术的原理。两大动脉在窦管连接处以上横断并与另一大动脉的远心端再连接；此外，冠状动脉被转移到新主动脉上［图片来源：经许可并重印自 Martins P, Trans V, Price G, et al. Extending the surgical boundaries in the management of the left ventricular outflow tract obstruction in discordant ventriculo-arterial connections. Cardiol Young. 2008;18(2):124–134. ］。

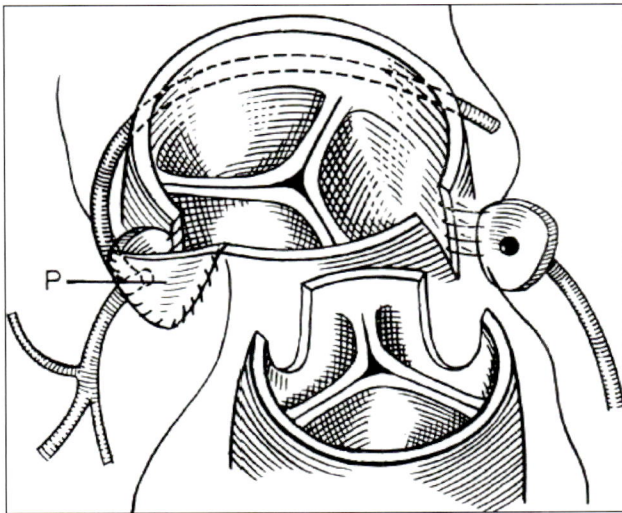

图 9-9　为了使足够的血流进入冠状动脉并避免其扭曲，使用一块袖片样组织来对冠状动脉开口钮片和主动脉进行桥接，构建出一个"活门"使血液进入冠状动脉。P = 游离自体肺动脉补片［图片来源：经许可并重印自 Yacoub MH, Radley-Smith R, their Figure 11. Thorax. 1978; 33(4): 423. ］。

在 ASO 手术得以确立前，通过使用 Mustard 手术或 Senning 手术来进行"心房内调转"的方法，就能够构建出串联循环以达到生理性纠正的目的。

Mustard 手术依赖于使用人造材料来构建心内板障，而 Senning 手术则采用右心房和房间隔组织来建立心内板障。这些术式已大多被 ASO 手术所取代，除了用于某些特定的罕见病例时（例如孤立性心室反位、姑息性心房内调转、双调转手术等）。

合并明显肺动脉瓣狭窄和大型 VSD 的病人，因为不可能实施 ASO 手术，所以需要采取其他方法来达到循环层面的纠治。Rastelli 手术是一种常用方法，于 1969 年确立，术中关闭 VSD 时采用的方法是构建板障将左心室血流引导至原主动脉瓣，从而使之进入体循环。原肺动脉瓣则予以缝闭，并植入一根右心室到肺动脉瓣的管道来提供肺血流（图 9-10）。合并严重肺动脉狭窄的婴儿可以先接受体肺动脉分流术，为之后的 Rastelli 手术做准备。1984 年，Nikaidoh[13] 确立了一种手术方法，用于治疗合并 VSD 和肺动脉瓣狭窄的病人。术中同时对两个心室的流出道进行重建（图 9-11）。不出所料，Nikaidoh 手术后的死亡率低，且远期对再次治疗干预的需求也低[12,13]。

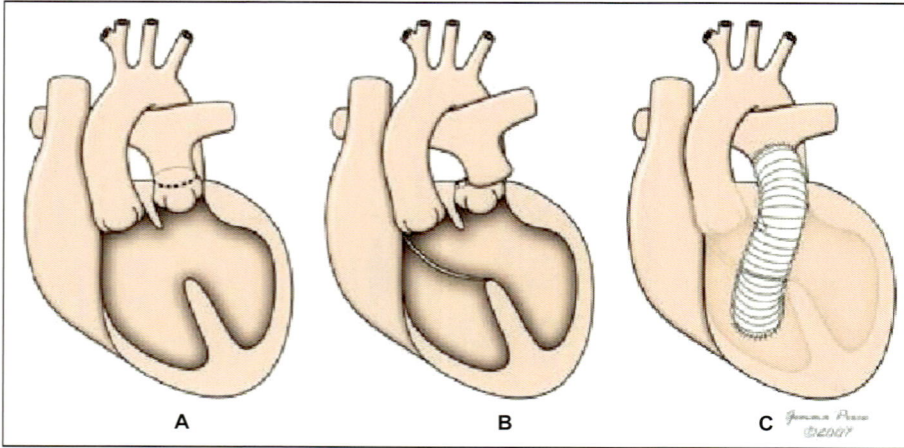

图9-10 图中显示了Rastelli手术的原理。**图A：**肺动脉在窦管连接处水平以上横断并将肺动脉瓣折叠缝闭。**图B：**用补片关闭VSD，将左心室的血流引导至于左侧的主动脉瓣。**图C：**通过植入一根外管道让右心室向肺动脉供血[图片来源：经许可并重印自Martins P, et al. Extending the surgical boundaries in the management of the left ventricular outflow tract obstruction in discordant ventriculo-arterial connections.Cardiol Young. 2008;18(2):124–134.]。

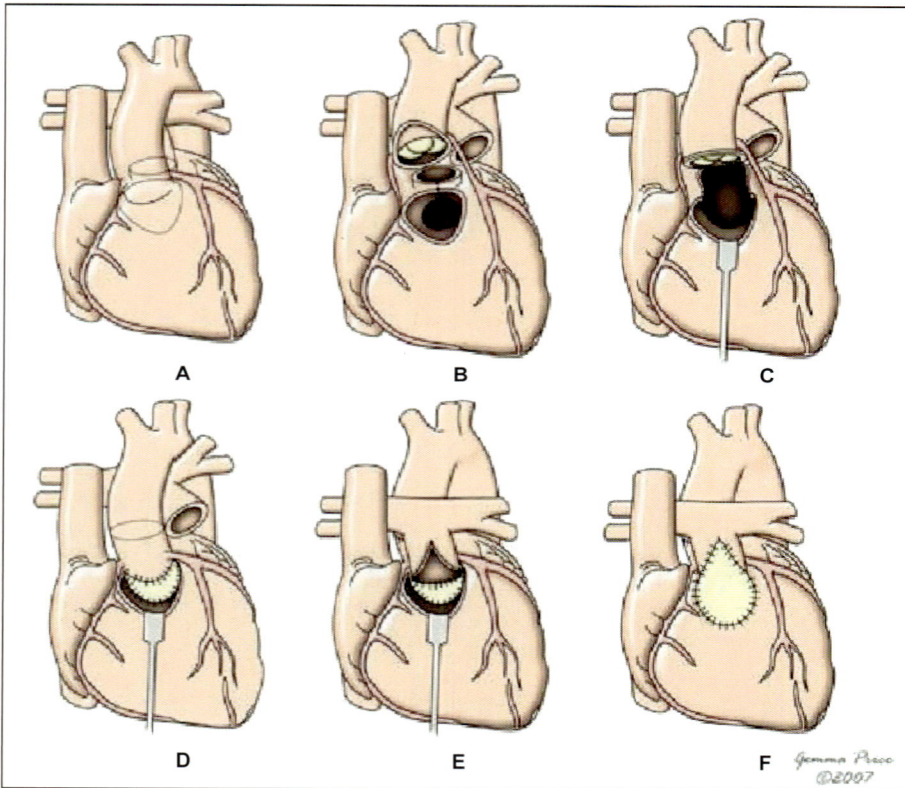

图9-11 图中显示了Nikaidoh手术的原理。**图A：**图线标明了术中离断大动脉的位置。**图B：**将主动脉和肺动脉从心脏上离断下来；图线标明了切开流出道室间隔的位置。**图C和图D：**将主动脉移位至左心室上方，并用补片修补左心室流出道。**图E和图F：**将肺动脉移位至右心室上方。在这张图中，用一块补片加宽右心室流出道，但该步骤还有一些变通技术可加以使用[图片来源：经许可并重印自Martins P, et al. Extending the surgical boundaries in the management of the left ventricular outflow tract obstruction in discordant ventriculo-arterial connections.Cardiol Young. 2008;18(2):124–134.]。

结果

短期：手术的短期结果随解剖结构的复杂程度而有所不同。据报道，不合并VSD的TGA病人的ASO手术死亡率为2.2%；TGA合并VSD者为5.5%；而TGA合并主动脉弓发育不良者则为7.7%[14]。手术死亡率也受到各中心的病例数和手术团队经验

的影响[15]。ASO手术后的早期死亡通常是因冠状动脉扭曲或开口狭窄所致。而肺动脉高压也可能使婴儿病人的术后病程更为复杂。

作为对照，Trusler报道了自ASO手术确立（1977年）至1985年期间，其手术存活率提高至99%以上[16]。Rastelli手术后的早期存活率与法洛四联症

和右心室双出口不相上下[17]。而左心室和右心室功能不全可能影响其术后病程。

对新生儿TGA手术后的神经系统后遗症的认识也得以加深。然而，很难分辨出这种风险到底是由TGA本身引起的，还是由于新生儿期发绀、球囊房间隔切开术，抑或是心肺转流的不良反应所致[18]。一篇最近发表的综述强调了这一矛盾，其引用的研究发现球囊房间隔切开术后的卒中发生率更高，而其他研究却没有发现这种现象[19]。

长期：在下文关于青少年和成人的篇幅中，将对长期结果进行完整的讨论。

》》 儿童

引言：不合并大型房间隔缺损、PDA或VSD的TGA病人，极少会在新生儿期之后才得以诊断。那些室间隔完整且没有明显的房间隔缺损或PDA的病人，组织缺氧非常严重，以至于在婴儿期时病情逐渐恶化并死亡。因此，针对TGA儿童的主要工作包括对外科手术治疗后的亚临床并发症进行监测。

临床特征：在ASO手术后，儿童可能出现各种各样的状况：肺动脉分支狭窄、肺总动脉狭窄、右心室流出道梗阻、主动脉瓣关闭不全和冠状动脉开口狭窄。在心房调转术后，可能会发生体静脉或肺静脉板障梗阻，也可能会出现右心室功能不全、严重的三尖瓣反流和房性心律失常。严重的右心室衰竭在儿童期很少见，而一旦出现，就可能需要再次手术或心脏移植。在Rastelli手术后，不可避免会随着病人的生长发育而发生管道狭窄。

表现：在婴儿期成功手术的儿童常无症状，且在临床上其循环功能也正常。运动耐量正常，但运动试验可能显示其心脏储备受限。

临床检查：ASO手术后的体格检查结果通常是正常的。肺动脉狭窄或分支狭窄的病人，可在其肺动脉区或肺野区域闻及收缩期杂音。肺动脉瓣关闭不全或主动脉瓣关闭不全时，也可能闻及舒张期杂音。随着ASO手术后病人血液循环恢复正常，解剖左心室供应体循环，使得心前区的搏动恢复正常。

在心房调转术后，右心室成为体循环心室，并可扪及右心室抬举样搏动。可闻及一个单一且响亮的第二心音。有可能在胸骨左缘闻及一个因LVOT梗阻造成的收缩期杂音。在Rastelli手术后，外管道的狭窄或反流也分别会造成收缩期和/或舒张期杂音。收缩期杂音的音调越高，提示狭窄越严重。这些杂音通常易于被闻及，因为外管道常被置于心脏前方，紧靠胸骨后方的位置上。因显著肺动脉反流而造成右心室容量超负荷，也可引起右心室抬举样搏动增强。

诊断学检查

ECG：ECG并非是一种检出ASO术后出现冠状动脉问题的有效筛查手段。然而，ST段或T波的改变提示心肌缺血，但可能仅发生在运动时。一般情况下，运动试验并不能有效显示冠状动脉梗阻。

接受了心房调转术的儿童，可能会发生窦房结功能不全，并因此可出现房性异位心律或交界性心律。那些用于心肺转流插管或修补房间隔时留在心房内的缝线，可能会造成发生额外的房性心律失常的风险增大，这可被常规ECG所证实。24小时动态心电图（Holter）监测对于这些儿童的日常随访是有帮助的。那些接受了Rastelli手术或Nikaidoh手术的病人，其ECG常显示心电轴右偏和右心室肥厚。

胸部X线：在纠治手术后，胸部X线影像将显示出胸腔脏器存在术后改变，但心胸比例常保持正常。合并右心室功能不全或左心室功能不全的病人可能出现心影增大。未经手术的TGA病人，无论其有无合并VSD，都会出现心影增大并可能出现肺纹理增多。而无论有无VSD，TGA合并肺动脉狭窄的儿童都可能会表现出肺纹理减少。

超声心动图：在ASO手术后，临床医生应针对肺动脉的解剖结构实施超声心动图检查，留意并评估主动脉根部的大小、主动脉根部扩张的进展程度、有无主动脉瓣和肺动脉瓣反流及其严重程度，以及心室功能。心室收缩功能下降或心室壁局部运动异常可能提示存在冠状动脉问题。在心房调转术后，超声心动图可对体静脉和肺静脉板障的通畅程度加以评估。也可使用超声心动图来评估右心室功能，但检查结果鲜有正常。经常发现存在一定程度的三尖瓣反流。在Rastelli手术后，超声心动图可有效评估心室功能和右心室—肺动脉管道的通畅程度。

CT和MRI：与法洛四联症手术后类似，在Rastelli手术后，CT或MRI也可给出关于右心室容积和反流分数的精准测定值。这一信息比由心脏超声或血管造影获得的诊断信息更有价值，有助于判定更换外管道的时机。此外，CT和MRI可以对更远端的肺动脉进行成像（图9-12）并识别出有无血流梗阻。在更换外管道前，CT和MRI也可有效显示右心室、管道和胸骨的位置关系。

心导管：在ASO手术后，可使用心导管和血管造影来识别出冠状动脉的局部狭窄是位于开口处还是位于分支区域。如果条件允许，还可实施经心导管的血管成形术并植入支架。对于考虑存在肺动脉高压的病人，还可测定其肺血管阻力。血管造影可详细明确肺动脉狭窄的情况，即狭窄位于肺动脉瓣上区域还是位于肺动脉分支区域，并可直接测定其压力阶差。还可尝试球囊扩张并植入或不植入支架，但不太容易获得成功。

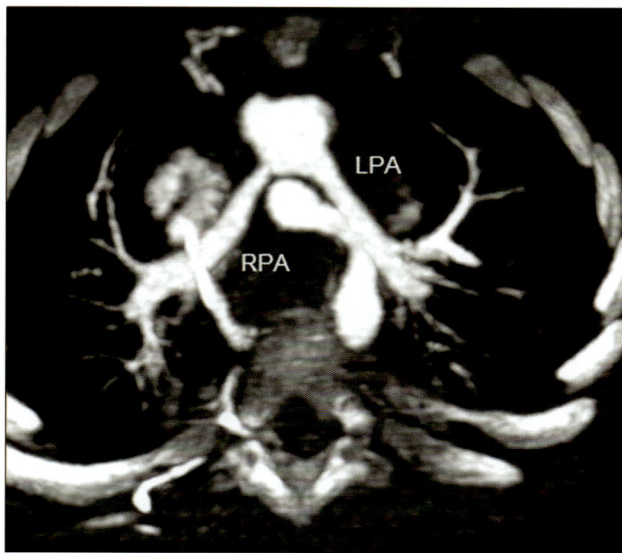

图9-12 一名接受过动脉调转术及LeCompte操作的婴儿的CT图像。注意其左右肺动脉在向后经过升主动脉时被拉长。在右肺动脉起始部存在局限性狭窄。LPA=左肺动脉；RPA=右肺动脉。

治疗

内科：儿童期对TGA进行药物治疗的目的是避免姑息手术引起的不良效应，并在有症状时，对其加以控制。鉴于TGA造成的冠状动脉缺血风险增大，使用阿司匹林［3～5mg/（kg·d）的剂量］进行抗血小板治疗是合理的，但这并非通用方法。由于缺乏标准化的或被普遍接受的治疗指南，因此要谨慎地使用利尿剂来治疗心室功能不全的病人，以最大限度地减少继发性水肿，并使用肾素—血管紧张素系统抑制剂来降低后负荷并防止心室重构。抗心律失常治疗可能也是必要的。

外科：如上文所述，ASO手术的已知并发症包括主动脉根部扩张、新主动脉瓣反流、需要更换右心室—肺动脉管道，以及冠状动脉血流受损等。沿两大动脉的周径进行缝合可能导致瓣上狭窄。实施LeCompte调转使ASO手术的技术操作更为简单，但肺动脉和主动脉的关系也因此变得不再正常（图9-13）。由于肺动脉分支在主动脉两侧走行，其内缘可能会受压，从而造成狭窄或发育不良（图9-12）。而且，肺动脉分叉此时位于主动脉根部前方，其产生物理学应力可能对主动脉根部扩张产生影响。通常有必要对肺动脉实施修补，部分病人需要实施肺动脉瓣置换。此外，主动脉根部迅速扩张的病人（无论是否合并主动脉瓣反流），极少需要在儿童期实施主动脉根部置换[20,21]。极少有冠状动脉开口狭窄病人会出现冠状动脉供血不足[22]。

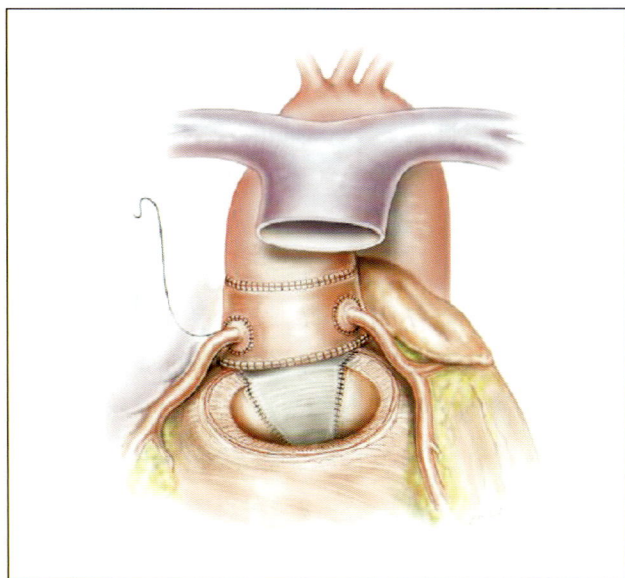

图9-13 在完成了 LeCompte 操作后，肺动脉分叉位于升主动脉前方。肺动脉分支在升主动脉两侧向后走行。这一空间排列可能会造成主动脉对肺动脉分支的内缘产生压迫，或是肺总动脉对升主动脉的前部造成压迫［图片来源：经许可并重印自 Bautista-Hernandez V, et al. Aortic root translocation plus arterial switch for transposition of the great arteries with left ventricular outflow tract obstruction. J Am CollCardiol. 2007;49(4):485-490.］。

在心房调转术后，1年内就有可能发生体循环右心室功能不全，而有10%的病人会在10年内发生这种问题[23]。这些病人也可以再做ASO手术；但其左心室尚未做好在体循环血管阻力下工作的准备，因而必须先通过肺动脉环扎来加以锻炼。年长儿童的这种左心室锻炼需要花费数月之久，相

反，婴儿则仅需数日至数周。当病人年龄超过10岁以上时，这种心室锻炼的可行性就差了。关于肺动脉环扎和术式转换的指导原则已有明确阐述[24]。

对于通过使用右心室—肺动脉管道进行纠治手术的病人，最终普遍需要更换管道。这一过程可能也伴有反流的发生，因而也有必要进行肺动脉瓣置换。

结果

短期： 在ASO手术后，短期结果取决于病人所需何种特定干预措施。可尝试使用心导管介入治疗技术来解除肺动脉狭窄，但其常常无效。通过手术方法对TGA病人的瓣膜或管道实施干预，短期结果与那些非TGA病人相仿，且同样优秀。对冠状动脉实施治疗干预的结果则不太确切，取决于冠状动脉梗阻的性质和左心室的基本功能。

长期： 随着时间的推移，可能会发生新主动脉根部扩张和/或主动脉瓣关闭不全。原肺动脉瓣窦可能会失去弹性，导致扩张和反流[25]。出生即存在大型VSD的病人，其原肺动脉根部可能因为血流增多的缘故而相对于主动脉存在扩张。与新主动脉关闭不全相关的风险因素还包括合并Taussig-Bing畸形、LVOT梗阻，以及之前接受过肺动脉环扎等[26]。此外，ASO手术时的年龄超过1岁是一个需要对新主动脉瓣再次实施治疗干预的独立风险因素[27]。在外科手术或心导管治疗干预后，其结果与那些针对其他先天性心脏病实施治疗的结果相仿。

⟫⟫ 青少年和成人

引言： 大多数的TGA病人在青少年期或成年期之前都已经接受过手术。在心房调转术后持续存活至成年期的存活率是优秀的[16,28,29]。然而，由于心房调转术后人群中的房性心律失常发生率更高，并考虑到右心室作为体循环心室泵的耐久性不佳，因此ASO手术已成为TGA纠治手术的首选术

式。因此，大多数的青少年都已经接受了ASO手术（合并VSD者，则术中一并修补之）。那些二十多岁的青年成人也可能接受过ASO手术或心房调转术。但是，那些在1980年以前手术且现已成年的病人，则绝大多数接受的是Mustard或Senning手术以纠治TGA/IVS。此外，还有很多青少年或成年病人，曾因TGA合并VSD和肺动脉狭窄而接受过Rastelli手术。无论这些病人接受过何种手术，均应对其进行随访并监测与其手术相关的上述后遗症。可能也会看到少数TGA合并VSD的病人并未接受过手术，而这些病人通常将存在不同程度的肺血管病变或肺动脉狭窄。

临床特征：通常认为接受过心房调转术或ASO手术的病人处于美国心脏协会（AHA）心功能分级的I级状态。那些接受过心房调转术的病人，会随着时间推移而越来越多地出现窦房结功能不全和房性心律失常[30,31]。房性心动过速的主要类型是心房内折返型心动过速（IART），常伴有心悸、眩晕或昏厥。随着时间的推移，保持窦性心律的可能性越来越小，所以半数以上的病人在术毕最初10年后都不再是窦性心律。心房调转术后可能会发生心功能衰竭，且在TGA合并VSD病人中更常见。这主要是因为体循环右心室衰竭所致，并可能合并三尖瓣反流加重。体静脉板障的远期梗阻也可能造成一小部分病人出现症状。最有可能是在经静脉放置起搏电极时发现板障有梗阻，而且板障梗阻可能完全无症状。也可能会发生板障渗漏，甚至连板障梗阻病人也会有板障渗漏。虽然板障渗漏也可能引起一定程度的血氧饱和度下降，但人们常常并未发现是板障渗漏所致，板障渗漏会引起右向左分流，甚至引起体循环栓塞。肺静脉板障梗阻非常少见，但可引起肺动脉高压。

接受过ASO手术的青少年和青年成人几乎都享有临床功能正常的血流动力学。可能会发生冠状动脉开口狭窄，这可在术后早期或晚期得以识别。最近的证据指出，大约5%的ASO病人可能存在一定程度的冠状动脉狭窄[22]。肺动脉狭窄通常出现在术后早期，但有可能需要进行治疗干预，哪怕是青少年病人，也可能需要进行干预。在某些情况下，对肺动脉实施成形手术会导致肺动脉瓣关闭不全，这些病人（青少年或青年成人）可能需要进行肺动脉瓣置换。多达50%的ASO病人存在一定程度的主动脉瓣关闭不全，但严重的关闭不全并不常见[26]。主动脉根部扩张、冠状动脉再种植对乏氏窦引起的损伤，以及降主动脉血管壁僵硬都被认为是引起主动脉瓣关闭不全的潜在因素[32,33]。

接受过Rastelli手术的青少年和青年成人可能都经历过肺动脉管道和瓣膜的复发性梗阻，以及不同程度的LVOT梗阻和左心室功能不全。这些病人在初次手术时也会发生与心室切口相关的室性心律失常。而且，他们还可能存在肺动脉扭曲，肺动脉扭曲与在根治术前接受过体肺分流相关。

表现：接受过心房调转术的病人通常是无症状的。然而，已证实其存在活动耐力下降，且随着时间推移而加重[34]。在接受过心房调转术的病人中，IART发作将导致心悸、心动过速等症状，并可能发生昏厥和猝死。多达7%～15%的心房调转术后病人可能发生猝死。伴有窦房结功能不全的心动过缓病人通常是无症状的，但是心脏变时功能的损伤可能会引起劳力性疲劳或呼吸困难。那些接受过心房调转术且合并右心室功能减退的病人，在其体循环心室衰竭程度相对较重之前，症状相对较少。如上文所述，体循环心室衰竭会导致相应的房性心律失常。此外，病人还可能发生劳力性疲劳或呼吸困难，这是由于心内板障通路直径小且僵硬，造成与之相关的"血流输送"异常，从而引发劳力性疲劳或呼吸困难。随着活动时对心输出量增幅的需求，窄小而僵硬的板障会对到达肺循环心室的血流形成限制，从而导致肺血流受限。接受过ASO纠治手术的青少年和青年成人则几乎总是无症状。

临床检查：临床检查的结果会随着TGA病人所接受的手术类型不同而有所变化。在心房调转术后，可发现右心室搏动增强且第二心音响亮单一。通常不存在心脏杂音，但当存在三尖瓣反流或LVOT梗阻时则可能闻及杂音。三尖瓣反流的杂音类似于二尖瓣反流的杂音，呈相对高调的全收缩期杂音。如果闻及第二心音分裂，则可能提示发生了肺动脉高压。病人常有明显的心动过缓。发生体循环心室功能衰竭的病人会表现出符合心功能衰竭的体征，包括外周水肿。肺水肿和肺充血的体征则是晚期表现。外周水肿还可能提示体静脉板障有梗阻。

除了存在一定程度肺动脉狭窄的病人可闻及肺动脉分支部位的杂音外，ASO术后的体格检查结果通常是正常的。TGA/VSD纠治术后合并右束支传导阻滞的病人可能会存在第二心音的分裂程度增宽。可能会闻及与前述畸形相关的肺动脉瓣和主动脉瓣关闭不全的杂音。通常，接受过Rastelli手术的病人会在其人造瓣膜和管道处产生肺动脉杂音。杂音的强度可提示梗阻的程度，杂音的音调越高则提示梗阻更严重。

诊断学检查

ECG：心房调转术后的ECG通常呈现出交界性心律或起搏心律、电轴右偏，以及右心室肥厚。同期行VSD修补的病人，可能存在右束支传导阻滞。此外，ECG可能显示出存在无症状的心房扑动合并二度房室传导阻滞。接受过ASO手术的病人可能ECG完全正常，但有些人也可能由于术中一并修补过VSD的关系而显示出右束支传导阻滞和电轴右偏。那些接受过Rastelli手术的病人会显示出电轴右偏和右束支传导阻滞。如前文所述，冠状动脉开口可能会发生狭窄，但静息状态的ECG通常无法提示该问题。因此在心房调转术、Rastelli手术和Nikaidoh手术后，都推荐每年进行24小时动态心电图（Holter）监测来筛查出可能致命的无症状心律失常。

胸部X线：心房调转术和动脉调转术后的胸部X线影像通常都显示心影大小正常。接受过心房调转术的病人，常显示明显的上纵隔狭窄。心影增大通常提示一定程度的心室功能不全或容量超负荷。

超声心动图：超声心动图能有效评估心房调转术后病人的心室收缩功能和三尖瓣反流的严重程度。经食管超声心动图能最佳显示心房内板障血流的梗阻。经胸超声心动图可见体循环右心室总是有增大并肥厚，且总有射血分数降低（低于50%）（图9-14）。需要注意的是，超声心动图对于分辨心室功能不全是轻度还是中度，或中度还是重度的能力有限。如果左心室的形状变得更趋于球形且室间隔的凸度增大，那么这些征象可能提示存在肺动脉高压，其原因可能是肺静脉板障梗阻，或是肺血管病变。当右心室严重扩大时（图9-15），则可能同时存在LVOT梗阻，这易于在经胸超声心动图上显现出来的。

在ASO手术后，经胸超声心动图可以显示肺总动脉或肺动脉分支的狭窄。然而，在LeCompte换位操作后对左右肺动脉分支进行成像有时存在困难。超声心动图能有效估测肺动脉瓣和主动脉瓣关闭不全的程度。在ASO手术后，主动脉根部常会扩张，可定期进行超声心动图检查来加以随访。那些接受过Rastelli手术的病人，超声心动图能非常有效地显示外管道有无梗阻并估测梗阻的程度。可以非常好地显示出位于左心室到主动脉隧道部位的LVOT梗阻，当存在明显的左、右心室功能不全时，也可很好地评估其程度。

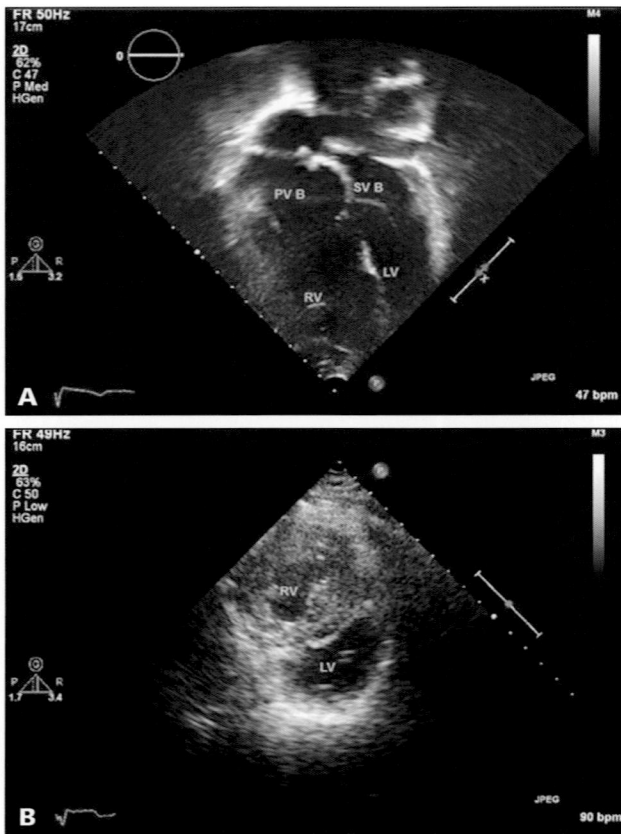

图9-14 图A：一名接受过Senning手术的35岁无症状病人的心尖四腔切面观。右心室只有轻度扩张。图B：同一名病人的短轴图像，其右心室处于高压状态但仅有轻度扩张和肥厚。LV＝左心室；PV B＝肺静脉板障；RV＝右心室；SV B＝体静脉板障。

CT和MRI： 由于经胸超声心动图成像有困难，所以在TGA纠治术后病人的长期随访评估中越来越多地使用到CT和MRI。CT和MRI都能有效地对体静脉和肺静脉板障进行成像（图9-16），但当存在起搏电极时，CT则可获得更好的图像。最近的热点在于采用MRI的各种不同技术来显示心房调转术后体循环右心室的纤维化情况，但其临床效用还有待证实。心房调转术后病人出现心功能衰竭时，可使用CT和MRI来评估其心室功能

（图9-17）。对于接受过ASO手术的病人，可使用CT和MRI对肺动脉分支进行成像（图9-12），判定主动脉根部的大小，甚至发现其冠状动脉开口的狭窄（图9-18）。对于怀疑存在冠状动脉狭窄的病人，放射性核素成像和正电子发射体层扫描（PET）负荷成像可以显示出动力性灌注缺损并可能有助于做出实施治疗干预的决定。

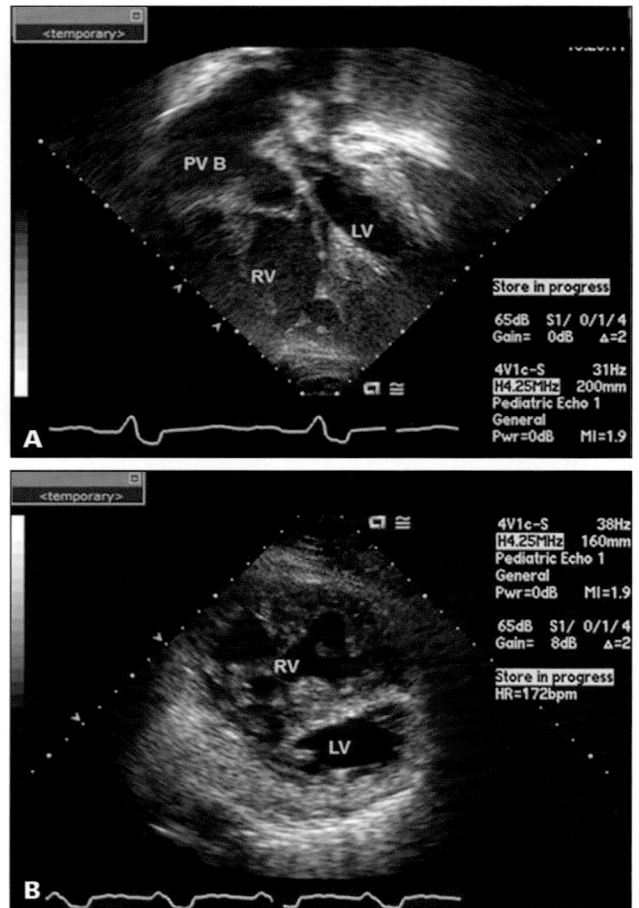

图9-15 一名接受过Senning手术的28岁病人的超声心动图图像，该病人存在心功能衰竭并有症状（体循环心室衰竭）。图A：心尖四腔切面观提示严重的右心室扩张。图B：同一名病人的短轴切面观显示右心室严重扩张且肥厚。注意两张图中心电图（底部）QRS波群的宽度。LV＝左心室；PV B＝肺静脉板障；RV＝右心室。

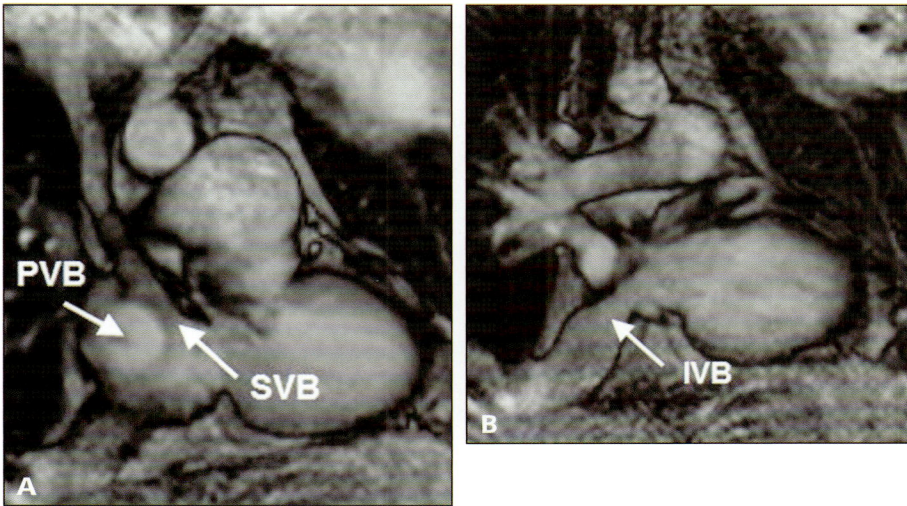

图9-16　一名接受过 Senning 手术的病人的 MRI 图像。图 A：体静脉板障的上段将上腔静脉血流导入二尖瓣，再进入位于肺动脉下的左心室。另可见肺静脉板障的一部分。图 B：同一名病人的影像，显示了体静脉板障的下段。IVB= 下腔静脉板障；PVB= 肺静脉板障；SVB= 上腔静脉板障。

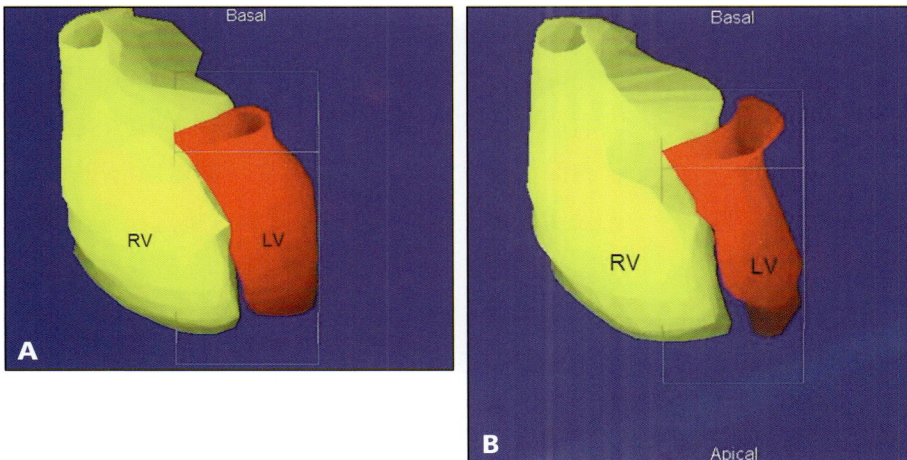

图9-17　一名 Senning 手术后心功能衰竭的成年病人的三维容积重建图。图 A：舒张期。图 B：收缩期。计算所得右心室（RV）射血分数为 18%，左心室（LV）为 50%。

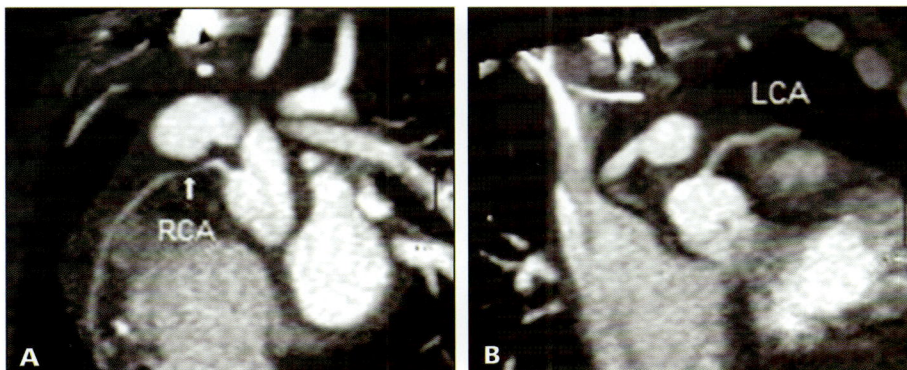

图9-18　一名动脉调转术后病人的 CT 影像。图 A：右冠状动脉（RCA）的起源与走行路径。注意在其走行到肺动脉下方时出现局灶性狭窄。图 B：左冠状动脉（RCA）的起源与走行路径。

　　在 Rastelli 手术后，CT 和 MRI 可有助于评估右心室—肺动脉管道和肺动脉分支的狭窄程度。对将要更换外管道的病人，可确定外管道的位置及其与胸骨的关系。这一信息有助于避免在切开胸骨时意外破入外管道。MRI 和 CT 也同样能在各类纠治手术后评估射血分数和反流分数。

心导管：条件适宜时，就可以用心导管介入治疗技术来解除心房内板障、肺动脉分支和外管道的狭窄。对于接受过ASO手术的病人，可使用心导管检查来显示冠状动脉开口的通畅程度或有无冠状动脉狭窄。然而，CT和MRI可能是更好的成像技术，因为它们可以对冠状动脉开口进行三维（3D）重建和高精度的横截面成像。对于未经手术且怀疑肺动脉高压的TGA/VSD或TGA/IVS病人，心导管检查可有效判定其肺阻力和对肺血管扩张剂的反应。对于未经手术的TGA/VSD病人，如发现其肺动脉血氧饱和度高于体循环血氧饱和度，则支持行姑息性心房调转术的考虑。在心房调转术后，可能需要使用封堵装置来关闭心房板障上的残余分流，并对板障狭窄者实施球囊扩张并植入支架。

治疗

内科：TGA青少年和青年成人的医疗需求，主要在于发现并治疗手术后遗症。在大多数情况下，每年的定期检查项目包括心电图、超声心动图、间歇运动试验和24小时动态心电图（Holter）监测。如前文所述，应该对某些选择性病例进行MRI和CT检查。由于心房调转术、ASO和Rastelli手术的后遗症存在很大的不同，所以这些病人的内科和外科治疗方法也不尽相同。在心房调转术后针对IART进行抗心律失常治疗，通常能有效地减少发作次数和症状。难以用药物治疗的房性心律失常，则常可用3D标测技术辅助的电生理消融加以成功治疗[35]。然而，并无证据表明常规使用地高辛、利尿剂、降后负荷药物，或其他针对心功能衰竭的药物疗法能有益于保全体循环右心室功能。当出现心功能衰竭的症状时，肯定会经验性地使用所谓的标准心功能衰竭治疗，但仅应将其作为缓解症状的手段。应该使用起搏器来治疗严重的心动过缓，且常可经静脉系统安置起搏导线。心房调转术后肺动脉高压的药物治疗也已显现出令人振奋的结果。

ASO手术后发生肺动脉狭窄的病人，可能需要使用心导管介入治疗来对肺动脉分支和总干进行扩张或植入血管内支架，或植入冠状动脉支架。

外科：在ASO手术后，如果出现明显的肺动脉狭窄和肺动脉关闭不全的话，则也可能需要实施肺动脉重建和肺动脉瓣置换。主动脉根部极度扩张且合并或不合并主动脉瓣关闭不全的病人，也要考虑对其实施主动脉根部置换。一般在下列情况下对主动脉瓣关闭不全实施手术治疗：根据超声心动图评判标准，发现主动脉瓣关闭不全达到"重度"时；左心室出现进行性扩张时；或病人出现了症状。理想的手术时机是在左心室发生功能不全之前实施手术。

对于心房调转术后病人的板障梗阻，心导管介入治疗可能无效，且需要考虑通过手术来解决问题[36]。因右心室衰竭而将心房调转状态转换成ASO手术状态的报道结果各不相同。有一项警告指出，对成人采用此方法的死亡率高，且难以挑选出适宜的病例。当右心室在心房调转术后的将错就错状态下发生衰竭时，则应考虑将病人纳入移植等待名单。最近，心室辅助装置已被用作移植前的过渡治疗手段，并作为一种长期的辅助手段，取得了令人鼓舞的效果。

病人在Rastelli手术后，常在青少年时期和之后的成年期，需要对右心室到肺动脉的管道和肺动脉瓣进行置换。使用经心导管技术在原来的外管道内实施瓣膜置换是一种正在兴起的技术，但在某些情况下，当存在生物瓣膜高度钙化和管道尺寸不够大时，其作用可能有限。从长远来看，在选择瓣膜和管道时，需要考虑到未来能有经心导管进行瓣膜置换的机会。

当肺动脉血氧饱和度超过体动脉血氧饱和度时，TGA合并肺动脉高压和VSD的病人可接受姑息性心房调转术。然而，应该考虑到这一手术用于合并显著肺动脉高压的病人时的死亡率，且其长期结果通常是不好的。

结果

短期： 在 ASO 手术和 Rastelli 手术后，能以非常低的手术死亡率来完成肺动脉瓣置换和肺动脉重建。同样的，主动脉根部置换手术也应该具有低死亡率。

长期： 心房调转术后 27 年时的确切存活率约为 90%[37]。根据历史经验，许多这类病人需要对房性心律失常和窦性心动过缓进行治疗干预，部分病例需要对板障梗阻进行治疗干预。然而，最近的研究显示出免于再次干预的存活率有提高。

ASO 术后的存活率也同样优秀，90% 以上的病人存活至青春期和青年期。一篇研究报道指出，病人在二十多岁时仍具备优秀的长期左心室功能和运动耐量[38]。冠状动脉并发症是少见的，而主动脉根部扩张是常见的（87%），但程度并不严重或不存在进展，而需要再次治疗干预的右心病变更为多见（30%）。在儿童期阶段接受的心脏病治疗干预的次数，是远期需要再次治疗干预或预后结局不良的预测因素。另一篇综述发现 ASO 病人在 20 岁时享有正常的活动耐量和 96% 的存活率[20]。同样，右心手术或球囊肺动脉瓣成形术是最常见的再次干预手段，且未报道有远期冠状动脉并发症。需要再次治疗干预的风险因素包括在 ASO 手术时一并实施过 LVOT 切除扩大或主动脉根部重建。在这两篇报道中，显著的心律失常是少见的。然而，多达 25% 的病人在术后 10 年时需要一定程度的再次治疗干预，且长期随访结果依然保持良好。

对 ASO 手术病人和心房调转术病人进行的比较显示，ASO 病人的体循环心室功能、运动耐量和免于再次治疗干预的比率均优于心房调转术病人[38]。

此外，据报道 ASO 病人的生活质量更好且躯体不适主诉更少。主动脉瓣关闭不全在 ASO 病例组中更多见。与心房调转术后存活病人相比，ASO 病人更有可能需要再次手术干预（针对肺动脉狭窄）。

一些证据提示，接受过姑息性质的心房调转术的女性，在妊娠期间的血流动力学变化会造成心功能衰竭和心源性猝死的发生率增高[39]。另据报道，一些病人在妊娠之后，其体循环右心室功能衰退的速度加快[40]。需要强调的是，曾经接受过心房调转术、Rastelli 手术或 ASO 手术的病人并非禁忌妊娠。虽然如此，但也应该考虑在这些病人的妊娠期间对其加强监测，特别对于那些存在显著的血流动力学异常的病人。有症状的心功能衰竭病人应该避免妊娠，合并肺血管病变的病人亦是如此。

未来

由于 TGA 的病因学和预测因素的日益明确，未来将出现更好的策略（除了补充叶酸之外）来防止出现 TGA，从而免除了对治疗的需求，因为治疗本身就具有风险。在常规宫内超声扫描时对胎儿进行心血管节段成像，该方法的推广将会导致 TGA 产前诊断数量增多，并且使更多的孕妇到有能力治疗 TGA 婴儿的医疗中心去分娩。ASO 手术已取代了心房调转术，而且手术技巧和术后治疗方面的进一步优化将取得更好的存活率，并对再次手术干预的需求率更低。心导管介入治疗技术将更加完善，包括适用于更小体格婴儿的新型可吸收生物材料制成的血管内支架，以及适宜于在 ASO 手术后植入到右心室流出道内的经心导管输送的肺动脉瓣等。

提示与建议

- 虽然ASO手术可被推迟到婴儿6～8周龄再实施,但是这样的推迟只会导致与卒中、低脑血氧和肺循环超负荷相关的并发症发生率。故应在实施球囊房间隔切开术、停用前列腺素E1,并使循环过渡过程维持稳定后尽可能及早手术。

- 中心静脉管路是TGA婴儿发生卒中的一个风险因素。在球囊房间隔切开术后,如预期要推迟外科手术者,应撤除所有中心静脉管路。

- 对于既往接受过心房调转术并伴有严重心室功能不全的成年病人,不要低估其室性心律失常的潜在风险。这些病人在等待安装心室辅助装置或心脏移植期间,可能同时需要药物治疗并安置心内除颤装置。

- 成人的板障梗阻通常无症状。除非出现症状或需要通过上腔静脉板障植入起搏电极,否则不需要进行干预。

（杜欣为译,孙彦隽校）

参考文献

1. Anderson RH, Weinberg PM. The clinical anatomy of transposition. *Cardiol Young*. 2005; 15(Suppl 1): 76–87.

2. Shuler CO, Black GB, Jerrell JM. Population-based treated prevalence of congenital heart disease in a pediatric cohort. *Pediatr Cardiol*. 2013; 34(3): 606–611.

3. Wren C, Birrell G, Hawthorne G. Cardiovascular malformations in infants of diabetic mothers. *Heart*. 2003; 89: 1217–1220.

4. Carvalho JS, Ho SY, Shinebourne EA. Sequential segmental analysis in complex fetal cardiac abnormalities: a logical approach to diagnosis. *Ultrasound Obstet Gynecol*. 2005; 26: 105–111.

5. Newfeld EA, Paul MM, Muster AJ, Idriss FS. Pulmonary vascular disease in complete transposition of the great arteries: a study of 200 patients. *Am J Cardiol*. 1974; 34: 75–82.

6. Yacoub MH, Radley-Smith R. Anatomy of the coronary arteries in transposition of the great arteries and methods for their transfer in anatomical correction. *Thorax*. 1978; 33(4): 418–424.

7. Ferguson EC, Krishnamurthy R, Oldham SAA. Classic imaging signs of congenital cardiovascular abnormalities. *Radiographics*. 2007; 27: 1323–1334.

8. Pasquini L, Sanders SP, Parness IA, et al. Coronary echocardiography in 406 patients with d-loop transposition of the great arteries. *J Am Coll Cardiol*. 1994; 24: 763–768.

9. Mandell VS, Lock JE, Mayer JE, et al. The "laid-back" aortogram: an improved angiographic view for demonstration of coronary arteries in transposition of the great arteries. *Am J Cardiol*. 1990; 65: 1379–1383.

10. Rashkind WJ, Miller WW. Creation of an atrial septal defect without thoracotomy: a palliative approach to complete transposition of the great arteries. *JAMA*. 1966; 196: 991–992.

11. Van der Laan ME, Verhagen EA, Bos AF, et al. Effect of balloon atrial septostomy on cerebral oxygenation in neonates with transposition of the great arteries. *Pediatr Res*. 2013; 73: 62–67.

12. Planché C, Serraf A, Comas JV, et al. Anatomic repair of transposition of great arteries with ventricular septal defect and aortic arch obstruction: one-stage versus two-stage procedure. *J Thorac Cardiovasc Surg*. 1993; 105: 925–933.

13. Nikaidoh H. Aortic translocation and biventricular outflow tract reconstruction: a new surgical repair for transposition of the great arteries associated with ventricular septal defect and pulmonary stenosis. *J Thorac Cardiovasc Surg*. 1984; 88: 365–372.

14. Stoica S, Carpenter E, Campbell D, et al. Morbidity of the arterial switch operation. *Ann Thorac Surg*. 2012; 93: 1977–1983.

15. Kirklin JW, Blackstone EH, Tchervenkov CI, Castaneda AR. Clinical outcomes after the arterial switch operation for transposition. Patient, support, procedural, and institutional risk factors. Congenital Heart Surgeons Society. *Circulation*. 1992; 86(5): 1501–1515.

16. Trusler GA, Williams WG, Duncan KF, et al. Results with the Mustard operation in simple transposition of the great arteries 1963–1985. *Ann Surg*. 1987; 206(3): 251–260.

17. Kreutzer C, De Vive J, Oppido G, et al. Twenty-five year experience with Rastelli repair for transposition of the great arteries. *J Thorac Cardiovasc Surg*. 2000; 120: 211–223.

18. Bellinger DC, Wypij D, Kuban KCK, et al. Developmental and

neurological status of children at 4 years of age after heart surgery with hypothermic circulatory arrest or low-flow cardiopulmonary bypass. *Circulation*. 1999; 100: 526–532.

19. Doshi H, Venugopal P, MacArthur K. Does a balloon atrial septostomy performed before arterial switch surgery increase adverse neurologic outcomes? *Interact Cardiovasc Thorac Surg*. 2012; 15: 141–144.

20. Fricke TA, d'Udekem Y, Richardson M, et al. Outcomes of the arterial switch operation for transposition of the great arteries: 25 years of experience. *Ann Thorac Surg*. 2012; 94: 139–145.

21. Nogi S, McCrindle BW, Boutin C, Williams WG, Freedom RM, Benson LN. Fate of the neopulmonary valve after the arterial switch operation in neonates. *J Thorac Cardiovasc Surg*. 1998; 115: 557–562.

22. Raisky O, Bergoend E, Agnoletti G, et al. Late coronary artery lesions after neonatal arterial switch operation: results of surgical coronary revascularization. *Eur J Cardiothorac Surg*. 2007; 31: 894–898.

23. Padalino MA, Stellin G, Brawn WJ, et al. Arterial switch operation after left ventricular retraining in adult. *Ann Thorac Surg*. 2000; 70: 1753–1757.

24. Cochrane AD, Karl RT, Mee RBBB. Staged conversion to arterial switch for late failure of the systemic right ventricle. *Ann Thorac Surg*. 1993; 56: 854–862.

25. Losay J, Touchot A, Capderou A, et al. Aortic valve regurgitation after arterial switch operation for transposition of the great arteries: incidence, risk factors, and outcome. *J Am Coll Cardiol*. 2006; 47: 2057–2062.

26. Lange R, Cleuziou J, H.rer J, et al. Risk factors for aortic insufficiency and aortic valve replacement after the arterial switch operation. *Eur J Cardiothorac Surg*. 2008; 34: 711–717.

27. Fricke TA, Brizard CP, d'Udekem Y, Konstantinov IE. Aortic root and valve surgery after arterial switch operation. *J Thorac Cardiovasc Surg*. 2012; 144(5): 1269–1271.

28. H.rer J, Karl E, Theodoratou G, et al. Incidence and results of reoperations following the Senning operation: 27 years of followup in 314 patients at a single center. *Eur J Cardiothorac Surg*. 2008; 33: 1061–1068.

29. Wells WJ, Blackstone E. Intermediate outcome after Mustard and Senning procedures: a study by the Congenital Heart Surgeons Society. *Semin Thorac Cardiovasc Surg Pediatr Card Surg Annu*. 2000; 3: 186–197.

30. Gilette PC, Kugler JD, Garson A Jr, et al. Mechanisms of cardiac arrhythmias after the Mustard operation for transposition of the great arteries. *Am J Cardiol*. 1980; 45: 1225–1230.

31. Hayes CJ, Gersony WM. Arrhythmias after the Mustard operation for transposition of the great arteries: a long term study. *Am J Coll Cardiol*. 1986; 7: 133–137.

32. Jenkins KJ, Hanley FJ, Colan SD, et al. Function of the anatomic pulmonary valve in the systemic circulation. *Circulation*. 1991; 84(5 Suppl): III173–III179.

33. Murakami T, Nakazawa M, Momma K, Imai Y. Impaired distensibility of neoaorta after arterial switch procedure. *Ann Thorac Surg*. 2000; 70: 1907–1910.

34. Roos-Hesselink JW, Meijboom FJ, Spitaels SE, et al. Decline in ventricular function and clinical condition after Mustard repair for transposition of the great arteries. *Eur Heart J*. 2004; 25: 1264–1270.

35. Wu J, Deisenhofer I, Ammar S, et al. Acute and long-term outcome after catheter ablation of supraventricular tachycardia in patients after the Mustard or Senning operation for D-transposition of the great arteries. *Europace*. 2013 Jan 25. [Epub ahead of print].

36. H.rer J, Karl E, Theodoratou G, et al. Incidence and results of reoperations following the Senning operation: 27 years of follow-up in 314 patients at a single center. *Eur J Cardiothorac Surg*. 2008; 33: 1061–1068.

37. Kempny A, Wustmann K, Borgia F, et al. Outcome in adult patients after arterial switch operation for transposition of the great arteries. *Int J Cardiol*. 2012 Aug 9 [Epub ahead of print].

38. Ruys TP, van der Bosch AE, Cuypers JA, et al. Long-term outcome and quality of life after arterial switch operation: a prospective study with historical comparison. *Congenit Heart Dis*. 2013 Jan 28 [Epub ahead of print].

39. Zentner D, Wheeler M, Grigg L. Does pregnancy contribute to systemic right ventricular dysfunction in adults with atrial switch operation? *Heart Lung Circ*. 2012; 21(8): 433–438.

40. Bowater SE, Selman TJ, Hudsmith LE, Clift PF, Thompson PJ, Thorne SA. Long-term outcome following pregnancy in women with a systemic right ventricle: Is the deterioration due to pregnancy or a consequence of time? *Congenit Heart Dis*. 2012 Sep 12 [Epub ahead of print].

第 10 章

先天性纠正型大动脉转位

Keila N. Lopez 和 *Dhaval R. Parekh*

先天性纠正型大动脉转位（ccTGA）是一种心脏连接异常却产生正常生理状态的畸形。这一畸形最早是由病理学家 Baron Carl von Rokitansky 在 1875 年报道的[1]。ccTGA 同时存在房室（AV）连接和心室大动脉连接的不一致，造成了一种"双重连接不一致（负负得正）"的状态。ccTGA 的其他名称还包括生理纠正性大动脉转位、双重连接不一致、心室反位和 L 襻-大动脉转位（L 代表的是两个心室的关系，而不是两大动脉的关系）等。频繁使用 L 襻-大动脉转位这一名称则会引起混淆，因为它确实和先天性纠正型大动脉转位不是一回事。L 襻-大动脉转位最常用来指代主动脉位于左前方的情况。

解剖学和病理生理学

ccTGA 最常见的"典型"排列方式为：心房正位（正常位置排列），心室左襻（左心室位于右侧，右心室位于左侧），以及主动脉位于左前方（L-TGA）。也发现约有 10% 的病例的心房位置呈镜像排列（一种不存在心耳异构的解剖形态）。

ccTGA 时，体静脉正常地引流入右心房，且肺静脉正常地引流入左心房。右心房通过二尖瓣与形态学左心室相连，形态学左心室再与肺动脉相连。在肺动脉瓣和二尖瓣之间存在纤维连续。左心房通过三尖瓣与形态学右心室连接，形态学右心室再与主动脉相连。一个位于形态学右心室上部的完整的肌性漏斗部为主动脉提供支撑。这一漏斗部结构位于主动脉瓣和三尖瓣的连接部之间。

ccTGA 时，冠状动脉常常起源于和肺动脉干毗邻的主动脉瓣窦，冠状动脉在心外膜上的分布形态则取决于其所供应的心室。例如，右侧的冠状动脉会表现出左冠状动脉的形态学模式，发出沿室间隔走行的前降支，并发出围绕二尖瓣瓣口的回旋支。左侧的冠状动脉则发出漏斗支和缘支并围绕着三尖瓣走行。这种冠状动脉分布在心房排列正常的 ccTGA 中是正确的。在其他情况下，冠状动脉可能起源于同一个主动脉瓣窦或存在不同形式的畸形[2,3]。

ccTGA之所以会发生这种异常构造的原因是在胚胎发育期间的心脏襻化异常所致。在胚胎发育的第四周，原始心管发生左旋，而没有正常右旋，因此将形态学左心室推至右侧，而形态学右心室推至左侧[4]。此外，心室的迅速生长将肺动脉推向右前方，而主动脉则从右后方位置移动到了左前方。主动脉和肺动脉通常呈侧侧位排列，心室的排列关系亦然。在其他情况下，心室则呈十字交叉或上下关系排列[5]。

虽然这些ccTGA病人的心脏病变表现为"先天性纠正"状态，但个别病人也常常受到与之伴发的先天性心脏病变的折磨。其中最常见的伴发病变包括存在室间隔缺损、形态学左心室流出道的梗阻，以及三尖瓣的形态异常[6,7]。即使是那些没有伴发畸形的病人，其自然史和长期存活情况也并不正常[8]。

此外，由于胚胎学异常的缘故，ccTGA的心脏传导系统也是异常的。因为肺动脉瓣被夹在房间隔和二尖瓣之间，使房间隔偏离了室间隔，导致房室传导轴的位置异常。在ccTGA的结构中，房室结不再位于Koch三角内，所以房室束不可能来源于正常的房室结位置。取而代之的是，房室结位于肺动脉—二尖瓣纤维连续区域的外侧缘，右心耳开口的下方[2]。这就使传导轴与肺动脉瓣存在直接关系，传导束分支沿肺动脉瓣下流出道的前壁下行，再发出分支向左到达形态学右心室，向右到达形态学左心室的光滑面。这种传导系统的异常走行路径对外科医生非常重要，尤其当存在室间隔缺损或肺动脉下梗阻时，因为这些部位内的心脏传导系统非常脆弱，在这些部位实施手术修补的时候，传导系统易受到损伤并造成创伤性心脏传导阻滞。

胎儿、新生儿和婴儿

引言：ccTGA是一种少见的心脏畸形，目前认为其发生率是每33 000名活产婴儿有1例，约占先天性心脏畸形的0.05%[2]。ccTGA的病因学大体未知，且认为是多因素的。据报道，在之前已有ccTGA患儿的家庭中，再出现ccTGA的概率会增加，其同胞之间的再现风险为2.6%～5.2%[2]。心房腔排列正常的ccTGA中的男女比例大致在1.6∶1[9]。约10%的ccTGA婴儿出生即存在完全性心脏传导阻滞[10,11]。然而，更常见的是后天性渐进性房室分离，其随着时间推移，可能最终加重为完全性心脏传导阻滞[1]。

大约90%的ccTGA婴儿伴发其他先天性心脏畸形[8]。这些新生儿中，有60%～80%的人存在室间隔缺损[2,6]。这一缺损最常见位于膜周部，是由心房和室间隔的对线排列位置异常所引起的。这些缺损通常比较大，主要由肺动脉瓣、二尖瓣和三尖瓣之间的纤维连续区域形成室间隔缺损的后上缘[2]。也可见到有其他类型的室间隔缺损，包括肌部型和双动脉相关型。

左心室（肺动脉）流出道梗阻是另一种ccTGA病人的常见伴发畸形，在ccTGA新生儿中的发生率为30%～50%[12]。有80%的这类梗阻还合并有室间隔缺损[2]。造成梗阻的原因可能是肌性肥厚、室间隔上有纤维嵴形成，或膜部室间隔上长出的纤维组织发生瘤样扩张形成的组织团块所致[2]。在极少数病例中，这些组织团块也可能来源于肺动脉瓣或某一组房室瓣[13]。在极端的梗阻病例中，也可见有肺动脉瓣闭锁[2]。

三尖瓣形态异常是ccTGA的另一种常见合并先天畸形。这一合并畸形的确切发生率高,且认为约90%的ccTGA病人在尸检中发现这一畸形[12]。然而在临床上,大多数病人终身都未检出这类畸形,在每三个病人中,仅有一个病人会存在因该畸形引发的血流动力学改变。这些病人中,有75%的人合并室间隔缺损。最常见的主要病理类型包括孤立性瓣膜发育不良,一些病例存在Ebstein畸形样的瓣膜向心尖部移位[2]。也报道过存在三尖瓣跨越(也可以是二尖瓣)。

临床特征和表现: ccTGA婴儿的疾病表现形式多样。在一些情况下,该畸形在出生前通过胎儿超声心动图被检出。而其他情况下,本病并无症状,且偶尔因心电图(ECG)异常而意外发现。

在不合并其他心脏畸形的ccTGA病人中,婴儿可能存在心动过缓(由于房室结传导异常),而这些病人大都长年存活且无明显临床特征。其他时候,因为存在合并畸形(包括大型室间隔缺损或严重的三尖瓣畸形)的缘故,婴儿会发生有症状的心功能衰竭。当婴儿出现发绀,则可能存在肺动脉狭窄合并室间隔缺损。

临床检查: 很多时候,临床检查并未发现任何异常。儿科医生在检查时可能会听到杂音或发现存在心动过缓(由于高度房室传导阻滞所致),从而将婴儿转介给儿科心内科医生进行评估,此时可建立ccTGA的诊断。有时,在出生前或出生后即刻就有完全性心脏传导阻滞的表现(尤其是在合并其他心脏畸形时),可能导致心功能衰竭的发生[9]。

诊断学检查

ECG: 那些心房排列正常的病人,其P波电轴是正常的;但因为其心室排列异常,所以心室的初始激动方向为从右向左,向前上方传递。其ECG表现为右胸导联(V1)存在Q波,左胸导联(V5、V6)的Q波缺失[14](图10-1)。病人还可能表现为电轴左偏,Ⅲ和aVF导联存在Q波[12]。

胸部X线: 不合并其他先天性心脏畸形的ccTGA新生儿,通常在出生后早期的胸部X线影像上没有特殊表现。同时,胸部X线影像的诊断作用大多已被无创的心脏形态学评估方式所取代。

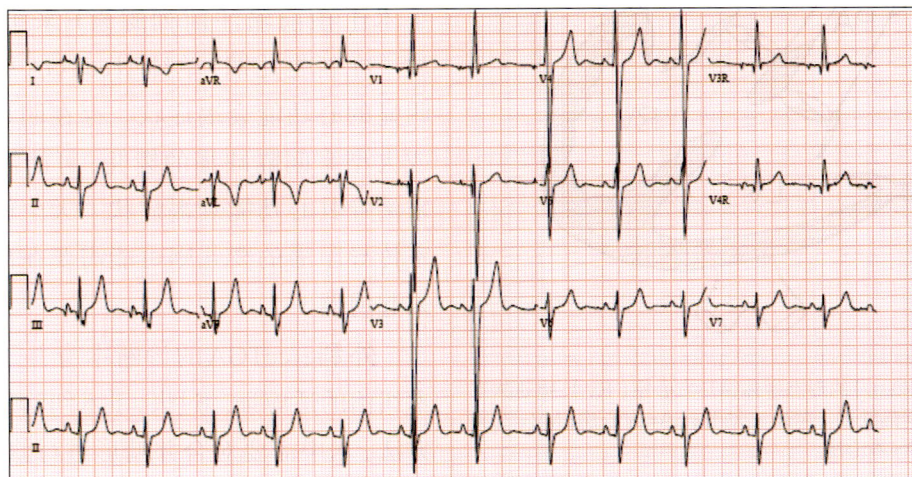

图10-1 典型的ccTGA心电图,V1导联出现Q波,左胸导联V5~V6上的Q波缺失(图片来源:感谢Santiago Valdez提供图片)。

超声心动图：妊娠期妇女如有先天性心脏病的阳性家族史，或存在胎儿心律异常，或在实施胎儿筛查时发现存在其他先天畸形和/或心脏畸形时，常被要求进行胎儿超声心动图检查。由经验丰富的胎儿超声医师来实施胎儿超声心动图，可在产前就建立ccTGA的精确诊断，并通过房室瓣处于相反位置且调节束位于心脏左侧来加以确诊。应该特别注意心脏节律和左侧三尖瓣的反流情况。合并严重房室瓣反流的胎儿面临更高的并发症风险，应该予以密切随访[15]。出生后，可用超声心动图来确诊ccTGA的诊断，并判定有无合并其他先天性心脏畸形。采用详细的节段描述方法，对ccTGA病人是重要的（图10-2）。

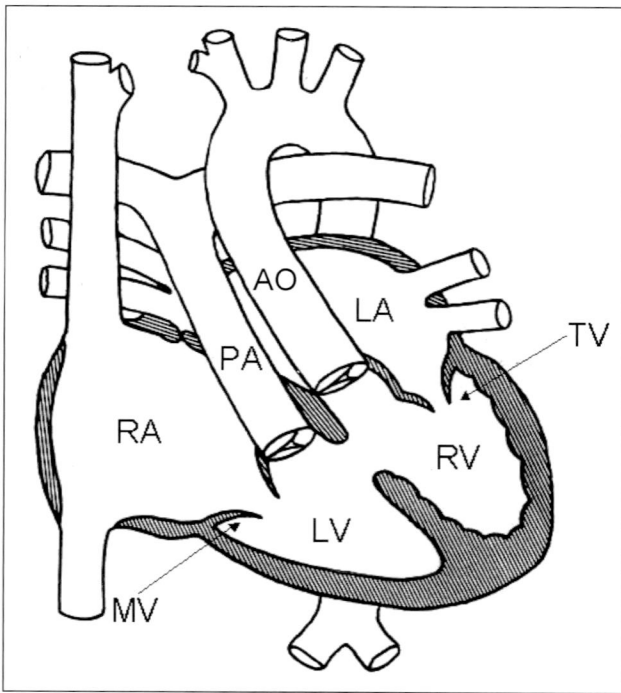

图10-2 ccTGA（S,L,L）的形态学体循环右心室（RV）、肺动脉下左心室（LV）和室间隔缺损。AO=主动脉；LA=左心房；MV=二尖瓣；PA=肺动脉；RA=右心房。

CT和MRI：现在已经能通过MRI和CT来对ccTGA病人的心脏形态和血流动力学实施无创评估。新生儿通常需要接受全身麻醉，以便获取伪像最少的MRI扫描的精确数据，这是因为新生儿的心率更快，因此需要更好的镇静。然而，更快更先进的成像系统也可在无需麻醉的条件下提供精确数据。

心导管：由于无创成像技术的进步，心导管不再作为ccTGA病人的首选诊断方法，在该疾病人群中基本已遭废弃。对新生儿实施有创检查的适应证包括需要通过血管造影评估冠状动脉、主动脉弓、肺静脉和复杂型肺动脉闭锁。在血流动力学方面则需要判定肺血管阻力并测算肺循环和体循环血流[16]。

心导管检查的目的应该是获取完整的血流动力学评估数据并明确解剖结构。虽然单纯型ccTGA的血流动力学可以是正常的，但对于合并其他心脏畸形的病例，存在血流动力学改变则是预料之中的事情[2]。

治疗

内科：对于因肺动脉和/或左心室流出道梗阻导致肺血流不足，或合并重度主动脉缩窄或主动脉弓中断的新生儿，有必要在接受长时间外科手术干预前输注前列腺素E来维持动脉导管开放。在新生儿期，单纯型ccTGA病人很少会出现明显的心功能衰竭症状。存在明显的房室瓣反流或大型室间隔缺损的婴儿，可能需要使用利尿剂来治疗其心功能衰竭症状。天生就合并完全性房室传导阻滞的婴儿则可能需要在出生后短期内植入起搏器。

外科：ccTGA的诊断本身并不能作为需要手术纠治的适应证。过去，手术纠治采取的是"经典"方法，术中需要对合并畸形进行修复。然而，如今的治疗趋势是力求达成对循环结构的解剖学纠正，即让形态学左心室成为体循环心泵。这类纠治方法常常要到新生儿期之后再加以实施。

结果

短期： 新生儿一般情况良好，在儿童期之前的短期内无需外科手术干预，除非其出现了渐进性或完全性房室传导阻滞。然而，合并明显三尖瓣反流和渐进性房室传导阻滞的婴儿，在儿童期出现的并发症和死亡的风险更高。

儿童

引言： 通常，ccTGA 儿童在这一时期内依然相对无症状，可能甚至还没被诊断出来。而合并明显的三尖瓣 Ebstein 样畸形，存在可闻及杂音的肺动脉狭窄和室间隔缺损的患儿，则必然会得以诊断。在极少数情况下，患儿可能在儿童期出现完全性心脏传导阻滞。

临床特征： 许多 ccTGA 儿童没有症状，且可能还未被诊断出来，尤其是那些不合并其他先天性心脏畸形者。偶尔，这些儿童是通过胸部 X 线影像或 ECG 检查结果被发现的。如果合并有其他心脏病变，则常常会引起临床症状。

表现： 合并明显三尖瓣反流的病人，最初症状可能不明显，但会在出生后数年中逐渐加重。这些病人可能会出现渐进性右心室功能不全和相应的心功能衰竭体征[17]。

临床检查： 儿科医生对就诊患儿进行临床检查时，可能会发现有一个响亮的第二心音，且由于主动脉瓣位于前方，因此在胸骨左缘触诊常可扪及明显搏动。如果合并室间隔缺损、肺动脉狭窄或明显的三尖瓣反流，则可闻及杂音。由于完全性房室传导阻滞的累积发生率为每年 2%，所以临床检查时可能会发现存在心动过缓。此外，也可能会发生其他传导功能障碍（例如心房扑动、由于房室交界区域的旁路引起的房室折返型心动过速、室性心动过速和病态窦房结综合征等）。

诊断学检查

ECG： ccTGA 儿童的 ECG 表现和 ccTGA 婴儿相似：心房排列位置正常者，右胸导联（V1）出现 Q 波，而左胸导联（V5、V6）Q 波消失[14]。病人也可能会表现为电轴左偏，以及在 Ⅲ 和 aVF 导联上出现 Q 波[12]。合并有其他心脏畸形（例如肺动脉狭窄、室间隔缺损等）的患儿，这些 ECG 表现可能会有所不同。

胸部 X 线： ccTGA 时，心脏的位置经常有异常，常位于胸腔中部或右侧，并伴有心尖指向正下方或右侧[18,19]。此外，由于大动脉呈侧侧位关系，因此位于左侧的主动脉可显示为左上纵隔边缘上的一个明显凸起[12]（图 10-3）。胸部 X 线影像在新生儿期的诊断作用基本已被无创的心脏形态学评估方法所取代。

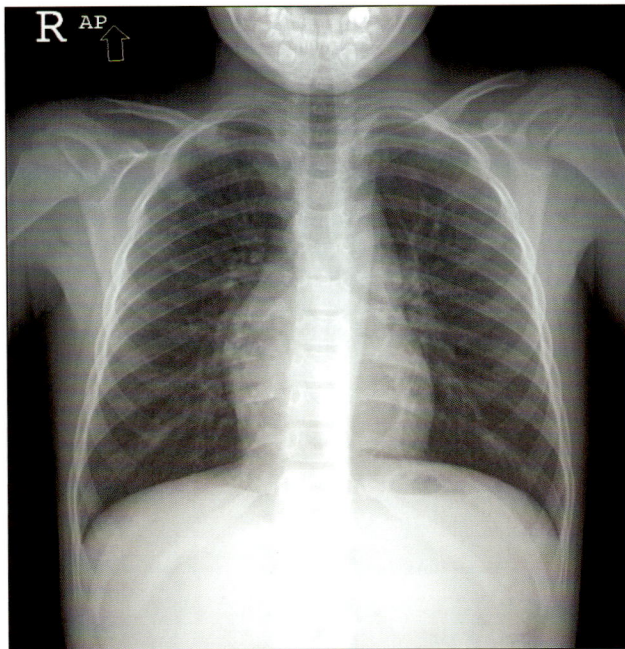

图 10-3 胸部 X 线摄片显示心尖指向正下方或右侧。可看到左上纵隔边缘上的一个明显凸起。

超声心动图： 使用超声心动图进行评估，可确诊 ccTGA 诊断并明确有无合并其他先天性心脏畸形。在建立 ccTGA 诊断时，采用详细的心血管节段法描述是至关重要的。应该首先明确心房和腹腔脏器的位置关系，尤其是在对提示存在其他先天畸形的检查结果进行评估时，例如很多内脏异位综合征病人可见有心房—内脏不定位和/或下腔静脉中断。可通过肋下切面来确定心脏位置，有25%的ccTGA病人合并右位心，因此这对其尤为重要[12]。肋下切面还有助于判定心房—心室和心室—大动脉的关系。肋下切面和其他超声心动图切面也有助于判定大动脉的关系和心室的形态学特征：内壁光滑的左心室内有成对的乳头肌支撑二尖瓣，肌小梁丰富的右心室内有调节束和附着于室间隔的三尖瓣（图10-4）。最后，再仔细寻找有无合并其他心脏畸形，包括冠状动脉畸形、室间隔缺损、三尖瓣畸形，以及肺动脉流出道畸形等，以此来完成一次全面的检查。三维（3D）或经食管超声心动图可能有助于评估瓣膜畸形和室间隔缺损。

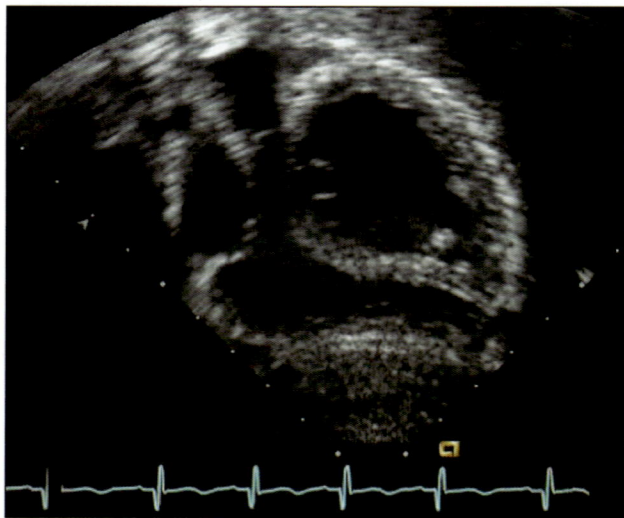

图10-4 ccTGA的肋下切面图像显示左心室血流进入肺动脉和位于左侧且肥厚的右心室。

CT和MRI： 影像科医生需要非常熟悉用于ccTGA儿童的成像技术，以便获取准确的解剖学信息。考虑实施外科手术干预的儿童，MRI能非常有效地对其进行评估。MRI可对心脏的节段解剖提供详细评估，能对体循环和肺循环血流进行定量分析，并可对房室瓣反流的严重程度和心室功能进行评估（图10-5）。鉴于进行一次完整MRI扫描的时间长，那些无法在检查期间保持身体静止不动的低年龄病人常常需要全身麻醉。

心导管： 当计划进行诸如双调转手术的解剖纠治时，血管造影可能有助于明确冠状动脉的解剖形态（图10-6）。此外，如果先前通过对肺动脉干实施环扎来减少肺血流或对形态学左心室进行"锻炼"，则可使用心导管取得的血流动力学测定数据来判定形态学左心室是否已得到充分锻炼并足以承担体循环[16]。

由于房室结居于前方的异常前置状态且传导系统固有的脆弱性，ccTGA病人在接受心导管检查时尤其会面临发生完全性房室传导阻滞的风险。

治疗

内科： 单纯型ccTGA在儿童期可能不需要药物治疗。然而，对于合并其他心脏畸形的患儿（尤其是室间隔缺损和严重房室瓣反流者），可能需要联合使用利尿剂和降后负荷药物（例如血管紧张素转换酶抑制剂）。当三尖瓣反流越来越严重，造成形态学右心室容量负荷增大，并继而使瓣环进一步扩张时，患儿的心功能衰竭程度加重[9]。这使得形态学右心室的工作负担加重，有可能提前发生心室功能衰竭。不合并传导异常的单纯型ccTGA的病人，在儿童期出现体循环右心室衰竭的情况并不多见。然而，存在严重传导异常的患儿，可能需要植入起搏器，尤其是在已进展为二度或三度房室传导阻滞、出现症状，或存在心室功能不全时[2]。

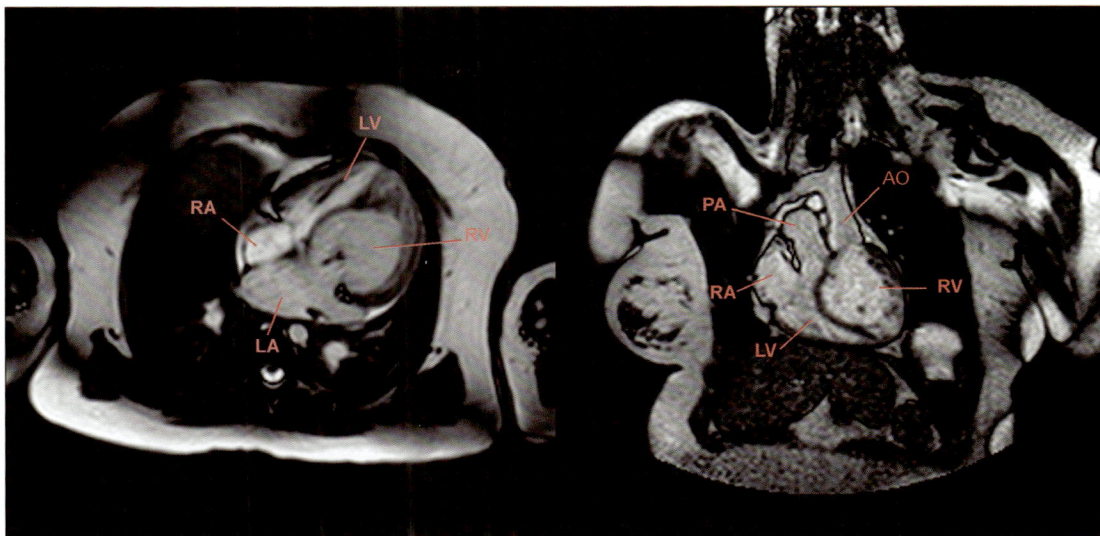

图 10-5 存在心房—心室和心室—大动脉连接不一致的 ccTGA 的心脏 MRI。注意典型的室间隔凸向位于肺动脉下的左心室（LV）。AO=主动脉；LA= 左心房；PA= 肺动脉；RA= 右心房；RV= 右心室（图片来源：感谢 Shiraz Maskatia 提供图片）。

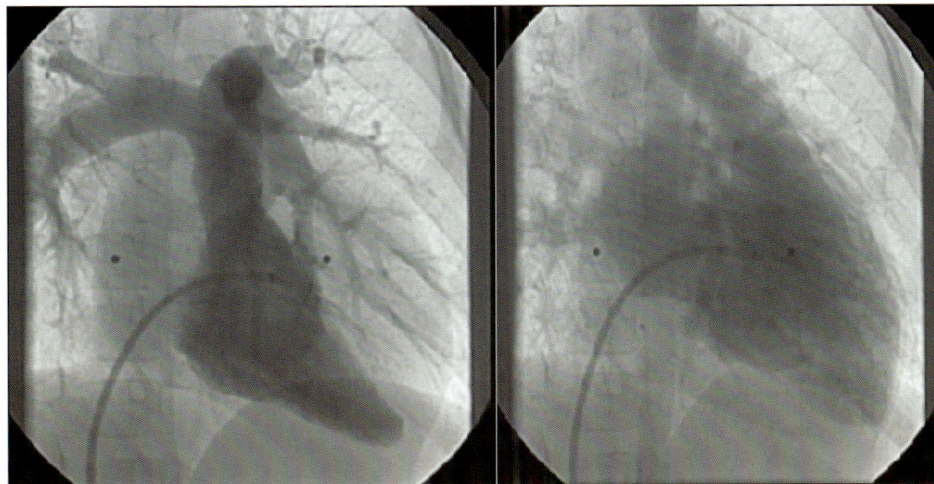

图 10-6 左图：血管造影显示左心室与肺动脉连接。右图：左心显影图像显示右心室与主动脉连接。

外科：纵观历史，对于合并其他心脏病变的 ccTGA 儿童，可以通过关闭室间隔缺损、解除肺动脉流出道梗阻，以及对形态学三尖瓣实施修补的方法来使其血液循环模式恢复正常。然而，有研究报道这样的 ccTGA "经典双心室修补" 会使病人面临发生渐进性三尖瓣反流和右心室功能衰竭的风险增大。其他推荐方案包括选择对一些病人施行双调转手术或 Fontan 手术[20,21]。2007 年一个针对 189例病人的研究表明，如果病人的三尖瓣功能完好，则就手术方法而言，其存活率无差异。同时，研究还发现不论采取何种手术方案，右心室功能不全和三尖瓣反流都是预后不良的预测指标[22]。许多患儿可长时间耐受三尖瓣反流和渐进性右心室扩张及功能不全。他们可能仅靠药物治疗就能保持临床状态稳定，这样就难以判定何时需要对其实施外科手术干预[9]。

要决定是否以及何时来实施外科解剖纠治手术，这始终是一件复杂的事情，特别是对于那些尚没有症状的病人而言。应该根据体循环右心室发生功能衰竭的可能性、伴发畸形的血流动力学影响，以及与手术相关的病人年龄和体重的风险和收益来做出这个决定[2]。建议将肺动脉环扎作为一种在根治手术之前"锻炼"左心室的方法，且有一些专门的研究结果指出这是一种安全且有效的治疗方案（图10-7）[23,24]。2005年发布了关于ccTGA外科手术治疗的推荐流程指南（图10-8）[25]。

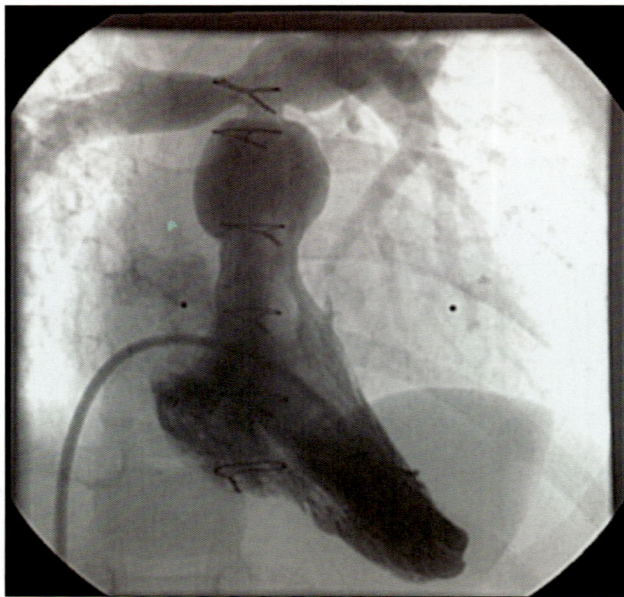

图10-7 实施肺动脉环扎对左心室进行"锻炼"后的左心室造影。

存在房室传导系统高度异常或完全性房室传导阻滞的患儿，可通过外科手术来植入心外膜起搏器。

结果

短期： 大多数ccTGA病人在儿童期的身体状况良好，并平安进入青春期。病人的治疗干预难点包括存在渐进性三尖瓣反流和房室传导阻滞。

长期： 进入青春期和成年期后的治疗结果取决于是否存在渐进性传导异常、房室瓣反流和体循环右心室的功能状况。许多此类病人仍需要继续手术治疗干预，其中部分病人因为右心室（体循环心室）功能衰竭而需要心脏移植。

▶▶▶ 青少年和成人

引言： 存在渐进性体循环右心室功能不全的年长ccTGA病人，他们的长期预后通常取决于所合并的伴发心脏畸形。这些畸形包括室间隔缺损、肺动脉狭窄、三尖瓣畸形和心脏传导阻滞，这些畸形都有可能导致病人的功能状态受限、预期寿命缩短且死亡率高[26,27]。然而，有一些研究报道了病人存活至老年期，且功能状态尚佳[8,28,29]。

临床特征： ccTGA病人通常在成年期存在更多的临床症状。这均与其固有的解剖问题、渐进性体循环右心室功能不全和三尖瓣病变相关。

表现： 成年期出现的"左心"衰竭症状和房室瓣反流等晚期表现常被误诊为后天性心肌病，而没有建立ccTGA的诊断。这些成年病人可能到当地医院的急诊科和内科医师处就诊，而接诊单位和接诊医生在先天性心脏病方面所受的训练有限。

临床检查： 常见临床特征多与病人的固有解剖问题相关。这些特征可包括体循环三尖瓣的渐进性病变或肺动脉狭窄引起的杂音，而当存在肺动脉狭窄合并室间隔缺损时，还可因为右向左分流量增大而导致发绀。如前文所述，青少年或成人可能因为有提示肺动脉高压的响亮的第二心音而被转诊到专科医生处。这种年纪的病人还可能会出现完全性心脏传导阻滞（其累积风险增幅为每年2%）的临床症状，包括嗜睡、疲劳、眩晕和昏厥[30]。另一方面，也可能会发现存在因传导旁路引起的快速性心律失常，从而得以诊断。构成ccTGA诊断的基本畸形中并不包括主动脉瓣反流，但Graham等报道了在ccTGA病人中，远期发生主动脉瓣反流的比率高达36%[27]。体循环右心室衰竭造成的渐进性充血性心功能衰竭的临床表现，应该是易于识别的。

先天性纠正型大动脉转位的治疗流程

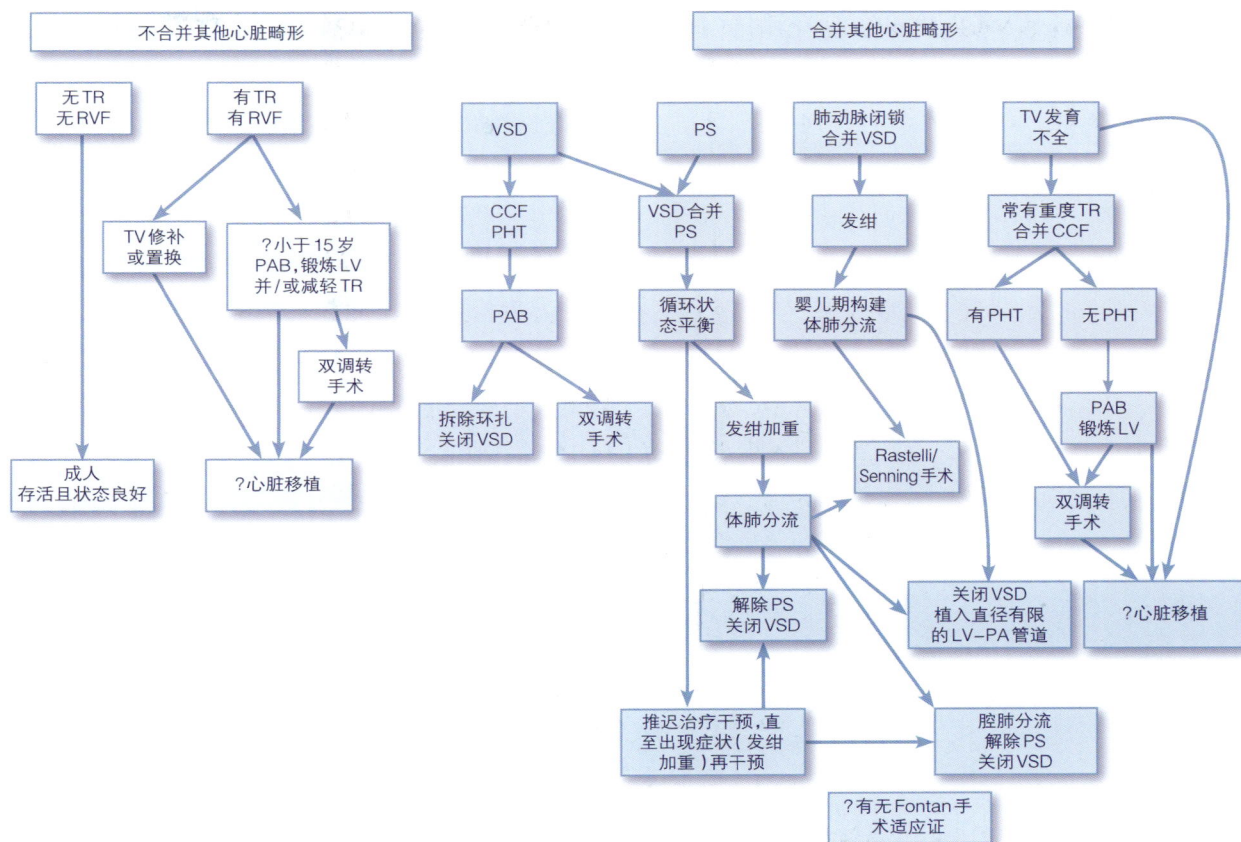

图10-8 ccTGA的治疗流程。TV=三尖瓣；TR=三尖瓣反流；RVF=右心室功能衰竭；PAB=肺动脉环扎；LV=左心室；CCF= 充血性心功能衰竭；PHT=肺动脉高压；VSD=室间隔缺损；PS=肺动脉狭窄（根据许可改绘自Venkateswaran RV, Barron DJ, Brawn WJ, et al. Semin Thorac Cardiovasc Surg Pediatr Card Surg Annu. 2005: 51–56. © Elsevier Inc. 版权所有 ）。

诊断学检查

ECG：心电图的典型表现包括P波电轴正常、左胸导联Q波缺失，以及因传导系统位置颠倒造成室间隔的心电激动方向为从右向左，从而导致右胸导联上出现QS复合波。也可能易于发现存在渐进性房室分离和比平时更频繁的预激现象。

胸部X线：胸部X线影像的典型表现包括大血管边缘平直或稍凹陷（由于主动脉和肺动脉结缺失），且心室边缘更为平直或垂直。当存在右位心，但胃泡位于左侧且腹腔脏器正位时，临床医生应该警惕ccTGA的可能。到了成年期，其他X线影像学表现（例如心影增大伴三尖瓣反流）也会对胸片判读造成很大影响。

超声心动图：超声心动图通常是建立初期诊断并对体循环右心室和三尖瓣功能不全进行后续随访的主要手段。未经手术的病人，会发现其体循环右心室存在扩张、肥厚，且常常功能不全。体循环右心室的识别特征为左侧房室瓣附着于室间隔上，并向心尖部移位，而且还有可能合并Ebstein畸形，心室腔内存在调节束，以及三尖瓣—主动脉瓣之间无连续（图10-9）。同时，肺动脉下的左心室的识别特征是右侧房室瓣的室间隔附着位置低，且二尖瓣—肺动脉瓣之间有连续。此外，还会发现两大动脉位置平行且主动脉位于左前方（图10-10）。

CT和MRI：CT和MRI通常仅用于解剖结构复杂、需详细制订外科手术或心导管检查计划，且透声窗质量受限的病人。越来越多地使用心脏MRI来对右心室的大小和功能进行量化测定,这有助于判定手术时机。

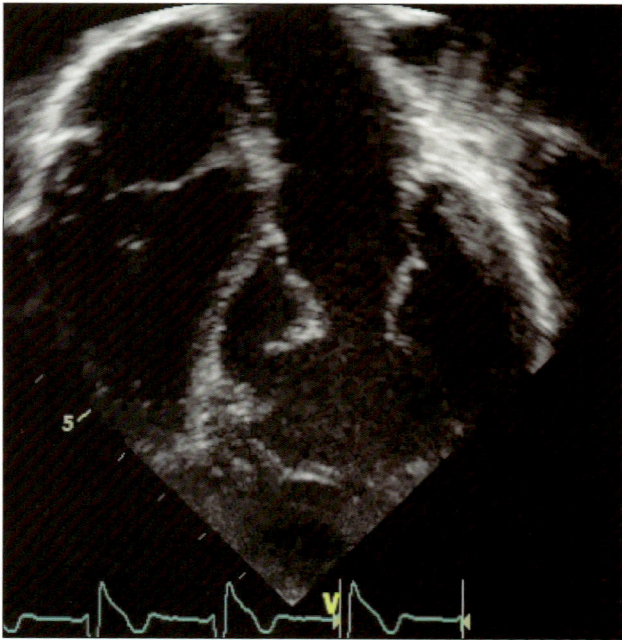

图 10-9 超声心动图显示 ccTGA 的左侧房室瓣存在 Ebstein 畸形。注意三尖瓣向心尖部移位。

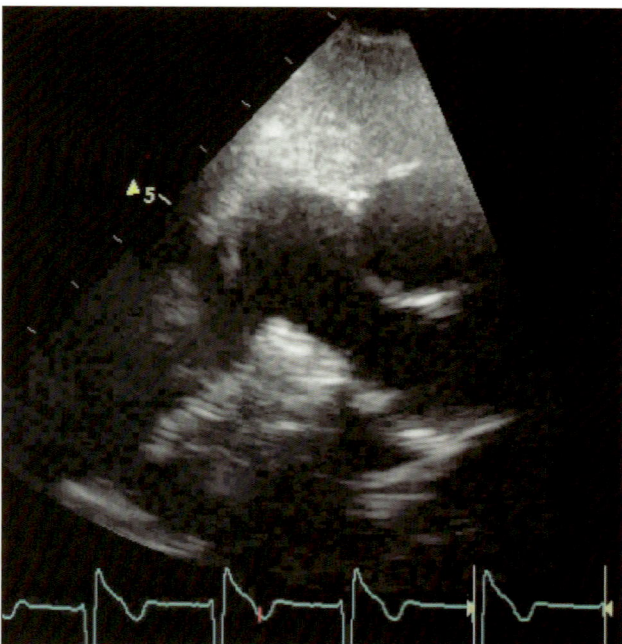

图 10-10 超声心动图的短轴切面图像显示主动脉略位于左前方。在主动脉的右侧可见肺动脉及其分支。

心导管: 在当今的无创成像时代,超声心动图和MRI已基本取代了诊断性心导管检查。然而,心导管检查仍具有特殊的重要用途:可用来详细记录血流动力学的评估结果,包括肺动脉的血流动力学参数、心室的收缩压和舒张末压、肺血管阻力,并判定冠状动脉的解剖。在为有可能实施双调转手术的病人制订手术计划时,心导管检查的作用可能更为重要。此外,手术后的成年病人也可能需要心导管介入治疗。Rastelli 手术后左心室—肺动脉管道失功引起的狭窄或反流,可能需要植入支架或Melody® 瓣膜(Medtronic,Minneapolis,MN)。在三尖瓣机械瓣置换术后,为解决狭窄和瓣周漏,可能还需要穿透房间隔进行操作。双调转手术后出现远期症状或并发症时,可能需要对心房内板障进行干预(例如补片残余漏或狭窄),并对冠状动脉再种植后的梗阻进行评估。在心导管操作期间,需要时刻警惕可能发生操作相关性心脏传导阻滞。在选择性病例中,可能需要通过电生理检查、经静脉安置起搏电极,并植入除颤系统来治疗心律失常。

治疗

ccTGA 姑息治疗的基本原则是通过早期实施三尖瓣修补手术并消除包括室间隔缺损和肺动脉狭窄在内的其他合并畸形,以延缓右心室功能不全的进展。另一种可供选择的纠治方案是双调转手术,即将左心室整合入体循环,使其成为体循环心室。

内科: ACE抑制剂虽然常被用于治疗右心室功能不全和三尖瓣反流,但其对 ccTGA 病人的右心室功能不全和三尖瓣反流的效用尚未得到很好的研究。此外,在这种情况下,主要使用的是β受体阻滞剂,因为其治疗益处是根据由左心室承担体循环的病人数据推断而来,但是,这一治疗策略对存活率的益处尚未明确[31]。

抗心律失常药物能有效控制原发性心律失常或术后瘢痕引起的心律失常,但病人可能最终仍需要消融治疗。

需要使用带有左心室电极的经静脉植入起搏系统来治疗心脏传导阻滞，但远期可能引起心室内不同步并损害右心室功能。

外科：ccTGA 的纠治策略各有不同，包括"经典"纠治、单心室或一个半心室修补的姑息方案，以及双调转手术。考虑到该疾病的病情变化程度大和实施分期治疗方案的可能性，建立了关于外科手术治疗的流程指南[32]。

"经典"纠治时处理的是合并畸形，旨在改善血流动力学，但病人依然以右心室作为体循环心室。手术可能还包括三尖瓣修补或置换、关闭室间隔缺损、解除肺动脉瓣下梗阻、用管道连接左心室到肺动脉，或是在必要时实施肺动脉环扎或构建体肺分流。经典策略经常导致渐进性右心室功能衰竭，这是因为在关闭室间隔缺损、修补三尖瓣或实施置换后，后负荷增大，从而造成体循环右心室承受的工作负荷过重所致。实际上，研究已表明"经典"纠治术后的三尖瓣反流和右心室功能不全与存活率降低是相关的[20,33]。另一方面，同时实施心房调转术（Mustard 手术或 Senning 手术）和动脉调转术或 Rastelli 手术的"解剖"纠治方案，可能适用于某些特定病人（图 10-11）[34]。

虽然多有争议，但医生个人的手术偏好和经验使他们在这些手术方案中做出非此即彼的选择，却并无明确证据表明孰优孰劣[23,35]。当前，已有证据表明 Ratelli 类型的解剖纠治手术的院内死亡率降低，原因是心脏传导阻滞的发生率降低、术后三尖瓣反流得以改善、无需实施冠状动脉转移，且左心室压力上升后使得室间隔向左偏移[36]。心室发育不平衡或存在房室瓣跨越的病人，应该考虑对其实施 Fontan 手术或一个半心室修补的姑息手术。最终，多数存在这类解剖和生理学状态的成人，都可能需要接受心脏移植的评估。

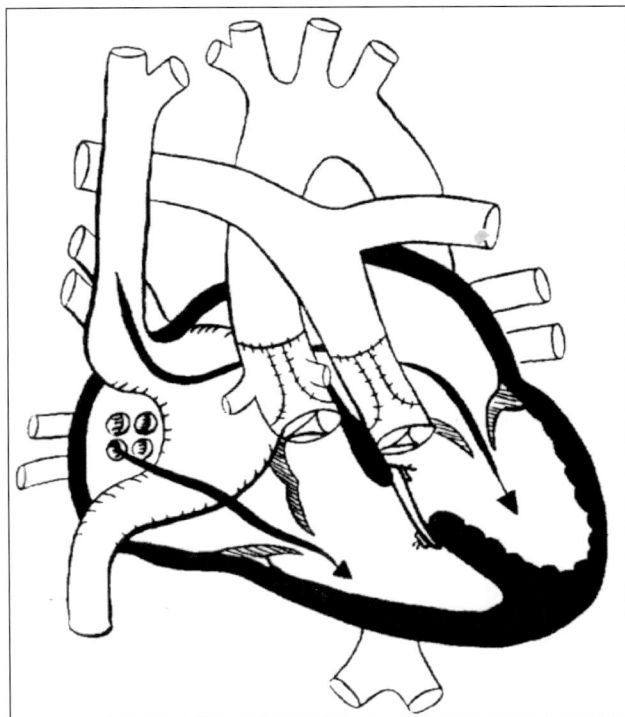

图 10-11 ccTGA 接受双调转手术后的结构状态。手术包括构建心房内板障、动脉调转术和冠状动脉再种植，并修补室间隔缺损。

结果

对于 ccTGA 成人，通常需要注意的不是其会不会发生心室功能恶化，而是何时会出现心室功能恶化。虽然也有关于病人未经手术而活到八十多岁的零星报道，但大多数病人在他们三四十岁时就因并发症而早逝了[37,38]。根据 Graham 等人所述[27]，那些 ccTGA 合并其他畸形的病人，在其二十几岁时就有很高概率会发生右心室功能不全（56%）和充血性心功能衰竭（67%）。相比之下，那些不合并其他畸形的病人，在其二十几岁时的右心室功能不全发生率只有 32%，充血性心功能衰竭的发生率只有 25%。

在过去的数十年中，使用优选手术方案对病人实施治疗，使手术死亡率已有改善。在过去 10 年中，手术方案逐渐从生理纠治向解剖纠治转变。但渐进性右心室和三尖瓣功能不全预示着手术结果更差，这是一个持续存在的问题。本病的严重性不容小觑，在不考虑采用何种手术类型的前提下，经多项研究综合起来的5年存活率为75%～80%，而10年存活率为70%～75%[22,35,39]。

那些存在轻度右心室功能不全和轻度三尖瓣反流，且肺动脉压力正常的病人，通常可耐受妊娠。通过两项针对先天性心脏病病人（包括ccTGA病人在内）及其妊娠结果的大宗研究，已建立了一个关于心脏并发症的评估工具。并发症的总体发生率为7.6%～13%，主要为心律失常[40,41]。妊娠可能使右心室功能发生恶化，因此重症病人一般应该避免妊娠，而存在三尖瓣功能不全和肺动脉压力升高的病人亦是如此。

未来

ccTGA未来的治疗前景与先天性心脏病的整体治疗大方向一致，即向着改善发病率和死亡率的目标持续推进。针对右心室功能衰竭的靶向药物疗法、优化外科手术的时机、优化解剖纠治的适应证标准和时机，以及更好地使用心室辅助装置作为过渡手段或终极治疗，这些都有助于改善病人的功能状态和寿命。在不久的未来，可凭借遗传和分子生物学方面的发现，通过在线粒体密度层面实施干预，从而使右心室具备类似于左心室的动力学特性，或能在胚胎发育期避免发生心血管向左侧成襻的形态学异常。这样就可能完全避免这一畸形的发生。

提示与建议

- ccTGA诊断是通过房室连接和心室大动脉连接不一致来得出的。ccTGA的治疗关键在于尽早识别出右心室和三尖瓣功能不全，随后通过内科和外科并重的观点来给予积极的综合治疗。在手术纠治时应该一并解除合并畸形。此外，应警惕心脏传导阻滞的发生，必要时需启动多腔起搏或体循环心室起搏治疗。
- 虽然有些病人常不适合妊娠，但体循环心室功能良好、房室瓣反流程度不重，且不合并肺动脉高压的病人，常常可以耐受妊娠。
- 鉴于本病的复杂性和病情的进展性，需要采取多学科的治疗方法。儿科、成人科、先天性心脏病内科、电生理科、先天性心脏病外科方面的专科治疗均不可或缺。
- 最终，典型的ccTGA病人的功能状态都会逐步衰退，无论其接受的是生理纠治，还是解剖纠治，或是处于未经治疗的自然病程中，都有可能发生早期死亡。

（杜欣为译，孙彦隽校）

参考文献

1. von Rokitansky C. *Die Defecte der Scheidewände des Herzens*. Wien: Wilhelm Braumüller, 1875.

2. Wallis G, Debich-Spicer D, Anderson R. Congenitally corrected transposition. *Orphanet J Rare Dis*. 2011; 6: 22.

3. Uemara H, Ho SY, Anderson RH, et al. Surgical anatomy of the coronary circulation in hearts with discordant atrioventricular connections. *Eur J Cardiothorac Surg*. 1996; 10: 194–200.

4. Steding G, Seidl W. Contribution to the development of the heart. Part II: Morphogenesis of congenital heart diseases. *Thorac Cardiovasc Surg*. 1981; 29: 1–16.

5. Freedom RM, Culham G, Rowe RD. The criss-cross heart and superoinferior ventricular heart, an angiocardiographic study. *Am J Cardiol*. 1978; 42: 620–628.

6. Van Praagh R. What is congenitally corrected transposition? *N Engl J Med*. 1970; 282: 1097–1098.

7. Allwork SP, Bentall HH, Becker AE, et al. Congenitally corrected transposition of the great arteries: morphologic study of 32 cases. *Am J Cardiol*. 1976; 38: 910–923.

8. Presbitero P, Somerville J, Rabajoli F, et al. Corrected transposition of the great arteries without associated defects in adult patients: clinical profile and follow up. *Br Heart J*. 1995; 74: 57–59.

9. Anderson R, Baker E, Penny D, et al. *Congenitally Corrected Transposition. Pediatric Cardiology*. 3rd ed. Philadelphia, PA: Elsevier; 2010.

10. Friedberg DZ, Nadas AS. Clinical profile of patients with congenitally corrected transposition of the great arteries. A study of 16 cases. *N Engl J Med*. 1970; 282: 1053–1059.

11. Cardell LS. Corrected transposition of the great vessels. *Br Heart J*. 1956; 18: 186–192.

12. Allen H, Driscoll D, Shaddy R, Feltes TF, eds. *Moss and Adams' Heart Disease in Infants, Children, and Adolescents: Including the Fetus and Young Adult*, 7th ed. Philadelphia, PA: Lippincott Williams & Wilkins; 2008.

13. Anderson RH, Becker AE, Gerlis LM. The pulmonary outflow tract in classical corrected transposition. *J Thorac Cardiov Surg*. 1975; 65: 747–757.

14. Anderson RC, Lillehei CW, Lester RG. Corrected transposition of the great vessels of the heart. *Pediatrics*. 1957; 20: 626–646.

15. Sharland G, Tingay R, Jones A, et al. Atrioventricular and ventriculoarterial discordance (congenitally corrected transposition of the great arteries): echocardiographic features, associations, and outcome in 34 fetuses. *Heart*. 2005; 91: 1453–1458.

16. Freedom RM, Mawson JB, Yoo S-J, Benson LN. *Congenital Heart Disease: Textbook of Angiocardiography, Vol. II*. Armonk, NY: Futura; 1997.

17. Piran S, Veldtman G, Siu S, et al. Heart failure and ventricular dysfunction in patients with single or systemic right ventricles. *Circulation*. 2002; 105: 1189–1194.

18. Anselmi G, Munoz S, Blanco P, et al. Systematisation and clinical study of dextroversion, mirror-image dextrocardia and levoversion. *Br Heart J*. 1972; 34: 1085–1098.

19. Squarcia U, Ritter DG, Kincaind OW. Dextrocardia: angiocardiographic study and classification. *Am J Cardiol*. 1973; 32: 965–977.

20. Rutledge JM, Nihill MR, Fraser CD, et al. Outcome of 121 patients with congenitally corrected transposition of the great arteries. *Pediatr Cardiol*. 2002; 23: 137–145.

21. Sano T, Riesenfeld T, Karl T, et al. Intermediate-term outcome after intracardiac repair of associated cardiac defects in patients with atrioventricular and ventriculoarterial discordance. *Circulation*. 1995; 92: 272–278.

22. Shin'oka T, Kurosawa H, Imai Y, et al. Outcomes of definitive surgical repair for congenitally corrected transposition of the great arteries or double outlet right ventricle with discordant atrioventricular connections: risk analyses in 189 patients. *J Thorac Cardiov Surg*. 2007; 82: 1318–1328.

23. Winlaw D, McGuirk S, Balmer C, et al. Intention-to-treat analysis of pulmonary artery banding in conditions with a morphological right ventricle in the systemic circulation with a view to anatomic biventricular repair. *Circulation*. 2005; 111(4): 405–411.

24. Mee R. Severe right ventricular failure after Mustard or Senning operation two stage repair: pulmonary artery banding and switch. *J Thorac Cardiovasc Surg*. 1986; 92: 385–390.

25. Venkateswaran RV, Barron DJ, Brawn WJ, et al. The double switch for atrioventricular discordance. *Semin Thorac Cardiovasc Surg Pediatr Card Surg Annu*. 2005: 51–56.

26. Connelly MS, Liu PP, Williams WG, Webb GD, Robertson P, McLaughlin PR. Congenitally corrected transposition of the great arteries in the adult: functional status and complications. *J Am Coll Cardiol*. 1996; 27: 1238–1243.

27. Graham TP Jr, Bernard YD, Mellen BG, et al. Long-term outcome in congenitally corrected transposition of the great arteries: a multi-institutional study. *J Am Coll Cardiol*. 2000; 36: 255–261.

28. Dimas AP, Moodie DS, Sterba R, Gill CC. Long-term function of the morphologic right ventricle in adult patients with corrected transposition of the great arteries. *Am Heart J*. 1989; 118: 526–530.

29. Ikeda U, Furuse M, Suzuki O, Kimura K, Sekiguchi H, Shimda K. Long-term survival in aged patients with corrected transposition of the great arteries. *Chest*. 1992; 101: 1382–1385.

30. Huhta JC, Maloney JD, Ritter DG, Ilstrup DM, Feldt RH. Complete atrioventricular block in patients with atrioventricular discordance. *Circulation*. 1983; 67: 1374–1377.

31. Parekh DR. A review of heart failure in adults with congenital heart disease. *Methodist Debakey Cardiovasc J*. 2011; 7: 26–32.

32. Brawn WJ. The double switch for atrioventricular discordance. *Semin Thorac Cardiovasc Surg Pediatr Card Surg Annu*. 2005: 51–56.

33. Yeh T, Connelly, MS, Coles JG, et al. Atrioventricular discordance: results of repair in 127 patients. *J Thorac Cardiovasc Surg*. 1999; 117: 1190–1203.

34. Ilbawi MN, DeLeon SY, Backer CL, et al. An alternative approach to the surgical management of physiologically corrected transposition with ventricular septal defect and pulmonary stenosis or atresia. *J Thorac Cardiovasc Surg*. 1990; 100: 410–415.

35. Horer J, Schreiber C, Krane S, et al. Outcome after surgical repair/palliation of congenitally corrected transposition of the great arteries. *J Thorac Cardiovasc Surg*. 2008; 56: 391–397.

36. Alghamdi AA, McCrindle BW, Van Arsdell GS. Physiologic versus anatomic repair of congenitally corrected transposition of the great arteries: meta-analysis of individual patient data. *Ann Thorac Surg*. 2006; 81: 1529–1535.

37. Misumi I, Kimura Y, Hokamura Y, Yamabe H, Ueno K. Congenitally corrected transposition of the great arteries with a patent foramen ovale in an 81-year-old man: a case report. *Angiology*. 1999; 50: 75–79.

38. Roffi M, de Marchi SF, Seiler C. Congenitally corrected transposition of the great arteries in an 80 year old woman. *Heart.* 1998; 79: 622–623.

39. Hraska V, Duncan BW, Mayer JE Jr, et al. Long-term outcome of surgically treated patients with corrected transposition of the great arteries. *J Thorac Cardiov Surg.* 2005; 129: 182–191.

40. Siu SC, Sermer M, Colman JM, et al. Prospective multicenter study of pregnancy outcomes in women with heart disease. *Circulation.* 2001; 104: 515–521.

41. Drenthen W, Boersma E, Balci A, et al. Predictors of pregnancy complications in women with congenital heart disease. *Eur Heart J.* 2010; 31: 2124–2132.

第 11 章

先天性肺动脉瓣狭窄

Matthew A. Crystal

心脏各部位连接正常的先天性肺动脉瓣狭窄（PVS）依然是一种十分常见的先天性心脏病。针对这种疾病已经开展了很好的研究，且关于本病的首个描述性报道是由 Giovanni Battista Morgagni 在 1761 年撰写的[1]。在诸多关于儿童先天性心脏病的报道中，PVS 约占病人总数的 10%[2,3]。在巴尔的摩-华盛顿婴儿先天性心脏病研究中所报道的 PVS 发病率为每 1 000 名活产婴儿中有 0.189 例[4]。本章中的 PVS 定义的背景条件是在室间隔完整的状态下，于肺动脉瓣位置上存在梗阻。本章将对贯穿各年龄段的自然病史和治疗结果（即外科手术和心导管介入治疗）进行全面回顾。

胎儿、新生儿和婴儿

引言：从胎儿和婴儿角度来考虑 PVS 的形态学变异因素是一种最好的思路，因为该年龄组病人所具备的特征是其晚期症状和治疗结果的基础所在。

肺动脉瓣三瓣叶发育不良时存在瓣叶明显增厚和未分化的黏液样组织，而 PVS 与之相比的主要区别是三个造成狭窄的瓣叶具有更好的形态[5]。典型或单纯性肺动脉瓣狭窄是另一种曾用于描述三叶式肺动脉瓣狭窄的术语名称。这反映出一种瓣叶通常仍维持较薄的厚度但瓣体有融合的状态，形成了一个穹顶状且有效开口受限的瓣膜结构。这种穹顶样肺动脉瓣通常发生在肺动脉根部和肺总动脉存在狭窄后扩张时（图 11-1）[6]。瓣膜常常会被"拴系"在窦管连接处，且容易被误认为是肺动脉瓣上狭窄，而肺动脉瓣上狭窄常常发生在肺总动脉近端，且几乎不会累及瓣膜装置[7]。与新生儿相比，肺动脉瓣上狭窄更多见于年长病人[8]。在瓣叶发生融合的同时，有些瓣叶还处于未发育状态或瓣交界缺如，仅留下一个窄小的偏心开口。孤立性 PVS 合并瓣发育不良通常发生在瓣环发育不良且瓣叶无融合时；其常合并有诸如 Noonan 综合征、Williams 综合征或 Alagille 综合征等遗传综合征[9-12]。

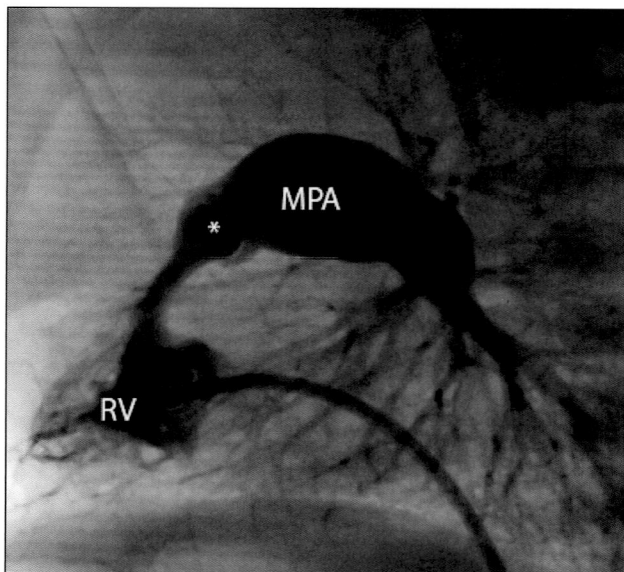

图11-1 危重型PVS婴儿的右心室造影的侧位投照图像。瓣膜轻度增厚并显示出典型的狭窄。肺动脉瓣为三叶式，并呈穹顶状（＊）。肺动脉根部和肺总动脉存在明显的狭窄后扩张。此外，右心室（RV）在其心尖部位的肥厚最为明显。MPA＝肺总动脉。

临床特征： 从宫内阶段到婴儿期，PVS会发生极大的变化，且症状与其严重程度相关，而疾病的严重程度又决定了病人的血流动力学和临床特征[5]。胎儿、新生儿和婴儿会呈现出一种仅有杂音的无症状状态，而对于那些存在动脉导管依赖性肺血流的病人，则会出现显著发绀。

表现： 无论肺动脉瓣的梗阻程度如何，胎儿在子宫内依然不会有症状且应该发育正常。由于卵圆孔和动脉导管保持开放，因此当肺动脉瓣狭窄极其严重时，就会造成右心室高压且心室输出量降低；因此在心房水平存在右向左分流，而在动脉导管内却是左向右分流。左右肺动脉分支通常保持其中央共汇且直径正常。但是，由于存在显著的心室肥厚，所以出现了心室腔容积缩小的趋势[5]。当PVS并非极其严重时，右心室会表现出不同程度的肥厚，但在这一年龄组中均不会出现症状[5]。右心

室压力升高与右心室流出道（RVOT）的梗阻程度存在相关性。患有轻度到重度PVS的新生儿，在围生期的临床病程是类似的，他们通常都没有症状。患有危重型PVS的新生儿会因为心房水平存在右向左分流而出现发绀，但是他们能通过PDA来维持足够的肺血流。随着PDA的关闭，随即出现严重发绀；如果不启动前列腺素E1（PGE1）治疗的话，严重缺氧将危及生命[6,13,14]。

临床检查： 用于PVS新生儿和婴儿的临床评估会有所不同，这与疾病的严重程度及是否合并遗传病等情况相关。对所有畸形特征进行全面描述超出了本书的范围，但推荐对可能存在的遗传畸形进行全面评估。无论PVS是轻是重，所有患儿的生长发育参数通常均正常。在心脏评估方面，患婴在视诊时常可见心前区正常。触诊常会发现有右心室抬举感，其强度与PVS的严重程度相关。PVS更为严重时，可能会在胸骨左上缘触及震颤。新生儿和婴儿难以评估其颈静脉搏动，而这种搏动也并非时常可见。

听诊时，轻到重度PVS病人的第一心音正常。但第二心音却由于存在杂音干扰而难以闻及。此外，许多患儿存在喷射性喀喇音，尤其是存在穹顶样或双叶式肺动脉瓣时。典型的PVS杂音是一种收缩期喷射性杂音，在胸骨左上缘最为响亮，并向背部和腋窝两侧传导。杂音的持续时间与梗阻的严重程度相关：梗阻越严重，收缩期杂音的最强音越滞后。轻度PVS为Ⅱ～Ⅲ/Ⅵ级杂音或更轻，中到重度PVS通常为Ⅲ～Ⅳ/Ⅵ级杂音或更响。舒张期无杂音。存在危重型PVS时，PDA会同时存在连续性杂音，且常出现第二心音单一。此外，当存在心房间交通时，如果缺损足够大或右心室输出量足够低，就可以观察到发绀。

诊断学检查

ECG：PVS患儿的心电图（ECG）会存在变化，有些人是正常心电图，有些人则会存在一些与重度右心室肥厚（RVH）相符合的变化，包括电轴右偏、V1导联R波高尖和V6导联深S波（图11-2）。对于新生儿和婴儿来说，可能无法通过典型的电轴右偏和右心室占优势来识别出RVH，因为在这个年龄组中，这些现象都是正常存在的。此外，多达半数的轻度PVS患儿保持着正常的ECG。

胸部X线：在婴儿期，PVS不常会合并放射影像学上的异常。大多数病人可以在无需显著右向左分流的状态下维持其心输出量，且在胸部X线摄片（CXR）上其肺纹理仍保持正常。由于RVH无法在CXR上显示出来，所以心脏和胸腺的轮廓也通常保持正常。随着中到重度PVS的患儿年龄增长，肺总动脉的狭窄后扩张在CXR上变得明显起来。偶尔还可发现心脏肿大，尤其是那些同时伴有肺动脉反流（PR）的病人。

超声心动图：超声心动图依然是用于诊断和判读解剖与生理学状态的金标准。婴儿和儿童具备优秀的超声透声窗，可通过二维（2D）超声心动图来显示其所有解剖结构，判定其RVOT和肺动脉瓣的大小与形态，以及肺动脉瓣是否存在瓣上拴系或肺总动脉有无狭窄后扩张。彩色多普勒可显示梗阻的位置，脉冲波和连续波多普勒可有效判定梗阻的位置及其严重程度（图11-3）。通过超声心动图测得的瞬时峰值压力阶差与通过心导管测得的峰值压力阶差之间存在良好的相关性，所以超声心动图是一种优秀的检查手段[15]。存在危重型PVS时，即便无法测及PVS压力阶差，也可通过三尖瓣反流速率来有效估测右心室收缩压（图11-4）。对肺动脉瓣进行成像时，应取得的相关特征信息包括：瓣环大小、瓣叶数量（解剖和功能性瓣叶）、瓣膜增厚/发育不良、瓣膜拴系、肺动脉瓣关闭不全（PI），以及有无瓣下或瓣上狭窄。

CT和MRI：由于超声心动图具备优秀的成像能力，因此CT和MRI的使用有限，尤其是在此年龄组中。

心导管：诊断PS时，不再需要使用心导管。但它已经成为目前治疗PVS的标准方法，这将在下一节进行阐述。从血流动力学的角度来看，PVS的程度分级（通过心导管测得的峰值压力阶差来判定）可分为轻微（＜25 mmHg）、轻度（25～49 mmHg）、中度（50～79 mmHg）、重度（≥80 mmHg）或危重（动脉导管依赖性）[16]。

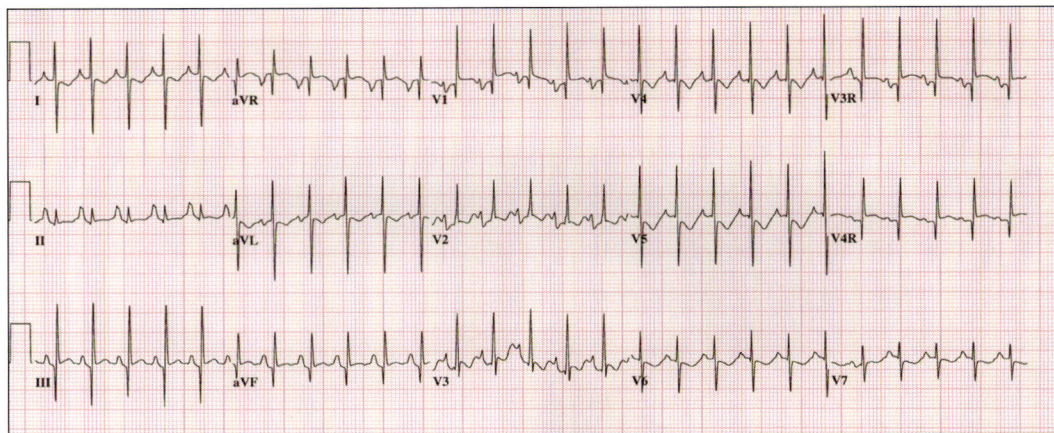

图11-2 出生后1天的危重型PVS婴儿的心电图显示存在窦性心动过速、双心房增大和右心室肥厚，且V1导联R波增大，V6导联S波增大。同时还存在非特异性的ST-T波段异常。要注意尽管存在显著的右心室肥厚，但在此年龄组中，其电轴是正常的。

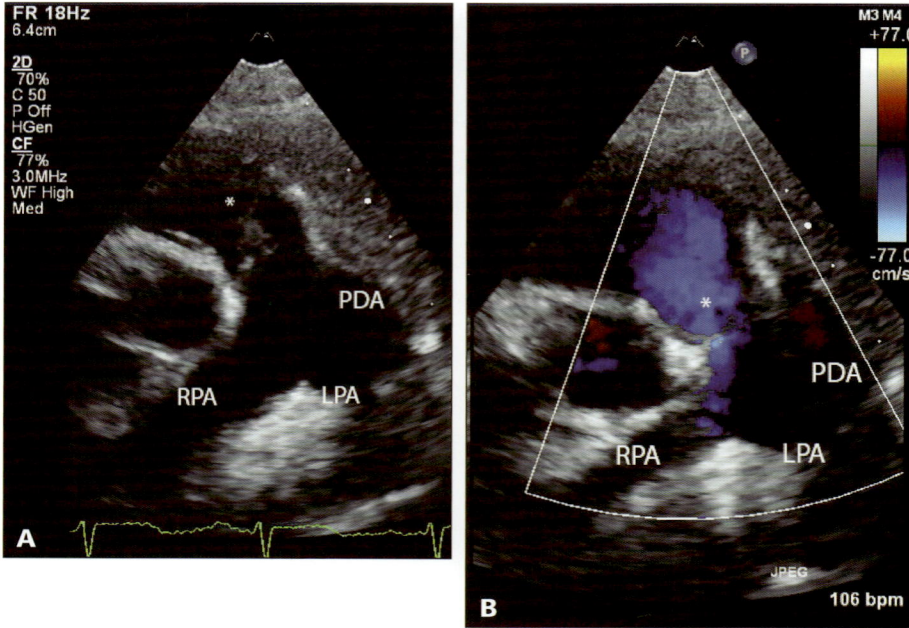

图11-3　图A：超声心动图胸骨旁短轴切面的典型图像。图像显示右心室流出道与瓣膜位置固定的穹顶样肺动脉瓣相连（紧靠*下方），以及肺动脉分支和动脉导管连接处。这个切面无法有效显示本病的右心室肥厚。图B：同一个超声心动图切面，使用彩色多普勒显示出肺动脉瓣的有效开口非常小（蓝色；紧靠*下方）和PDA内的血流（红色）。LPA=左肺动脉；PDA=动脉导管未闭；RPA=右肺动脉。

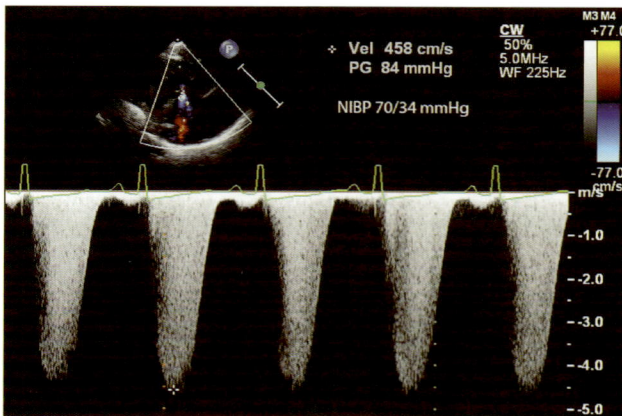

图11-4　连续波多普勒超声心动图测定三尖瓣流速。使用改良Bernoulli方程估测出的右心室压力为84 mmHg加上右心房压。注意屏幕窗口上显示的数据"NIBP 70/34"，说明同时测得的无创血压（NIBP）是70/34 mmHg，即说明右心室压力超过了体循环压力。PG=瞬时峰值压力阶差；Vel=流速。

治疗

内科：所有年龄组病人的药物治疗策略建立在其症状和/或狭窄程度的基础上。除了那些危重型PVS患儿会在PDA闭合后出现发绀以外，大多数婴儿并无症状。给这类患儿输注PGE1使PDA扩张，以此增加肺血流。一旦患儿病情稳定，就应该尽快择期实施心导管术，一般很少需要紧急实施

心导管术。纵观历史，对所有病人而言，危重型或重度PVS才是紧急手术的适应证[16]。自从Kan及其同事在1982年作出了关于经皮球囊肺动脉瓣成形术的首个报道以来，心导管已经成为PVS的一线治疗手段[17]。通过多普勒血流测定测得瞬时峰值压力阶差大于40～50 mmHg的病人即达到治疗标准，但通常无需实施急诊心导管术[15, 16]。因此，对于轻微或轻度PVS婴儿来说，药物治疗加密切监护是其首选治疗方法，因为即使不给予治疗干预，许多这类患儿的病情也可能会自然缓解，但是，有些病人会出现病情进展并需要治疗干预[18, 19]。在第二次先天性心脏病自然病史研究（NHS-2）中发现，在第一次先天性心脏病自然病史研究中接受了药物治疗的病人中，仅不到20%的人需要接受瓣膜切开术（当时的标准治疗方法），更支持了对这一病人组群实施保守治疗的做法。

对于危重型PVS新生儿来说，一旦完成了肺动脉瓣成形术后，就可能可以停用PGE1。已经认识到有些此类患儿依然存在对额外肺血流来源的一过性需求，而且这一点可能是获得手术成功和良好

总体存活率的最重要决定因素之一[14]。对于因右心室心肌僵硬而存在显著心肌舒张功能异常的患儿，应考虑植入 PDA 支架或构建主肺动脉分流，因为心肌僵硬造成心室在舒张期无法获得满意的充盈。有些婴儿的漏斗部肥厚造成了瓣膜成形术后的 RVOT 残余梗阻。这种患儿的前向肺血流不足，故而必然会出现明显发绀。因此，在右心室得以重构并使舒张期充盈得到改善，或 RVOT 的肥厚肌束消退使肺血流得以改善之前，应考虑建立额外的肺血流来源。如前所述，可通过植入 PDA 支架或手术构建主肺动脉分流来提供此肺血流来源。

外科：如果针对孤立性 PVS 的经皮肺动脉瓣成形术不成功或还有其他合并病变需要一并处理时，则应寻求通过外科手术获取纠治[20]。外科手术可同时处理多处畸形，例如在 Williams-Beuren 综合征合并肺动脉狭窄伴主动脉瓣上狭窄时。同时，采取协作模式来治疗危重型 PVS 患儿对优化此类病人的治疗结果来说是重要的。仍有少数危重型 PVS 婴儿存在显著的右心室心尖部容积变小，应该考虑对其实施肥厚肌小梁松解，以改善右心室容积[21]。极少数病人的病情类似于那些室间隔完整的肺动脉瓣闭锁。可能需要考虑对这类病人构建双向腔肺分流来实施一个半心室修补，或甚至采用单心室姑息手术策略以便最终达成 Fontan 循环。

结果

短期：经皮球囊肺动脉瓣成形术是先天性 PVS 患儿的首选初始治疗。接受经皮球囊瓣膜成形术或外科瓣膜切开术的婴儿均获得了优秀的近期和中期疗效[8]。接受外科手术的病人，其随访过程中测得的压力阶差更低，但通常可见有更大程度的 PR[21]。在球囊瓣膜成形术后，在全年龄组中约有 15% 的患儿存在 ≥ 10 mmHg 的残余瓣下压力阶差，这种压力阶差通常会在瓣膜狭窄解除后自然消退[8]。有些此类患儿会得益于 β 受体阻滞剂治疗，

β 受体阻滞剂有助于改善右心室的舒张期充盈和之后的心室重构。近年来，已有关于对极早产和严重宫内发育受限的病例成功实施球囊瓣膜成形术的报道[22]。随着病人在接受心导管术时的平均体格越来越小，已经观察到存在与血管直径相关的并发症、心律失常、低血压、动力性漏斗部梗阻和出血等问题；但即便如此，治疗结果和存活率依然是优秀的[23]。

总的来说，在 C3PO 多中心数据库中，新生儿的不良事件比年长儿更多见（新生儿 19%，年长儿 6%）[8]。令人欣慰的是随着麻醉和技术的进步，以及积累经验后降低了球囊与瓣环的直径比值，使得原本在先天性心脏病瓣膜成形术和血管成形术（VACA）研究中所报道过的死亡率和瓣环撕脱/撕裂的发生率已经得以降低[21]。发现长期结果欠佳的一个决定因素是术后即刻存在显著的右心室—肺动脉残余压力阶差。一些之前发现其对低压球囊瓣膜成形术无效并需要外科手术治疗的病人，现在已经通过高压球囊（＞8 个大气压）得以成功治疗。这些病人使经皮瓣膜成形术的短期成功率得以持续改善[24]。

长期：在长期阶段内需要再次治疗干预的主要终点指标包括：复发性狭窄、充血性心功能衰竭、初次手术无效，以及与 PR 相关的右心室扩张/功能不全。据报道，更年幼患儿，尤其是那些肺动脉瓣环指数更小的患儿，其因再狭窄而需要再次治疗干预的比率更高（≤30%）。这通常发生在初次治疗后的 1 年以内[23]。在 NHS-2 中报道的此病人人群的存活率与整体人群相似，为 95.7%[16]。开始通过长期研究来识别出那些具有临床显著性的 PR，这种由右心室扩张或有时因心室功能不全引起的 PR，可能需要通过植入肺动脉瓣或实施肺动脉瓣置换来进行治疗[25, 26]。PR 可能是渐进性的。报道显示约 25% 的患儿最初至少存在中度 PR，此人数比率随着时间推移而增长到 50%。虽然

再次干预率相对较低,但体格更小的患儿和那些肺动脉瓣环更小的患儿则表现为更有可能需要再次治疗干预[23,27]。

》儿童

引言:绝大多数PVS儿童的婴儿期诊断模式有两种。如前所述,合并显著发绀的危重型PVS在出生后数日内出现症状并需要治疗。而其余的PVS婴儿通常并无症状,而是在儿科医生的常规访视时发现有收缩期喷射性杂音。再通过后续检查或专科转诊之后建立了PVS诊断。

临床特征:1岁之后建立诊断者更有可能存在轻度PVS,患儿存在轻柔杂音但仍无症状。大多数PVS儿童则因PVS或PI加重需要接受常规随访而到心内科医生处就诊。

表现:即便是存在重度PVS时,无法耐受运动的情况也非常罕见,且不可能在几岁内表现出来[28]。大多数在1岁以后建立诊断的儿童通常均无症状,且是因发现杂音后接受进一步检查时被超声心动图医生诊断出来。因此,大多数PVS儿童通过持续评估其PVS和PI来得到监测,有时这两种问题都会发生进展。

临床检查:无论是否给予治疗干预,PVS儿童的生长发育和活动能力通常都是正常的。如果存在退化不完全的显著右心室肥厚的话,有些患儿就会在体检时表现出右心室抬举或拍击感。但是大多数儿童的心前区并无异常。听诊时,第一和第二心音通常正常,但可能会存在喷射性喀喇音,尤其是存在双叶式肺动脉瓣时。应该不会听到其他额外心音,但会有在胸骨左上缘区域最为响亮的收缩期喷射性杂音,并向背部和腋窝两侧传导。舒张期通常并无杂音。如果存在显著的PI,则可能会有舒张期杂音,尤其是在既往通过经皮或外科手术方法解除PVS之后。

存在中度到重度PVS的儿童,其症状通常先表现为无法耐受运动(呼吸困难、体力运动时疲劳),这是由于右心室无法提高其输出量来满足运动时的高心输出量需求。如果梗阻不解除,病人就可能会进而发生右心室功能衰竭。存在心房间交通(例如卵圆孔未闭或房间隔缺损)的儿童可能会随着右心室高压状态的进展,造成心房水平的右向左分流而出现发绀。当重度PS未经治疗时,有些病人会出现胸痛、昏厥或发生猝死[5]。

诊断学检查

ECG:如前所述,PVS儿童的ECG通常显示有一定程度的RVH改变。是否会出现电轴右偏、V1导联R波增大和/或V6导联S波增大取决于疾病的严重程度(图11-5)。接受过针对肺动脉瓣的治疗并因此导致PI的儿童,将在V1导联上显示出不完全性右束支传导阻滞,这符合右心室扩张的表现。

胸部X线:仅存在PVS时,不常见到心脏肿大。但是,如果发生PI(无论之前是否接受过治疗干预)且右心室出现容量负荷,就会在CXR上看到心脏肿大。其他表现还包括当存在狭窄后扩张时,肺总动脉影变得更为明显。如前所述,肺纹理依然保持正常。但这也有例外,即存在心内右向左分流导致$Qp:Qs$显著小于1:1的明显发绀儿童,其肺纹理减少。

超声心动图:与PVS婴儿类似,经胸超声心动图(TTE)仍是PVS儿童的首选诊断方法。超声能识别出肺动脉瓣的特征、瓣环大小、有无瓣下或瓣上狭窄,以及PVS和PI的程度(图11-6)。同时还可以良好判定右心室大小及其肥厚程度(图11-7A,B)。超声可以对右心室功能进行高质量评估,但取得的量化数据不如对左心室评估时那样可靠。对于那些需要通过治疗干预来解除PVS的儿童来说,超声心动图是术后随访检查时的首选成像方法(图11-7C,D)。

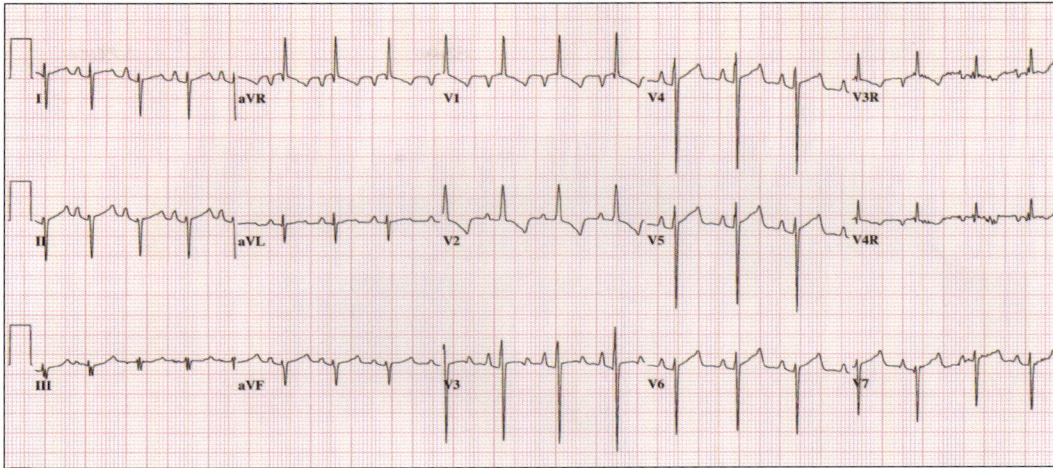

图 11-5 一名重度 PVS 儿童的 ECG，显示电轴右偏、右心房增大，以及右心室肥厚：V1 导联 R 波高尖，V6 导联深 S 波。

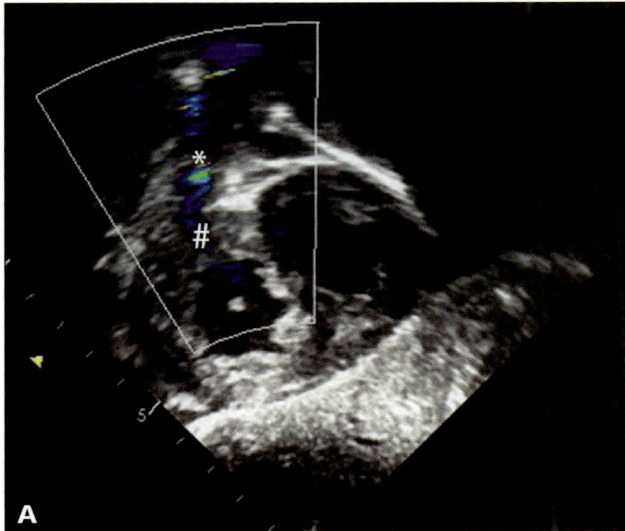

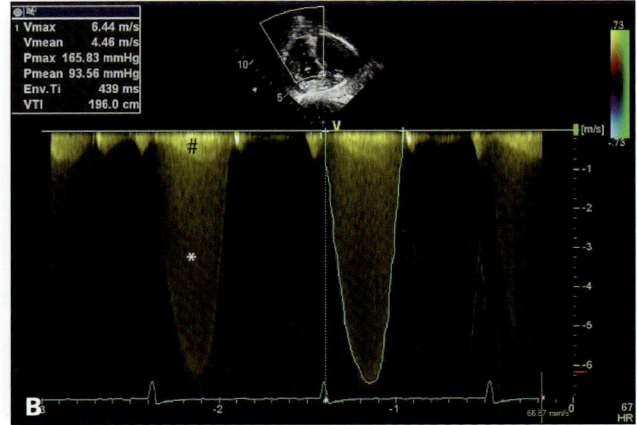

图 11-6 图 A 和图 B：一名极度无法耐受运动且活动时即感疲劳的重度 PVS 儿童的超声心动图。其重度 PVS 持续多年并造成了右心室显著肥厚。对肥厚的漏斗部（ # ）和狭窄的瓣膜（ * ）实施连续波多普勒测定，显示出在给予治疗干预前的这两处梗阻与图 A 中所示的解剖位置相符。如图所示，该患儿通过改良 Bernoulli 方程（峰值流速 6.4 m/s）测得的瞬时峰值压力阶差为 165 mmHg。图 C：心尖四腔切面的二维彩色成像显示存在典型的肺动脉瓣狭窄和狭窄后扩张（ ^ ）。Pmax = 最大压力；RV = 右心室；Vmax = 最大流速；VTI = 速率时间积分。

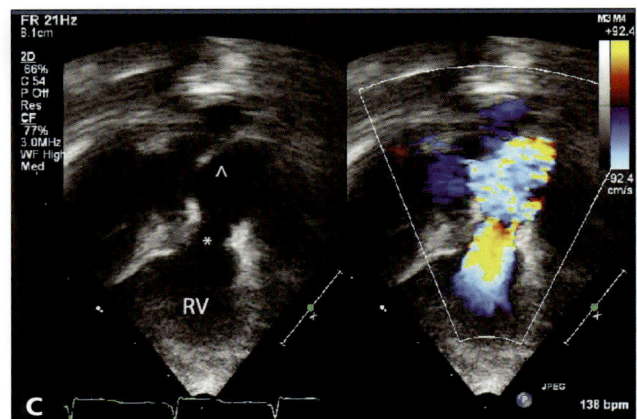

CT和MRI：与新生儿和婴儿一样，儿童的超声透声窗通常也很优秀，因此通常可获取完整的超声心动图成像。所以CT和MRI在这个年龄组中的应用依然有限。

心导管：心导管在治疗PS儿童中的作用仍限于实施介入治疗。虽然关于使用其进行诊断学检查的常规适应证尚未确定，但所有接受心导管介入治疗的病人在术中采集血流动力学数据则是理所当然的事（图11-8）。

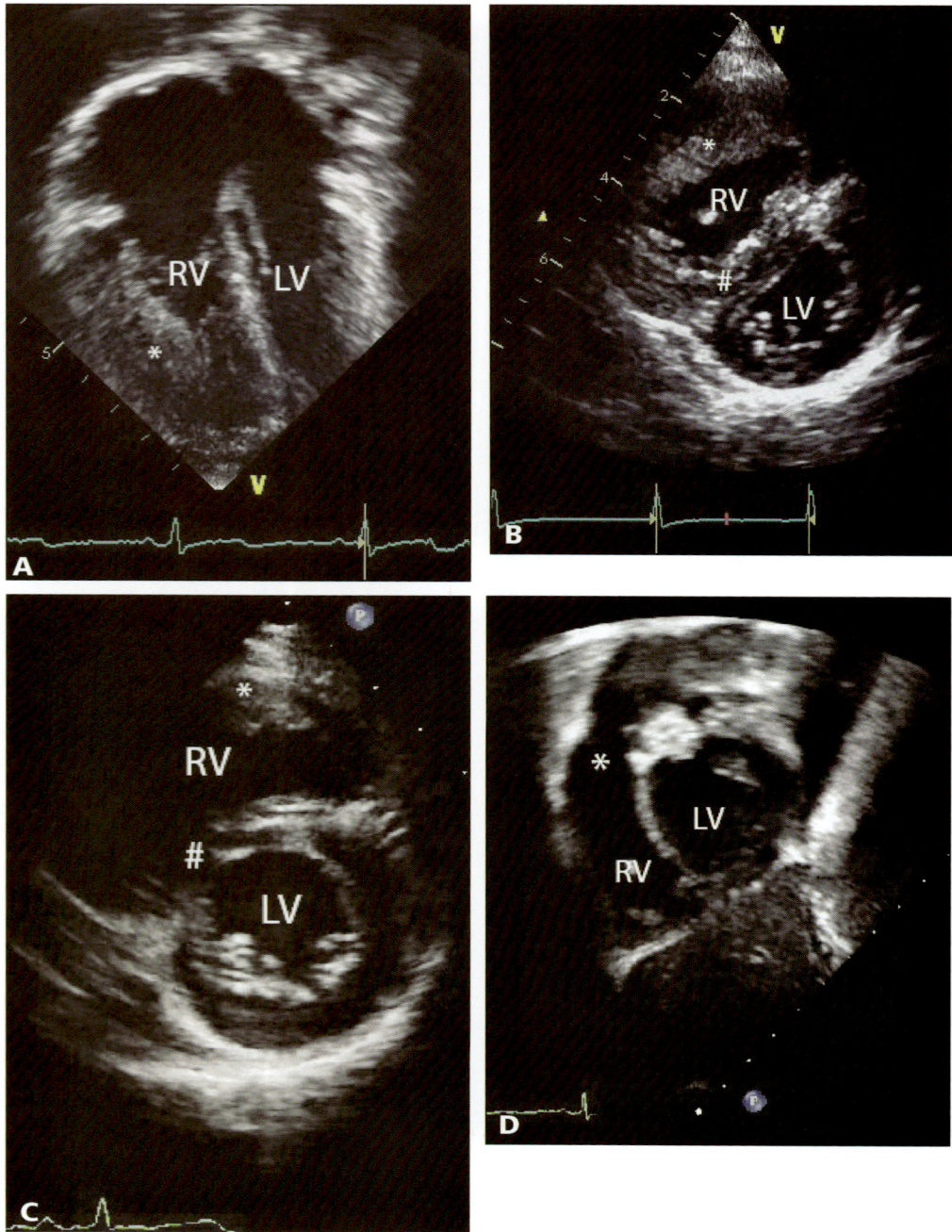

图11-7　图A：图11-6A和图11-6B中的同一名患儿的心尖四腔切面和（图B）胸骨旁短轴切面。图像显示出为何未经治疗的重度PVS儿童会发生预期寿命降低。易于在游离壁（*）和室间隔（#）部位上识别出重度右心室肥厚。图C：同一名患儿在球囊肺动脉瓣成形术后随访期间的胸骨旁短轴切面。显示出右心室游离壁（*）和室间隔（#）部位的肥厚发生明显消退并重构。图D：肋下切面显示漏斗部的肥厚发生消退且无瓣下梗阻。LV=左心室；RV=右心室。

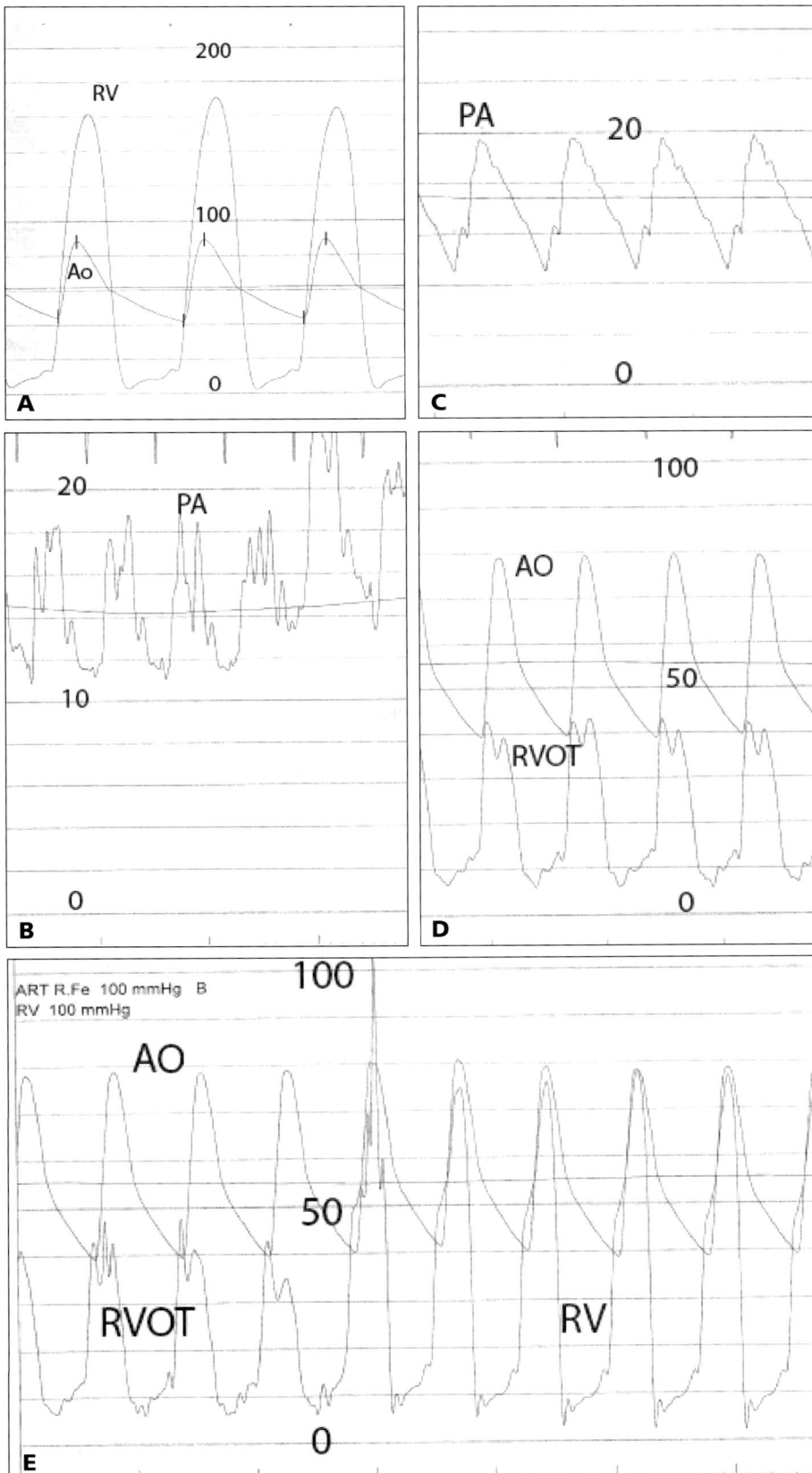

图11-8　一名重度PVS儿童在心导管室内获取的球囊瓣膜成形术前后的血流动力学描记曲线。图A：右心室（RV）和主动脉（AO）的压力曲线，量程取200 mmHg，显示右心室压力几乎达到了体循环压力的2倍。图B：肺动脉（PA）压力曲线显示收缩压为18 mmHg，表明在全身麻醉下的跨肺动脉瓣压力阶差约为160 mmHg。图C：在球囊瓣膜成形术后，PA压力曲线基本保持不变，但其波形曲线更为清晰。图D：RV内的压力明显降低，压力变化巨大，显示瓣下区域的压力为体循环压力的一半。图E：同时显示主动脉压力曲线和将心导管从右心室流出道（RVOT）回退到右心室（RV）体部时的压力曲线变化。显而易见病人存在明显的漏斗部肥厚和肺动脉瓣下狭窄。右心室体部的压力为RVOT压力的2倍，且与体循环压力相等。

治疗

内科：在本年龄组中，对轻度到中度PS的儿童进行保守性质的检查和治疗仍是可取的。与新生儿和婴儿一样，当PS达到严重程度时，心导管就是首选治疗方式。一旦无症状儿童的瞬时峰值压力阶差超过40～50 mmHg以上，通常就应该接受治疗。瓣环窄小且肺动脉瓣叶增厚的儿童不太可能通过球囊瓣膜成形术取得满意的疗效。即便如此，心导管介入治疗能使这些患儿的狭窄程度得以确切降低，因此在接受外科手术前，仍应尝试球囊扩张。随着球囊外形变小［包括高压（＞8个大气压）球囊在内］，总体疗效也得到改善。就发育不良的瓣膜而言，难以预测出哪些瓣膜有可能可以获得好的疗效，而这样就更有必要通过初次心导管介入治疗来尝试解除梗阻[24]。对于瓣环直径发育良好且瓣叶存在融合的儿童，通过球囊瓣膜成形术解除梗阻能取得优秀的疗效（图11-9）。

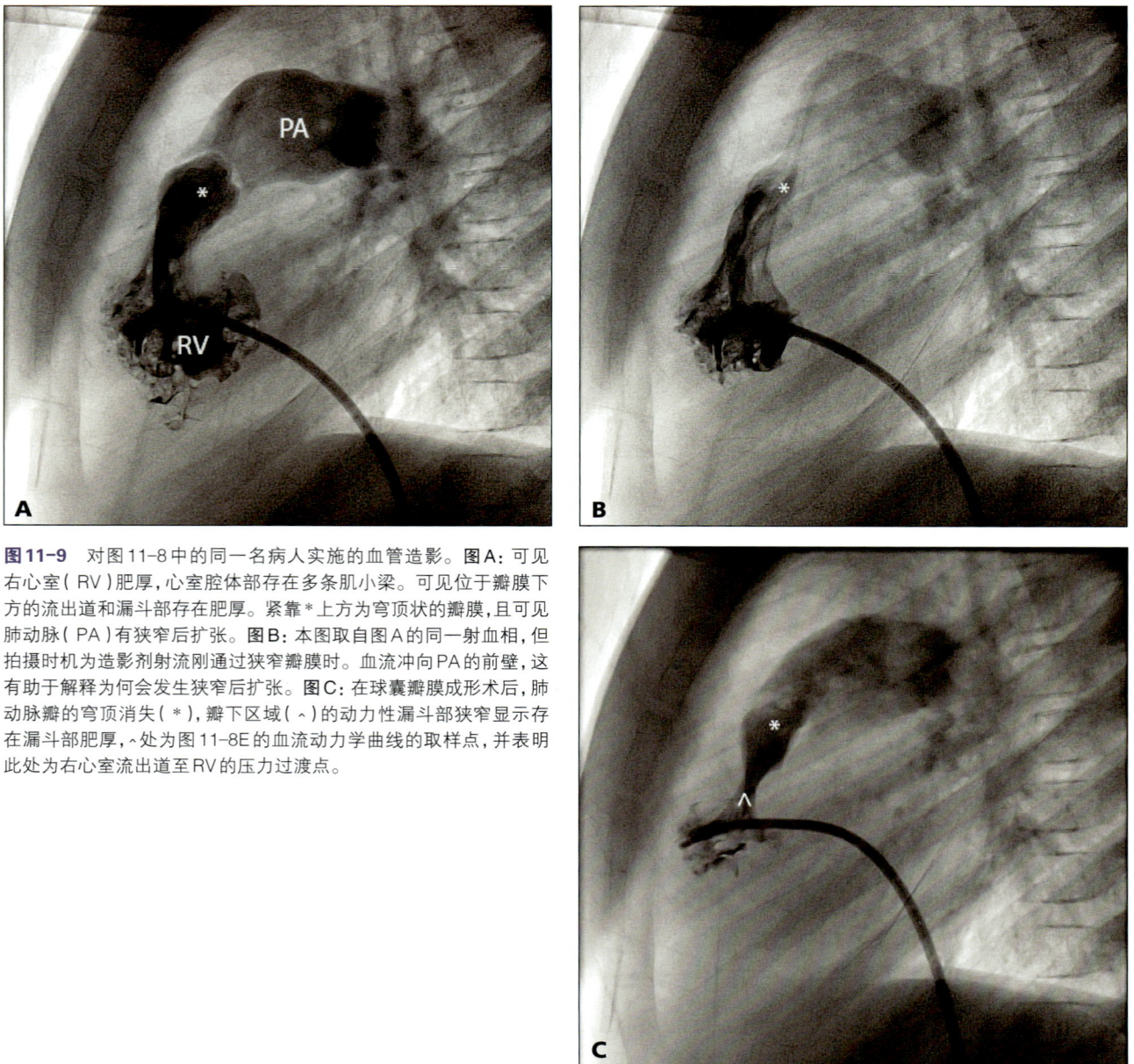

图11-9 对图11-8中的同一名病人实施的血管造影。**图A：**可见右心室（RV）肥厚，心室腔体部存在多条肌小梁。可见位于瓣膜下方的流出道和漏斗部存在肥厚。紧靠＊上方为穹顶状的瓣膜，且可见肺动脉（PA）有狭窄后扩张。**图B：**本图取自图A的同一射血相，但拍摄时机为造影剂射流刚通过狭窄瓣膜时。血流冲向PA的前壁，这有助于解释为何会发生狭窄后扩张。**图C：**在球囊瓣膜成形术后，肺动脉瓣的穹顶消失（＊），瓣下区域（∧）的动力性漏斗部狭窄显示存在漏斗部肥厚，∧处为图11-8E的血流动力学曲线的取样点，并表明此处为右心室流出道至RV的压力过渡点。

外科：PVS 儿童的手术方法和措施与 PVS 新生儿和婴儿是一样的。这一年龄组中不会有危重型 PVS 病人，但可能会包含更多因球囊瓣膜成形术无效而谋求外科手术的病人。

结果

短期：PS 儿童是适宜于接受心导管治疗的理想人群。与新生儿和婴儿相比，其体格明显更大。但是，对于心导管而言，儿童的血管腔更大，使得血管相关并发症的可能性得以限制，因此往往能获得优秀的疗效。

长期：如前所述，球囊瓣膜成形术的长期结果尚未得到良好证实。即便如此，中期结果也并未显示有许多患儿发生重度 PR。在接受治疗后，大多数儿童仍无症状，且大多数轻度 PVS 的儿童的病情并无进展趋势[29]。

⏩ 青少年和成人

引言：有诸多研究依然显示球囊肺动脉瓣成形术是一种安全有效的方法[15]。因再狭窄或残余狭窄而需要再次治疗干预的情况仍不多见，而在数十年后出现的重度 PR 则成为需要再次治疗干预的一个显著因素。Voet 等表明，在外科手术后各时间点免于再次干预的比率分别为 98.4%（5 年）、93.5%（10 年）、87.7%（20 年）和 70.9%（30 年），而最后主要由于重度 PR 而使此比率大幅下降到 55.7%（40年）。肺动脉瓣成形术后免于再次干预的比率则为 95.1%（5 年）、87.5%（10 年）和 84.4%（20 年），再次干预最常见与残余狭窄有关[30]。在成年人群中很少出现孤立性 PVS，且目前的指南推荐对中度及中度以上的 PVS 实施治疗干预，少数病人确实需要在成年期时解除 PVS。因此，成人先天性心脏病专科医生在处理既往诊断有 PVS 的成年病人时，其常用原则是在初次治疗干预后继续观察。而这一人群中存在的例外情况就是 PVS 孕妇，这将予以单独讨论。

与外科瓣膜切开术相比，在瓣膜成形术后随时间推移而发生 PR 的比率为 10%～40%，发生频度看起来并不高；但是这个病人群体的长期治疗结果的随访数据还不够[31]。以往认为法洛四联症病人的 PR 影响有限，但随着心脏承受数十年容量负荷后，在成年人中就更多见发生右心室扩张和心室功能不全。虽然关于病人在解除肺动脉瓣梗阻后发生 PR 的资料有限，但在这个病人人群中确实存在更多人需要进行肺动脉瓣置换的趋势[30]。我们关于 PR 的临床知识大多是根据法洛四联症病人在接受跨瓣环补片根治后的情况推断而来的，因此就我们的经验而言，尚未明确 PVS 病人在接受治疗干预后需要实施肺动脉瓣置换的特定适应证。

临床特征：虽然孤立性 PVS 在成人先天性心脏病中占 7%～10%，但存在肺动脉瓣病变的青少年和成人通常需监测其因 PR 造成的右心室容量负荷问题。偶尔会因存在右心功能衰竭和无法耐受运动等症状而检出初诊病例。这些病人将受益于球囊肺动脉瓣成形术，这仍是主要治疗方式[32]。少数 PVS 人群因仍属于轻症状态而继续接受密切随访，所以无需给予治疗干预。

表现：大多数 PVS 青少年和成人（已经或未经治疗）依然保持无症状状态，且接受关于渐进性右心室扩张、心室功能不全和 PVS 程度加重方面的监测。与年幼患儿相比，PVS 或 PR 程度加重的青少年和成年病人更有可能出现症状。未经治疗的重度 PVS 病人将表现出与儿童相同的上述症状，即明显无法耐受运动，但其病情可能比儿童更严重且心脏舒张功能不全的程度更重[28]。胸痛、昏厥和猝死等可能发生的后遗症常比儿童更多见。我们越来越认识到 PVS 自然病史的变化造成了更多的成年人出现了因 PR 引起右心室容量负荷的症状。在发生无遮挡的 PR 的病人中，随着其年龄增长和右心室变得更大，无法耐受运动、心悸、胸痛、呼吸困难和其他右心功能衰竭症状会越来越多见[33,34]。

临床检查： 右心室变得更大且运动量增长的青少年和成人将表现出右心室搏动增强、抬举或拍击感。第一心音正常，但由于肺动脉瓣无法正常对合且存在毫无遮挡的PR，所以其第二心音有可能变得单一。胸骨左上缘可能会出现收缩期喷射性杂音，这反映出存在残余PVS或由于流经肺动脉瓣的血流量增大而造成相对性PVS。存在中度及中度以上PR者，则常可闻及早期舒张期递减性杂音[35]。

诊断学检查

ECG： 如果PVS持续到青少年期或成年期，势必会发生RVH和电轴右偏。如果PR造成了右心室扩张，则QRS波时程会延长。右心室扩张者可能易于发生心律失常。24小时动态心电图监测有助于判定是否需要对肺动脉瓣实施治疗干预或进行瓣膜置换。

胸部X线： 当PVS病人可维持其心输出量时，肺纹理将继续保持正常。如果存在中度或中度以上的PVS，则可见明显的肺总动脉狭窄后扩张影。如果存在显著的PR，则可在胸片上看到明显的心脏肿大，以及肺总动脉与肺动脉分支扩张。

超声心动图： TTE是主要的检查方法。超声检查对成人的价值有限，尤其是那些体型肥胖者，因此可能需要通过经食管超声心动图来获取最佳成像。可通过超声心动图来评估PVS和PR的程度、右心室大小和功能，以及左心室整体功能。虽然使用目前的技术难以对PR、右心室大小及功能进行右心量化分析，但超声心动图仍不失为一种高质量的评估方法。

CT和MRI： 在长期随访过程中，MRI是获取并监测右心血流动力学客观数据的主要成像方法。MRI提供了关于右心室、RVOT和肺动脉解剖和生理状态的优秀影像。其他关于容量负荷的评估指标还包括PR分数、右心室容积和右心室功能指数。目前收集到的数据仅限于根据MRI结果来判定给

予治疗干预的适宜时机。迄今为止，关于法洛四联症的MRI数据已经用于PR病人的病情推断，但仍未明确目前的治疗指南是否适用于该病人组。通过合用ECG门控技术，心脏CT也可提供优秀的解剖信息。但无法对PR进行量化，而且如果将其作为一种长期随访检查手段的话，则病人所必须受到的辐射也不容小觑；不过CT可用于那些因种种原因而无法接受MRI检查的病人。

心导管： 如前所述，用于青少年和成人PVS的心导管治疗的适应证与其他年龄组相同。青少年和成人的瓣环直径常与其体格发育相匹配，所以单个球囊的直径可能不够大。在这种情况下，可能需要使用经双侧股静脉径路的双球囊技术。这种技术能使用更细的鞘管并取得扩张所需的整体直径。对于那些以PR为首要问题的病人，心导管作为诊断工具获取客观数据的能力可能不如MRI。如果实施心导管术的目的是进一步经皮植入肺动脉瓣的话，则可通过右心室造影来评估瓣膜直径大小。许多在既往球囊瓣膜成形术后发生PR的病人存在RVOT扩张，且由于目前可用的带瓣支架在展开后的直径不够大，因此不适宜经心导管植入瓣膜。如果肺动脉瓣环和RVOT具备适宜的直径，则可先植入一个金属裸支架作为带瓣支架的"锚定区"，并提高了带瓣支架的强度以防止其被压瘪或发生断裂[36]。对于更年长病人，实施冠状动脉造影将有助于识别出合并存在的冠状动脉病变。

治疗

内科： 如前所述，这些病人在长期监测过程中的难处在于有助于判定肺动脉瓣置换正确时机的数据有限。重要的是还得继续观察以待发现病人出现右心功能衰竭或心律失常症状，但如果有可能的话，还是要避免这么做。通过心肺运动试验和MRI收集到的客观数据有可能会成为用于对病人进行监测的公认标准。随着大数据的收集，将得出

对这些病人正确实施肺动脉瓣置换（经心导管或通过外科手术）的更客观标准。

由于孕妇的生理学状态会发生迅速变化，且有可能必须在分娩前接受治疗干预，所以孕妇需要得到特殊关注。而且，考虑到胎儿的易感体质，所以CXR的致癌可能性也需要予以讨论。大多数PVS妇女在受孕或妊娠至足月方面并无特殊问题。但是，重度PVS妇女（即多普勒测得的瞬时峰值压力阶差＞64 mmHg）可能会出现并发症：例如右心室功能不全或心律失常，面临高血压相关性疾病的更高风险，以及新生儿的并发症发生率更高[37-39]。目前对于考虑妊娠的重度PVS妇女的推荐治疗标准是在受孕前接受球囊瓣膜成形术。对于轻度到中度PVS者，每3个月随访监测一次是合理的做法，因为这种程度的PVS被认为是低风险疾病。重度PVS妇女应该每个月或每2个月到精通先天性心脏病的心内科医生处接受一次评估。未经药物治疗并予以卧床休息的重度PVS妇女在出现症状时，可能可以实施经皮球囊瓣膜成形术，操作时应最大程度避免胎儿接触射线。此外，对于既往接受过PVS治疗的妇女来说，已经发现重度PI（尤其是同时存在右心室功能不全）是产妇并发症的一个独立风险因素，且因此需要额外监护[37]。

外科：与主动脉狭窄的外科手术治疗相比，很少对孤立性PVS青少年或成人实施外科手术治疗。随着病人的年龄增长，主动脉瓣比肺动脉瓣更有可能发生钙化和后天性梗阻，因此PVS成年病人的新检出人数有限。简言之，实施肺动脉瓣置换以解除PR是该年龄组的首要手术适应证。随着有关瓣膜置换适宜时机的数据得以积累，我们将有可能发现适宜的做法是更早给予治疗干预。这会因此使得更多病人来接受外科评估。

结果

短期：青少年和成人的球囊瓣膜成形术的治疗结果与更小年龄组病人相仿，这已经得以广泛讨论。此年龄组的主要区别在于有可能长期存在右心室限制性生理状态。这种限制性生理状态与中度到重度PVS，会造成右心室功能进一步恶化，使病人的运动耐受性变得比没有这种问题的病人差[32]。

长期：对于在成年期才接受初次治疗的PVS病人而言，关于其自然病史得到何种改变的数据有限。但是，整体中期结果显得非常好[40,41]。对于在20世纪50年代和60年代接受外科手术修补的成年病人进行的疗效研究显示，其存活率低于对照组。这种晚期死亡的原因是病人持续存在RVH[42]。对所有年龄组病人进行随访检查，依然是监测其症状并在适宜时考虑给予再次治疗干预的关键所在。

未来

已经研发出可经皮植入的带瓣支架（例如Medtronic Melody®，Medtronic，Minneapolis，MN 和Edwards SAPIEN心脏瓣膜，Edwards，Irvine，CA）。这些产品目前正被用于植入到右心室—肺动脉管道内。但是，为了优化这些瓣膜的功能，其应用对象常限于那些植入过特定直径的右心室—肺动脉管道的病人。此外，病人自身的流出道无法理想地容纳并固定植入式瓣膜；因此，如果可行的话，需要通过先植入一个金属裸支架来创建一个更为理想的"锚定区"。新型的经皮带瓣支架正在研发中，希望其能适用于各种形态不同的肺动脉流出道部位。与实施标准球囊瓣膜成形术相关的技术创新在于制造出外形更为小巧的介入治疗系统。但是，这些技术进步不可能对典型PVS病人的治疗和结果造成巨大变化。未来的努力方向将包括胎儿介入治疗，其目的在于避免PVS进一步发展成室间隔完整的肺动脉闭锁。当前，此类操作还不是一种标准治疗，需要通过进一步探索来判定其安全性、有效性、可行性和病人的入选标准。

提示与建议

● 根据目前的治疗结果,解除孤立性PVS的首选方案是心导管治疗。由于该病人群体的治疗效果存在变化,因此即便是存在瓣膜和瓣环发育不良时,心导管也是一种可取的治疗方法。

● 通常使用大小为瓣环直径120%～140%的球囊来实施球囊瓣膜成形术。随着对医源性PR的愈加关注,有些医生考虑使用更小的球囊以期对远期PR的程度加以限制。由于外科瓣膜切开术也有可能会造成PR,所以那些存在难治性狭窄的病人可能会受益于使用球囊扩张来作为标准治疗。

（孙彦隽译,刘锦纷校）

参考文献

1. Morgagni GB. *The Seats and Causes of Diseases Investigated by Anatomy 1761 ad.* Padua.

2. Abrahams DG, Wood P. Pulmonary stenosis with normal aortic root. *Br Heart J.* 1951; 13: 519–548.

3. Campbell M. Simple pulmonary stenosis. Pulmonary stenosis with closed ventricular septum. *Br Heart J.* 1954; 16: 273–300.

4. Ferencz C, Rubin JD, McCarter RJ, et al. Congenital heart disease: prevalence at livebirth. The Baltimore–Washington Infant Study. *Am J Epidemiol.* 1985; 121(1): 31–36.

5. Latson LA, Prieto LR. Pulmonary stenosis. In: Allen HD, Gutgesell HP, Driscoll DJ, eds. *Moss and Adams' Heart Disease in Infants, Children and Adolescents: Including the Fetus and Young Adult.* 6th ed. Philadelphia, PA: Lippincott Williams and Wilkins; 2001: 820–844.

6. Freedom RM, Benson LN. Congenital pulmonary stenosis and isolated congenital pulmonary insufficiency. In: Yoo S-J, Mikailian H, Williams WG, eds. *The Natural and Modified History of Congenital Heart Disease.* Elmsford: Blackwell Publishing Inc.; 2004: 107–118.

7. Stamm C, Anderson RH, Ho SY. Clinical anatomy of the normal pulmonary root compared with that in isolated pulmonary valvular stenosis. *J Am Coll Cardiol.* 1998; 31(6): 1420–1425.

8. Holzer RJ, Gauvreau K, Kreutzer J, et al. Safety and efficacy of balloon pulmonary valvuloplasty: a multicenter experience. *Catheter Cardiovasc Interv.* 2012; 80: 663–672.

9. Noonan J. Noonan syndrome—then and now. *Cardiol Young.* 1999; 9: 545–546.

10. Burch M, Sharland M, Shinebourne E, Smith G, Patton M, McKenna W. Cardiologic abnormalities in Noonan syndrome: phenotypic diagnosis and echocardiographic assessment of 118 patients. *J Am Coll Cardiol.* 1993; 22(4): 1189–1192.

11. Wessel A, Pankau R, Kececioglu D, Ruschewski W, Bürsch JH. Three decades of follow-up of aortic and pulmonary vascular lesions in the Williams-Beuren syndrome. *Am J Med Genet.* 1994; 52(3): 297–301.

12. Freedom RM, Culham JAG, Moes CAF. Pulmonary valve stenosis. In: *Angiocardiography of Congenital Heart Disease.* New York: McGraw-Hill; 1984.

13. Freed MD, Rosenthal AR, Bernhard WF, Litwin SB, Nadas AS. Critical pulmonary stenosis with diminutive right ventricle in neonates. *Circulation.* 1973; 48: 875–882.

14. Coles JG, Freedom RM, Olley PM, Coceani F, Williams WG, Trusler GA. Surgical management of critical pulmonary stenosis in the neonate. *Ann Thorac Surg.* 1984; 38(5): 458–465.

15. Feltes TF, Bacha E, Beekman RH 3rd, et al; American Heart Association Congenital Cardiac Defects Committee of the Council on Cardiovascular Disease in the Young; Council on Clinical Cardiology; Council on Cardiovascular Radiology and Intervention; American Heart Association. Indications for cardiac catheterization and intervention in pediatric cardiac disease: a scientific statement from the American Heart Association. *Circulation.* 2011; 123(22): 2607–2652.

16. Hayes CJ, Gersony WM, Driscoll DJ, et al. Second Natural History Study of Congenital Heart Defects: results of treatment of patients with pulmonary valvar stenosis. *Circulation.* 1993; 87(suppl I): I-28–I-37.

17. Kan JS, White RI Jr, Mitchell SE, Gardner TJ. Percutaneous balloon valvuloplasty: a new method for treating congenital pulmonary-valve stenosis. *N Engl J Med.* 1982; 307: 540–542.

18. Anand R, Mehta AV. Natural history of asymptomatic valvar pulmonary stenosis diagnosed in infancy. *Clin Cardiol.* 1997; 20(4): 377–380.

19. Rowland DG, Hammill WW, Allen HD, Gutgesell HP. Natural course of isolated pulmonary valve stenosis in infants and children utilizing Doppler echocardiography. *Am J Cardiol.* 1997; 79: 344–349.

20. Peterson C, Schilthuis JJ, Dodge-Khatami A, Hitchcock JF, Meijboom EJ, Bennink GB. Comparative long-term results of

surgery versus balloon valvuloplasty for pulmonary valve stenosis in infants and children. *Ann Thorac Surg.* 2003; 76: 1078−1083.

21. McCrindle BW. Independent predictors of long-term results after balloon pulmonary valvuloplasty. *Circulation.* 1994; 89: 1751−1759.

22. Simpson JM, Moore P, Teitel DF. Cardiac catheterization of low birth weight infants. *Am J Cardiol.* 2001; 87: 1372−1377.

23. Karagoz T, Asoh K, Hickey E, et al. Balloon dilation of pulmonary valve stenosis in infants less than 3 kg: a 20-year experience. *Catheter Cardiovasc Interv.* 2009; 74: 753−761.

24. Moguillansky D, Schneider HE, Rome JJ, Kreutzer J. Role of high-pressure balloon valvotomy for resistant pulmonary valve stenosis. *Congenit Heart Dis.* 2010; 5(2): 134−140.

25. Earing MG, Connolly HM, Dearani JA, Ammash NM, Grogan M, Warnes CA. Long-term follow-up of patients after surgical treatment for isolated pulmonary valve stenosis. *Mayo Clin Proc.* 2005; 80(7): 871−876.

26. Roos-Hesselink JW, Meijboom FJ, Spitaels SEC, et al. Long-term outcome after surgery for pulmonary stenosis (a longitudinal study of 22-33 years). *Eur Heart J.* 2006; 27: 482−488.

27. Garty Y, Veldtman G, Lee K, Benson L. Late outcomes after pulmonary valve balloon dilatation in neonates, infants and children. *J Invasive Cardiol.* 2005; 17(6): 318−322.

28. Krabill KA, Wang Y, Einzig S, Moller JH. Rest and exercise hemodynamics in pulmonary stenosis: comparison of children and adults. *Am J Cardiol.* 1985; 56: 360−365.

29. Ardura J, Gonzalez C, Andres J. Does mild pulmonary stenosis progress during childhood? A study of its natural course. *Clin Cardiol.* 2004; 27(9): 519−522.

30. Voet A, Rega F, Van de Bruaene A, et al. Long-term outcome after treatment of isolated pulmonary valve stenosis. *Int J Cardiol.* 2012; 156: 11−15.

31. O'Connor BK, Beekman RH 3rd, Lindauer A, Rocchini A. Intermediate-term outcome after pulmonary balloon valvuloplasty: comparison with a matched surgical control group. *J Am Coll Cardiol.* 1992; 20: 169−173.

32. Lam Y-Y, Kaya MG, Goktekin O, Gatzoulis MA, Li W, Henein MY. Restrictive right ventricular physiology: its presence and symptomatic contribution in patients with pulmonary valvular stenosis. *J Am Coll Cardiol.* 2007; 50: 1491−1497.

33. Luijnenburg SE, de Koning WB, Romeih S, et al. Exercise capacity and ventricular function in patients treated for isolated pulmonary valve stenosis or tetralogy of Fallot. *Int J Cardiol.* 2012; 158: 359−363.

34. Harrild DM, Powell AJ, Trang TX, et al. Long-term pulmonary regurgitation following balloon valvuloplasty for pulmonary stenosis: risk factors and relationship to exercise capacity and ventricular volume and function. *J Am Coll Cardiol.* 2010; 55(10): 1041−1047.

35. Siwik ES, Patel CR, Zahka KG. Tetralogy of Fallot. In: Allen HD, Gutgesell HP, Driscoll DJ, eds. *Moss and Adams' Heart Disease in Infants, Children and Adolescents: Including the Fetus and Young Adult.* Philadelphia, PA: Lippincott Williams and Wilkins; 2001: 880−902.

36. McElhinney DB, Cheatham JB, Jones TK, et al. Stent fracture, valve dysfunction, and right ventricular outflow tract reintervention after transcatheter pulmonary valve implantation: patient-related and procedural risk factors in the US Melody Valve Trial. *Circ Cardiovasc Interv.* 2011; 4(6): 602−614.

37. Franklin WJ, Gandhi M. Congenital heart disease in pregnancy. *Cardiol Clin.* 2012; 30: 383−394.

38. Hameed AB, Goodwin TM, Elkayam U. Effect of pulmonary stenosis on pregnancy outcomes—a case-control study. *Am Heart J.* 2007; 154: 852−854.

39. Drenthen W, Pieper PG, Roos-Hesselink JW, et al. Non-cardiac complications during pregnancy in women with isolated congenital pulmonary valvar stenosis. *Heart.* 2006; 92: 1838−1843.

40. Barraud P, de Guise P, Vanderperren O, Serra A, Petitclerc R, Bonan R. [Immediate and mid-term results of percutaneous pulmonary valvotomy in adults. Apropos of 10 cases.] *Arch Mal Coeur Vaiss.* 1992; 85(4): 435−439. [French]

41. Ghannam R, Aouad A, Alami M, et al. [Percutaneous transluminal valvuloplasty in congenital pulmonary stenosis in adults. Apropos of 34 cases.] *Arch Mal Coeur Vaiss.* 1998; 91(10): 1249−1254. [French]

42. Kopecky SL, Gersh BJ, McGoon MD, et al. Long-term outcome of patients undergoing surgical repair of isolated pulmonary valve stenosis: follow-up at 20−30 years. *Circulation.* 1988; 78: 1150−1156.

第 12 章

室间隔完整的
肺动脉闭锁

Henri Justino

Hunter 在 1784 年首次描述了室间隔完整的肺动脉闭锁（ PA/IVS ）[1]。在 1926 年，Grant 首次阐述了此病在右心室（RV）和冠状动脉之间存在交通[2]。但在 1974 年，Freedom 和 Harrington 率先提出这类心室—冠状动脉交通会引发心肌缺血[3]。鉴于这类心室—冠状动脉交通在当前 PA/IVS 病人治疗中产生的核心影响，不得不感叹我们用了如此长久的时间来加深对 PA/IVS 的理解。

PA/IVS 是一种罕见的先天性心脏病，其发病率为每 1 000 名活产婴儿中有 0.083 例。在所有重症先天性心脏病新生儿中约占 3%，在所有先天性心脏病病例中约占 0.7%[4]。该病的特征是在肺动脉瓣水平存在完全性梗阻，且室间隔完整或接近完整。这造成了三尖瓣和 RV 发生了从严重发育不良到重度扩张等程度变化不一的各种异常。此外，在一些 PA/IVS 心脏（表现为显著的三尖瓣和 RV 发育不良）中，其右心室腔和心外膜冠状动脉之间存在直接交通。

重要的是要将 PA/IVS 与其他两种存在类似特征的病变加以鉴别，即危重型肺动脉瓣狭窄（在第 11 章中予以讨论）和肺动脉闭锁合并室间隔缺损（ VSD ）。首先，PA/IVS 会被误诊为危重型肺动脉瓣狭窄，因为这两种病会有相似的临床表现。同时，危重型肺动脉瓣狭窄的肺动脉瓣口极小，超声心动图上会产生误诊，导致得出 PA/IVS 的错误诊断。心导管检查则通常可正确诊断这一特征，右心室造影可明确鉴别出肺动脉瓣闭锁和存在小型开口[5]。这两种病人的治疗策略可能相似。其实，PA/IVS 和危重型肺动脉瓣狭窄可被认为是同一谱系的病变，肺动脉闭锁反映的是肺动脉瓣严重狭窄的一种极端形态。而且，来自胎儿超声心动图的证据也确证了在宫内过程中，肺动脉狭窄病例会进展成 PA/IVS[6-8]，提示这两种疾病可能存在相同的病原学。

另一种需要与PA/IVS进行鉴别的疾病是肺动脉闭锁合并VSD。这两种疾病的共同特征是在肺动脉瓣水平存在完全性梗阻，但仅此而已。这两种疾病在其他方面是非常不同的，因为肺动脉闭锁合并VSD与法洛四联症存在更密切的关联（在第7A章和第7B章中予以讨论）。肺动脉闭锁合并VSD与法洛四联症存在相同的特征，即漏斗隔向前上方移位，且通常存在一个大型前向对位不良型VSD，但PA/VSD反映的是右心室流出道严重狭窄的极端状态。

🌐 胎儿和新生儿

临床特征： PA/IVS病人的血氧饱和度均低于正常，因为其心内存在强制性右向左分流。如果动脉导管收缩导致肺血流不足时，有些人就可能会存在极其严重的缺氧和发绀，而与之相反的是另一些病人的动脉导管粗大，造成肺血流过多时，则会出现肺循环超负荷。

表现： PA/IVS病人通常在新生儿期出现症状，大多数人因体格检查发现有发绀或杂音而就诊，或是因为产前胎儿超声心动图发现此问题而就诊。

临床检查： 有些病人可能存在明显发绀。发绀程度取决于来自动脉导管的肺血流量，该肺血流量依次与动脉导管直径和肺血管阻力相关。当动脉导管粗大时，病人的体循环血氧饱和度常可达90%以上，使得其发绀表现微乎其微。其实，本病出现严重发绀说明动脉导管非常细小（或肺血管阻力非常高）。脉搏常呈一定程度的洪脉，尤其当存在粗大动脉导管时。听诊显示第二心音单一，合并或不合并杂音。杂音通常因三尖瓣反流（TR）造成，但我们偶尔遇到过一些病人的杂音仅由冠状动脉瘘引起。动脉导管几乎从来不会引起杂音，除非其发生显著收缩。病人通常不会存在显著的呼吸窘迫或体循环灌注受损；例外情况则是极少部分病人因动脉导管闭合或接近闭合引起极其严重的发绀而导致心血管功能崩溃。

诊断学检查

ECG： 心电图通常显示右心房增大（因TR造成），RV电势是否占优势取决于RV发育不良的程度。RV极小的病人，其RV电势低，而RV发育良好的病人则可能会表现为RV肥厚及劳损。

胸部X线： 大多数PA/IVS婴儿均为心房内脏正位及左位心。RV发育不良的程度轻重不会对正位投照的X线胸片上的心影轮廓造成显著改变。但是，可存在不同程度的右心房增大，这取决于TR的程度。存在重度TR时，心脏会出现严重肿大，这种肿大主要是因右心房增大引起：这种特征性的表现被称为"贴壁心脏"[9]，即在正位投照的X线胸片上可见心影占满整个胸腔的横径，这不由令人想起Ebstein畸形的心脏（见第16章）。心脏严重肿大的病人也可能会有肺发育不良。如果动脉导管收缩并最终导致肺血流减少时，胸片上可见肺纹理稀疏，如果动脉导管粗大且肺血流增多时，则可见肺纹理增多。如果由一根口径中等的动脉导管提供肺血流，或在新生儿早期阶段提高肺血管阻力，则肺血流就得以调控，使得胸片上的肺纹理不会显得过于增多。

超声心动图： 通过经胸超声心动图确诊跨肺动脉瓣血流缺如，通常可建立高度准确的PA/IVS诊断。但是，肺动脉瓣闭锁对心脏的其余部位也产生了诸多影响。因此，经胸超声心动图必须就下列各心脏结构的重要相关问题提供详细信息。

- 房间隔
- 三尖瓣
- 右心室
- 肺动脉瓣
- 肺动脉和动脉导管
- 冠状动脉
- 心室功能

■ **房间隔：** 房间隔的评估应包括二维（2D）成像、彩色血流侦测和脉冲多普勒检查。重要的是判定心房间的强制性交通的直径大小和血流模式。在大多数情况下，存在一个未闭的卵圆孔，而在罕见情况下则存在一个真正的继发孔型房间隔缺损（ASD）；其他类型的心房间交通（诸如原发孔型 ASD 或静脉窦隔缺损）则几乎闻所未闻。心房间交通的血流模式显示为右向左分流，这是本病所必然存在的；但是，也可以看到在心动周期的部分时段内存在血流方向的短时逆转。应使用脉冲多普勒技术来追踪血流，以判定跨房间隔缺损的平均压力阶差；绝大多数病人存在低速的右向左分流，其平均压力阶差仅为 1～2 mmHg。实际上，极少有人在出生时就存在一个真正的限制性心房间交通。

■ **三尖瓣：** 本病常存在三尖瓣畸形，其严重程度存在很大变化[10]。在这种情况下，仔细对三尖瓣进行成像是有助于制订治疗计划的关键所在。三尖瓣的瓣环直径与右心室腔大小密切相关，三尖瓣瓣环可小到严重发育不良（右心室腔极小），也会大到严重扩张的程度（存在重度三尖瓣反流时）。对于那些三尖瓣和右心室发育不良的病人而言，对瓣环、瓣叶和瓣下装置进行二维成像是非常关键的。

在这种情况下，三尖瓣瓣环直径的 Z 值大小是能否成功实施双心室修补的重要预期指标，这也是超声心动图能提供的关键测量数据之一[11]。但是，也发现尽管在三尖瓣的瓣叶附着点测得的瓣环直径够大，但瓣尖位置的有效开口面积常常明显更小，这是因为瓣下装置对瓣叶产生了拴系且瓣叶的腱索缩短所致。

重要的是要避免通过以彩色血流侦测时主观测定的进入右心室的血流量或脉冲多普勒检查时的流入血流速度来判定三尖瓣发育不良的程度，要避免陷入这种误区。PA/IVS 时，右心室仅能（经窦隙）向冠状动脉内射血，或（经三尖瓣反流）将血液反向射入右心房。因此，对于窦隙数量极少且仅有轻度三尖瓣反流的病人而言，其右心室射血量很少，这就意味着只有极其微量的血流能在随后的舒张期过程中进入右心室。因此，在对右心室实施减压（条件允许时，打开肺动脉瓣）后，右心室负荷程度会发生极大变化，三尖瓣流入血流的射流宽度会变得明显更大。

应评估三尖瓣是否存在瓣叶无法抬起的问题（即 Ebstein 畸形）。三尖瓣反流的严重程度和流速也是重要的。应将通过连续波多普勒检查测得的三尖瓣反流流速与体动脉血压进行比较。大多数 PA/IVS 病人的右心室压力高于体动脉压力；这是由于肺动脉瓣完全梗阻且三尖瓣闭合功能相对良好所引起的，导致右心室产生了如此高的压力。相反，有些病人存在"毫无遮挡的"三尖瓣反流；在这种情况下，右心室无法产生高压，所以这种三尖瓣反流的射流流速低。此类病人往往存在造成三尖瓣闭合功能严重不全的疾病，诸如Ebstein畸形或所谓的"三尖瓣口无遮挡"的解剖状态，即三尖瓣瓣叶严重发育不良或极少数病人完全没有三尖瓣结构。右心室压力低且存在毫无遮挡的三尖瓣反流的病人，也会因为右心房和右心室严重扩张而出现严重的心脏肿大，且偶尔会出现胎儿水肿，这不足为奇[7,12,13]。

■ **右心室**：也可通过超声心动图来评估右心室腔的大小。右心室腔的大小应该分为三种情况，即三部分都存在（发育良好的流入道、心尖部和流出道）；仅存在两部分（仅存在流入道和流出道）或一部分（仅存在流出道）。不幸的是，无法通过超声心动图来精确判定右心室容积，因为右心室的几何形状复杂且右心室腔内存在显著肥厚的肌小梁进一步造成其容积难以判定。因此，如何治疗这些病人的相关决定一定程度上取决于对于右心室腔大小的相对主观评估，并取决于关于三尖瓣瓣环和瓣下装置的相对更粗糙的评估。

■ **肺动脉瓣**：有趣的是，虽然本病中的肺动脉瓣是闭锁的，但其通常发育良好。通常在肺总动脉内具有三个发育良好的瓣窦和菲薄的瓣叶，且在三个瓣叶的结合处的心室面上有一个中央凹陷[14]。对于许多病人而言，其肺动脉瓣环（在瓣叶附着点测量）仅有轻度发育不良。极少数病人存在肺动脉瓣非常增厚、瓣叶形态无法识别且瓣窦发育差的情况。

■ **肺动脉和动脉导管**：对于本病病人，应评估其肺动脉，且绝大多数病人的左右肺动脉有汇合且具备正常直径。应该判定动脉导管的直径大小和位置。动脉导管几乎一成不变地位于主动脉弓下缘，且主动脉弓几乎总是位于左侧。在本病中，大型主肺侧支动脉的确并不常见。

■ **冠状动脉**：超声心动图医生的探测范围通常局限于评估冠状动脉在主动脉上的起源及其近段走行；通常不可能对在其起始部2 cm范围之外的远端冠状动脉做出详细评估。尽管存在这种局限性，但还是能收集到关于远端冠状动脉血管床状态的重要信息。已经认识到冠状动脉解剖及其血流模式的严重异常是本病治疗策略和结果的最重要决定因素之一[15]。其次，有无此类心室—冠状动脉交通（也被称为右心室—冠状动脉瘘）则与三尖瓣发育不良的严重程度直接相关。因此，三尖瓣越小，就越有可能存在右心室—冠状动脉瘘，且更有可能存在被称为右心室依赖性冠状动脉循环（RVDCC）的状态[11,16,17]。

经胸超声心动图通常可探测出冠状动脉瘘，且在彩色多普勒频谱成像时显示出右心室表面存在彩色血流的散点分布区域。此外，大型瘘管可能会造成近段冠状动脉内存在往复血流。因此在收缩期，血流以非常高的压力从右心室射入到冠状动脉瘘内，并进入冠状动脉逆行入升主动脉，而只有在舒张期时，冠状动脉血流才会恢复到其正常血流方向。

存在心室—冠状动脉交通的病人，其冠状动脉近段可能会发生扩张，且有时扩张程度非常明显。此类心室—冠状动脉交通造成的最严重后果是导致在冠状动脉系统内发生梗阻性病变。这种病变的程度从冠状动脉轻度狭窄到血流完全中断，不一而足，且可能会发生在任何位置，即从近端冠状动脉到远端冠状动脉分支都有可能。梗阻性病变越严重，且病变在冠状动脉床内的发生位置越靠近心端，就越有可能发生 RVDCC。重要的是要强调 RVDCC 几乎从不可能通过超声心动图得以诊断，而是需要通过心导管检查，并在右心室和/或冠状动脉内实施全面造影来得以准确判定。这些将在下文的心导管篇幅内进一步讨论。

- **心室功能**：最后，评估左右心室功能也是重要的。病人在出现症状时，其右心室射血分数常常降低，这是由于典型病人存在右心室压力超过体循环压力导致右心室后负荷极度升高所致。这种右心室射血能力降低并非由于心肌收缩力受损所致，理由是存在一旦肺动脉得以开通，则右心室通常表现出功能亢进的现象，有时还会导致动力性右心室流出道梗阻。病人在出现症状时，其左心室功能通常得以保全。虽然 RVDCC 是发生晚期冠状动脉狭窄性病变并可能造成左心室缺血和功能不全的风险因素[18-21]，但在新生儿期通常不会发生这种情况。

CT 和 MRI：尚未对 CT 和 MRI 扫描在评估 PA/IVS 新生儿时的价值进行过良好的研究。因此在大多数情况下，CT 和 MRI 并非标准检查方法。

心导管：心导管室已经成为 PA/IVS 的核心诊治场所，因为心导管作为一种诊断工具发挥了重要作用，并且能提供各种不同的介入治疗。应该考虑对几乎所有 PA/IVS 病人都实施心导管检查。鉴于超声心动图已经提供了关于解剖和生理学的详细信息，目前极少必须通过心导管和造影来评估右心室压力、右心室大小和心房间交通是否够大等情况。相反，目前实施心导管检查的原因是为了评估某一特定病人是否能够成为右心室减压手术的理

想候选人。右心室减压技术包括了外科手术（外科肺动脉瓣切开术及一并或不一并实施右心室流出道重建）和经皮介入（经心导管对闭锁的肺动脉瓣进行打孔并实施球囊肺动脉瓣成形术）的方法。在大多数情况下，还是必须在心导管检查的支持下做出病人是否适宜接受右心室减压的决定。

关于病人适宜接受右心室减压的最重要决定因素是不存在 RVDCC。但是，也不应该把 RVDCC 考虑成一种全或无的绝对二分法状态。有些病人明确不存在 RVDCC（例如那些完全没有心室—冠状动脉交通的病人），而有些病人明确存在 RVDCC（例如那些双侧冠状动脉开口闭锁的病人），但大多数病人处于中间状态，即一部分心肌主要通过右心室供血，这意味着病人存在部分性右心室依赖性冠状动脉循环。

治疗

内科：应该立刻开始输注前列腺素，以防止动脉导管收缩。虽然动脉导管收缩是造成本病发绀的最可能原因，但血氧饱和度还取决于其他一些因素。因此，应该寻找并纠正造成发绀的其他影响因素。例如，可通过使用持续气道正压（CPAP）通气或气管内插管和机械通气来处理输注前列腺素造成的呼吸暂停。明显的贫血状态（例如围生期失血造成的）应予以纠正。在这种情况下，很少会发生明显的心血管功能崩溃，因此也较少需要大量液体复苏或显著的变力性药物支持。但是，显著发绀可能会造成代谢性酸中毒，且应该给予相应纠正。

新生儿手术或经心导管治疗：一些针对本病的解剖纠治措施可能需要在出生数日后加以实施。包括必要时扩大房间隔交通，条件适宜时对右心室实施减压，并提供可靠的肺血流来源。

首先让我们讨论一下如何处理本病中的 ASD。关于球囊房间隔切开术在 PA/IVS 治疗中的作用还存在争议。本病病人在出生前和出生后都需要在

心房水平存在右向左分流,因此一个非限制性的 ASD 对于维持在该疾病状态下的心输出量是重要的。但是,关于这个问题的文献回顾却给出了令人混淆且矛盾的结果。一些报道提倡对几乎所有 PA/IVS 新生儿都实施球囊房间隔切开术[22],另一些报道则提倡主要针对那些最终无法接受双心室修补的重度右心室发育不良病人实施此房间隔切开术[23-27],而其他报道则几乎从不提倡实施此房间隔切开术[28-30]。可以预见到限制性 ASD 会造成 PA/IVS 新生儿发生体静脉淤血,且如果严重的话,则会造成心输出量受损。因此,为了搞明白常规实施球囊房间隔切开术能否为 PA/IVS 病人带来生理学上的益处,让我们先来比较一下 PA/IVS 病人在出生前和出生后的跨 ASD 血流。

在胎儿期,回流到右心房的血液包括来自上腔静脉和下腔静脉的血液,以及通过静脉导管来自脐静脉的胎盘血流。但是,PA/IVS 胎儿的全部右心房血液必须通过 ASD 到达左心房。出生后,胎盘血流消失,造成 PA/IVS 病人所需通过 ASD 到达左心房的血流量显著降低。因此,这就造成了出生后跨 ASD 的压力阶差降低。鉴于 PA/IVS 病人在出生前极少存在限制性 ASD 并因此造成胎儿水肿,所以未发生胎儿水肿的 PA/IVS 病人在出生后早期常常不存在 ASD 交通受限,这种推断是符合逻辑的。有一个独到的论点认为在新生儿期实施预防性的球囊房间隔切开术也许能防止房间隔交通随时间推移而发生受限。但是,我们并不通过常规实施球囊房间隔切开术来预防迟发性 ASD 交通受限。

现在我们接着讨论在条件适宜时对右心室实施的减压措施。正如前文所讨论的那样,只有在确切排除了大部分冠状动脉床依赖右心室供血(即 RVDCC)后,才可以实施右心室减压。能可靠取得该信息的唯一方法是心导管检查和右心室造影,并同时实施或不实施附加的冠状动脉造影(图 12-1)。通过外科手术减压右心室的方法几乎完全被

弃用了,因为人们更偏好使用经心导管对肺动脉瓣进行打孔并实施球囊肺动脉瓣成形术作为新生儿右心室减压的初始方法。外科手术减压右心室的方法包括不使用心肺转流支持的肺动脉瓣切开术,或使用心肺转流支持的右心室流出道肥厚肌束切除和补片扩大[31]。

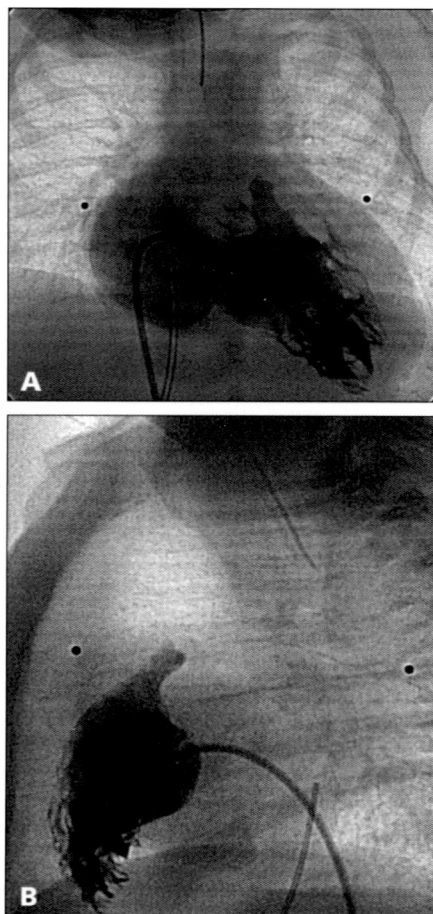

图 12-1 一名年龄为 5 天,体重 2.3 kg 的 PA/IVS 病人的右心室造影,前后位(**图 A**)和侧位(**图 B**)投照。注意其右心室三部分发育良好,存在肺动脉瓣闭锁和中度三尖瓣反流。未见存在冠状动脉瘘。

最初阐述的对闭锁之肺动脉瓣打孔的方法是使用硬质导丝的机械式打孔技术[29,32]。但是,当心导管位于右心室流出道内时,置于导管内的硬质导丝存在穿破至导管外的趋势,这会造成右心室漏斗部发生意外穿孔。也报道过对肺动脉瓣进行激光打孔[33,34],但由于存在包括需要给心导管室工作人

员配备防护装置以及需使用昂贵的激光发生器等其他缺点，激光打孔现在已经不太使用了。使用各种导管和导丝对肺动脉瓣实施射频打孔的技术得以问世，其具备一个与生俱来的最显著优点[28,29,35-39]。包括一些大型研究在内的许多文献[28,35]确证了这种右心室减压方法的安全性和有效性。最近，专门设计用于对存在长期粥样硬化梗阻的冠状动脉实施再开通的特制导丝已经被用来对闭锁的肺动脉瓣进行打孔[40,41]。对于那些射频导丝和射频发生器并未广泛普及的发展中国家而言，这项先进技术的益处巨大。

无论初期实施肺动脉瓣打孔所用的技术如何，一旦瓣膜得以穿通后，其余步骤就和对肺动脉狭窄新生儿实施球囊肺动脉瓣成形术差不多。将一根导丝（经动脉导管）前送入降主动脉内或送入肺动脉内，随后再送入球囊导管来实施球囊肺动脉瓣成形术（图12-2、图12-3和图12-4）。球囊直径通常为肺动脉瓣环直径的120%～140%，但我们常常在这种情况下使用直径约为肺动脉瓣环直径150%的球囊。

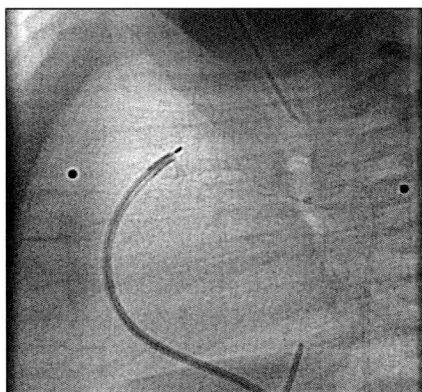

图12-3 球囊肺动脉瓣成形术。在对闭锁的肺动脉瓣实施射频打孔后，一根导丝深入到肺动脉的下叶分支内（如此侧位投照图像所示）或经动脉导管进入降主动脉内。然后再对肺动脉瓣实施球囊扩张（注意球囊上有一个腰部，这表明了闭锁之肺动脉瓣的所在位置）。

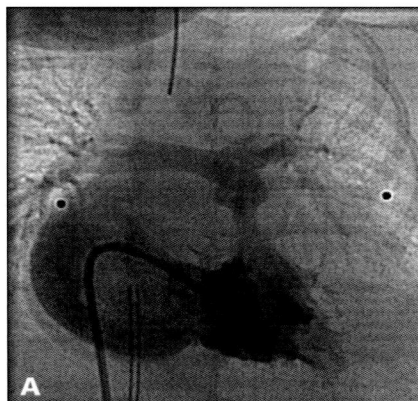

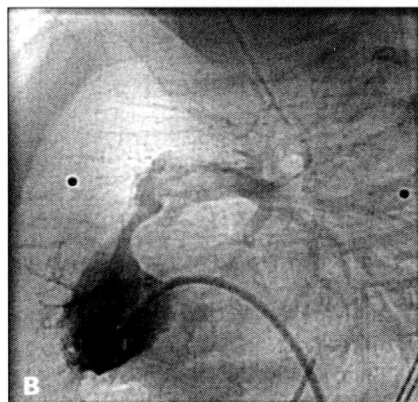

图12-2 对闭锁的肺动脉瓣实施射频打孔。注意 Nykanen™ 射频导丝（Baylis Medial, Montreal, Canada）的X线不透光头端正位于右心室流出道内，并已顶住闭锁的肺动脉瓣。

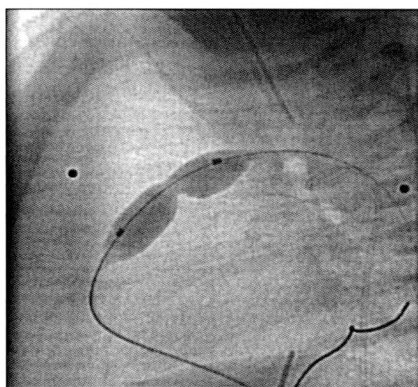

图12-4 球囊肺动脉瓣成形术后的右心室造影，前后位（图A）和侧位（图B）投照。注意来自右心室的前向血流进入了肺动脉，使肺动脉得以显影。右心室流出道内可见有造影剂的狭窄射流，表明存在严重的动力性右心室流出道梗阻。

重要的是要认识到使用心导管实施右心室减压仅是在闭锁的肺动脉瓣上造成了一个开口，但对解除右心室漏斗部的肌性梗阻的意义不大或毫无帮助。肺动脉下的漏斗部可存在两种类型的梗阻：动力性或固定性。在球囊肺动脉瓣成形术后，右心室漏斗部存在严重的收缩期挤压时，才能诊断为动力性梗阻。在这种情况下，漏斗部的舒张期直径则显得足够大。相反，当整个漏斗部均发育不良且在收缩期和舒张期时都显得窄小时，则可诊断为固定性梗阻。识别出造成漏斗部狭窄的发生机制是重要的，因为动力性右心室流出道狭窄是十分常见的，且通常能随着时间推移而消退，因为右心室肥厚会在数周或数月后得以缓解。相反，严重发育不良的漏斗部则有可能需要通过手术切除肥厚肌束且/或给予补片扩大。

认识到右心室减压（通过心导管或手术方法）后通常无法立刻恢复足够的肺血流也是重要的。这是因为发育不良且肥厚的右心室没有良好的顺应性，导致其舒张期容积显著降低。所以，这种小型右心室的每搏输出量可能无法提供足以维持有效体循环血氧饱和度的肺血流。因此，可能需要额外的肺血流来源。过去，习惯使用改良 Blalock-Taussing 分流来建立额外的肺血流，而在当前，动脉导管内植入支架已经成为首选方法[42-44]。

可在实施肺动脉瓣打孔及球囊肺动脉瓣成形术的同时或术后数日或数周后向动脉导管内植入支架。在得克萨斯儿童医院，我们使用的方法是在实施球囊肺动脉瓣成形术的时候一并评估右心室大小。如果右心室严重发育不良并显得不可能提供足够的肺血流的话，则在实施球囊肺动脉瓣成形术时一并向动脉导管内植入支架。但是，如果右心室发育良好的话，我们就不会马上植入动脉导管支架，而是通常在球囊肺动脉瓣成形术后先给病人使用10～14天的前列腺素。希望右心室顺应性能得到一定程度的改善，以便右心室的充盈功能（和相应的

射血功能）也得到改善。在这个用于观察病人的循环是否存在动脉导管依赖性的10～14天阶段内，我们提倡尝试进行2～3次的临时性暂停输注前列腺素。如果在10～14天后，病人在尝试暂停输注前列腺素期间仍出现严重缺氧（呼吸空气时的血氧饱和度低于75%）的话，则判定此病人存在动脉导管依赖性，并将其送回心导管室植入动脉导管支架（图12-5）。但是，如果在试停前列腺素期间，病人的血氧饱和度能维持在75%以上（且超声心动图证实动脉导管已闭合）的话，则意味着右心室射血功能改善且单凭右心室就可以提供足够的肺血流。因此就可以判定该病人不存在动脉导管依赖性，且在术后的中期恢复过程中应该无需额外的肺血流来源。

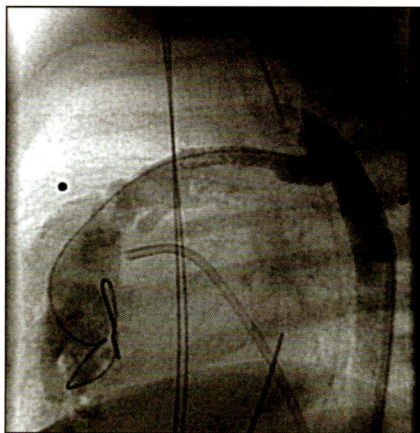

图12-5 植入动脉导管支架后的主动脉造影（侧位投照）。球囊肺动脉瓣成形术后1周时，病人仍处于动脉导管依赖状态，并接受了动脉导管支架来维持足够的肺血流。

对于在心导管检查时判定存在RVDCC的病人，则不能实施右心室减压。相反，需通过动脉导管支架或构建改良 Blalock-Taussig 分流来提供稳定的肺血流来源。

》 婴儿和儿童

在出生后数周内，PA/IVS病人将会在两种可能的治疗途径上选择其一。

1. RVDCC病人（和极少数非RVDCC但右心室极小的病人）将不能接受右心室减压。相反，他们将接受某种类型的主肺动脉交通来提供肺血流，即动脉导管支架或构建改良Blalock-Taussig分流。这些病人将通过单心室途径来予以治疗；他们进而在3～6月龄时接受双向腔肺吻合，再在2～4岁时达成Fontan循环。

2. 非RVDCC病人将接受右心室减压，并可能接受或无需接受额外的肺血流来源（例如动脉导管支架或Blalock-Taussig分流），这取决于在右心室减压术后的10～14天判定出病人是否存在动脉导管依赖性。这些病人可进一步分为以下四类：

   ■ 最终可达成双心室循环的病人。这些病人在发病时的右心室和三尖瓣发育不良程度通常更轻[27]（但在一个大型研究中[28]，双心室修补病人的平均三尖瓣Z值为−3）。这些病人的右心室持续保持足够的生长，且通常在6～12月龄时表现出能在呼吸空气的状态下保持接近正常的血氧饱和度。一些病人可能通过经皮径路关闭了ASD。那些一直保留ASD的病人将表现出ASD存在双向分流或分流模式已经完全逆转成左向右分流。通常将这些病人送到心导管室，使用球囊导管对ASD进行试验性封堵。这种方法被用来评估右心是否足以能承受全部的体静脉回流量；这个方法仅用于那些存在一定程度ASD右向左分流的病人。当对ASD实施试验性封堵时，如果右心房压力的增幅确实小于3 mmHg或4 mmHg的话，就可以通过经皮输送装置安全地关闭ASD。或者通过手术方法来关闭病人的ASD。

   ■ 最终仅达成单心室循环的病人。这些病人在新生儿期即不约而同地需要额外的肺血流来源。而且，在1岁以内进行的一系列超声心动图成像则能判定其右心室持续发育不良，且不足以承担肺循环。这组病人然后将接受双向腔肺分流，且最终接受Fontan手术。在一定程度上，这些病人就像那些从来无法接受右心室减压手术的病人一样。对于那些在新生儿期接受了减压手术，但右心室又没有得以足够生长的病人，如何判断下一步应该怎么做，这是一个未能解决的难点。有一种可能的做法是结扎肺总动脉，再次恢复成肺动脉闭锁并让未能发育的右心室重新回到高于体循环压力的环境下。另一种可能的做法是让右心室流出道保持开通，但把三尖瓣缝合关闭掉——这个策略则显得更符合生理，但就是手术操作方面更为复杂。

   ■ 那些达成所谓一个半心室循环的病人。这组病人的右心室在新生儿期得到减压后显示出有一定程度的生长；但是其生长程度不足以能提供维持足够血氧饱和度所需的肺血流。这组病人可进而接受双向腔肺分流，术中一并关闭或不关闭ASD。如果完全关闭ASD，右心室就仅接受来自下腔静脉的静脉血流，而上腔静脉血流则通过双向腔肺分流直接进入肺动脉。这种循环状态被称为一个半心室循环，因为右心室仅输出了约一半的肺血流量。这种循环结构具有优异的长期疗效，且可使病人的血氧饱和度达到100%。仅有上腔静脉系统存在一定程度的高压状态，因为其通过腔肺吻合直接承受肺血管阻力；而下腔静脉系统则保持正常或接近正常的压力状态。虽然缺乏长期数据，但认为这种循环结构优于Fontan循环，因为它避免了下腔静脉系统处于高压状态而导致的长期并发症（例如肝硬化、蛋白丢失性肠病和下半身长期静脉淤血）[45,46]。

■ 那些达成所谓一又四分之一心室循环的病人。这是一种接受了双向腔肺分流但右心室太小而无法关闭ASD的病人所具备的循环状态。如果在等待数年后，病人的右心室仍发育不充分，则让其保留经ASD的小型右向左分流也是一种选择。这种病人从功能学上来说，其循环还是处于分隔不完全状态，即所谓的一又四分之一心室循环。这种长期姑息状态避免了上文所述的与下腔静脉高压相关的Fontan循环并发症，但存在持续轻度发绀的终身后遗症。

⏩ 青少年和成人

PA/IVS病人在青少年期和成年期的治疗存在极大变化，这取决于他们在儿童期的早期阶段所达成的循环类型。那些达成双心室或一个半心室循环的病人，将发生重度肺动脉反流，这是通过外科手术或心导管介入治疗实施右心室减压所造成的。在此年龄段，这些病人将必然需要植入肺动脉瓣，但在这种情况下实施肺动脉瓣置换的适宜时机还缺乏精确的标准来提供指南。在此病人群体中，有可能会发生右心室扩张，但其右心室扩张程度可能不同于法洛四联症病人（鉴于PA/IVS病人常存在中到重度的右心室发育不良，而法洛四联症则不存在这种情况）。

接受过Fontan手术的病人面临着该循环状态下常见的所有长期风险[47,48]。风险包括长期心室功能不全、诸如塑形性支气管炎等肺部并发症、诸如肝硬化和蛋白丢失性肠病等胃肠道并发症，以及诸如生长发育停滞等全身问题（Fontan病人的长期治疗在第20章"内脏异位"中予以讨论）。

对于存在RVDCC的年长儿童、青少年和成人的一个特殊长期担忧是他们存在发生慢性心肌缺血和梗死的风险，还面临着发生猝死或心室功能不全的风险[18-21]。认为造成这种风险的发生机制是冠状动脉内持续发生内膜损伤，而这种内膜损伤则是由经右心室—冠状动脉瘘进入冠状动脉的高压湍流血流所造成。RVDCC病人因急性或慢性心肌梗死造成心室功能不全的治疗方法可能还包括心脏移植。在我们单位，也确实使用这种方法为少数病人提供了治疗。

未来

近年来确立的经心导管肺动脉瓣置换技术可能对PA/IVS的治疗产生了显著的影响。这适用于那些因先前通过手术或心导管介入技术实施右心室减压后造成显著肺动脉瓣关闭不全的病人。目前，经心导管植入肺动脉瓣技术无法广泛适用于此类患病人群的限制因素包括此类病人的右心室流出道通常十分扩张，因此无法可靠固定目前型号的肺动脉瓣。由于存在这个因素，所以目前需要病人先接受一次外科手术来植入瓣膜，以便将此外科手术植入的瓣膜作为未来经皮实施肺动脉瓣置换时的锚定区域。但是，已研发了新型的右心室流出道减容装置，并制造出了初期样品，以便为右心室流出道扩张的病人植入肺动脉瓣[49-51]。有朝一日，这种方法能将经皮肺动脉瓣置换的适用对象拓宽到那些尚未接受瓣膜置换手术的病人。

第二个创新领域就是PA/IVS的胎儿介入治疗。该技术包括对闭锁的肺动脉瓣进行针刺穿孔,再实施球囊肺动脉瓣成形术。已发表的文献很少,但早期结果是令人鼓舞的[52-54]。胎儿介入治疗能否改善这种疾病的自然病史,还有待考证。

提示与建议

● PA/IVS是一种严重程度变化很大的疾病。既会遇到右心房和右心室严重扩张且三尖瓣严重反流的病人,也会遇到那些右心结构接近正常大小,或那些三尖瓣和右心室极度发育不良的病人。因此,病人的治疗必须高度个体化地建立在其形态学和生理学特征的基础上。

● 一般来说,在发病时右心室大小正常或右心室扩大的病人应该可以通过双心室修补策略加以治疗,而那些右心室发育不良极其严重且合并RVDCC的病人则应该遵循单心室策略或实施心脏移植来加以治疗。无RVDCC的病人应接受右心室减压治疗,除非其右心室真的极小;之后应根据其三尖瓣和右心室的发育不良程度来给予不同方向的治疗。

● 通常不可能在新生儿期就判定每个病人所需的治疗策略。有些病人在出生后数日内就可以明确其治疗策略(例如存在RVDCC的病人肯定不能接受右心室减压,但从发病开始就可通过单心室策略加以治疗)。而其他病人则需要通过临床医生采取弹性策略来做出治疗决定,因为有些病人最终接受的治疗策略与其最初的治疗方向是相反的。例如,有些右心室中度发育不良的病人接受了右心室减压治疗,且其右心室最终发育得很好并达成了双心室循环。相反,另一些原先右心室发育不良程度类似的病人,可能其右心室后续生长发育一般,最后仅达成了一个半心室循环。而还有一些人的右心室仅有少许生长发育或无发育,则最终只能为其建立Fontan循环。因此,临床医生必须熟知所有这些可能的治疗策略,并知道如何判定哪些病人应该遵循何种治疗策略。他们也应该知道如何运用诸如在心导管室内对ASD实施试验性封堵等重要的生理学试验手段来识别出这一重大的病情差异。

(孙彦隽译,刘锦纷校)

参考文献

1. Hunter W. Three cases of mal-conformation in the heart. *Medical Observations and Inquiries*. 1784; 6: 291–309.

2. Grant RT. An unusual anomaly of the coronary vessels in the malformed heart of a child. *Heart*. 1926; 13: 273–283.

3. Freedom RM, Harrington DP. Contributions of intramyocardial sinusoids in pulmonary atresia and intact ventricular septum to a right-sided circular shunt. *Br Heart J*. 1974; 36: 1061–1065.

4. Keith JD. Prevalence, incidence, and epidemiology. In: Keith JD, Rowe RD, Vlad P, eds. *Heart Disease in Infancy and Childhood*. Macmillan; 1978: 3–13.

5. Walsh KP, Abdulhamed JM, Tometzki JP. Importance of right ventricular outflow tract angiography in distinguishing critical pulmonary stenosis from pulmonary atresia. *Heart*. 1997; 77: 456–460.

6. Lougheed J, Sinclair BG, Fung Kee Fung K, et al. Acquired right ventricular outflow tract obstruction in the recipient twin in twin-twin transfusion syndrome. *J Am Coll Cardiol*. 2001; 38: 1533–1538.

7. Sharland GK, Chita SK, Allan LD. Tricuspid valve dysplasia or displacement in intrauterine life. *J Am Coll Cardiol*. 1991; 17: 944–949.

8. Yamamoto Y, Hornberger LK. Progression of outflow tract obstruction in the fetus. *Early Hum Dev*. 2012; 88: 279–285.

9. Freedom RM, Jaeggi E, Perrin D, Yoo S-J, Anderson RH. The "wallto-wall" heart in the patient with pulmonary atresia and intact ventricular septum. *Cardiol Young*. 2006; 16: 18–29.

10. Choi YH, Seo JW, Choi JY, Yun YS, Kim SH, Lee HJ. Morphology of tricuspid valve in pulmonary atresia with intact ventricular septum. *Pediatr Cardiol*. 1998; 19: 381–389.

11. Hanley FL, Sade RM, Blackstone EH, Kirklin JW, Freedom RM, Nanda NC. Outcomes in neonatal pulmonary atresia with intact ventricular septum. A multiinstitutional study. *J Thorac Cardiovasc Surg*. 1993; 105: 406–427.

12. Nishibatake M, Matsuda Y, Kamitomo M, Ibara S, Sameshima H. Echocardiographic findings of pulmonary atresia or critical pulmonary stenosis and intact ventricular septum in utero. *Pediatr Int*. 1999; 41: 716–721.

13. Gardiner HM, Belmar C, Tulzer G, et al. Morphologic and functional predictors of eventual circulation in the fetus with pulmonary atresia or critical pulmonary stenosis with intact septum. *J Am Coll Cardiol*. 2008; 51: 1299–1308.

14. Freedom RM. General morphological considerations. In: Freedom RM, ed. *Pulmonary Atresia with Intact Ventricular Septum*. Mount Kisco, NY: Futura Publishing Company, Inc; 1989: 17–36.

15. Freedom RM, Anderson RH, Perrin D. The significance of ventriculo-coronary arterial connections in the setting of pulmonary atresia with an intact ventricular septum. *Cardiol Young*. 2005; 15: 447–468.

16. Calder AL, Co EE, Sage MD. Coronary arterial abnormalities in pulmonary atresia with intact ventricular septum. *Am J Cardiol*. 1987; 59: 436–442.

17. Mainwaring RD, Lamberti JJ. Pulmonary atresia with intact ventricular septum. Surgical approach based on ventricular size and coronary anatomy. *J Thorac Cardiovasc Surg*. 1993; 106: 733–738.

18. Akagi T, Benson LN, Williams WG, Trusler GA, Freedom RM. Ventriculo- coronary arterial connections in pulmonary atresia with intact ventricular septum, and their influences on ventricular performance and clinical course. *Am J Cardiol*. 1993; 72: 586–590.

19. Fenton KN, Pigula FA, Gandhi SK, Russo L, Duncan KF. Interim mortality in pulmonary atresia with intact ventricular septum. *Ann Thorac Surg*. 2004; 78: 1994–1998; discussion 1998.

20. Hausdorf G, Gravinghoff L, Keck EW. Effects of persisting myocardial sinusoids on left ventricular performance in pulmonary atresia with intact ventricular septum. *Eur Heart J*. 1987; 8: 291–296.

21. Patel A, Farrell P, Harris M, Gaynor J, Gillespie M. Acquired ventricular septal aneurysm in a patient with pulmonary atresia with intact ventricular septum. *Cardiol Young*. 2012; 22: 227–229.

22. Daubeney PEF, Wang D, Delany DJ; UK and Ireland Collaborative Study of Pulmonary Atresia with Intact Ventricular Septum. Pulmonary atresia with intact ventricular septum: predictors of early and medium-term outcome in a population-based study. *J Thorac Cardiovasc Surg*. 2005; 130: 1071.

23. Galindo A, Drant S. Pulmonary atresia with intact ventricular septum (PA/IVS): diagnostic and interventional cardiac catheterization in the neonate. *Prog Pediatr Cardiol*. 2001; 13: 177–182.

24. Hannan RL, Zabinsky JA, Stanfill RM, et al. Midterm results for collaborative treatment of pulmonary atresia with intact ventricular septum. *Ann Thorac Surg*. 2009; 87: 1227–1233.

25. Laks H, Plunkett M. Surgical management of pulmonary atresia with intact ventricular septum. *Prog Pediatr Cardiol*. 2001; 13: 183–197.

26. Lofland GK. Pulmonary atresia with intact ventricular septum: A brief overview of management strategies and rationale. *Prog Pediatr Cardiol*. 2009; 26: 55–59.

27. Alwi M. Management algorithm in pulmonary atresia with intact ventricular septum. *Catheter Cardiovasc Interv*. 2006; 67: 679–686.

28. Humpl T, Soderberg B, McCrindle BW, et al. Percutaneous balloon valvotomy in pulmonary atresia with intact ventricular septum: impact on patient care. *Circulation*. 2003; 108: 826–832.

29. Justo RN, Nykanen DG, Williams WG, Freedom RM, Benson LN. Transcatheter perforation of the right ventricular outflow tract as initial therapy for pulmonary valve atresia and intact ventricular septum in the newborn. *Cathet Cardiovasc Diagn*. 1997; 40: 408–413.

30. Steinberger J, Berry JM, Bass JL, et al. Results of a right ventricular outflow patch for pulmonary atresia with intact ventricular septum. *Circulation*. 1992; 86: II167–II175.

31. Joshi SV, Brawn WJ, Mee RB. Pulmonary atresia with intact ventricular septum. *J Thorac Cardiovasc Surg*. 1986; 91: 192–199.

32. Latson LA. Nonsurgical treatment of a neonate with pulmonary atresia and intact ventricular septum by transcatheter puncture and balloon dilation of the atretic valve membrane. *Am J Cardiol*. 1991; 68: 277–279.

33. Parsons JM, Rees MR, Gibbs JL. Percutaneous laser valvotomy with balloon dilatation of the pulmonary valve as primary treatment for pulmonary atresia. *Br Heart J*. 1991; 66: 36–38.

34. Rosenthal E, Qureshi SA, Kakadekar AP, Anjos R, Baker EJ, Tynan M. Technique of percutaneous laser-assisted valve dilatation for valvar atresia in congenital heart disease. *Br Heart J*. 1993; 69: 556–562.

35. Alwi M, Geetha K, Bilkis AA, et al. Pulmonary atresia with intact ventricular septum percutaneous radiofrequency-assisted valvotomy and balloon dilation versus surgical valvotomy and Blalock Taussig shunt. *J Am Coll Cardiol*. 2000; 35: 468–476.

36. Hausdorf G, Schneider M, Schirmer KR, et al. [Interventional high frequency perforation and enlargement of the outflow tract of pulmonary atresia]. *Z Kardiol*. 1993; 82: 123–130. [German]

37. Hofbeck M, Wild F, Singer H. [Interventional treatment of pulmonary atresia with intact ventricular septum by high frequency perforation and balloon dilatation of the pulmonary valve]. *Klin Padiatr*.1994; 206: 157–160. [German]

38. Rosenthal E, Qureshi SA, Chan KC, et al. Radiofrequency-assisted balloon dilatation in patients with pulmonary valve atresia and an intact ventricular septum. *Br Heart J*. 1993; 69: 347–351.

39. Gournay V, Piechaud JF, Delogu A, Sidi D, Kachaner J. Balloon valvotomy for critical stenosis or atresia of pulmonary valve in newborns. *J Am Coll Cardiol*. 1995; 26: 1725–1731.

40. Alcibar-Villa J, Rubio A, Pena N, et al. [Pulmonary atresia with intact ventricular septum. Perforation and pulmonary valvuloplasty using a modified mechanical technique. Medium-term follow-up]. *Rev Esp Cardiol*. 2007; 60: 833–840. [Spanish]

41. Alwi M, Budi RR, Mood MC, Leong MC, Samion H. Pulmonary atresia with intact septum: the use of Conquest Pro coronary guidewire for perforation of atretic valve and subsequent interventions. *Cardiol Young*. 2012: 1–6.

42. Alwi M, Choo K-K, Radzi NAM, Samion H, Pau K-K, Hew C-C. Concomitant stenting of the patent ductus arteriosus and radiofrequency valvotomy in pulmonary atresia with intact ventricular septum and intermediate right ventricle: early in-hospital and medium-term outcomes. *J Thorac Cardiovasc Surg*. 2011; 141: 1355–1361.

43. Alwi M, Choo KK, Latiff HA, Kandavello G, Samion H, Mulyadi MD. Initial results and medium-term follow-up of stent implantation of patent ductus arteriosus in duct-dependent pulmonary circulation. *J Am Coll Cardiol*. 2004; 44: 438–445.

44. Gewillig M, Boshoff DE, Dens J, Mertens L, Benson LN. Stenting the neonatal arterial duct in duct-dependent pulmonary circulation: new techniques, better results. *J Am Coll Cardiol*. 2004; 43: 107–112.

45. Kreutzer C, Mayorquim RC, Kreutzer GO, et al. Experience with one and a half ventricle repair. *J Thorac Cardiovasc Surg*. 1999; 117: 662–668.

46. Van Arsdell GS, Williams WG, Freedom RM. A practical approach to 1. ventricle repairs. *Ann Thorac Surg*. 1998; 66: 678–680.

47. Goldberg DJ, Shaddy RE, Ravishankar C, Rychik J. The failing Fontan: etiology, diagnosis and management. *Expert Rev Cardiovasc Ther*. 2011; 9: 785–793.

48. Najm HK, Williams WG, Coles JG, Rebeyka IM, Freedom RM. Pulmonary atresia with intact ventricular septum: results of the Fontan procedure. *Ann Thorac Surg*. 1997; 63: 669–675.

49. Amahzoune B, Szymansky C, Fabiani J-N, Zegdi R. A new endovascular size reducer for large pulmonary outflow tract. *Eur J Cardio-Thoracic*. 2010; 37(3): 730–732. doi: 10.1016/j.ejcts.2009.08.034.

50. Boudjemline Y. Pulmonary valve replacement: extending the indications to the whole spectrum of pulmonary valve disease. *Future Cardiology*. 2007; 3(1): 35–41. doi: 10.2217/14796678.3.1.35.

51. Mollet A, Basquin A, Stos B, Boudjemline Y. Off-pump replacement of the pulmonary valve in large right ventricular outflow tracts: a transcatheter approach using an intravascular infundibulum reducer. *Pediatr Res*. 2007; 62(4): 428–433. doi: 10.1203/PDR.0b013e318142aa3e.

52. Arzt W, Tulzer G, Aigner M, Mair R, Hafner E. Invasive intrauterine treatment of pulmonary atresia/intact ventricular septum with heart failure. *Ultrasound Obst Gyn*. 2003; 21(2): 186–188. doi: 10.1002/uog.48.

53. Galindo A, Gutierrez-Larraya F, Velasco JM, la Fuente de P. Pulmonary balloon valvuloplasty in a fetus with critical pulmonary Stenosis/atresia with intact ventricular septum and heart failure. *Fetal Diagn Ther*. 2006; 21(1): 100–104. doi: 10.1159/000089058.

54. Tworetzky W, McElhinney, DB, Marx GR, Benson CB, Brusseau R, Morash D, et al. In utero valvuloplasty for pulmonary atresia with hypoplastic right ventricle: techniques and outcomes. *Pediatrics*. 2009; 124(3): e510–e518. doi: 10.1542/peds. 2008-2014.

第 13 章

主动脉狭窄

Christopher S. Snyder 和 Ivory Crittendon III

已知的关于主动脉狭窄的首次报道是Theophile Bonet 在1679年作出的，在报道中他讨论了一名在街上行走时猝死的男人的尸检所见[1]。尸检报告阐述了病人的主动脉瓣呈现出一种增厚的骨性结构。Louis Gallavardi 作出了首个先天性主动脉狭窄的发病前病例报道[2]。由于这些开创性报道，使得先天性主动脉狭窄从一种发病前只能通过听诊器闻及杂音且只有在病人死亡后才能进行肉眼观察的疾病，进展到现在能实施胎儿期诊断和干预的局面。本章的重点在于阐述来自左心室的血流通过异常的主动脉瓣进入主动脉时发生梗阻的状态，换言之，即主动脉瓣狭窄。

引言

主动脉狭窄是一种最常见的心脏畸形，在所有先天性心脏病中占3%～6%。男性更为多见，其发病率为女性的3～5倍，为每100名活产婴儿中有0.4～4例[3-5]。病人出现症状时的年龄对发病率有影响：约10%的先天性主动脉狭窄病例在婴儿期出现症状，而其余病例在人生各阶段的发病率与之相当。大多数主动脉狭窄病人为双叶式主动脉瓣[6]，他们在儿童期并无症状，且仅在成年时瓣膜发生钙化后才出现症状（15%～57%的病例为这种情况）[5,7]。

除了孤立性主动脉瓣狭窄以外，还发现有20%的病人合并其他心内畸形[8,9]。

主动脉狭窄存在一种涉及基因和环境因素的多因素遗传模式。其基因遗传存在一种不寻常的外显率模式，即患病的父亲遗传给其后代的风险为3%，而患病的母亲遗传给其后代的风险为18%[10]。影响主动脉瓣生长发育的主要环境因素是瓣膜发育期间存在对过瓣血流的限制因素，这造成主动脉瓣环和瓣叶发育缓慢且发育异常，最终形成主动脉狭窄。许多先天性心脏病会造成主动脉瓣过瓣血流受限，包括卵圆孔提前关闭、二尖瓣狭窄和左心发育不良综合征的各种变异类型。

临床特征

在妊娠第四周时，主动脉瓣开始形成，此时右侧心内膜垫发生融合，形成了动脉干间隔。动脉干间隔之后再进一步分化，成为形成三个主动脉瓣叶的基础。心内膜垫组织再进一步分化，形成了成熟的主动脉瓣叶。心内膜垫分化不完全会造成主动脉狭窄。

正常的主动脉瓣含有三个菲薄的瓣叶，这三个瓣叶以半月形的方式附着在瓣环上。这些瓣叶光滑而柔韧，且在瓣叶游离缘中点有一个纤维结节，称为Arantius结节。在出生时，各瓣叶的大小往往有细微不同。每个瓣叶都具备各自的瓣交界结构。

有三种主要原因造成先天性主动脉瓣狭窄：① 两个或多个瓣叶发生融合；② 瓣环窄小或发育不良；③ 瓣叶增厚、变形且僵硬。每个因素均会造成瓣交界开放程度降低且有效瓣膜面积变小。狭窄程度取决于具备有效功能的瓣叶个数及其增厚程度，其中最糟糕的类型是单叶式瓣膜。先天性主动脉狭窄往往也是一种会随着时间推移而逐渐加重的病变，因为瓣膜会慢慢发生钙化，这通常发生在病人更为年长的阶段。大多数双叶式主动脉瓣在40岁以后发生中度到重度的主动脉狭窄。

表现

单叶式主动脉瓣：单叶式主动脉瓣是罕见的。当妊娠期间，主动脉瓣叶未能发生分化，形成一个窄小且没有瓣交界结构的中央瓣开孔，这就是单叶式主动脉瓣（图13-1）。这种瓣膜畸形很少以孤立性形式存在；其常合并有左心室发育小且存在心内膜弹力纤维增生症，或作为左心发育不良的一部分。单叶式主动脉瓣病人通常在新生儿期就出现急性失代偿性心功能衰竭或休克。由于这些病人通常初发症状极重，因此在新生儿期的死亡率高，即便立即接受球囊扩张或外科瓣膜切开手术等治疗，死亡率还是不低。

双叶式主动脉瓣：双叶式主动脉瓣即只形成了两个主动脉瓣叶。大多数的双叶式主动脉瓣都有三个瓣窦，但左—右冠瓣或右—无冠瓣融合，导致瓣叶大小不一致。左—右冠瓣交界融合是此病的最常见形式[11]。瓣缘往往相对平直且活动受限，这就导致瓣叶对合部位随着时间推移而发生增厚和/或钙化并狭窄（图13-2）。此病的症状变化范围大，有些病人从无症状，而危重病例则常常在新生儿期病情严重。双叶式主动脉瓣常常未能在低年龄时发现。但是，多达70%的病人在30岁前会出现一定程度的主动脉瓣狭窄或关闭不全，且由于瓣叶上有多年的钙沉积而出现增厚，造成其在50多岁时发生主动脉狭窄[12,13]。

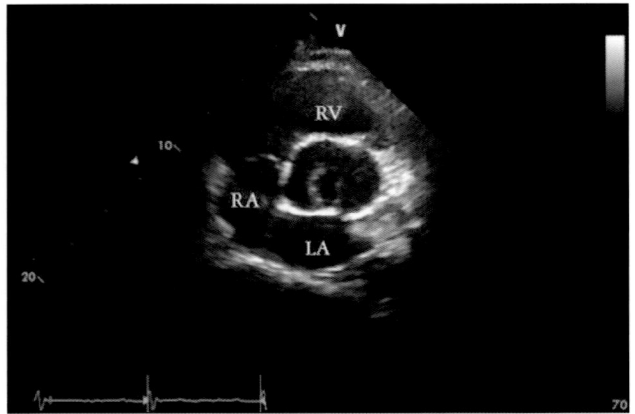

图13-1 单叶式主动脉瓣。LV=左心室；RA=右心房；RV=右心室。

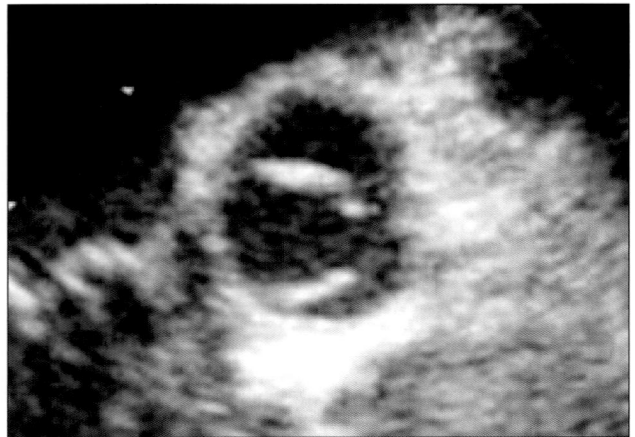

图13-2 双叶式主动脉瓣。

三叶式主动脉瓣：三叶式主动脉瓣发生狭窄的原因是其瓣叶边缘发生增厚和/或钙化，使其变得僵硬。这种病变过程要比其他类型的主动脉瓣狭窄的病变过程更加缓慢，造成了病人在其60岁或70多岁时才发生主动脉瓣钙化和狭窄。更为罕见的病因还包括糖原贮积病，患病胎儿的主动脉根部黏液样组织无法进一步分化，造成在瓣膜区域形成致密结缔组织，引起主动脉瓣狭窄。

压力阶差：孤立性主动脉狭窄的特征是左心室和升主动脉之间存在收缩期压力阶差，因为瓣叶的开放程度受限。多年来，有许多方法被用来测定其狭窄程度。Gorlin公式是计算主动脉瓣面积和狭窄程度的最可靠方法：

$$瓣膜面积（cm^2）= \frac{心输出量（ml/min）}{心率（次/min）\times 收缩射血期时间（s）\times 44.3 \times \sqrt{平均压力阶差（mmHg）}}$$

通过使用这个公式，计算出正常的主动脉瓣指数是 2 cm²/m²，轻度狭窄者为 > 0.8 cm²/m²，中度狭窄者为 0.5～0.8 cm²/m²，重度狭窄者为 < 0.5 cm²/m²。可预测出严重狭窄病人在心输出量正常时，存在至少 60 mmHg 的压力阶差。

大多数主动脉狭窄病人，哪怕是严重狭窄病人，都能通过提高左心室收缩压、舒张压及左心室做功负荷来维持心输出量。但是，这种做功负荷和压力负荷的升高，会导致左心室的室壁张力更大、心脏肥厚和左心室顺应性下降。这种心肌肥厚再引起冠状动脉向心肌的供血减少，常常造成心绞痛、ST 段和 T 波异常、心内膜下缺血、心内膜纤维化和心源性猝死。特别是重度主动脉狭窄的新生儿，尤其会发生左心室舒张末压升高，这也会造成左心室功能衰竭，导致心输出量下降，最终引发充血性心功能衰竭的体征和症状。但是，大多数的更年长患儿和青年成人往往能维持其心输出量，且可能并无症状。

胎儿、新生儿和婴儿

引言： 在本节，我们将讨论两种不同类型的主动脉狭窄病人，以及这些病人到底是因何而就医的。第一种类型是病情危重的重度主动脉狭窄的婴儿，第二种类型是没有梗阻的双叶式主动脉瓣的儿童。这两种情况的临床表现处于两个相反的极端，大多数已确诊的主动脉狭窄病人都是没症状的。

表现： 在讨论新生儿危重型主动脉狭窄的临床表现之前，必须先了解其胎儿期病程，以便更好地理解为何这些病人常常会出现心源性休克。超声心动图显示患病胎儿的主动脉瓣增厚，通常为单叶式且主动脉根部窄小。当胎儿在宫内就发现有重度主动脉狭窄时，可能会造成胎儿在出生前就发生并发症或死亡。预后如此糟糕的原因是狭窄的瓣膜造成了左心室心肌增厚。这种心肌增厚再导致心内膜血液灌注减少，引起左心室功能变差，且左心室常会发生心内膜弹力纤维增生症。

婴儿在所有此类主动脉狭窄病例中的所占比例高达 10%～15%[8,14,15]。因为这些婴儿在出生后，其血液循环在从以右心室为主导转变成以左心室为主导时，无法提升其心输出量，所以这些婴儿的心脏病预后要比那些在更年长时才出现症状的主动脉狭窄病人更差。出生后，由于左心室肥厚且顺应性下降，因此右心室被迫承担起维持心输出量的任务（取决于主动脉狭窄的严重程度）。故而在动脉导管闭合后，右心室无法应对增长的容量负荷。当出现右心室功能衰竭或动脉导管闭合时，左心室也无法满足全身对心输出量的更高需求。

临床检查： 这些婴儿在出生后数日内就发生心源性休克和严重的酸中毒。表现为呼吸急促、呼吸困难、喂养差和发育停滞。体格检查时，会发现其心前区搏动增强，并有右心室拍击感。如果其心功能极差，则可能就没有杂音或仅闻及轻柔的收缩期射血杂音。仅有 20% 的患病婴儿可闻及递增—递减型杂音（图 13-3）[14]。病人可能有主动脉喷射性喀喇音、S3 和/或 S4，且脉搏微弱，灌注差。此外，这种低心输出量状态造成了肝脾肿大、全身性水肿和休克。这些病人常常出现右上肢（更高）和下肢（更低）的血氧饱和度有差异。

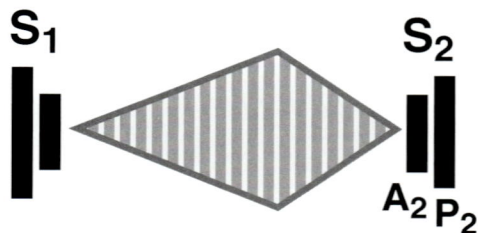

图13-3 主动脉狭窄引起的典型的递增—递减型杂音的示意图。

儿童和青少年

表现：主动脉狭窄的儿童和/或青少年的症状表现往往与新生儿相比有很大不同。在此年龄组中，这种疾病极少造成心功能衰竭或心源性休克。总的来说，这类病人在就诊时并无症状，且通常因存在杂音而就诊。偶尔，病人可能会主诉有运动时发生心绞痛、容易疲劳或运动时呼吸困难等症状。其他所表现出来的预后不良征兆包括运动时昏厥、静息状态下ST-T段异常，或差点发生心源性猝死。仅在重度主动脉狭窄时才会发生此类表现[16]。

临床检查：这些病人的体格检查几乎都存在异常。有症状的病人多为更年长的男性，其生长发育过程良好。病人的脉搏和血压通常正常，但在极少数情况下，可能会发现存在细脉，即与正常脉搏血压相比，病人的脉搏呈现软弱无力状态。常在病人胸壁上看到心尖抬举，在其胸骨左右上缘和胸骨上切迹位置触及收缩期震颤。在听诊时，主动脉狭窄病人的S1正常，其主动脉喷射性喀喇音后有递增—递减型杂音。常在狭窄的半月瓣开放时闻及喀喇音。主动脉喷射性喀喇音的最佳听诊位置是胸骨左下缘或心尖部。收缩期喷射性杂音（一种声强度呈菱形的递增—递减型杂音）始于S1之后，并止于S2之前（图13-4）。杂音的最佳听诊位置是右侧第二肋间隙。杂音往往沿着主动脉行走路径向颈部和腹部传导。当重度主动脉狭窄造成心室收缩压升高时，引起主动脉瓣关闭延迟，因此可闻

及S2中的主动脉瓣音延迟。在罕见情况下，当主动脉瓣有重度狭窄时，主动脉瓣的关闭音可能位于肺动脉瓣的关闭音之后，即众所周知的S2反常分裂（逆分裂）。

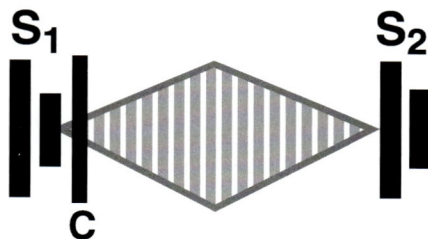

图13-4 递增—递减型杂音及主动脉喷射性喀喇音的示意图。

对主动脉狭窄病人进行体格检查时，重要的是要听诊舒张期早期阶段的递减型杂音，这提示主动脉瓣关闭不全，多达25%的病人存在这种杂音[17]。

诊断学检查

ECG：除了重症病例存在ST-T段异常以外，心电图（ECG）对本病进展程度的评估可靠性有限。ECG不是反映梗阻程度或左心室肥厚的良好指标。主动脉狭窄婴儿，常因存在胎儿血流模式引起的容量超负荷，造成右心室肥厚。但是，随着病人年龄增长，左心室肥厚越来越明显，而这对预测主动脉梗阻程度并无价值。危重型主动脉狭窄病人会出现各导联的广泛性T波倒置和/或ST段低平。

胸部X线：胸部X线影像除了能发现主动脉根部少许增大之外，其对怀疑有主动脉狭窄的病人的诊断作用有限。偶尔，可见患病婴儿有心脏肿大和肺静脉淤血程度加重，但总的来说，心脏大小还是正常的。

超声心动图：随着二维（2D）超声心动图的问世，超声心动图已经取代了心导管检查，它是为主动脉狭窄病人建立诊断并做出治疗决定的首选方法。超声心动图使人能直接观察到主动脉瓣（以

及瓣上和瓣下区域），以便评估心脏功能，并识别出有无那些主动脉狭窄的常见合并畸形，诸如主动脉缩窄（在第4章详细讨论）、室间隔缺损（包含在第2章中）、双叶式主动脉瓣和心内膜弹力纤维增生症。已经由一位经验丰富的操作者来实施超声心动图检查，并以系统化的方式对心脏畸形进行了评估的话，则再实施诊断性心导管检查所能提供的进一步有价值信息有限。当必须实施治疗（心导管介入治疗和/或外科手术）时，临床医生可使用来自超声心动图的提示，超声心动图是一种最为成功的检查方法。在通过使用多普勒测定最大瞬时压力阶差的同时，还必须直接观察狭窄的瓣膜。一系列研究证实，多普勒测值是非常有价值的参数，有助于提示何种治疗方式和治疗时机对病人最为有益。

在对一名怀疑有主动脉狭窄的病人实施超声心动图检查时，其首要目标是全面评估心脏结构和功能。在完成总体评估后，再对主动脉瓣进行评估。首先需要判定主动脉瓣叶的数量、活动度和厚度。应该评估主动脉瓣叶的穹顶样隆起程度、升主动脉的直径，以及跨狭窄瓣膜处的最大瞬时多普勒压力阶差。应该在舒张期时经短轴切面来对三个瓣叶进行评估，此时成像最为清晰。推荐使用超声心动图的定格成像技术来评估瓣叶的交界粘连程度和瓣叶的自由度，通过卷轴方式逐帧显示图像，就不会漏诊瓣叶融合。在对双叶式主动脉瓣合并"鱼嘴样"开放进行评估时，应该测量瓣叶的开放程度（与之相反是评估其闭合性）。在双叶式主动脉瓣时，最常见为左—右冠瓣交界消失。

在实施超声心动图检查时，重要的是要测定跨狭窄之主动脉瓣的血流压力阶差。可使用脉冲多普勒来测定此压力阶差，以评估梗阻的严重程度。当遇到更高速血流时，则必须使用连续波多普勒。我们使用改良Bernoulli方程来演算估测的跨主动脉瓣的多普勒压力阶差：

$$压力阶差 = 4 \times (峰值流速^2)$$

为了精确测得此压力阶差，应该从胸骨上切迹方向获取切面或在心尖四腔切面上进行测量，以便将多普勒波束方向置于狭窄处中央（图13-5）。使用这种方法时会遇到一个问题，即跨瓣峰值流速取决于左心室功能。换言之，当左心室功能正常时，血流速度大于4 m/s所代表的压力阶差就很高；但当左心室功能受损时，即使血流速度≤2 m/s，也同样反映出病情严重。无论使用何种多普勒超声心动图，均应测定收缩期流经瓣膜开口的血流射流的最大流速：对于主动脉狭窄而言，即最大瞬时压力阶差。

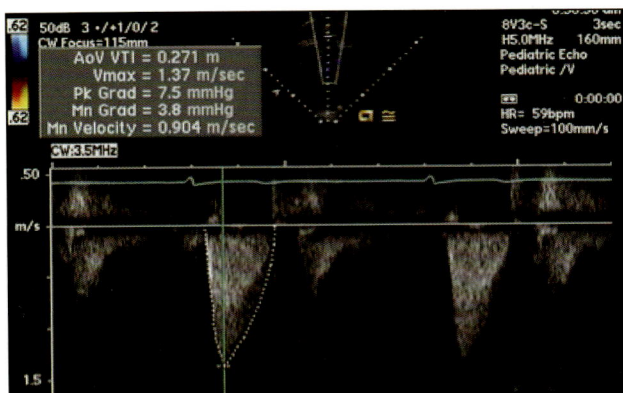

图 13-5 脉冲多普勒测定轻度主动脉狭窄。AoV=主动脉瓣；VTI=流速–时间积分。

与在心导管室经心导管测定的压力阶差相比，多普勒测定具有一定的局限性，因为心导管测定的是左心室和主动脉之间的峰值—峰值压力阶差。超声心动图检查时，无法同时测得左心室和主动脉的峰值压力，这样就造成与在心导管室内通过金标准方法测得的压力阶差相比，超声心动图测得的压力阶差会有轻微高估。

在评估好主动脉瓣结构及其狭窄程度之后，也易于对主动脉狭窄的常见合并问题进行评估。常见合并问题包括心室功能降低、心室壁张力升高，以及因此造成的左心室肥厚。这些问题易于通过使用2D和M型超声心动图来全面评估左心室后加以描述。也应该对二尖瓣和乳头肌附着情况加以评估，以排除降落伞样二尖瓣（常见于Shone复合症）及有无二尖瓣反流。主动脉狭窄所合并的其他重大常见病变包括升主动脉的狭窄后扩张、室间隔缺损（合并或不合并主动脉瓣脱垂），以及主动脉缩窄。

对于主动脉狭窄的婴儿，必须仔细评估其左心室有无心内膜弹力纤维增生症。可通过超声心动图对心内膜弹力纤维增生症进行观察，即在心内膜组织上看到有一层白色的高亮回声。超声心动图医生也应该对病人的右心室大小和功能进行评估。因为重度主动脉狭窄婴儿的右心室常承担体循环心室功能，所以常常会发现其左心室活动减弱、收缩功能差、存在二尖瓣反流和左心房扩张。在这种情况下，病人可能会存在严重的左心室向心性肥厚，且心室有效腔小。另一种易于通过超声心动图识别的解剖问题是存在动脉导管未闭，未闭之动脉导管能使重度主动脉狭窄婴儿的血流动力学得以维持。

负荷试验：儿科心脏内科医生使用的运动负荷试验有助于评估病人主动脉狭窄的严重程度，并对常存在非特异性胸痛和运动不耐受的病人进行评估。如果由有经验的观测者来实施并解读结果的话，这个试验会非常有助于判定病人是否需要治疗干预。

总的来说，实施动态运动负荷试验时需进行连续ECG监测和间歇血压监测。应该让有结果解读经验和治疗经验的技术员和心内科医生到场。在进行标准运动负荷试验时，病人的循环需求随着其运动做功而增长。正常心脏通过提升心输出量或心率来满足这种循环需求的增长，同时心肌的收缩

频度、速率和收缩力度也必须增强。因此，这也造成了心肌对氧的需求升高。在主动脉狭窄时，混合型梗阻抑制了循环系统对这种心输出量增长需求的反应能力。因此，运动使这些病人的左心室流出道压力阶差发生与其所需的心输出量增长幅度成直接比例的升高[18]。

对于存在中到重度主动脉狭窄的病人，瓣膜梗阻削弱了其每搏输出量的增长能力。这造成了其为满足躯体代谢需求而心率增快时的心输出量反而越低。由于心率增快造成舒张期充盈时间缩短，且心肌质量增大，心室腔内压升高，这些情况一定程度上造成了循环功能无法满足躯体代谢需求的增长。当病人到达其最大运动能力且/或发生心绞痛、昏厥或ST段变化（抬高或压低）提示梗阻加重或程度恶化时，即到达了运动负荷试验的监测终点。此时应查看有无ST段呈水平状或压低超过0.1 mV，或ST段低平状态超过80 ms[19]。

如果儿童和青少年的主动脉狭窄压力阶差（超声心动图测得）低于50 mmHg的话，其运动负荷试验结果往往正常。但是，如果其压力阶差大于50 mmHg的话，病人在运动负荷试验时常会有疲劳、心绞痛或T波或ST段变化的体征和症状，这提示至少存在一过性心肌缺血。此类运动时心肌缺血可能会导致室性心律失常，或心律失常恶化和猝死。

心导管：对于婴儿型主动脉狭窄，实施心导管术的目的很少仅限于进行诊断。超声心动图常常足以建立诊断并判定病人是否需要治疗干预。

治疗

主动脉球囊瓣膜成形术：1977年开展的第一次先天性心脏病自然病史研究（NHS-1）囊括了

主动脉狭窄病人，研究证实了对主动脉瓣进行治疗干预的重要性。按照心导管检查测得的压力阶差对病人进行分组。压力阶差大于 80 mmHg 的病人，其运动时或运动后即刻的猝死风险明显更高[20]。此外，该研究还显示与那些在 2 岁以后再接受治疗的主动脉狭窄病人相比，那些在 2 岁前就需要治疗干预的病人的预期寿命显著更短[15]。这些数据构成了目前先天性心脏病外科医生和心脏介入医生所用的治疗指南的基础。在 15 年后，在第二次先天性心脏病自然病史研究中随访了约 50% 的第一次研究时入组的老病人。这个研究报道了前次入组病人的病情进展、再次治疗干预的比率和死亡率，确证了主动脉瓣膜病变和其他先天性畸形的复杂性[21]。

首例主动脉球囊瓣膜成形术是在 1984 年报道的[22]。随后有多个研究比较了外科瓣膜切开术和球囊瓣膜成形术后的治疗结果及再次治疗干预的比例[22-25]。作为这些研究的结果，主动脉球囊瓣膜成形术成为诸多中心治疗先天性主动脉狭窄新生儿、儿童和青年成人的首选方法[25]。目前，许多三级医疗中心可实施主动脉球囊瓣膜成形术，且并发症预期发生率低[26]。

仅应该在对诸如瓣膜形态、瓣环直径和是否存在主动脉下狭窄等因素进行回顾后，才能实施心导管主动脉球囊瓣膜成形术，因为这些因素和治疗成功与否直接相关[27,28]。相反，单叶式主动脉瓣存在一定的治疗失败率（即无法充分解除跨瓣压力阶差），且猝死率增高[29]。鉴于瓣膜形态变化不一且无法预见其治疗并发症，因此在对先天性心脏病进行介入治疗前，必须尽可能请外科医生进行会诊，以便能在有紧急需求时得到支持。

诊断性心导管检查： 首先实施诊断性心导管检查。诊断性心导管检查时，首选经卵圆孔顺行进入左心室。该路径避免了导管经狭窄之主动脉瓣的窄小开口进入左心室。而且也可以同时测定左心室和升主动脉的压力（图 13-6）。如果难以取得静脉通路或病人状态不稳定，则可使用逆行路径（即经股动脉、颈动脉或脐动脉）。逆行路径需要通过将导管从左心室"回抽"到升主动脉来测定跨瓣压力阶差。美国心脏协会关于主动脉球囊瓣膜成形术的 Ⅰ 级适应证包括静息状态下的跨瓣压力阶差 ≥ 50 mmHg，以及婴儿需要依赖前列腺素来维持体循环血流[30]。如前文所述，低心输出量状态时，主动脉瓣膜的病变程度会被低估。如果在实施心导管检查前怀疑病人存在低心输出量状态，则可使用 Gorlin 或 Hakki 方程（如下所示）来计算主动脉瓣口面积。使用体表面积校正后的主动脉瓣口面积小于 0.5 cm²/m²，则认为病人存在重度狭窄，而且无论其压力阶差如何，病人均需要接受治疗干预。

$$主动脉瓣口面积（cm^2）\approx \frac{心输出量（L/min）}{\sqrt{平均压力阶差（mmHg）}}$$

心血管造影： 在取得血流动力学的基线数据后，再实施左心室造影，以获取关于左心室大小、主动脉瓣环和主动脉瓣发育不良等方面的量化测定信息。也可通过主动脉血管造影来获取关于诸如主动脉瓣上狭窄或主动脉缩窄等其他合并病变的详细信息（图 13-7）。再将经血管造影取得的主动脉瓣环测量值与之前经超声心动图取得的测量值相比较。在实施主动脉球囊瓣膜成形术前，应该对所有获取的数据进行全面分析。应该着重于识别出那些需要外科手术干预的合并病变（例如主动脉瓣下狭窄、主动脉瓣上狭窄、主动脉缩窄），因为这些病变会降低球囊瓣膜成形术的成功率。

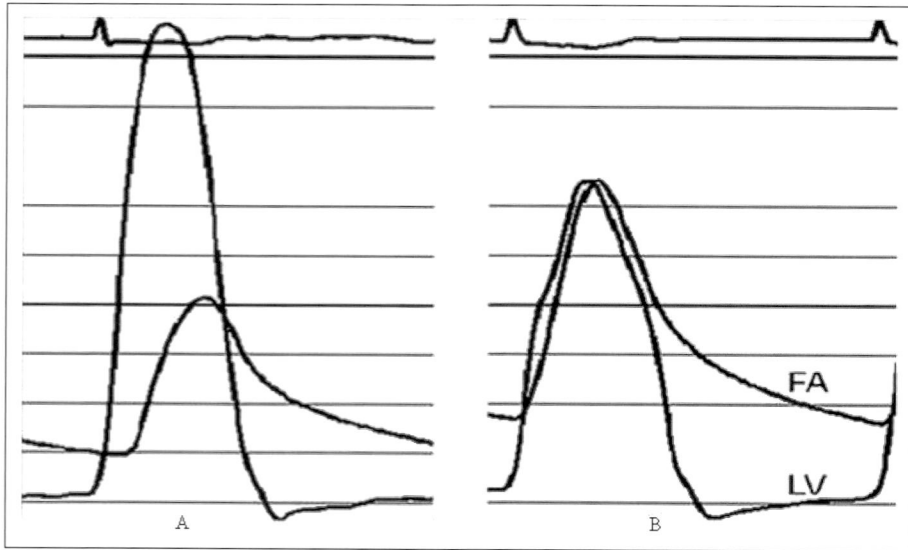

图13-6 同时测定的跨主动脉瓣上下游的压力值。图A：球囊扩张前；图B：球囊扩张后。FA=股动脉；LV=左心室。

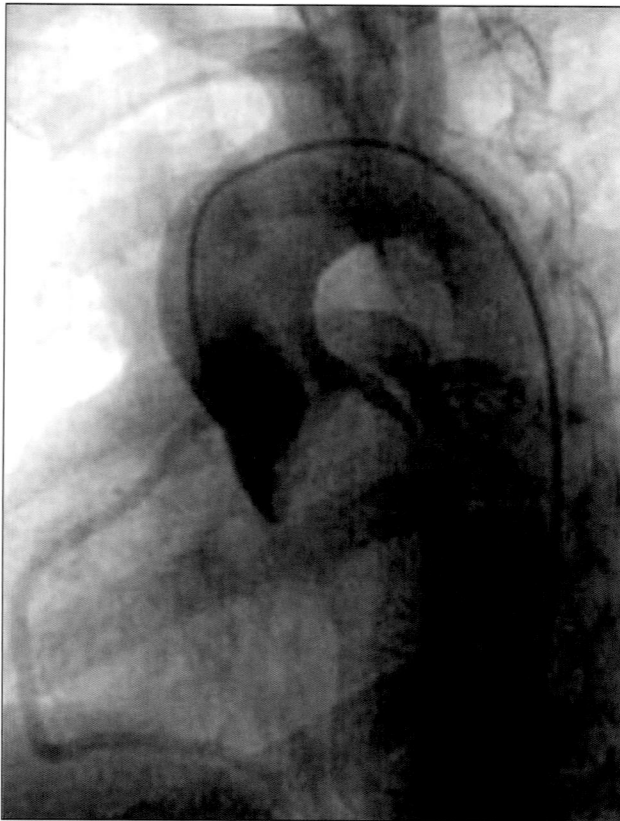

图13-7 主动脉狭窄病人的主动脉造影。

外科瓣膜修补手术或置换：多年来，主动脉瓣修补和置换是一种用于儿童和青年成人的主动脉狭窄的外科治疗方式。为体格发育完全的青少年或青年成人植入主动脉机械瓣或生物瓣，常是治疗重度主动脉瓣狭窄或主动脉瓣发育不良病人的最佳选择。而儿科心血管外科医生和心脏内科医生所面临的重大困难是如何治疗重度主动脉狭窄的新生儿或幼儿。自2003年起，心血管外科学界建立起一些技术用于修补这类病变的主动脉瓣，以作为替代瓣膜置换的手段。这些更为新颖的技术包括瓣叶延长或瓣叶置换、瓣交界切开术，以及使用心包来实施瓣环成形术，这些技术既可单独使用，也可联合使用。这些技术在心脏病学界得到了关注，因为其保全了患儿自身的受累瓣膜组织，使瓣叶和瓣环得以生长。这些术式所遵循的事实基础是接受过Ross手术、植入过生物瓣或机械瓣的新生儿、婴儿和儿童最终必然需要再次手术且有可能需要终身抗凝。

过去，治疗重度主动脉狭窄的标准外科术式是直视下瓣膜切开术，外科医生在术中实施瓣膜交界切开，但切口不贯穿瓣环。这一术式的效果相对良好，术后的初期死亡率低（2%），手术降低了主动脉瓣的压力阶差，并改善了症状[31]。但是，这种手术存在双重限制因素：首先，存在主动脉再狭窄的风险；其次，存在造成主动脉反流的风险。此外，这些病人在 15 年时的长期累积死亡率相对较高（16%），且在 10 年时免于再次手术的比率仅为56%[17,32]。与此手术相关的长期并发症发生率和死亡率主要是因为主动脉反流而造成的，且此类病人半数以上都存在中到重度的主动脉反流。接受过这种手术的病人，无论年龄如何，最终都会在针对瓣膜进行再次手术时植入机械瓣。

植入机械瓣还是生物瓣？这是另一个可以由外科医生做出决定的方面。对于青年成人而言，机械瓣是一个优秀的选择，因为其主动脉瓣环已经长到了足以能植入机械瓣的直径。双叶式心脏机械瓣（最常用的机械瓣）由两片半圆形瓣叶组成，其支柱可沿瓣架旋转。双叶式机械瓣模拟了自然血流，因此人体对其的耐受性好。病人每天仅需小剂量抗凝药物，以防止血流流经机械瓣时发生凝结。此外，与单叶式机械瓣相比，双叶式机械瓣的有效开放面积更大，而且是一种最不容易引发血栓的人造瓣膜。机械瓣还有一个优点就是其具有 20～30年的耐久性。其用于儿科人群时的主要限制在于尺寸大小（19～33 mm）和引起血栓栓塞与出血的风险。使用此类机械瓣的另一个限制因素是确实很有可能需要再次进行瓣膜置换。

相对于植入机械瓣而言，另一种切实可行的替代措施是使用主动脉生物瓣。这种瓣膜使用猪的心脏瓣膜制成，对其无需使用抗凝药物，具有优秀的血流动力学特性，且对红细胞的破坏更小，因此造成的血液凝结效应更小。其主要限制因素是工作寿命相对较短，平均工作寿命仅为 15 年。这种瓣膜通常仅用在病人不能使用抗凝药物的情况下，诸如病人要参加对抗性运动或育龄妇女。这种瓣膜发生失功的主要原因是其逐渐产生关闭不全，因此必须要更换。由于病人机体对血流量的需求增大，生物组织瓣的老化破裂速度往往要比机械瓣快得多，这种情况多见于那些运动活跃程度更大的更年幼病人。

在外科文献中，那些有助于避免对此类病人进行瓣膜置换的新型手术大受欢迎。这些术式包括实施主动脉瓣交界的精确切开、将增厚的瓣叶削薄、切除瓣叶上的梗阻性黏液瘤样结节，以及对瓣叶进行松解。这些术式具有相对较低的手术风险，且免于再次手术的比率为 85%[32]。另一种修补主动脉瓣的新型术式是使用自体心包对瓣叶进行延长。该术式的 30 天死亡率为 1.8%，晚期死亡率为3.7%。在长期随访过程中，87.7% 的病人最多只有轻微主动脉反流，且 90% 的病人最多只有轻微的残余主动脉狭窄[33]。

Ross 手术是心血管外科医生用来进行主动脉瓣置换的另一种方法。该术式是由 Donald Ross 医生在 1967 年首次实施的，并演化成为用于那些不适宜进行瓣膜修补的重度主动脉狭窄病人的可靠方法[34]。Ross 手术包括将肺动脉瓣转移种植到主动脉瓣位置，再植入一根同种异体带瓣管道来连接右心室到肺动脉。该术式的主要优点是新主动脉瓣是病人的自身组织，其退化速度非常缓慢（或完全不会退化），会随着病人的体格发育而生长，且无需抗凝治疗。Ross 手术通常为完全解除左心室流出道梗阻提供了最佳机会，尤其对于那些主动脉瓣发育不良型梗阻的小体格患儿。这种手术的一个主要缺点是它将一个瓣膜的病变分摊到两个瓣膜上。随着病人的体格生长或管道的退化，必须再次更换右心室到肺动脉的管道。另一个缺点是新主动脉可能发生扩张，并随后出现主动脉瓣关闭不全。新主动脉瓣关闭不全的程度会渐进性加重，且最终需要进行主动脉瓣置换。此外，这种手术用于新生儿和婴儿时，其近期和远期并发症发生率及死亡率高。这通常是由于主动脉狭窄所合并的其他复杂因素所引起的，包括病人的体格和年龄、存在其他心脏畸形和心内膜弹力纤维增生症。

重度主动脉狭窄的新生儿和婴儿的手术治疗方式局限于瓣膜切开术或新生儿Ross手术。这两种手术在本质上都是姑息性质的，且当这些病人在更年长时出现主动脉狭窄复发或主动脉反流时，最终还是需要再次手术。无论外科手术团队决定采用何种手术技术，均应针对每个病人不同的相关病理生理学及其年龄，以个体化治疗的方式加以实施。那些用于主动脉瓣修补的新技术大行其道并获得成功，使得这些患儿中有70%的人在5年时免于再次手术且主动脉瓣关闭不全的比率较低[35]。

结果

关于主动脉球囊瓣膜成形术的具体描述超出了本章范围，读者可从其他渠道获取相关信息。但是，鉴于这些病人需要持续随访，因此必须了解这种瓣膜成形术后的治疗结果。大量的单中心研究证实了主动脉球囊瓣膜成形术的安全性和有效性[22,25,27]。例如，先天性心脏病瓣膜成形术和血管成形术（VACA）数据库报道了23家单位对606例病人实施的623次瓣膜成形术。总的来说，主动脉球囊瓣膜成形术取得的主动脉瓣压力阶差的缓解率为60%，手术相关死亡率仅为1.9%[36]。VACA也报道了204例接受了主动脉瓣成形术的患儿。所取得的结果相似，全组的主动脉瓣压力阶差的缓解率也约有60%[22,37]。并发症发生率与患儿年龄密切相关，这突显出在治疗1岁以下患儿时所面临的技术挑战。这两组研究所突出的理论观点是主动脉球囊瓣膜成形术的安全性好，能即刻降低主动脉瓣的压力阶差。

虽然所报道的主动脉瓣膜成形术后即刻时期的治疗结果良好，但该手术后的主动脉瓣功能和晚期再次治疗干预率并不是很好[37]。波士顿儿童医院的一个研究报道了563例接受过主动脉瓣膜成形术的病人，其随访时间中位数为9.3年（随访0.1～23.6年）。在这些病人中，44%的人需要针对其主动脉瓣实施再次治疗干预，包括再次实施球囊扩张（23%）、主动脉瓣修补手术（13%）和主动脉瓣置换（23%）[37]。得克萨斯儿童医院报道了一组272例病人，其随访时间长达12.5年。他们的结果显示，有15%的病人在初次主动脉球囊瓣膜成形术后再次接受了主动脉瓣置换和球囊瓣膜成形术[25]。病例组中的新生儿和婴儿的再次治疗干预率最高。除存在显著的再次治疗干预率外，研究还提示左心室舒张功能也受到长期影响。这些病人通常在青春期出现心脏舒张功能衰竭，这进一步确证了此类病人人群需要长期随访检查[26]。

虽然在过去20年间，儿科心脏病领域中已有诸多创新，但用于先天性主动脉狭窄的治疗措施仍然属于姑息性质[25,27,28,30,38]。一些研究依然提示，婴儿作为病人群体中的一个亚组，外科瓣膜切开术对其的益处要比球囊瓣膜成形术更大，因为外科手术可以更精准地实施瓣膜切开，并进一步延长该次手术后到未来必然实施瓣膜置换术前的间隔期时长[39]。但是，大多数研究并未明确显示外科瓣膜切开术的益处。

总之，先天性主动脉狭窄依然是儿科心脏内科医生和心脏外科医生面临的同等难题。需要通过进一步研究来揭示特定亚组病人（例如婴儿）是否可能尤其受益于某一种治疗方式。然而，所有先天性主动脉狭窄病人均需要终身持续随访。

提示与建议

- 对大多数到儿科心脏内科门诊就诊的病人而言,建立主动脉狭窄的诊断并不困难。这些病人在体格检查时可见有典型体征,这些体征之前都已经讨论过,诸如主动脉瓣喀喇音和中到高调的收缩期递增—递减型杂音。此外,许多病人还有胸骨上震颤和心尖异位搏动。总的来说,这些病人的诊治并不太难。

- 对于那些双叶式主动脉瓣病人、新生儿病人,以及那些并无杂音的病人,必须给予密切关注。

- 对于那些可闻及主动脉瓣喷射性喀喇音的病人,确诊其瓣膜状态的必需方法是实施超声心动图检查。这可使临床医生直接观察瓣膜的结构和功能。

- 如果病人存在双叶式主动脉瓣,则应对其进行随访,并在其年龄适宜时转诊给成人心脏内科医生。绝大多数此类病人将在其30岁以后到50多岁之间出现主动脉瓣叶钙化和主动脉狭窄。此外,还应该对病人的所有直系亲属进行筛查,以诊断有无双叶式主动脉瓣和升主动脉扩张。

- 新生儿的诊断存在特殊困难。这些病人在发病时,通常没有心脏杂音,因为其存在左心室功能衰竭和因此造成的低心输出量。可通过病人的体格检查来识别出与心脏病相关的线索,诸如主动脉瓣喷射性喀喇音和典型的主动脉狭窄杂音。但是,该诊断需要通过超声心动图加以确证,在确诊存在主动脉狭窄的同时,还要评估瓣叶的大小和状态、左右心室的功能、二尖瓣的关闭功能、有无主动脉缩窄和动脉导管未闭。这些检查结果将帮助心脏内科医生、介入治疗医生及外科医生制订出一个经过深思熟虑且合理的治疗计划。

团队协作

治疗大多数主动脉狭窄病人的理想方式其实相对简单。无狭窄或存在轻到中度狭窄的双叶式主动脉瓣病人,在孩提时代极少需要治疗干预。相反,他们需要的是密切随访,每年进行体格检查,做ECG和超声心动图,并在接近成年时转诊到成人心脏内科医生处。儿科心脏内科医生面临的难题是如何为诸如新生儿或婴儿等更年幼的重度主动脉狭窄病人提供治疗。需要由一组懂得给予和不给予治疗干预所各自具备的长期风险和收益的专家来治疗这些病人。至今,并无明确显示有哪种策略(心导管介入治疗或外科手术)能改善这些低龄病人的治疗结果。相反,在治疗青少年或青年成人主动脉狭窄病人时,应该请介入治疗医生和心脏外科医生讨论病情。这两个专业的医生应该就球囊瓣膜成形术、瓣膜修补手术或瓣膜置换(生物瓣或机械瓣)的风险和收益,以及何种治疗方法的长期并发症发生率和死亡率最低等方面进行讨论。

在对病人的主动脉瓣进行治疗干预前,重要的是要由一组医护人员来参与此决定过程,这是一个重要的经验。除了评估跨主动脉瓣的压力阶差以外,超声心动图医生的职责还包括评估主动脉瓣环直径大小、瓣叶的对合点位置及瓣叶大小、柔软程度、瓣缘的增厚程度,以及瓣膜的支撑组织。有了这些信息,介入治疗医生接下来就可以判定是否要在心导管室内对主动脉瓣进行介入治疗。他们必须对球囊瓣膜成形术能否成功及失败造成的结果加以深思熟虑。心血管外科医生也应该是治疗团队的一员,协助团队做出为病人提供最佳治疗的决定。外科医生有助于判定病人的主动脉瓣是否具备实施瓣膜置换的足够大小,或是否可以实施瓣叶削薄,是否可以实施瓣叶交界切开术,以及病人是否需要接受Ross手术。

必须考虑病人及其家属的期望,也必须特别考虑到病人的年龄和运动状态是否会在实施抗凝治疗时产生高度风险,以及病人是否为期待妊娠的女性,或体格太小而无法植入成人尺寸的主动脉生物瓣。团队协作的目的在于确保病人的长期预后良好。无论病人存在何种初始病变或接受过何种解除主动脉狭窄的治疗干预,所有主动脉瓣狭窄的病人都需要到心脏内科医生处进行终身随访。

未来

主动脉狭窄的治疗未来将在两个主要方面展开:抗炎药物的研发和组织工程构建主动脉瓣。抗炎药物是预防主动脉狭窄的进展和发生的一种治疗手段。有一个关于成人主动脉瓣狭窄(主要因钙沉积引起)的单中心研究发现,增厚的瓣叶组织产生了高浓度的白三烯[40]。同时,在钙化组织中发现了更高浓度的白三烯,且那些瓣膜狭窄程度最高的病人,其炎症程度也最重。研究人员从关于细胞培养的研究中发现,白三烯刺激心脏瓣膜细胞发生钙化。这个信息显示,当此治疗能下调白三烯合成酶活性时,就会有助于对那些双叶式主动脉瓣或瓣叶增厚的主动脉狭窄病人实施预防治疗。

组织工程是治疗主动脉狭窄的另一种前途光明的方法。迄今为止,已实施了关于组织工程构建自体心脏瓣膜的在体动物研究,以通过受体细胞和可降解人工合成骨架来重新构建主动脉瓣膜。如果可以往年龄最小的病人体内植入组织,且尤其当组织工程瓣膜可以随病人继续生长的话,此方法就会非常有用。

(孙彦隽译,刘锦纷校)

参考文献

1. Bonet T. *Sepulchretum sive Anatomia Practica.* 1679.

2. Gallavardin L. Le retrecissement aortique non rhumatismal (d'apres 50 observations personelles). *J Med Lyon.* 17: 593.

3. Campbell M. The natural history of congenital aortic stenosis. *Br Heart J.* 1968; 30: 514–526.

4. Mody MR, Mody GT. Serial hemodynamic observations in congenital valvular and subvalvular aortic stenosis. *Am Heart J.* 1975; 89: 137–143.

5. Campbell M. Calcific aortic stenosis and congenital bicuspid aortic valves. *Br Heart J.* 1968; 30: 606–616.

6. Roberts W. Anatomically isolated aortic valvular disease: the case against its being of rheumatic etiology. *Am J Med.* 1970; 49: 151–159.

7. Baker C, Somerville J. Results of surgical treatment of aortic stenosis. *Br Med J.* 1964; 1: 197–205.

8. Serratto M, Hastreiter AR, Miller RA. Management of congenital aortic stenosis in children and young adults. *Prog Cardiovasc Dis.* 1965; 8: 78–99.

9. Braunwald E, Goldblatt A, Aygen MM, Rockoff SD, Morrow AG. Congenital aortic stenosis. I. Clinical and hemodynamic findings in 100 patients. II. Surgical treatment and the results of operation. *Circulation.* 1963; 27: 426–462.

10. Nora JJ, Nora AH. Maternal transmission of congenital heart diseases: new recurrence risk figures and the question of cytoplas

mic inheritance and vulnerability to teratogens. *Am J Cardiol.* 1987; 59: 459–463.

11. Fernandes SM, Sanders SP, Khairy P, et al. Morphology of bicuspid aortic valve in children and adolescents. *J Am Coll Cardiol.* 2004; 44: 1648–1651.

12. Roberts WC. The congenitally bicuspid aortic valve: a study of 85 autopsy cases. *Am J Cardiol.* 1970; 26: 72–83.

13. Fenoglio JJ Jr, McAllister HA Jr, DeCastro CM, Davia JE, Cheitlin MD. Congenital bicuspid aortic valve after age 20. *Am J Cardiol.* 1977; 39: 164–169.

14. Moller JH, Nakib A, Eliot RS, Edwards JE. Symptomatic congenital aortic stenosis in the first year of life. *J Pediatr.* 1966; 69: 728–734.

15. Harstreiter AR, Oshima M, Miller RA, Lev M, Paul MH. Congenital aortic stenosis syndrome in infancy. *Circulation.* 1963; 28: 1084–1095.

16. Keane JF, Driscoll DJ, Gersony WM, et al. Second natural history study of congenital heart defects. Results of treatment of patients with aortic valvar stenosis. *Circulation.* 1993; 87(2 Suppl): I16–I27.

17. Hossack KF, Neutze JM, Lowe JB, Barratt-Boyes BG. Congenital valvar aortic stenosis. Natural history and assessment for operation. *Br Heart J.* 1980; 43: 561–573.

18. Cueto L, Moller JH. Haemodynamics of exercise in children with isolated aortic valvular disease. *Br Heart J.* 1973; 35: 93–98.

19. Kveselis DA, Rocchini AP, Rosenthal A, et al. Hemodynamic determinants of exercise-induced ST-segment depression in children with valvar aortic stenosis. *Am J Cardiol.* 1985; 55: 1133–1139.

20. Nadas AS. Report from the Joint Study on the Natural History of Congenital Heart Defects. IV. Clinical course. Introduction. *Circulation.* 1977; 56(1 Suppl); I36–I38.

21. Gersony WM, Hayes CJ, Driscoll DJ, et al. Bacterial endocarditis in patients with aortic stenosis, pulmonary stenosis, or ventricular septal defect. *Circulation.* 1993; 87(2 Suppl): I121–I126.

22. Rocchini AP, Beekman RH, Ben Shachar G, Benson L, Schwartz D, Kan JS. Balloon aortic valvuloplasty: results of the Valvuloplasty and Angioplasty of Congenital Anomalies Registry. *Am J Cardiol.* 1990; 65: 784–789.

23. Tveter KJ, Foker JE, Moller JH, Ring WS, Lillehei CW, Varco RL. Long-term evaluation of aortic valvotomy for congenital aortic stenosis. *Ann Surg.* 1987; 206: 496–503.

24. Presbitero P, Somerville J, Revel-Chion R, Ross D. Open aortic valvotomy for congenital aortic stenosis. Late results. *Br Heart J.* 1982; 47: 26–34.

25. Maskatia SA, Ing FF, Justino H, et al. Twenty-five year experience with balloon aortic valvuloplasty for congenital aortic stenosis. *Am J Cardiol.* 2011; 108: 1024–1028.

26. Robinson JD, del Nido PJ, Geggel RL, Perez-Atayde AR, Lock JE, Powell AJ. Left ventricular diastolic heart failure in teenagers who underwent balloon aortic valvuloplasty in early infancy. *Am J Cardiol.* 2010; 106: 426–429.

27. Moore P, Egito E, Mowrey H, Perry SB, Lock JE, Keane JF. Midterm results of balloon dilation of congenital aortic stenosis: predictors of success. *J Am Coll Cardiol.* 1996; 27: 1257–1263.

28. Reich O, Tax P, Marek J, et al. Long term results of percutaneous balloon valvuloplasty of congenital aortic stenosis: independent predictors of outcome. *Heart.* 2004; 90: 70–76.

29. Mookadam F, Thota VR, Lopez AM, Emani UR, Tajik AJ. Unicuspid aortic valve in children: a systematic review spanning four decades. *J Heart Valve Dis.* 2010; 19: 678–683.

30. Feltes TF, Bacha E, Beekman RH, et al. Indications for cardiac catheterization and intervention in pediatric cardiac disease: a scientific statement from the American Heart Association. *Circulation.* 2011; 123: 2607–2652.

31. Jones M, Barnhart GR, Morrow AG. Late results after operations for left ventricular outflow tract obstruction. *Am J Cardiol.* 1982; 50: 569–579.

32. Johnson RG, Williams GR, Razook JD, Thompson WM, Lane MM, Elkins RC. Reoperation in congenital aortic stenosis. *Ann Thorac Surg.* 1984; 40: 156–162.

33. Laks H, De La Zerda DJ, Cohen O, Fishbein MC. Aortic valve sparing and restoration with autologous pericardial leaflet extension is an effective alternative in pediatric patients. *Semin Thorac Cardiovasc Surg Pediatr Card Surg Annu.* 2007; 89–93.

34. Ross DN. Replacement of aortic and mitral valves with a pulmonary autograft. *Lancet.* 1967; 2: 956–958.

35. Kaza AK, Hawkins JA. Aortic valve repair in children, including pericardial patch reconstruction. *Op Tech Thorac Cardiovasc Surg.* 2009; 14: 243–252.

36. McCrindle BW. Independent predictors of immediate results of percutaneous balloon aortic valvotomy in children. Valvuloplasty and Angioplasty of Congenital Anomalies (VACA) Registry Investigators. *Am J Cardiol.* 1996; 77(4): 286–293.

37. Brown DW, Dipilato AE, Chong EC, Lock JE, McElhinney DB. Aortic valve reinterventions after balloon aortic valvuloplasty for congenital aortic stenosis. Intermediate and late follow-up. *J Am Coll Cardiol.* 2010; 56: 1740–1749.

38. Hijazi ZM, Awad SM. Pediatric cardiac interventions. *JACC Cardiovasc Interv.* 2008; 1: 603–611.

39. Vida VL, Bottio T, Milanesi O, et al. Critical aortic stenosis in early infancy: surgical treatment for residual lesions after balloon dilation. *Ann Thorac Surg.* 2005; 79: 47–51.

40. Nagy, E, Andersson D, Caidahl K, et al. Upregulation of the 5-lipoxygenase pathway in human aortic valves correlates with severity of stenosis and leads to leukotriene-induced effects on valvular myofibroblasts. *Circulation.* 2011; 123: 1316–1325.

第 14 章

血管肿瘤和畸形

David Driscoll、Qing K. Wang 和 Peter Gloviczki

血管病变分为两种:"血管肿瘤"与"血管畸形"[1-7](表 14-1 和表 14-2)。绝大多数血管肿瘤都不是由心脏内科医生诊断出来的。相反,血管肿瘤常常是由皮肤科医生、整形外科医生或肿瘤科医生进行诊断与治疗。但是,心脏内科医生确实需要了解相关信息,诸如哪些病变会合并有心室容量超负荷,以及 PHACE 综合征会合并先天性心脏病。

好像只有少数医生能应对自如地诊治血管畸形。而且,由于许多此类畸形存在明显可见的血管结构异常,因此病人可能会被转至心脏病专科就诊。因此,儿科心脏内科医生最好具备关于此类情况的基本知识。

表 14-1　血管肿瘤

血管瘤	血管肉瘤
婴儿型(Glut-1 +)	
先天性(Glut-1 -)	
—迅速消退型("RICH")	
—非消退型("NICH")	
丛状血管瘤*	梭形细胞血管内皮瘤
Kaposi 样血管内皮瘤*	婴儿型血管内皮瘤

* 合并有 Kasabach-Merritt 综合征。

表 14-2　血管畸形

毛细血管扩张	混合型血管畸形(CVM)
毛细血管(葡萄酒色斑)	Klippel-Trénaunay 综合征(CLVM)
静脉(VM)	Parkes Weber 综合征(PWS)
淋巴管(LM)	Servelle-Martorell 综合征
动脉-静脉(快速血流)(AVM)	Proteus 综合征
动脉	毛细血管畸形—AVM
	球形细胞静脉畸形
	Clove 综合征
	Maffucci 综合征

CLVM= 毛细血管、淋巴管、静脉畸形。

1982 年,Mulliken 和 Glowacki 提出了一种血管畸形的分型系统[1]。此后被大多数临床医生所采用,且证实其非常有用。不幸的是,大多数医护人员使用"血管瘤"和"AVM(动静脉畸形)"来描述任何或所有类型的血管病变,这种术语名称的错误使用必须被制止。而且,随着特殊基因突变得以报道,血管畸形的分型也在继续发展。然而在 20 年前,各种不同的血管畸形可能会被集合起来一并归入到一个名称之下,诸如 Klippel-Trénaunay 综合征或 Parkes Weber 综合征,而现在这些病变都得以更精确地归类。

血管肿瘤

婴儿型血管瘤

婴儿型血管瘤出现在出生后数周时,在1岁以内迅速增生[4]。在6～12月龄时停止增大,而在之后的数年期间反而消退并消失。这种血管瘤可以位于表浅部位,也可以位于脏器内。如果在重要器官附近,会随着其增生而出现令人担忧的症状。例如,位于颈部的血管瘤会造成气道梗阻。婴儿型血管瘤的内皮细胞会表达葡萄糖转化酶(Glut-1阳性),这是该血管肿瘤的标记物。由于婴儿型血管瘤会自发消退,所以许多人无需特殊治疗。但是,如果其影响到人体的重要结构,则可能必须要进行治疗。治疗方法包括手术切除、使用甾体类激素和普萘洛尔。

PHACE综合征包括颈/面部血管瘤合并先天性心脏病。PHACE综合征是一组多处病变,包括后颅窝病变(脑畸形)、大型婴儿型血管瘤、动脉病变(头或颈部血管畸形)、心脏畸形(包括主动脉缩窄)和眼畸形。

先天性血管瘤

与婴儿型血管瘤相反,先天性血管瘤在出生时就存在,且其Glut-1阴性[8]。有两种类型的先天性血管瘤:迅速消退型先天性血管瘤(RICH)和非消退型先天性血管瘤(NICH),这种血管瘤会合并有动静脉快速血流,但很少造成充血性心功能衰竭。重要的是要鉴别出这种可能会存在恶性畸形的血管瘤。因此,可能必须要实施组织活检和组织学检查。

丛状血管瘤

丛状血管瘤是一种发生在婴儿期或儿童期的良性血管肿瘤。其特征性的组织学外观包括斑点状的紫色或红色斑片,通常较软。这种血管瘤会合并有Kasabach-Merritt综合征,这是因血小板沉积在病变部位内所造成的。这种综合征造成了严重的血小板减少症,并使出血风险增大。Kasabach-Merritt综合征也会合并有Kaposi样血管内皮瘤。Kasabach-Merritt综合征不应与严重程度较低的血管内凝血相混淆,许多静脉畸形会发生血管内凝血。

Kaposi样血管内皮瘤

Kaposi样血管内皮瘤是一种确实不会发生转移的血管肿瘤,但会在局部出现严重蔓延(图14-1和图14-2)。这种肿瘤通常在出生时不明显。但如果出现严重蔓延,则会导致病人死亡。其会合并有Kasabach-Merritt综合征。必须通过活检来建立诊断。治疗包括手术切除和/或化疗。

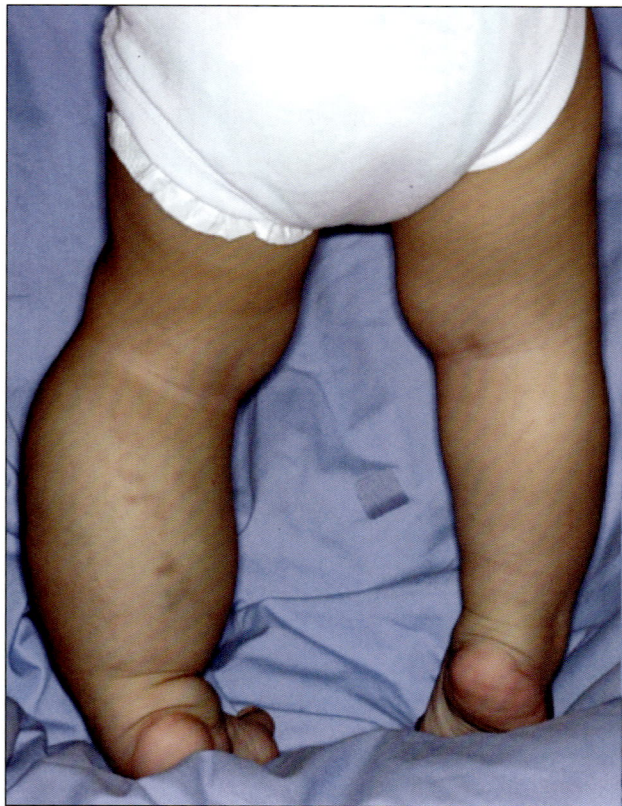

图14-1 腿部的Kaposi样血管内皮瘤。

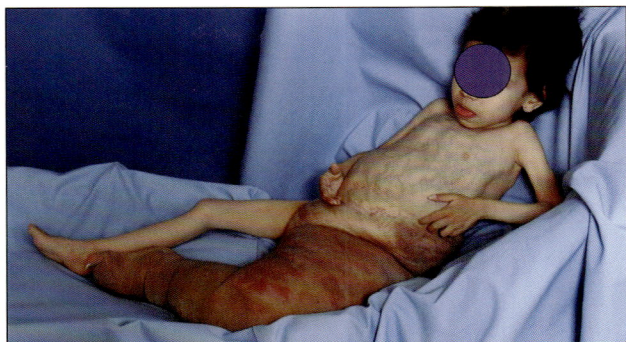

图 14-2 Kaposi 样血管内皮瘤的广泛转移。这个病人在出生时外观正常。

血管肉瘤

血管肉瘤是一种高度恶性且致命的肿瘤。其特征是存在来源于血管的快速增生／浸润细胞。

梭形细胞血管内皮瘤

梭形细胞血管内皮瘤是一种良性的血管肿瘤。其特征是存在界限清晰的红褐色团块，偶尔含有静脉结石。

婴儿型血管内皮瘤

婴儿型血管内皮瘤是一种罕见的良性血管肿瘤，通常位于肝脏内。肝脏血管瘤是婴儿期最常见的良性肝脏肿瘤。由于其血流量大，所以这种肿瘤会合并充血性心功能衰竭。对于存在充血性心功能衰竭，但心脏解剖和心室功能正常的婴儿，要怀疑是否存在这种肿瘤。

血管畸形

血管畸形既可因正常血管生长停止所引起，也可由血管生长异常所引起。血管畸形不是肿瘤。血管畸形可仅限于某一种特殊类型的血管结构。例如，孤立性葡萄酒色斑是一种仅限于真皮的大量异常毛细血管和小静脉扩张。静脉畸形也可能仅为静脉结构的数量和直径异常。例如，Milroy 病（先天性

淋巴水肿）是一种仅限于淋巴管在形成、结构和功能上存在异常的状态。此外，将同一个病人体内同时存在一些不同类型的血管结构畸形定义为某些临床综合征。

毛细血管扩张

毛细血管扩张表现为一种呈匐行状态的淡紫红色小斑点。此病变由毛细血管后微静脉和薄壁小血管的局灶性扩张构成。

遗传性出血性毛细血管扩张（HHT 或 Osler-Weber-Rendu 综合征）的特征为面部、舌头、口唇、口腔黏膜和甲床存在小范围的毛细血管扩张。其可发生在身体的所有部位，如累及脏器的话，则会并发该脏器出血。HHT 对心血管系统的影响尤其显著，会合并肺动静脉瘘、发绀和肺高压。

据报道，HHT 分为三种类型。1 型是由于染色体 9q34.1 上的 *ENG*（内皮糖蛋白）基因突变所致，2 型是由于染色体 12q11-q14 上的 *ACVRLK1* 基因突变所致，3 型可能是由于在染色体 5q31.5-32 上的不明基因突变所致。已经在 HHT 病人和那些 HHT 合并青年性多发性息肉症的综合征病人中识别出其 *SMAD4* 基因存在突变。

毛细血管畸形：葡萄酒色斑

葡萄酒色斑在出生时就存在，且确实不会增生。可能会发现病人出现了以前并不明显的葡萄酒色斑。这可能反映出葡萄酒色斑的颜色加深，其实这种葡萄酒色斑在出生时确实就已经存在，只是并未引人注意罢了。

葡萄酒色斑是一种血管畸形，通常局限于存在一些扩张的毛细血管，但有时也会累及真皮内的小静脉。一些葡萄酒色斑会出现角质化过度，或变得角质化过度。这种葡萄酒色斑外观突起且粗糙，并会出血。

可使用激光治疗来降低这种毛细血管瘤的变色程度。但是，在启动这项治疗前，必须要记住这

种操作会产生疼痛。同时,对于选择该治疗的病人来说,的确时常会产生疼痛,但这是患儿在治疗时的必经过程。因此,可能首选待患儿年龄足够大时,让其自己参与是否采用这种治疗的决定过程。

静脉畸形

　　静脉畸形的范围可能会非常局限,或者也会是弥漫性的(图14-3和图14-4)。当局部体位抬高时,病变部位会迅速得到引流减压。除非病变部位出现血栓性静脉炎,否则均压之无痛。其特征是病变处出现青紫色的肿胀,且没有杂音或震颤。许多静脉畸形会合并有D-二聚体浓度升高和低程度的血管内凝血(不要将此与Kasabach-Merritt综合征混淆)。其常常会同时存在因静脉淤血或神经受压所导致的不适感。

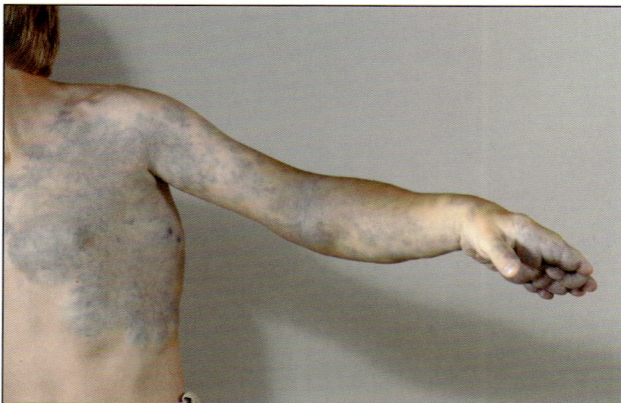

图14-3 手臂的静脉畸形。

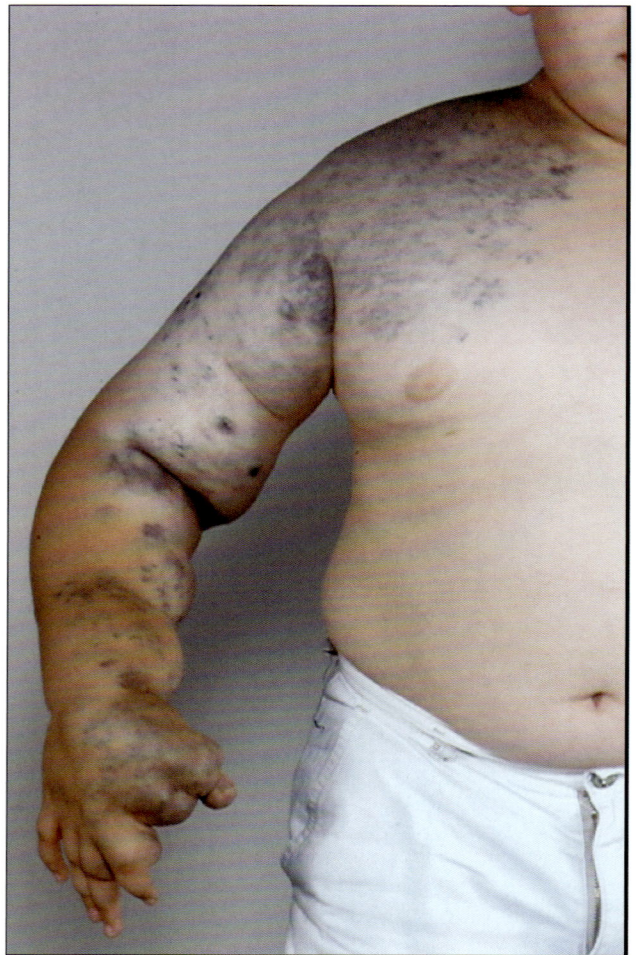

图14-4 手臂的静脉畸形。

淋巴管畸形

　　淋巴管畸形有各种不同类型,但我们在此讨论先天性淋巴水肿[9]。当在婴儿期出现先天性淋巴水肿时,则会被诊断为Milroy病(1型淋巴水肿),且可能存在常染色体遗传特征(表14-3)。这种畸形的特点是肢体肿胀,但没有静脉血管突起或葡萄酒色斑。女性比男性更多见在年长时出现淋巴水肿(早发型,2型淋巴水肿;Meige综合征),常在10多岁到20多岁期间出现。

　　累及下肢比上肢更为多见。可能先会从一条腿开始出现症状,之后再累及另一条腿。随着时间推移,其他肢体也会出现肿胀。治疗方法包括压迫、抬高患肢及淋巴按摩。

动静脉(快速血流)畸形(见Parkes Weber综合征)

混合型血管畸形

Klippel-Trénaunay综合征

　　Klippel-Trénaunay综合征[KTS;或毛细血管淋

巴管静脉畸形（CLVM）] 作为一种复合畸形，是由两位法国医生在 1900 年首次详细阐述的。其包括表皮毛细血管畸形、骨骼和软组织肥大，以及静脉曲张这三种病变；该综合征也会合并有淋巴管畸形和深静脉畸形[10]（图 14-5、图 14-6、图 14-7 和图 14-8）。KTS 属于混合型血管畸形（CVM）中的一种，其症状表现变化多样，病变部位可从躯干部位发展到躯干以外的范围，病变类型从浸润型到局限型。KTS 主要涉及三种血管因素的异常：静脉、毛细血管和淋巴管。

表 14-3　重大血管畸形的遗传因素

血 管 畸 形	染色体位置	相关基因	OMIM 编号
1 型脑海绵状血管畸形（CCM1）	7q11.2–q21	KRIT1	#116860 和 *604214
2 型脑海绵状血管畸形（CCM2）	7q15–p13	MGC4607	#603284
2 型脑海绵状血管畸形（CCM2）	3q25.2–27	PDCD10	#603285
1 型遗传性出血性毛细血管扩张（HHT1）	9q34.1	内皮糖蛋白（ENG）	#187300 和 *131195
2 型遗传性出血性毛细血管扩张（HHT2）	12q11–q14	ALK1（ACVRLK1）	#600376 和 *601284
3 型遗传性出血性毛细血管扩张（HHT3）	5q31.3–32	尚未发现	%601101
青年性多发性息肉症/遗传性出血性毛细血管扩张	18q21.1	MADH4（SMAD4）	#170550 和 *600993
Coats 病（视网膜毛细管扩张）	Xp11.4	NDP	#300216 和 *310600
Klippel-Trénaunay 综合征（KTS）	5q13.3	AGGF1	#149000 和 *608464
1 型淋巴水肿（Nonne-Milroy 淋巴水肿）	5q35.3	VEGFR3	#153100 和 *136352
1 型淋巴水肿（淋巴水肿–双行睫综合征）	16q24.3	FOXC2	#153200 和 *602402
少毛–淋巴水肿–毛细血管扩张综合征（HLTS）	20q13.33	SOX18	#607823
OLEDAID 综合征（骨骼石化症、淋巴水肿、外胚层发育不良、无汗，及免疫缺陷）	Xp28	IKBKG	#300301
胆汁淤积–淋巴水肿综合征	15q	尚未发现	%214900
毛细血管畸形–动静脉畸形（CMAVM）	5q13.3	RASA1	%163000 和 #608354
表皮和黏膜的多发性静脉畸形（VMCM）	9p21	TIE2	#600195
球形细胞静脉畸形（GVM）	1p22–p21	肾小球蛋白	#138000
脑动脉病（CADASIL）	19p13.2–p13.1	Notch3	#125310 和 *600276
Proteus 综合征	10q23.31	PTEN	#176920 和 *601728

OMIM=Online Mendelian Inheritance in Man（人类孟德尔遗传网络数据库），查询网址为 http://www.ncbi.nlm.nih.gov/omim/
来源：引自 Wang QK. Update on the molecular genetics of vascular anomalies. *Lymphat Res Biol.* 2005; 3(4): 226–233.

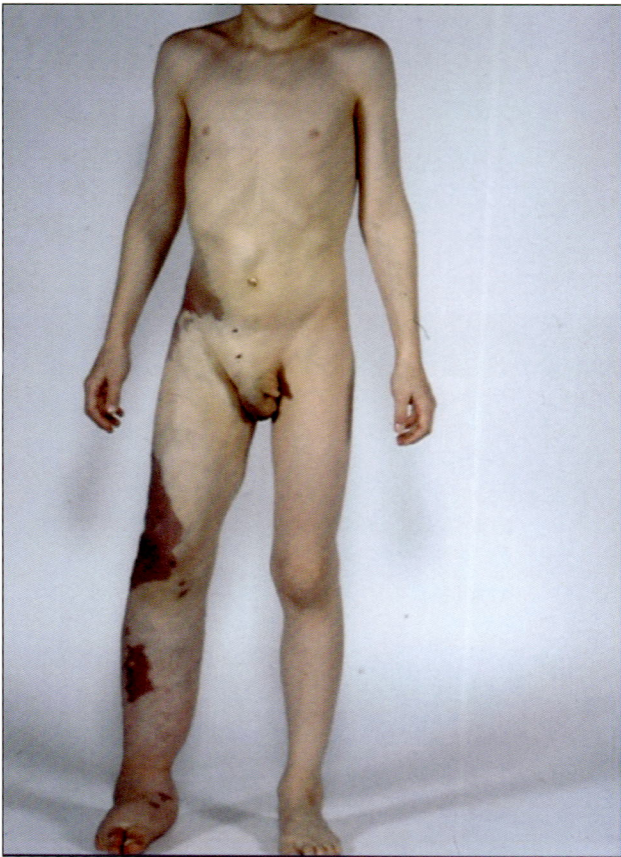

图 14-5　Klippel-Trénaunay综合征。注意其葡萄酒色斑和组织生长过度。

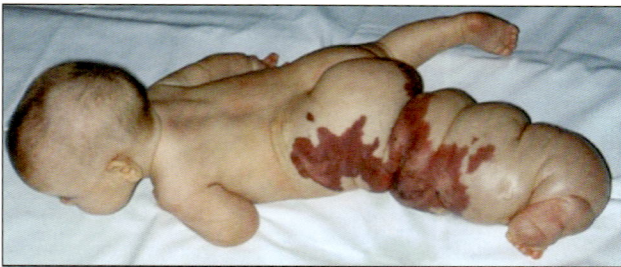

图 14-6　Klippel-Trénaunay综合征合并左腿明显生长过度。

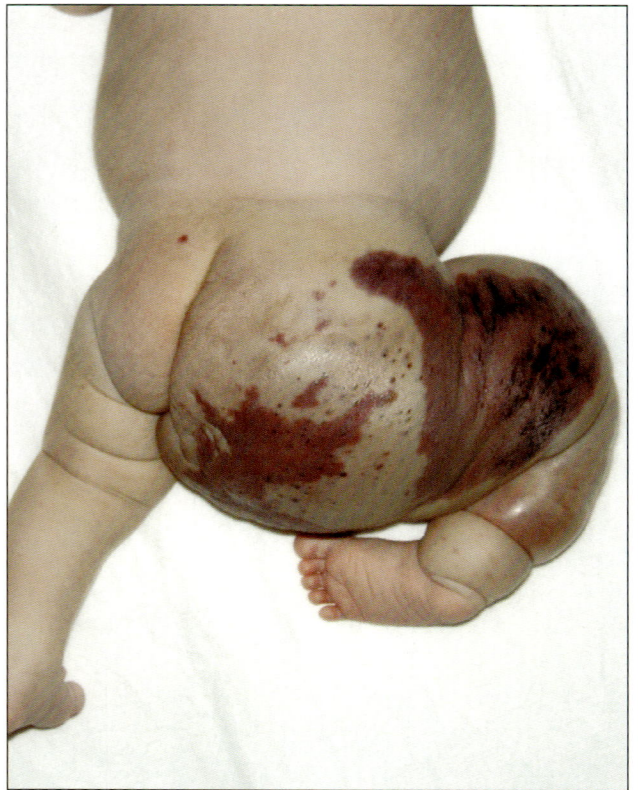

图 14-7　Klippel-Trénaunay综合征合并右腿明显生长过度。

临床特征：KTS应该与Parkes Weber综合征相鉴别。Parkes Weber综合征的临床表现显著且存在大型动静脉瘘[11]，而KTS的所有动静脉瘘均为显微镜下可见，且不合并动静脉分流的典型临床表现。不幸的是，文献中多用的术语名称是Klippel-Trénaunay-Weber综合征，而这种综合征其实是不存在的，或是极其罕见的，而且使用这一名称只会使临床医生和外行人产生概念混淆。

大多数KTS病例可能因存在自发性体细胞嵌合突变而发病。少数病例可能由于双击淋巴瘤引起。据报道，当胚胎的所有细胞内都存在对配子产生致死作用的嵌合基因异常时，也会导致KTS发生[12]。在一个北美洲的高加索白人人群中发现VG5Q（AGGF1）变异会合并KTS风险升高[13,14,15]。

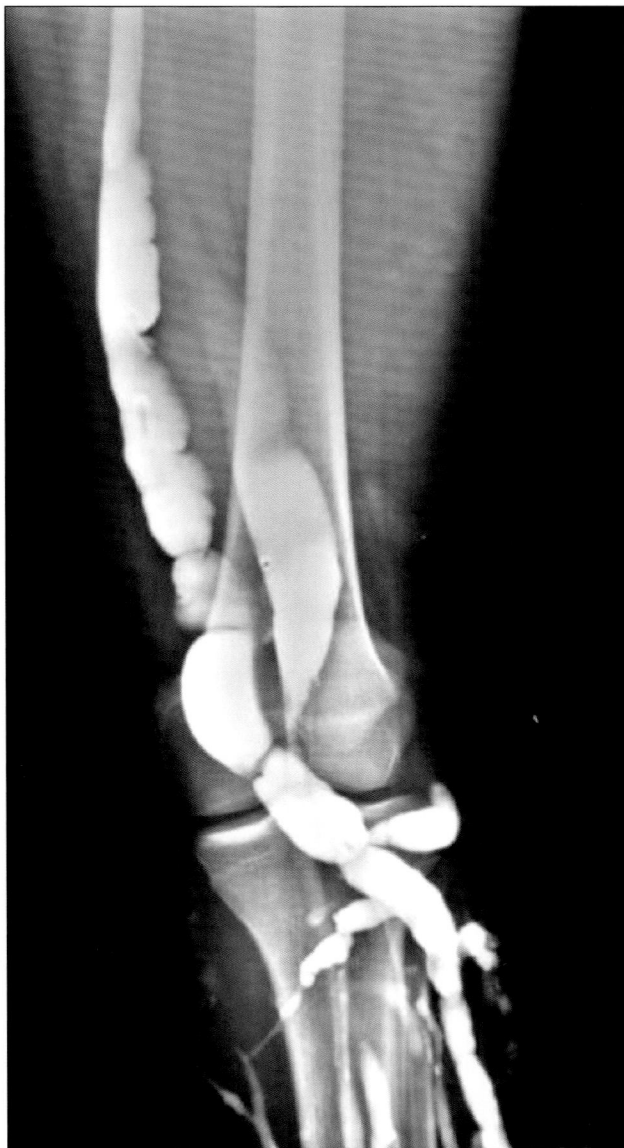

图 14-8 Klippel-Trénaunay 综合征病人持续存在的侧静脉。

KTS 的表现多种多样。在一个针对 252 例病人的研究中[16]，有 223 人下肢受累，74 人上肢受累，46 人骨盆和腹部受累，57 人胸部受累，36 人头颈部受累。在这个研究中，246 人（98%）有浅表毛细血管畸形（葡萄酒色斑），236 人（94%）有肢体和/或软组织肥大，183 人（72%）有静脉曲张。94 例（37%）病人主诉有疼痛。

出生后就有症状表现的 KTS 婴儿，其儿童期和青少年期的最终表现并不会出现变化，但偶尔也存在例外情况。这些例外情况包括：表皮毛细血管畸形（葡萄酒色斑）的颜色会变浅或变深；皮肤上会出现深色的小结节赘生物（微泡）；肢体的长度差异会随着生长发育而更加明显；一些明显增大的肿块会随着婴儿体脂含量的减少而消退；会出现皮下肿块；且静脉曲张（还可能有依赖性淋巴水肿）会随着时间推移而变得更明显。

KTS 存在多方面的静脉受累，可能包括：细微的静脉畸形；躯体侧面部位上的一些静脉属支出现更粗大的曲张，或出现罕见的大隐静脉曲张；持续存在未消退的残留静脉结构；海绵状静脉畸形；以及体轴区域的深静脉畸形。静脉畸形通常对受累肢体造成影响，且肢体表面出现表浅的静脉曲张。常常可见在大腿上有胚胎期的侧静脉持续存在。在婴儿期，浅表静脉曲张的膨胀程度不明显，但会随着年龄增长而变得明显起来。但是，并非所有 KTS 病人都有浅表静脉曲张。

除了浅表静脉曲张以外，许多病人还存在深静脉系统的畸形。这些畸形包括深静脉扩张或静脉瘤形成、静脉瓣缺如或发育不良、静脉发育不良，或甚至深静脉系统完全缺如。如果考虑要对浅表静脉曲张进行切除或消融的话，明确深静脉系统的状态则是至关重要的[7,18-20]。如果深静脉系统不足以为患肢提供足够的静脉引流，则不应该使用射频、激光或硬化剂治疗对浅表静脉曲张实施消融或切除。由于浅表静脉存在膨胀和功能不全，因此一些 KTS 病人会发生血栓性静脉炎。

静脉曲张也会累及到腹腔和盆腔内的脏器。在 Jacobs 的研究中，12% 的病人有直肠出血，3% 的病人有血尿。据其他学者报道，在他们的病人中有 20% 的人有直肠出血，10% 的人有血尿，33% 的人有盆腔内静脉畸形的迹象[16]。在肢体的深静脉完全缺如之外，还报道存在髂静脉或下腔静脉缺如[17]，而我们还观察到有颈内静脉缺如的情况。

KTS在皮肤上的表现多种多样。最常见的是有葡萄酒色斑,颜色从很淡的红色到深红色不一。皮肤病灶外形平坦或突起。葡萄酒色斑处的皮肤完整性有好有坏。在一些病例中,毛细血管畸形病灶明显突出皮肤表面,可能是疣状的。一些畸形病灶易于发生皮肤溃破、出血和感染。随着患儿年龄增长,葡萄酒色斑的颜色会变得更淡或更深。一些病人在葡萄酒色斑的顶部长出直径1~2 mm的深色(深紫色到黑色)静脉疣结节,或有时在看上去未受累及的皮肤上长出此类结节。此类结节质地非常脆,且易于出现自发性出血或在轻微碰伤后发生出血。KTS的其他皮肤表现包括局限性淋巴管瘤、局限性血管角化瘤、静脉扩张、多汗、体温升高和多毛症。

KTS病人易于发生蜂窝织炎。但是,尚未明确蜂窝织炎究竟是慢性淋巴水肿的肢体发生细菌感染所引起,还是因淋巴液积聚形成囊袋后产生的局部炎症反应所引起。

在Jacobs研究的252例病人中[16],有170例存在某一肢体比其他肢体长,有195例病人存在某一肢体的周径增大。88%的病人为下肢受累,但29%的病人为上肢受累。更长且更粗大的肢体也常常出现皮肤和血管的改变,但偶尔也会有一些更短且更细小的肢体表现出皮肤和血管受累。患肢的所有骨骼都可能受累而发生骨性肥大,或仅有一处或两处骨骼发生肥大。

除了骨性肥大,许多病人还有软组织肥大。软组织肥大的范围可以非常局限(例如在背部或者胸部有一个局灶性的肿块),或者非常广泛(例如涉及整条手臂或整条腿)。组织成分可能包括脂肪、血管结构、淋巴结构和纤维组织。据报道,KTS的其他肢体表现包括巨指(趾)、并指(趾)、指(趾)弯曲、多指(趾)、分裂手畸形、跗骨和趾骨发育不全、骨质溶解、先天性髋脱位,以及外周神经病变[21]。

许多KTS病人存在淋巴系统异常。由于尚未系统化地在成组病人中探索过这类异常,因此淋巴异常的发病率不得而知。在一个研究中,报道有20%的病人存在皮肤水疱并有淋巴液渗漏。根据我们的经验,淋巴水肿是常见的,但淋巴渗液却不太常见。肢体水肿通常是由于淋巴水肿、静脉功能不全引起的静脉水肿和软组织肥大共同引起的。

已报道过有颅内血管瘤、动静脉畸形和椎管内血管瘤。Djindjian等[22]报道了在一组150例脊髓血管畸形的病人中,有5例为KTS合并脊髓血管畸形。虽然关于Sturge-Weber综合征与KTS是否可以并存仍持续有争议,但一些研究者确实报道过这两种情况有并存现象[23]。

一些KTS病人表现出存在血管内凝血的迹象。根据我们的经验,这通常是轻微的。但是在一些病人中,则会相对严重并导致在轻微碰伤后发生出血,或在外科手术时发生大出血[24,25]。一些KTS病人会发生D-二聚体浓度升高。因此,谨慎的做法是在实施择期手术前对病人的凝血状态进行评估。

KTS病人的深静脉血栓形成的发生率升高[26]。已经有过一些KTS病人发生致命和非致命性肺栓塞的例子。而至今尚未明确哪些KTS病人面临发生这种并发症的风险。作为一种预防措施,应在实施重大外科手术前,考虑对那些既往发生过深静脉血栓形成的病人或已知存在凝血异常的病人植入下腔静脉滤器。

我们报道过有37%的病人存在受累肢体的疼痛[27]。我们认为病人会随着年龄增长而出现疼痛。疼痛的最常见原因可能是与慢性依赖性水肿有关的下肢肿胀及不适。当发生蜂窝织炎时,疼痛就变得明显,因为此时会发生浅表区域的血栓性静脉炎。偶尔会发现在骨骼中也有血管畸形,这会造成相当严重的疼痛。不幸的是,有些病人在关节内有血管畸形[28]。这造成滑膜和关节软骨被破坏,引起关节疼痛和关节炎。

许多腿部受累的病人会存在一定程度的下肢水肿。通常在患儿开始走路之前并未有所表现,且重力作用也是一个促发因素。重要的是要记住肢体粗大不仅是骨骼肥大和软组织肿块所致,水肿也是原因之一。造成水肿的原因是静脉功能不全、淋巴水肿,或两者兼而有之。

诊断学检查和临床检查: KTS 的诊断学检查要点在于评估其类型、累及范围,以及血管和骨骼畸形的严重程度,并明确排除没有任何具有临床显著性的动静脉分流。作为对肢体和盆腔病灶进行体格检查的补充手段,通过对肢体的静脉系统进行彩色多普勒扫描来明确其浅表静脉系统和深静脉系统的通畅性,并识别出深静脉系统是否存在畸形(诸如发育不良、闭锁或静脉瘤形成)。此外,多普勒扫描能排除静脉血栓形成,并明确深静脉、浅表静脉和穿通静脉是否存在血管功能不全。如果临床医生在体格检查时怀疑有动静脉分流,则要测定节段性肢体血压和踝臂指数,并用脉搏容积记录仪对肢体进行检查[7]。

长骨的 X 线平片(扫描图)最有助于测定骨骼长度,而且是我们针对 KTS 病人所进行的常规诊断学检查的一部分。磁共振(MR)扫描和 MR 血管造影对 KTS 病人具有许多优点,因为其可区分识别肌肉、骨骼、脂肪和血管组织,且无需使用放射源。

Parkes Weber 综合征

1907 年,Parkes Weber 描述了一组血管畸形病人[11,29]。他发现"有时患处的主要动脉会非常增粗,且一根或多根静脉会发生扩张"。存在类似表现的病人可能有动静脉畸形。目前,如果要使用"Parkes Weber 综合征"这一术语名称的话,则应仅用于那些存在肢体动静脉畸形的病人(图 14-9)。

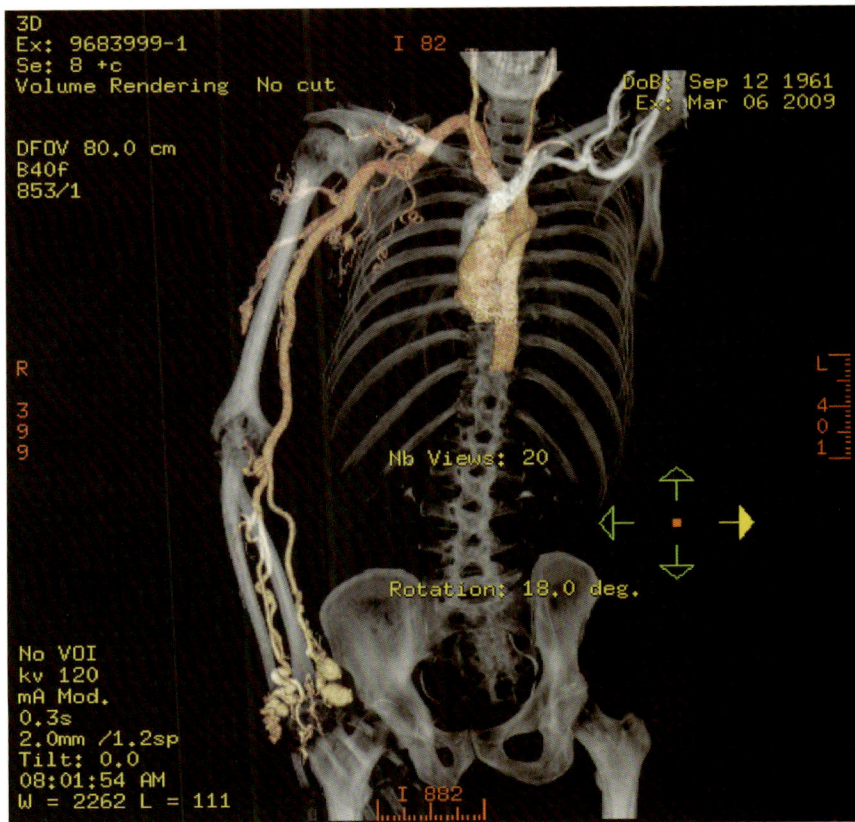

图 14-9 Parkes Weber 综合征病人的磁共振血管造影。

Servelle-Martorell综合征

Servelle-Martorell综合征常常会被误诊为KTS或静脉畸形。但是，与KTS相反，Servelle-Martorell综合征病人的受累肢体比健康肢体细；患肢不存在葡萄酒色斑；但有骨质减少，并存在表面呈青紫色的静脉畸形，其范围广且表面有凹陷。常常存在多发性静脉结石（图14-10）。

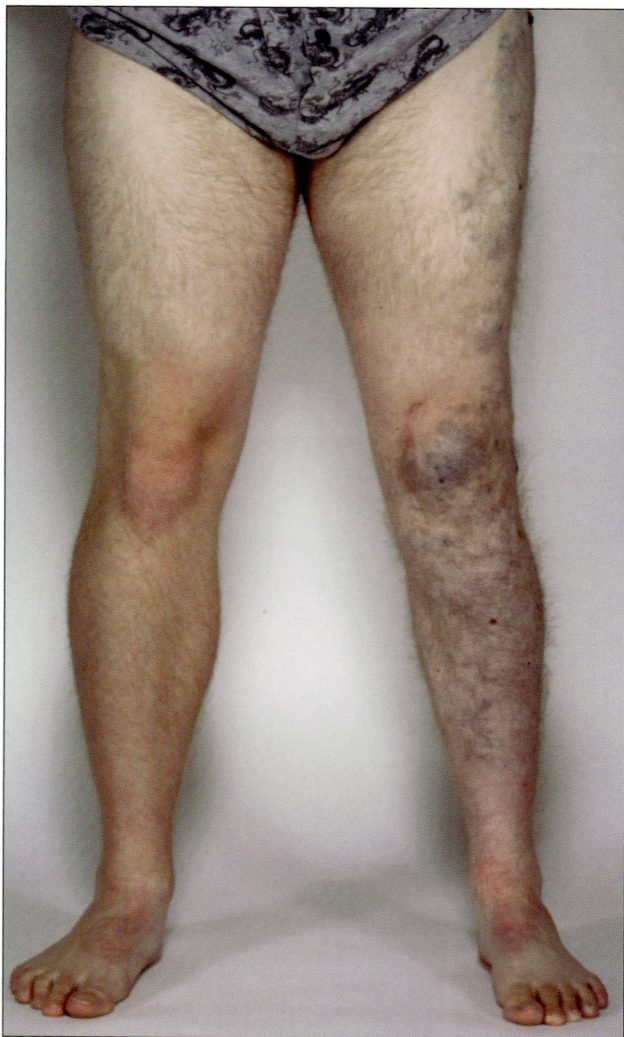

图14-10 一名患有Servelle-Martorell综合征的成年男性。注意其受累肢体更细，皮肤变成青紫色。

Proteus综合征

也应该将Proteus综合征与KTS相鉴别[30,31]。两者均会有皮肤毛细血管畸形和躯干组织过度生长。但是，Proteus综合征的表皮痣和结缔组织痣比KTS更多见。另一个不同之处是Proteus综合征病人的结缔组织痣及其足底面呈表面毛糙的结节样，这是Proteus综合征的特征性表现，但在KTS时不多见。Proteus综合征病人的颅骨和外耳道会发生骨质增生。有人认为Proteus综合征的肢体生长过度会持续终身，且与体格生长不成比例。

毛细血管畸形—AVM

已经观察到葡萄酒色斑存在家族性，且Eerola等提出毛细血管畸形存在遗传易感性[32]，Eerola在染色体5q上识别出一个大型基因座，即CMC1。这些学者使用基因精细定位技术来识别出一个定位候选基因RASA1，且在毛细血管畸形的患病家族中识别出了RASA1的异源灭活突变。有趣的是，也在具有这种突变的家族中观察到了Parkes Weber综合征[29]。

球形细胞静脉畸形

球形细胞静脉畸形是一种位于肢体上的结节性病灶，颜色可为青紫或淡红[33]。与静脉畸形相反，其触诊时有触痛，且压之不消退。其组织学特征是存在异常分化的球形细胞。

CLOVES综合征

CLOVES综合征这个术语名称是先天性脂肪瘤过度生长、血管畸形和表皮痣的英语首字母缩写[34]。此病还包括躯干组织的生长过度。这与Proteus综合征及KTS类似。

Maffucci综合征

Maffucci综合征包括多发性内生软骨瘤和皮下血管内皮瘤。会发生显著的恶性变，其表现与软骨肉瘤、神经胶质瘤、纤维肉瘤及血管肉瘤相似。

血管畸形的治疗策略

由于血管畸形的临床表现多种多样,因此必须对特定病例进行个体化治疗。

内科和外科治疗

肢体肿胀:有许多不同原因会造成肢体粗大:肢体存在过多的冗余组织、淋巴水肿、因静脉功能不全引起的水肿,和/或静脉结构发生膨胀。使用可变弹力敷料对肢体进行压迫支持(脚踝处的压力为30～50 mmHg)可迅速消除水肿。但是,并无数据表明长期压迫治疗可最终使骨组织或软组织肿块变小。而且,压迫治疗对腿部的最终长度并不产生影响。长期压迫治疗对那些以淋巴水肿作为主要病变因素的病人和那些存在严重静脉功能不全的病人的益处最大。压迫治疗也会减少蜂窝织炎的发生频度。相反,如果加压敷料对皮肤产生了刺激,则可能会使蜂窝织炎的发生频度升高。对于那些皮肤病灶易破易出血的病人,压迫治疗的作用并不肯定。在一些情况下,加压敷料会保护患处并减少出血,但在其他情况下,敷料则会刺激皮肤并使出血的次数更多。对于静脉曲张和长期静脉功能不全的病人,压迫治疗是有益的。对于上肢和/或手掌受累并存在水肿或大范围海绵状静脉畸形的病人,压迫治疗也是有效的。这些病人可能需要佩戴合适的加压手套。

除压迫治疗以外,其他非手术治疗还包括局部伤口护理、特制的矫正鞋具,以及通过改变生活方式来管理好日常活动并改善肢体的功能。

静脉结构异常的治疗

手术是血管畸形的经典治疗方法,但在最近20年来,一些同样有效、疗效耐久且创伤更小的技术得以问世。在对血管实施手术之前,必须仔细评估畸形的累及范围和深静脉系统的通畅程度。虽然有些医生提倡早期进行手术治疗[35],但我们的做法是仅考虑对那些无法通过微创方法来治疗的有症状病人实施手术[36]。

在日常医疗工作中,我们主要的手术技术是对血管功能不全的侧静脉进行高位结扎、对长段的表浅静脉进行内翻剥脱,以及通过日间门诊手术的方式以穿刺切口实施静脉切除术。射频消融或激光消融技术使用得越来越多,但仅应该用于选择性病人,因为扩张增粗的静脉位于皮肤的表浅位置,消融造成皮肤烧伤或皮肤色素沉着都是急需关注的问题。对于一些有血栓栓塞病史的病人,应考虑在实施这类手术期间植入临时性的下腔静脉滤器。

已成功使用无水酒精、十四烷基硫酸钠注射剂(Sotradecol®, Angiodynamics, Queensbury, NY)、聚桂醇泡沫硬化剂和弹簧圈来对KTS实施硬化剂治疗和栓塞治疗,这些技术可单独使用或联合使用。在Lee等[37,38]、Vallanvicencio[39]和Burrows等[40]所报道的关于围术期并发症的全面详细经验中,高度选择性地对血管畸形病人实施此类技术是其关键所在。据Burrows报道,有75%～90%的低速血流畸形病人在接受一系列硬化剂治疗后获得了良好或优秀的效果,但在重要神经结构或皮肤病灶附近注射乙醇则要非常慎重。在Burrows的研究中,每次治疗的并发症发生率为12%,每个病人的并发症发生率是28%,且有10%～15%的病人发生皮肤坏死。Lee等报道了在87例静脉畸形病人中的初次治疗成功率为95%,在平均随访24个月时,71例病人没有再复发[37,38]。

有28%的病人出现并发症(主要是皮肤损害),但只有1人留下了永久性神经损伤。我们观察到一些病人在通过注射乙醇进行硬化剂治疗后发生慢性疼痛综合征,但我们对于这种治疗方法还是持谨慎乐观态度。

下肢长短不一致的治疗

在我们医院，大多数接受过手术治疗的病人确实会因为一侧肢体过度生长而发生长短差异。这些病人通过生长板融合术取得了良好的疗效[16,18,21]。

用于儿童的生长板融合术（对生长板实施人为破坏）旨在确保全身发育成熟时每侧下肢的长度相对均等。仅在肢体预计长度差异超过 2.0 cm 时才实施这一手术。重要的是，这个手术必须在合适的时间做。需要让父母明白在儿童期的早期阶段无需实施这个手术。大多数生长板融合术在 10～14 岁时进行。对于那些肢体长度差异小于 2.0 cm 的病人，可使用增高鞋来作为替代治疗的方法。人为破坏生长板的方法，也可用于控制手指和脚趾的过度生长。

足和肢体粗大的治疗

只有在为改善肢体功能和处理其他方法无法控制的感染或出血时，才可以实施截指（趾）或部分截肢手术。许多此类患儿通过学会运用自身非常粗大且畸形的肢体来获得优秀的功能。关于这些病人的治疗，有一句重要格言，即"手术的目的是改善功能，而不是为了美观，而且绝不要为了美观而牺牲功能"。

左右脚大小不一致的病人可能穿鞋都有困难。我们发现射线切除是一种非常令人满意的方法，能减少脚掌的冗余宽度。

在实施此类治疗之前，应该认真考虑肢体切削手术的潜在并发症。切削手术的潜在缺点包含如下：

- 切削去除的组织仍会再长出来。
- 切削手术的代价是产生瘢痕。
- 对于开始发生静脉和淋巴引流功能受损的肢体，切削手术会造成患肢的静脉和淋巴引流中断。
- 会发生伤口感染。
- 皮肤愈合不良会造成慢性淋巴渗液。

总的来说，如果考虑对肢体上越靠近端的部位实施切削手术，则造成肢体静脉和淋巴引流功能损害的风险越大。而对指（趾）和手、足部位实施切削手术则与之相反，病人的耐受程度要比对其肢体上更靠近端的部位实施切削手术更好。如上所述，当考虑对 KTS 病人实施外科手术时，在功能和外形这两方面上，必须以功能为先。

关节受累的治疗

在极少数情况下，病人会发生关节内血管畸形（图 14-11）。其最常侵犯膝关节，在早期就造成严重的关节炎。关节炎会引起屈曲挛缩、疼痛和无法行走。我们通过物理治疗和滑膜切除术来治疗这种疾病。在严重情况下，当病人无法行走且屈曲挛缩无法解除时，才考虑实施截肢[28]。

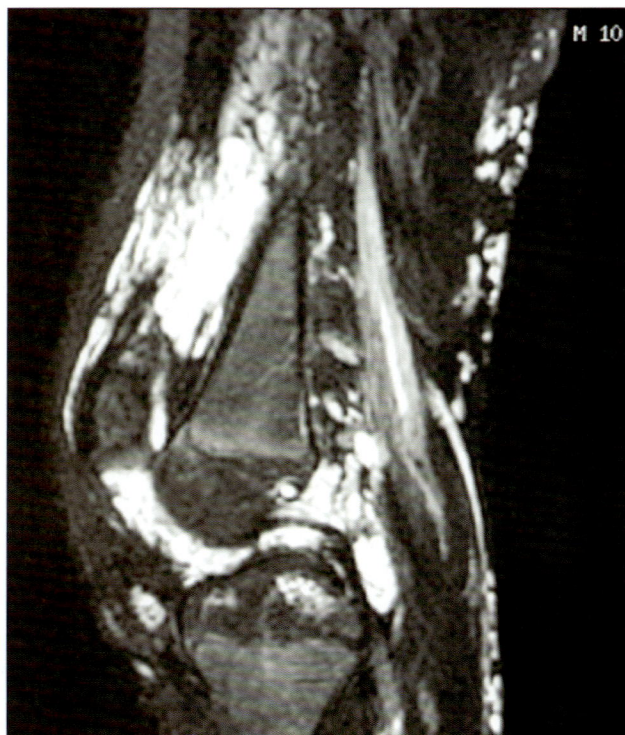

图 14-11 Klippel-Trénaunay 综合征病人的膝关节血管畸形。

葡萄酒色斑的治疗

可使用激光治疗来减轻毛细血管瘤的皮肤变色。在实施该治疗前，必须牢记治疗会产生疼痛。而且，即便患儿会因治疗而存在种种不适，但患儿的父母往往还是会选择对这种病变实施治疗。因此，首选方法是待患儿年龄大到能参与治疗决策时，再进行治疗。

（孙彦隽译，刘锦纷校）

参考文献

1. Mulliken JB, Glowacki J. Hemangiomas and vascular malformations in infants and children: a classification based on endothelial characteristics. *Plast Reconstr Surg.* 1982; 69(3): 412–422.

2. Mulliken JB, Young AE. *Vascular birthmarks: hemangiomas and malformations.* Philadelphia, PA: WB Saunders; 1988.

3. Vikkula M, Boon LM, Mulliken JB, Olsen BR. Molecular basis of vascular anomalies. *Trends Cardiovasc Med.* 1998; 8: 281–292.

4. Mulliken JB, Enjolras O. Congenital hemangiomas and infantile hemangioma: missing links. *J Am Acad Dermatol.* 2004; 50(6): 875–882.

5. Brouillard P, Vikkula M. Genetic causes of vascular malformations. *Hum Mol Genet.* 2007; 16(Spec 2): R140–R149.

6. Dompmartin A, Vikkula M, Boon LM. Venous malformation: update on etiopathogenesis, diagnosis and management. *Phlebology.* 2010; 25(5)224–235.

7. Lee B, Bergan J, Gloviczki P, et al. Diagnosis and treatment of venous malformations: consensus document of the International Union of Phlebology (IUP)—2009. *Int J Angiol.* 2009; 28(6): 434–451.

8. Krol A, MacArthur CJ. Congenital hemangiomas: rapidly involuting and noninvoluting congenital hemangiomas. *Arch Facial Plast Surg.* 2005; 7(5): 307–311.

9. Brice C, Jeffery G, Keeley S, Mortimer P, Mansour S. A new classification system for primary lymphatic dysplasia based on phenotype. *Clin Genet.* 2010; 77: 438–452.

10. Klippel M, Trenaunay P. Du noevus variqueux osteohypertrophique. *Arch Gen Med.* 1900; 185: 641–667.

11. Parkes Weber F. Angioma-formation in connection with hypertrophy of limbs and hemi-hypertrophy. *Br J Dermat.* 1907; 19: 231–235.

12. Happle R. Lethal genes surviving of mosaicism: a possible explanation for sporadic birth defects involving the skin. *J Am Acad Dermatol.* 1987; 16: 899–906.

13. Wang Q, Timur AA, Szafranski P, et al. Identification and molecular characterization of de novo translocation t (.14) (q22.3; q13) associated with a vascular and tissue overgrowth syndrome. *Cytogen Cell Genet.* 2001; 95: 183–188.

14. Tian XL, Kadaba R, You SA, et al. Identification of an angiogenic factor that when mutated causes susceptibility to Klippel-Trenaunay syndrome. *Nature.* 2004; 427(6975): 640–645.

15. Hu Y, Li L, Seidelmann SB, et al. Identification of association of common *AGGF1* variants with susceptibility for Klippel-Trenaunay syndrome using the structure association program. *Ann Hum Genet.* 2008; 72(Pt 5): 636–643.

16. Jacobs A, Driscoll D, Shaughnessy W, Stanson A, Clay R, Gloviczki P. Klippel-Trenaunay syndrome: spectrum and management. *Mayo Clin Proc.* 1998; 73(1): 28–36.

17. Stewart G, Farmer G. Sturge-Weber and Klippel-Trenaunay syndromes with absence of inferior vena cava. *Arch Dis Child.* 1990; 65(5): 546–547.

18. Gloviczki P, Stanson AW, Stickler GB, et al. Klippel-Trenaunay syndrome: the risks and benefits of vascular interventions. *Surgery.* 1991; 110(3): 469–479.

19. Noel AA, Gloviczki P, Cherry KJ Jr, Rooke TW, Stanson AW, Driscoll DJ. Surgical treatment of venous malformations in Klippel-Trenaunay syndrome. *J Vasc Surg.* 2000; 32(5): 840–847.

20. Gloviczki P, Driscoll D. Klippel-Trenaunay syndrome: current management, *Phlebology.* 2007; 22: 291–298.

21. McGrory BJ, Amadio PC. Klippel-Trenaunay syndrome: orthopaedic considerations. *Orthop Rev.* 1993; 22(1): 41–50.

22. Djindjian M, Djindjian R, Horth M, Rey A, Houdart R. Spinal cord arteriovenous malformations and the Klippel-Trenaunay-Weber Syndrome. *Surg Neurol.* 1977; 8: 229–237.

23. Deutsch J, Weissenbacher G, Widhalm K, Wolf G, Barsegar B. Combination of the syndrome of Sturge-Weber and the syndrome of Klippel-Trenaunay. *Klin Paediatr.* 1976; 188: 464–471. [German]

24. D'Amico J, Hoffman GL, Dyment PL. Klippel-Trenaunay coagulation and massive osteolysis. *Cleve Clin Q.* 1977; 44: 181–188.

25. Neubert AG, Golden MA, Rose NC. Kasabach-Merritt coagulopathy complicating Klippel-Trenaunay-Weber syndrome in pregnancy. *Obstet Gynecol.* 1995; 85(5 Pt 2); 831–833.

26. Johnson JN, Driscoll DJ, McGregor CG. Pulmonary thromboendarterectomy in Klippel-Trenaunay syndrome, *J Thor Cardiovasc Surg.* 2010; 140(3): e41–e43.

27. Lee A, Driscoll D, Gloviczki P, Clay R, Shaughnessy W, Stans A.The evaluation and management of pain in patients with Klippel-Trenaunay syndrome: a review. *Pediatrics.* 2005; 115: 744–749.

28. Johnson JN, Shaughnessy WJ, Stans AA, et al. Management of knee arthropathy in patients with vascular malformations. *J Pediatr Orthop.* 2009; 29: 380–384.

29. Revencu N, Boon LM, Mulliken JB, et al. Parkes Weber syndrome, vein of Galen aneurysmal malformation, and other fast-flow vascular anomalies are caused by *RASA1* mutations. *Hum Mutat.* 2008; 29(7): 959–965.

30. Biesecker L, Happle R, Mulliken JM, et al. Proteus syndrome: diagnostic criteria, differential diagnosis, and patient evaluation. *Am J Med Genet.* 1999; 84: 389-395.

31. Biesecker L. The multifaceted challenges of Proteus syndrome. *JAMA.* 2001; 285(17): 2240–2243.

32. Eerola I, Boon LM, Mulliken JB, et al. Capillary malformation-arteriovenous malformation: a new clinical and genetic disorder caused by *RASA1* mutations. *Am J Hum Genet.* 2003; 73(6): 1240–1249.

33. Boon LM, Mulliken JB, Enjolras O, Vikkula M. Glomuvenous malformation (glomangioma) and venous malformation: distinct

clinicopathologic and genetic entities. *Arch Dermatol.* 2004: 140(8): 971–976.

34. Gucev ZS, Tasic V, Jancevska A, et al. Congenital lipomatous overgrowth, vascular malformations, and epidermal nevi (CLOVE) syndrome: CNS malformations and seizures may be a component of this disorder. *Am J Med Genet A.* 2008; 146A(20): 2688–2690.

35. Baraldini V, Coletti M, Cipolat L, Santuari D, Vercellio G. Early surgical management of Klippel-Trenaunay syndrome in childhood can prevent long-term haemodynamic effects of distal venous hypertension. *J Pediatr Surg.* 2002; 37: 232–235.

36. Gloviczki P, Hollier LR, Telander RL, Kaufman B, Bianco AJ, Stickler GB. Surgical implications of Klippel-Trenaunay syndrome. *Ann Surg.* 1983; 197(3): 353–362.

37. Lee BB, Kim I, Huh S, et al. New experiences with absolute ethanol sclerotherapy in the management of a complex form of congenital venous malformation. *J Vasc Surg.* 2002; 33: 764–772.

38. Lee BB, Do YS, Byun HS, Choo IW, Kim DI, Huh SH. Advanced management of venous malformation with ethanol sclerotherapy: midterm results. *J Vasc Surg.* 2003; 37(3): 533–538.

39. Villavicencio JL. Congenital vascular malformations of venous predominance: Klippel-Trenaunay syndrome. In: Raju S, Villavicencio JL, eds. *Surgical Management of Venous Disease.* 1st ed. Baltimore,MD: Williams & Wilkins; 1997; 445–461.

40. Burrows PE, Mason KP. Percutaneous treatment of low flow vascular malformations. *J Vasc Interv Radiol.* 2004; 15(5): 431–445.

第 15 章

永存动脉干

John F. Rhodes Jr. 和 Amanda S. Green

发生在心脏流出道部位的心血管畸形被称为心脏圆锥动脉干畸形。这些畸形是由于胚胎发育过程中的缺陷造成的，约占所有非综合征性质的先天性心脏病的1/3[1]。最常见的心脏圆锥动脉干畸形包括法洛四联症、永存动脉干、大动脉转位和右心室双出口[2]。本章着重介绍永存动脉干，该畸形占所有先天性心脏病的1%～4%，而且在一个多世纪之前就得以首次报道[3-5]。

永存动脉干

胎儿、新生儿和婴儿

引言：永存动脉干包括一根起源于心室的单一大动脉和单组半月瓣。大动脉最常见位于一个非限制性室间隔缺损（VSD）上方，且此单一大动脉同时向冠状动脉循环、肺动脉床及体循环供血[6]。虽然，有70%～90%的病人为单一动脉干起源于双心室（图15-1），但还有10%～30%的病人为单一动脉干完全起源于右心室[7]。动脉干瓣最常见的解剖形态为三叶瓣，但也会是双叶或四叶瓣。此瓣

膜的解剖和功能状态是此类病人预后的显著影响因素。肺动脉则可以共同或单独起源于动脉干的根部[8]。

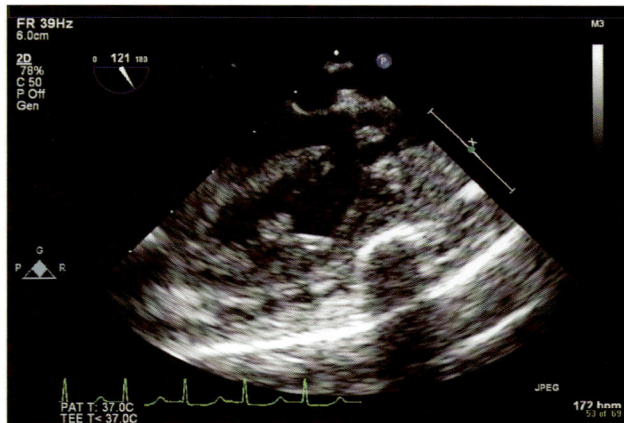

图 15-1 经胸超声心动图的胸骨上切面显示单一动脉干起源于双心室。

胚胎学特征： 在胎儿发育期间，出现永存动脉干则意味着位于前方的肺动脉和位于后方的主动脉之间的正常胚胎期分隔过程停止，即造成一根单一的大动脉[6]。众所周知，这些神经嵴细胞对肺动脉和主动脉的正常形成起到了重要作用，因此实验性地去除这些细胞会造成永存动脉干这种特

殊的先天性心脏病[9]。此外，由于神经嵴细胞对胸腺和甲状旁腺发育存在影响，因此永存动脉干和DiGeorge综合征之间存在关联[10-11]。

在对永存动脉干和肺动脉闭锁合并VSD这两种畸形进行比较时，永存动脉干所具备的特征为一根起源于心脏的单一大动脉，其同时向冠状动脉、升主动脉和肺动脉分支供血，且无肺动脉干。相反，当存在肺动脉闭锁合并VSD时，大动脉分隔过程似乎从未发生过[12]，且此诊断通常依赖于在超声心动图影像上看到有肺动脉瓣残迹。但是，这种定义方法还是存在争议，因为Kirby[12]强调说当胚胎发育期间，在肺动脉瓣形成前就发生了肺动脉闭锁的话，那么此定义标准就无法鉴别这两种圆锥动脉干畸形。而且，Théveniau-Ruissy及其同事[13]也报道称并不存在这种能用于鉴别诊断的闭锁之肺动脉瓣；因此，为了区分这两种诊断，识别出反映肺动脉闭锁合并VSD所特有的"肺动脉瓣下心肌结构缺失"则是更有帮助的做法，而永存动脉干则不具备这种特征。近期数据提示如果从胚胎发育的初始阶段就存在肺动脉瓣下心肌结构缺失[13]，就会造成肺动脉无法与右心室流出道（RVOT）相连，且无法形成肺动脉总干。由于大动脉的分隔必须是一个由分化完全的神经嵴细胞驱动的发育过程[14-17]，且此过程又受到了肺动脉瓣下和主动脉瓣下心肌结构能否相互接触的调控。如果肺动脉瓣下的心肌结构完整，则大动脉分隔过程正常，如果肺动脉下的心肌结构数量减少，则分隔过程发生异常。这种病因学状态反映出永存动脉干完全与众不同的胚胎发生学，即永存动脉干是当肺动脉瓣下心肌结构缺失时出现的大动脉分隔问题，而肺动脉闭锁合并VSD则是一种由于肺动脉瓣下心肌结构未发育所造成的畸形[12-13]。

其他临床表现：永存动脉干病人常常合并其他心血管畸形和心脏以外的畸形[1]。其合并的心血管畸形包罗万象：内脏异位综合征、左上腔静脉

回流至冠状窦、主动脉后位无名静脉、继发孔型房间隔缺损、部分型和完全型房室通道缺损、三尖瓣闭锁、三尖瓣跨越、Ebstein畸形、左肺动脉吊带、部分型和完全型肺静脉异位引流、二尖瓣闭锁、二尖瓣狭窄、左心室双入口、左心室发育不良、多发性VSD、主动脉闭锁、主动脉缩窄，以及左或右锁骨下动脉迷走起源[2]。

而且，据报道永存动脉干还会合并诸多心脏以外的其他畸形，包括DiGeorge综合征（22q11染色体缺失）和腭心面综合征。据报道，在一大组永存动脉干病人中，35%的人有22q11缺失[14]。永存动脉干病人的特殊外貌通常与DiGeorge综合征的躯体特征有关。包括眼距过宽、低位耳郭、小颌畸形、鱼嘴样口唇、人中短小、睑裂短小而低位、耳郭畸形或缺如、唇裂、高腭弓或腭裂、鼻畸形和双眼白内障[14]。与DiGeorge综合征有关的其他心脏以外的先天性畸形还涉及肢体、肾脏和肠道[14]。这些婴儿会出现低钙性抽搐和严重感染，这是由于细胞介导性免疫功能缺陷以及胸腺和甲状旁腺缺如所造成的。据报道，永存动脉干还会合并另一种心脏以外的畸形，即所谓的CHARGE复合症，包括眼缺损、心脏病、后鼻孔闭锁、生长发育迟缓、泌尿生殖器畸形和食管闭锁[15]。

解剖特征：在大多数情况下，存在一个位于动脉干瓣下方的动脉干下型VSD，与法洛四联症的解剖相类似（图15-1）。极少存在室间隔完整的情况。圆锥隔通常缺如，且动脉干瓣与二尖瓣存在直接的纤维连续。在罕见情况下，可有一个仅与右心室相连且发育完全的流出道为动脉干瓣提供支撑。动脉干瓣最常见的是三叶瓣，其次是双叶瓣；最少见的是四叶瓣（图15-2）。动脉干瓣会存在增厚、发育不全，并有狭窄和反流，或兼而有之。

永存动脉干常常合并有半月瓣功能异常。因此，这种异常就造成了不同程度的狭窄和反流[15-16]。

冠状动脉畸形也并非罕见，且半数以上的永存动脉干病人都存在这种问题[10]。有一种冠状动脉变异是左冠状动脉开口于窦管连接处附近，或甚至开口于靠近肺动脉分支起始部的主动脉壁上[17-18]。此类冠状动脉开口位置会加大外科手术的难度，因为在从主动脉干上切取肺动脉时，有可能会造成冠状动脉损伤。另一种冠状动脉变异是右冠状动脉发出一根属支，形成冠状动脉左前降支。在这种情况下，这根血管会跨过RVOT，而此处就是术中右心室切口的位置，因此有可能会造成该冠状动脉被损伤[19]。偶尔，冠状动脉会起源于肺动脉[20]。永存动脉干的肺动脉干分叉及左右肺动脉分支最常见位于左后方。肺动脉分支的直径通常正常，肺动脉分支狭窄或弥漫性发育不良的情况更加少见。也会存在主动脉弓部畸形，常见有右位主动脉弓（25%）[21]。不太常见的主动脉弓部畸形包括发生在左颈动脉和左锁骨下动脉之间的B型主动脉弓中断[22]和双主动脉弓[23-24]。

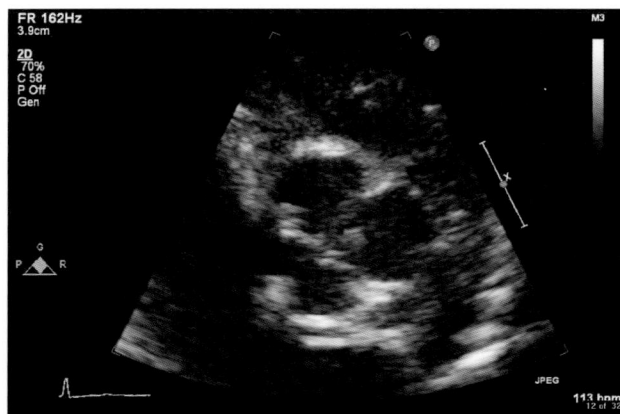

图 15-2 经胸超声心动图成像显示四叶式动脉干瓣。

解剖分型： 1949年，Collett和Edwards阐述了针对解剖亚型的分型系统[25]（表15-1），Van Praagh夫妇在1965年阐述了另一种分型系统[26]（表15-2）。Collett和Edwards分型[25]主要着眼于肺动脉在共同动脉干上的起源位置（图15-3），而Van Praagh分型系统（图15-4）则是以是否存在VSD、主动脉—肺动脉间隔的发育程度和主动脉弓的形态为基础[26]。

表 15-1 Collett和Edwards的永存动脉干分型系统

Collett 和 Edwards 的永存动脉干分型	说 明
Ⅰ型	肺动脉干和升主动脉起源于冠状动脉下游的同一位置，并形成分叉。肺动脉干之后再分为左右肺动脉分支。
Ⅱ型	没有肺动脉干，且两侧肺动脉分支分别独立起源于升主动脉干的后壁。
Ⅲ型	没有肺动脉干，且两侧肺动脉分支起源于升主动脉干的侧壁。
Ⅳ型	没有肺动脉干，且肺动脉分支起源于降主动脉的前侧壁，更类似于增粗的支气管动脉。

表 15-2 Van Praagh的永存动脉干分型系统

Van Praagh 的 永存动脉干分型	说 明
A1型	类似于Ⅰ型，肺动脉干和升主动脉起源于冠状动脉下游的同一位置。肺动脉干之后再分为左右肺动脉分支。
A2型	类似于Ⅱ型和Ⅲ型，无肺动脉干，且两侧肺动脉分支分别独立起源于升主动脉干的后壁或侧壁。
A3型	没有肺动脉干，一侧肺动脉分支起源于升主动脉干的侧壁，另一侧肺动脉分支闭锁，并通过支气管侧支向该侧肺供血。
A4型	肺动脉干和升主动脉起源于冠状动脉下游的同一位置，并形成分叉。合并有B型主动脉弓中断，肺动脉干分出左右肺动脉分支；然后由动脉导管向左锁骨下动脉及降主动脉供血。

Ⅰ型：肺动脉分支起源于一根短小的肺动脉干。
Ⅱ型：肺动脉分支各自以独立开口起源于动脉干。
Ⅲ型：一侧肺动脉分支起源于升主动脉，而对侧肺由侧支血管供血。
Ⅳ型：永存动脉干合并主动脉弓发育不良、主动脉缩窄或主动脉弓中断（通常是位于左颈总动脉远端的B型主动脉弓中断）。存在这种解剖变异时，通常其肺总动脉发育良好，而升主动脉细小。

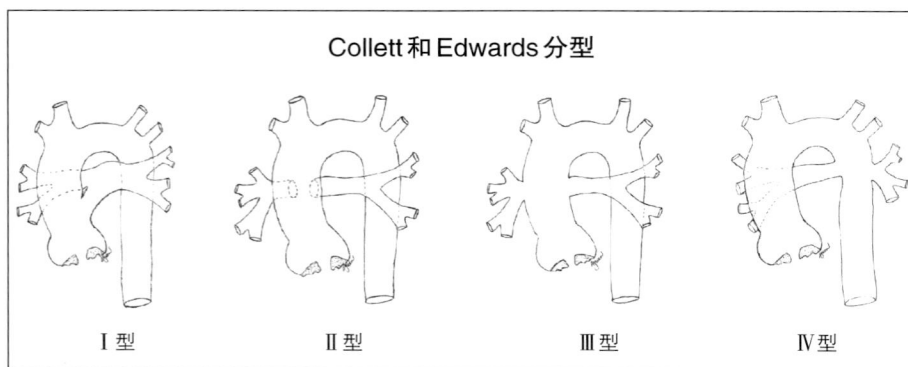

图15-3 Collett和Edwards的永存动脉干分型系统。

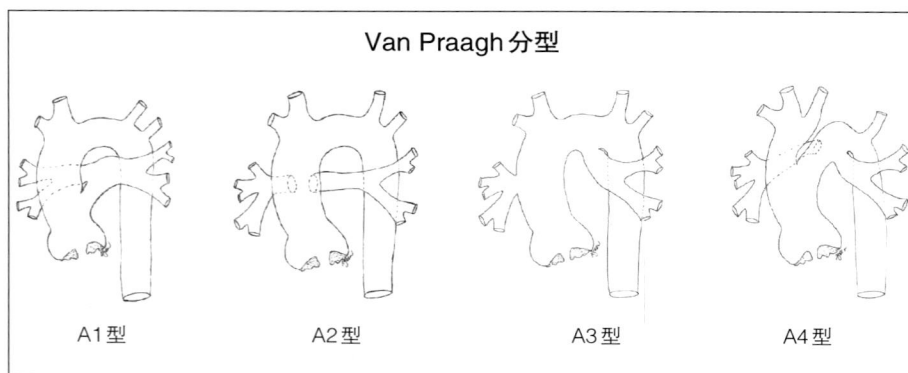

图15-4 Van Praagh的永存动脉干分型系统。

1992年，Deshpande及其同事[27]报道了一组16例永存动脉干心脏标本。虽然有2例无法根据Collett和Edwards系统进行分型，但他们发现I型是最常见的类型（62%）。当使用Van Praagh分型时，则A1型是最常见的类型（44%）。而且他们还发现有75%的病例为三叶式动脉干瓣，其余25%的病例为双叶式动脉干瓣。除1例以外，其余所有VSD均为动脉干下型，全组中有6例合并主动脉弓中断（Van Praagh A4型），且动脉干瓣与右心室相连。隔束后肢及心室漏斗反折部位的厚度变化不一；3例标本的心室漏斗反折缺如，造成动脉干与三尖瓣之间存在连续。他们发现7例为右位主动脉弓（44%），而且冠状动脉在动脉干上的起源位置存在极大变异，且并未发现其与动脉干瓣为三叶式或双叶式之间存在特殊关联模式。所有心脏标本均为双冠状动脉，且发现3例（19%）为冠状动脉"高位开口"。

血流动力学要点： 根据肺血流所受到的阻抗大小，将永存动脉干的生理学状态分为两种情况[7]。这种血流阻抗很少是由于肺动脉分支的解剖发育细小所导致的，而更常见与肺血管的总体阻力有关。第一种生理学状态包含了那些肺血流阻抗极低的病人。这类病人表现出存在大型左向右分流、体循环缺氧程度不重、呼吸急促、更明显的充血性心功能衰竭症状，以及体质虚弱的表现和生长发育差。这类病人通常只有轻微发绀或没有发绀。第二种生理学状态则包含了那些肺血流存在明显阻抗的病人，其表现出左向右分流极少、体循环缺氧程度更重，而充血性心功能衰竭程度轻。永存动脉干偶尔会合并有一侧肺动脉分支发育不良，且同侧肺脏也往往会发育不良，虽然这种情况不多见，但会造成一侧肺血流存在阻抗（图15-5）。

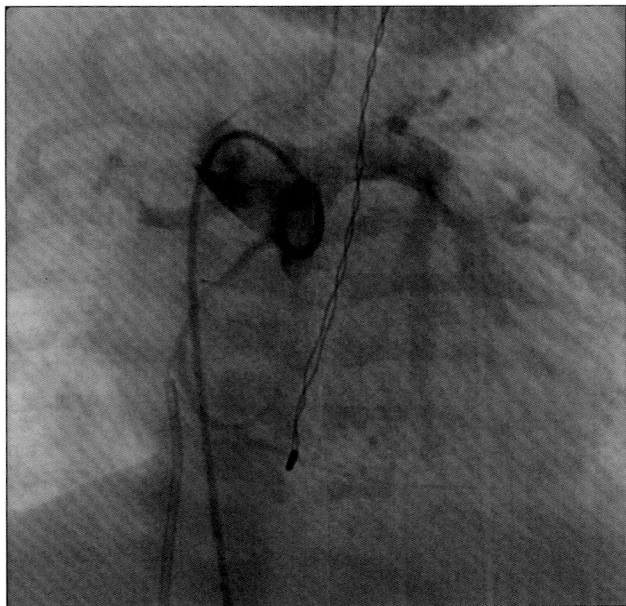

图 15-5 心血管造影显示一名未经手术的永存动脉干婴儿存在单侧肺动脉发育不良（右肺动脉）。

永存动脉干的病理生理学要点有两方面。首先，体静脉血和肺静脉血在 VSD 和动脉干瓣水平发生强制性混合，这导致病人的动脉血氧饱和度约为 85%。而且在收缩期和舒张期会同时发生非限制性的左向右分流，其分流量取决于肺循环和体循环的相对阻力[10]。此外，动脉干瓣狭窄或反流，以及过量血流进入肺动脉分支，会进一步加重心室的压力和容量负荷。这些病理状态通常会造成病人在出生后早期就发生严重的心功能衰竭和心血管功能不稳定。病人在 6～8 周龄时，肺血管阻力的下降也会成为一个影响因素；这就造成其早在 6 月龄时就会发生不可逆的肺血管床损伤，使得之后再实施外科纠治手术的效果变差[15,28]。

表现： 永存动脉干病人通常在新生儿期就会出现心功能衰竭或轻到中度缺氧及血氧饱和度下降的体征和症状。如上文所述，临床症状取决于肺血流量。常见有诸如 DiGeorge 综合征等合并畸形，且合并此综合征者更常见有发育停滞。近年来影

像学技术的进步，能使大多数永存动脉干病人的解剖状态得以明确。但是，如果对于肺动脉起源位置存在任何疑问或需要进一步判定主动脉弓的解剖状态，则应该进一步考虑实施心脏 MRI、CT 或心导管检查。

心血管专科检查： 会在胸骨左缘发现有全收缩期杂音，并伴有 S2 单一且增强，这是由于存在单组半月瓣所引起的特有现象。也会在心尖部闻及主动脉喷射性喀喇音，且当存在轻度或中度动脉干瓣反流时，会闻及舒张期杂音。此外，收缩期杂音会伴有震颤，这与 VSD 时的所见类似。在 IV 型永存动脉干时，会在肩胛间区闻及来自支气管侧支血管血流的连续性杂音。病人在出生数月后，就会出现右心室功能衰竭的体征。

诊断学检查

ECG： ECG 常无特异性，显示出正常的窦性心律，且合并有左、右心室肥大或双心室肥大（图 15-6）。

胸部 X 线（CXR）： CXR 会显示出心脏肿大，25% 的病人会同时发现有右位主动脉弓。心脏肿大的程度和肺纹理的粗细取决于肺血流量（图 15-7）。当肺动脉起始部紧靠主动脉切迹时，应怀疑永存动脉干的诊断。

胎儿超声心动图： 随着超声心动图技术的进步，胎儿超声心动图作为一个新生领域，能为圆锥动脉干畸形提供更基础且常常更为详细的描述[29]。但是，如果考虑到孕妇或胎儿处于高危状态时，则不实施详细的胎儿超声心动图检查。存在圆锥动脉干畸形的胎儿在接受常规产前超声检查时，常发现其具备四个相对正常的心腔，因此并未再接受进一步检查。只有在请有经验的超声心动图医生使用多普勒超声进行全面的胎儿超声心动图检查，并取得流出道和大动脉的详细成像后，才能检出一些此类畸形。

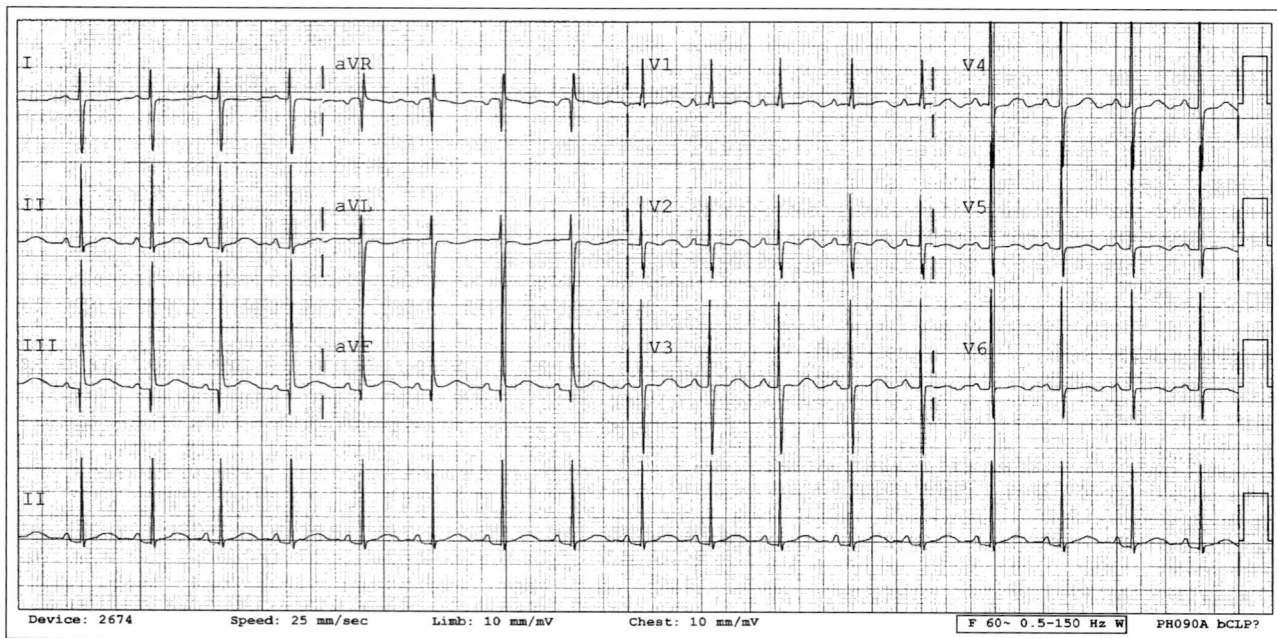

图 15-6 一名尚未手术的永存动脉干新生儿的心电图。

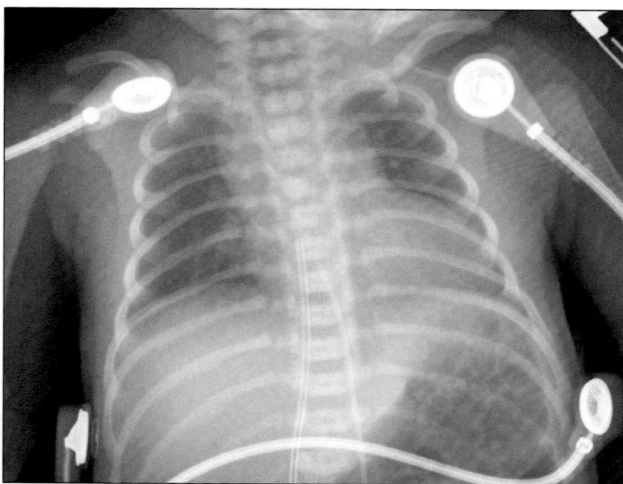

图 15-7 一名尚未手术的永存动脉干新生儿的胸部 X 线片。

二维经胸超声心动图（2D-TTE）：被怀疑有先天性心脏病的新生儿，通常所接受的第一种诊断学检查就是 2D-TTE[30]。2D-TTE 结合多普勒血流侦测技术，能描述永存动脉干的解剖，包括有无 VSD、动脉干瓣的功能和冠状动脉的解剖位置。此外，2D-TTE 还能显示骑跨于 VSD 上方的动脉干根部和起源于主动脉干的肺动脉。对于这一患病人群来说，是一种优秀的成像手段，因为其技术易于掌握，检查设备便于移动，且具备安全（无辐射）和无创的特性。而且，新生儿和婴儿通常具备成像良好的透声窗，所以通常可以为重大临床和外科手术治疗方向提供一个全面诊断。如果需要进一步的信息，也可根据 TTE 资料来提示先天性心脏病内科医生实施进一步的影像学检查。

心脏计算机 X 线断层摄影（CCT）/心脏磁共振成像（CMR）：当 2D-TTE 无法提供明确诊断时，则偶尔会联合使用 CCT 和 CMR 来对永存动脉干新生儿和婴儿[31-33]进行影像学检查。这些无创的影像学方法可为先天性畸形提供优秀的成像视图，但需要对患儿实施镇静且有可能要进行机械通气。而且，CT 还存在病人接触辐射的缺点。使用 CCT 或 CMR 的临床前提包括病人的主动脉弓横部解剖结构复杂，无法通过 2D-TTE 对其肺动脉分支的解剖结构进行良好成像，以及需要进一步对肺静脉的解剖结构进行描述。

诊断性心导管检查：随着无创成像技术的进展，诊断性心导管检查及心血管造影术使用得越来越少。

治疗

内科：可选用的药物治疗是有限的，且应该主要用作永存动脉干外科修补手术前的过渡手段。如果病人出现心输出量低且灌注状态差，则适宜于输注米力农来增强心肌收缩力并扩张外周血管。静脉内使用利尿剂通常对治疗肺水肿引起的呼吸急促是有效的。对于存在低血压且心功能差的患儿，使用低剂量肾上腺素或多巴胺是有益的。但是，这些都是临时措施，有助于稳定新生儿或婴儿的病情，为通过手术来纠正其血流动力学异常做准备。

经心导管介入治疗：对需要进一步采集影像和急诊介入治疗的婴儿来说，心导管检查及心血管造影术是非常有价值的。随着经心导管输送的介入治疗装置的发展，心导管室目前更多用于实施此类必需的介入治疗。例如对连接右心室到肺动脉的管道、肺动脉分支或 B 型主动脉弓中断术后病人的复发性主动脉缩窄进行球囊血管造影或支架血管造影。

外科：从 1954—1974 年，通过使用肺动脉环扎来对永存动脉干患儿实施姑息手术，这些初期尝试在 1976 年得以报道[34]。不幸的是，这种技术对 1 年存活率的改善程度极低。1967 年，McGoon 及其同事在 Rastelli 的实验工作的基础上，完成了永存动脉干的根治手术，而且 Rastelli 确立了使用心外带瓣管道来重建右心室到肺动脉连续性的理念[35]。

永存动脉干最常见诊断于胎儿期或新生儿早期。2D-TTE 足以建立诊断并制订手术计划。通常在建立诊断后进行外科手术，且首选在出生 6 周后加以实施。通常使用补片关闭 VSD，这样就使得动脉干瓣与左心室相连，成为新主动脉瓣。在 Rastelli 手术中，将肺动脉从主动脉干上取下，并通过一根管道与右心室相连[10]。

结果

短期：在 40 多年前，McGoon 及其同事[35]首次阐述了永存动脉干根治手术，此后针对此畸形的治疗取得了重大进步，以往超过半数的病人无法存活，而目前新生儿手术越来越普遍，且成功率越来越高[10]。在 20 世纪 70 年代中期和 80 年代早期，大多数大型医疗中心趋于开始在婴儿期实施早期手术，目前，一些文献证实新生儿和低龄婴儿手术取得了令人鼓舞的结果[35]。

长期：对于未经手术治疗的患儿来说，其长期预后依然差。相反，在婴儿期早期手术的永存动脉干患儿，其存活率优秀且进入成年期后有良好的生活质量。推荐在手术后进行长期随访，因为病人最终仍需要通过手术或经心导管方法对右心室到肺动脉的管道进行置换或对肺动脉瓣和右心室流出道进行修正。

❱❱ 儿童

引言：虽然大多数永存动脉干患儿在婴儿期就出现症状，但如果存在误诊且肺血流量确实没有多到造成充血性心功能衰竭的话，则有些患儿会在 1 岁以后才得到医学关注。

表现：在儿童期被诊断出来的患儿，往往是因为有发绀或闻及心脏杂音或 CXR 显示心脏肿大等其他表现才建立此晚期诊断。由于缺氧和心室功能降低，患儿会表现出无法耐受运动。更晚期的表现则常常是有肺动脉高压，且可能合并 Eisenmenger 综合征。如果病人在 2 岁后仍未接受手术，其有可能存在 Eisenmenger 综合征或继发性肺动脉高压状态[10]。

心血管专科检查：如果患儿未经手术且确实没有 Eisenmenger 综合征，则会在其胸骨左缘闻及一个全收缩期杂音和因单组半月瓣引起的单一且增强的 S2。也会存在心尖部主动脉喷射性喀喇音，这取决于动脉干瓣的解剖，且如果存在动脉干瓣关闭不全，则会闻及舒张期杂音。如果存在

Eisenmenger综合征,则可能就没有杂音,但会发现病人有缺氧表现,尤其在运动时。对于已经手术的患儿,心血管专科检查时最常可闻及由动脉干瓣或右心室到肺动脉的管道所引起的杂音。

诊断学检查

ECG: 永存动脉干患儿的典型ECG表现是额状面的电轴正常。或者如果在右心室到肺动脉的管道有梗阻而引起右心室射血阻抗增大时,则会发生电轴右偏。也常见有双心室肥大。

2D-TTE: 随着病人年龄的增长,2D-TTE的透声窗质量变差,这是由于身体存在瘢痕组织、体型变化或其他原因引起,且成像视野也会因此受限。尤其可能会对心外结构的成像造成限制。2D-TTE可能足以获取关于心功能的总体评估,但或许无法提供所有必需细节。因此,许多年长患儿还需要接受其他进一步的影像学检查。

CCT/CMR: 诸如2D-TTE、CCT、CMR等无创成像技术已经取代了传统的诊断性心导管检查,成为评估永存动脉干患儿的首选方法。对于更年幼病人而言,CCT和CMR检查时可能需要镇静或全身麻醉,因为其扫描时间长且会存在运动伪像。因此,CCT和CMR最常用于不具备足够的超声心动图透声窗来得出正确临床判断时。对解剖细节进行成像、评估心室容积和功能、大动脉内的血流和三维重建,有助于临床医生对这些患儿做出是否需要进一步手术治疗的判断(图15-8)。虽然一些植入过血管支架或弹簧圈的患儿在接受CMR检查时存在限制,但有许多不同的脉动序列可用来最大程度地减少这种伪像。对于植入过起搏器或除颤器的患儿,认为CMR存在相对禁忌证。虽然CMR的空间解析度接近CCT,但当心率非常快且心脏活动剧烈时,其作用更为受限。与CMR类似,CCT能提供3D成像,但与CMR相反的是CCT还能提供关于血管结构内金属支架的细节成像,且对于植入过起搏器的患儿

是安全的。CCT的扫描时间很短,但为了取得正确的检查结果,需要静脉内使用造影剂,而且采集图像的时机必须仔细把握好,以确保团注造影剂后,受检的心血管结构处于成像的最佳时期。这需要病人能在扫描过程中屏住呼吸并保持躯体完全静止,因此患儿通常需要中度镇静或全身麻醉。与CMR相比,CCT的主要局限性在于病人接触离子辐射,这是一个重大缺点,因为儿童对辐射尤为敏感。CCT检查时所承受的辐射剂量会接近或更高于心导管检查时的辐射剂量,这取决于需要采集多少成像信息。

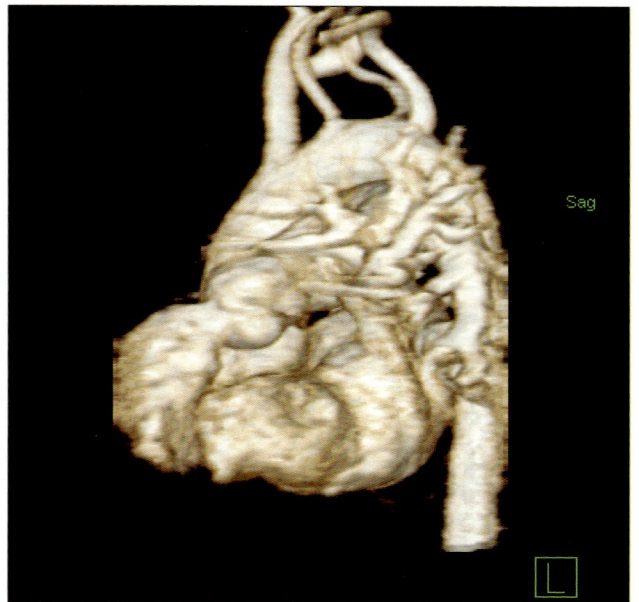

图15-8 右心室流出道的心脏MRI和三维重建图像(侧位成像)。

诊断性心导管检查: 诸如病人体内有起搏器或既往植入过金属材质的心血管植入物(支架、弹簧圈、封堵器)时,这些都是CMR检查的禁忌证,因为这些物品会产生伪像,从而妨碍对受检区域采集影像信息,因此就存在进行心导管检查的适应证。可使用右心导管来评估右心室到肺动脉的管道是否有狭窄(图15-9)或肺动脉分支是否有狭窄(图15-10),这尤其适用于术后早期阶段时。存在右心室流出道梗阻或显著的肺动脉瓣关闭不全时,心导管检查可评估右心室舒张末压力是否升高。

总的来说,在对接受过针对RVOT部位手术的术后患儿进行右心室压力和血流动力学评估时,推荐使用"3个50"的标准来作为一个普遍原则。这些数据可有助于提示是否需要通过手术或经心导管介入治疗来解除RVOT梗阻。

- 右心室收缩压峰值低于50 mmHg。
- 右心室收缩压低于体循环收缩压的50%。
- RVOT的峰值压力阶差低于50 mmHg。

如果无创检查提示存在残余VSD、主动脉梗阻或动脉干瓣关闭不全,则要实施左心导管检查。如果血流动力学结果提示存在肺动脉狭窄,则血管造影时必须包含冠状位右心室造影,且有可能实施选择性肺动脉造影。左心室造影可显示残余VSD,且主动脉根部造影(图15-11)可显示有无主动脉瓣关闭不全,确诊是否存在明显的冠状动脉起源异常或分布模式异常,并显示既往手术构建的分流或主肺动脉侧支血管,以及有无主动脉弓梗阻。如果确实存在分流和侧支血管的话,那么在选择性手动造影后,在后前位和侧位投照角度上可取得最佳显像。

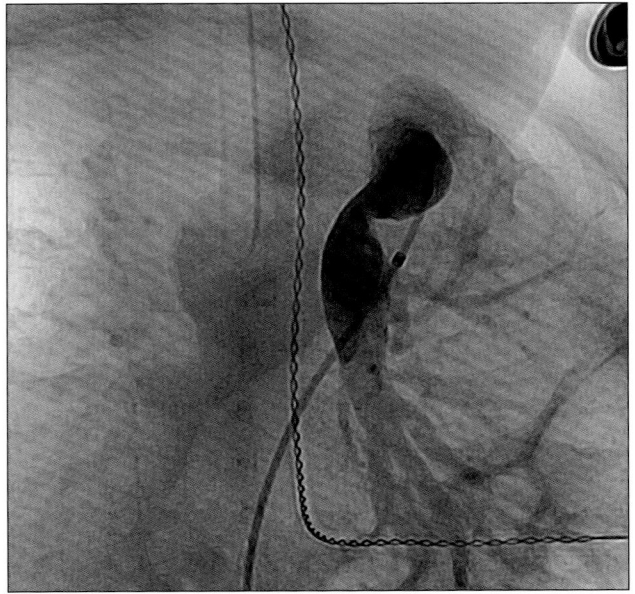

图15-10 在传导旁路区域进行心血管造影并取尾端投照角度,显示有左肺动脉狭窄。

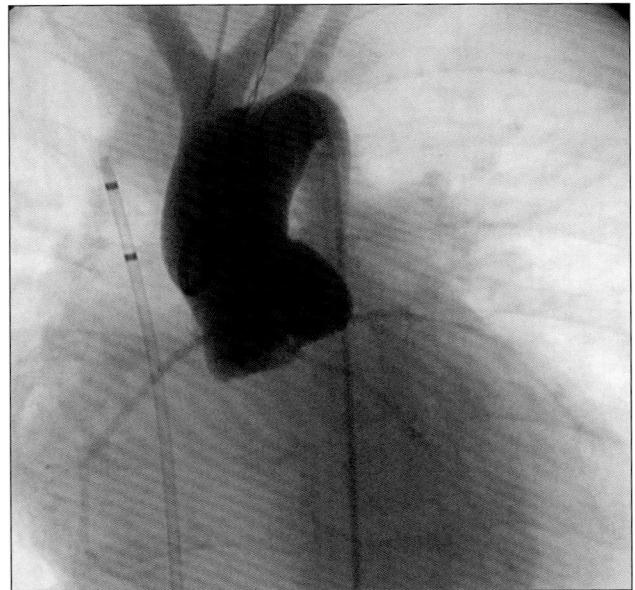

图15-11 一名永存动脉干术后病人的主动脉根部造影。图像显示动脉干瓣增厚及典型的动脉干根部解剖形态。

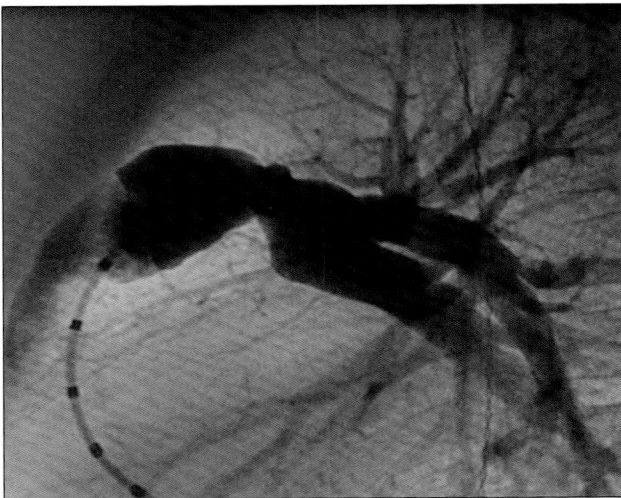

图15-9 心血管造影(侧位投照)显示一名已经手术的永存动脉干病人存在右心室到肺动脉管道的狭窄。

治疗

内科：口服利尿剂常能对右心功能衰竭或肺水肿产生良好的疗效。但是，大多数永存动脉干术后患儿无需长期药物治疗。推荐在手术植入右心室到肺动脉的管道后，服用3个月的阿司匹林，如果存在动脉干瓣关闭不全，则应考虑使用降后负荷药物。

经心导管介入治疗：虽然心导管可以发现残余病变，而且还能用来进行诊断和介入治疗，但这种方法是有创的。由于已经充分具备了各种无创检查技术，心导管目前主要用于为那些已经手术的永存动脉干患儿提供无需外科手术的介入治疗。当前，用于永存动脉干的外科方法确保了患儿可以得到早期根治，通常在新生儿或婴儿期实施手术。永存动脉干患儿所接受的根治手术包括补片关闭VSD、各种类型的RVOT重建，以及植入右心室到肺动脉的管道。许多此类病人可能之后还经历了对RVOT的修正手术，包括植入人造瓣膜或同种异体带瓣管道。可在心房、心室和肺动脉水平发现存在残余分流。在根治手术后需评估右心室压力，如果右心室压力升高则表明存在残余的梗阻性病变，可通过心血管造影来显示这些残余病变的部位。这是一个重要的诊断步骤，因为梗阻的原因可以是肺动脉的弥漫性狭窄（图15-12）或弥漫性发育不良，这些与手术造成肺动脉扭曲有关（图15-13和图15-14）。小心仔细地将心导管从肺动脉分支内退回到右心室，测定连续压力曲线，因为任何部位都有可能会发生狭窄。如果存在近端肺动脉分支狭窄，这类病变则通常适宜于通过经心导管球囊血管成形术或支架血管成形术加以治疗。这种介入治疗也可成功用于处理弥漫性病变（图15-15和图15-16），并促进血流进入存在弥漫性发育不良的肺动脉分支（图15-17和图15-18）。

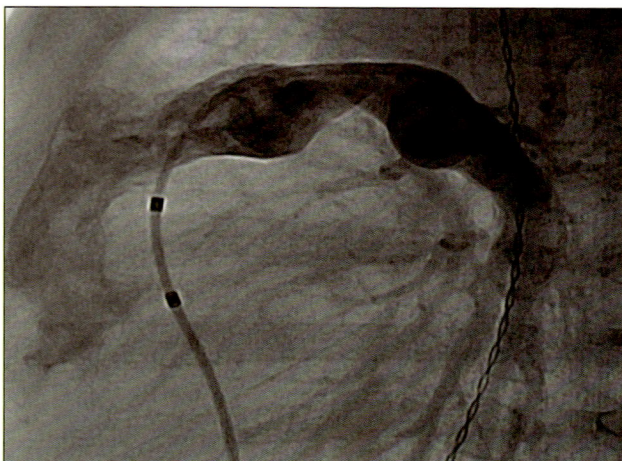

图15-12 血管造影显示左肺动脉远端存在弥漫性狭窄。

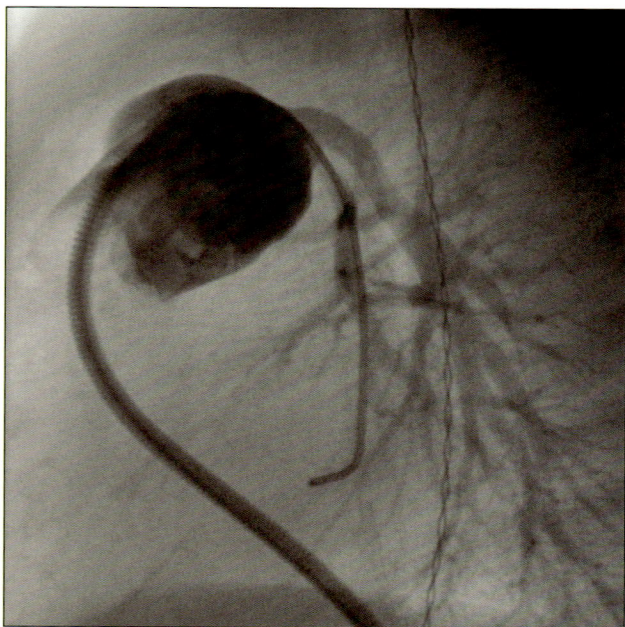

图15-13 血管造影显示肺动脉分支存在弥漫性发育不良。

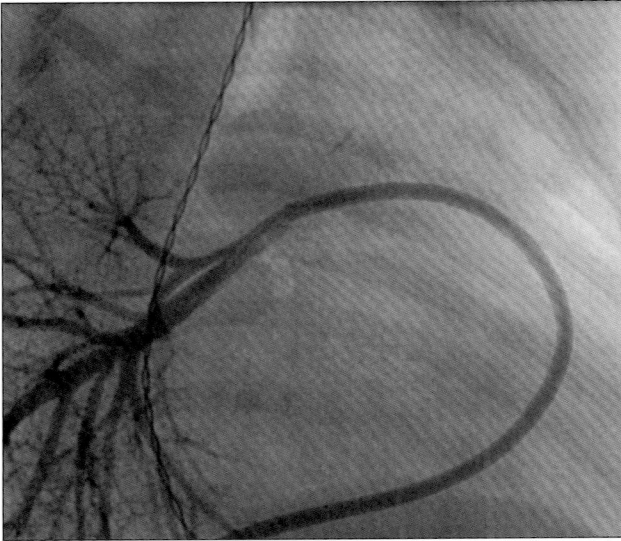

图15-14 右肺动脉远端的血管造影显示整个肺动脉床的弥漫性发育不良。

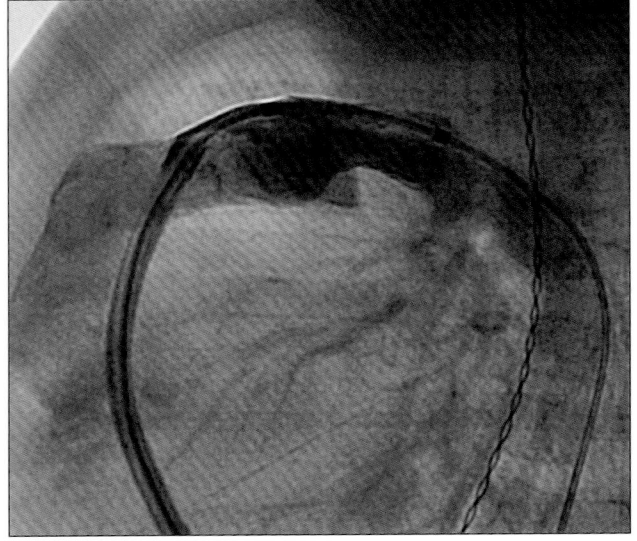

图15-16 实施支架血管成形术后的血管造影，显示远端血管的直径得以扩大。

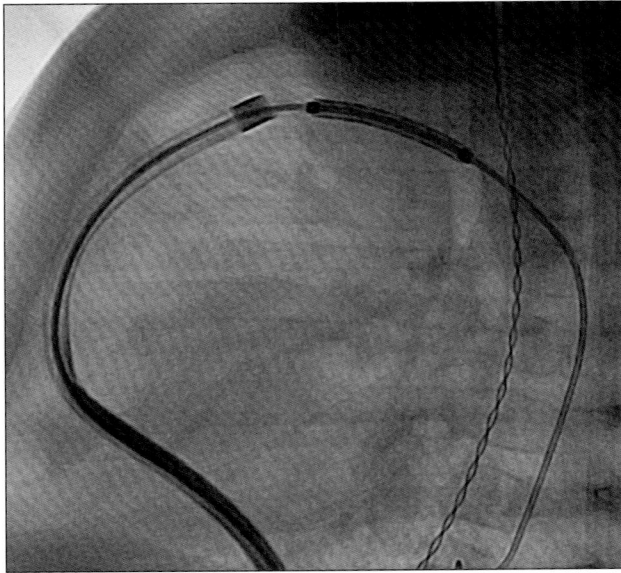

图15-15 造影显示位于右肺动脉远端位置的支架。

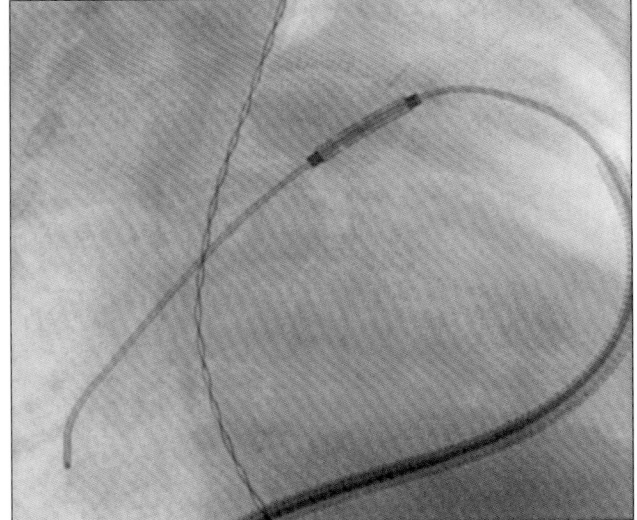

图15-17 造影显示位于肺动脉远端的支架位置。

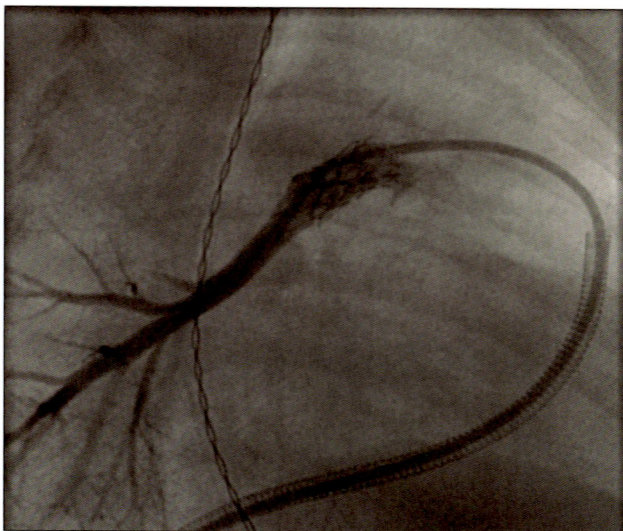

图 15-18 实施支架血管成形术后的造影，显示远端血管的弥漫性发育不良，且近端血管的直径得以扩大。

外科： 永存动脉干的手术初创于40年前[2]，且目前大多数病人在婴儿期接受根治手术。但是，病人需要终身进行随访，且可能需要接受多次治疗干预。在对这些患儿进行随访时，正确实施影像学检查是重要的，以便确定是否有必要再次实施手术干预。

结果

短期： 目前完全有可能在出生后最初数月内实施永存动脉干的根治手术，且死亡率低。这是目前所有医疗中心所使用的方法，以便尽可能更及时地消除左心室容量高负荷及其对左心室功能产生的不利影响，并最大程度降低可逆性肺血管梗阻性病变的风险。重度动脉干瓣反流、B型主动脉弓中断、冠状动脉畸形、遗传畸形和年龄低于3月龄均被认为是术前并发症发生率和死亡率的显著风险因素[10]。总的来说，再次手术中最多见的类型是动脉干瓣置换或更换管道，当在术后早期阶段就发现有动脉干瓣显著关闭不全时，往往需要进行瓣膜置换，而单纯更换管道的并发症发生率和死亡率通常是低的。

长期： 晚期死亡率通常是由于再次手术实施动脉干瓣置换、渐进性肺血管梗阻性病变和右心室功能衰竭，或渐进性左心室功能恶化及衰竭引起的。

▶▶▶ 青少年和成人

引言： 在最近的数十年中，先天性心脏病成年病人的人群规模急剧扩大[36]。目前在世界范围内，先天性心脏病成年病人数量要比同病患儿数量更多[36]。在过去的数十年中，已经针对新生儿或婴儿成功实施了永存动脉干手术，且具有优秀的存活率。因此，据报道许多幼时接受过永存动脉干手术的病人已经是20～30岁，有人甚至已经40多岁了[37]。当前用于这些病人的随访标准是每年到成人先天性心脏病医生那里去复诊一次。

表现： 完全未经手术或很晚再手术的成人，可能会表现出严重发绀和缺氧。这些病人通常按照其肺血流量和主动脉—肺动脉分流类型来加以治疗，而且许多人已经存在Eisenmenger综合征[36]。

心血管专科检查： 如果是一名未经手术的成人，其可能已存在Eisenmenger综合征，并处于主动脉—肺动脉分流的生理学状态。这会造成因主肺动脉侧支或血液分流入肺动脉引起的连续性杂音。这些成人也会存在因单组半月瓣造成的S2增强，也有可能闻及来自人造肺动脉瓣的S2。

诊断学检查

2D-TTE或二维经食管超声心动图（2D-TEE）： 对于永存动脉干成年病人而言，2D-TTE的影像学价值明显不高，但其仍是一种针对心室功能和动脉干瓣功能的有效筛查手段。不过，由于其成像质量差，因此存在一定的局限性。TEE可提供关于心内解剖结构和心功能的更详尽信息，且最常用于在手术室或心导管室内进行影像学评估。而且

TEE是一种优秀的影像学手段,可用来在手术结束前评估手术修补充分与否及判断是否存在任何足以需要进一步手术或介入治疗的残余病变。虽然许多医疗中心正在研究如何运用三维超声心动图技术,但超声心动图主要还是作为一个便于提供二维解剖信息和功能信息的手段。

CCT/CMR: 当永存动脉干病人进入成年期,其超声心动图透声窗则不足以提供完整的诊断信息。因此在最近的数十年中,CCT和CMR已经成为随访这一病人人群的首要影像学方法。CMR是获取无创三维影像的最佳方法,既没有辐射,还能显示解剖结构和心血管功能。钆是一种安全的造影剂,现在认为CMR对于大多数成年病人而言,是用于心室容积分析的"金标准"[33]。目前认为先天性心脏病成年病人具备CMR检查的I级适应证。这意味着CMR能提供详尽信息,可作为首选影像学手段,且得到了广泛的文献支持[33]。对于已经手术的永存动脉干青少年和成人,CMR数据通常有助于判定再次手术的最佳时机。

1. 量化评估左右心室容积、功能和心肌质量。
2. 评估有无残余分流。
3. 对RVOT管道和肺动脉分支进行成像。
4. 评估动脉干瓣功能。
5. 对主动脉弓及峡部进行成像。

诊断性心导管检查: 心导管仍然是精确评估结构性畸形和肺血管阻力的可靠技术。当病人的临床病程与诊断不符或病程进展异常时,心导管检查也是收集进一步生理学信息的有价值手段。对于成年病人来说,心导管检查也有助于更好地判定冠状动脉解剖,并评估有无残余分流,以便在手术干预前排除冠状动脉病变。然而,心导管检查存在一些缺点,即有创、需要镇静或全身麻醉,且病人接触离子辐射。

治疗

经心导管介入治疗: 永存动脉干成年病人通常已经接受过根治手术,包括补片关闭VSD、各种类型的RVOT重建和植入右心室到肺动脉的管道。许多此类病人也接受了后续针对RVOT的修正手术,包括植入人造瓣膜或更换同种异体带瓣管道。其远端肺动脉分支狭窄也得到了修补,但也可能仍存在残余病变。经心导管介入治疗常用于那些在婴幼儿时期接受过手术治疗,但目前存在右心室—肺动脉流出道残余梗阻或肺动脉分支残余梗阻的病人。此外,在当时通过手术构建的分流位置上可能随着时间推移而出现狭窄,且必须实施球囊血管成形术或支架血管成形术。目前,许多需要对RVOT进行修正的病人,成功地通过使用Medtronic Melody®(Medtronic,Minneapolis,MN)瓣膜或Edwards SAPIEN心脏瓣膜(Edwards,Irvine,CA)实施了经心导管肺动脉瓣置换,得以治疗(图15-19和图15-20)。

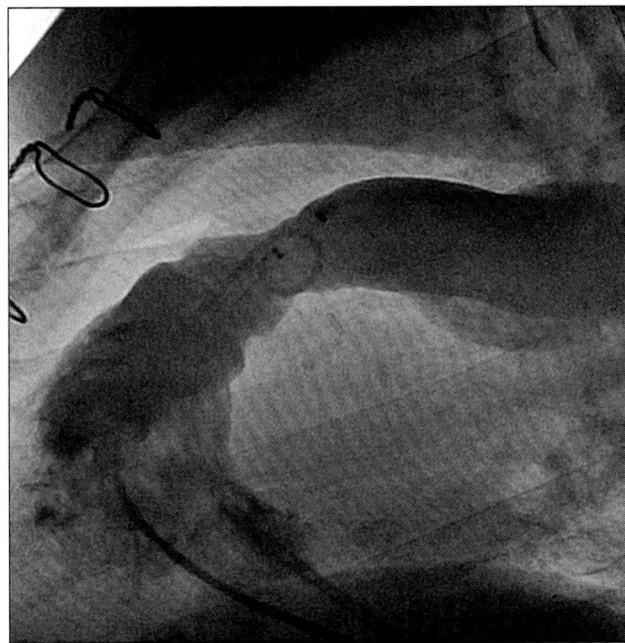

图15-19 血管造影(侧位投照)显示右心室到肺动脉的管道存在狭窄以及重度肺动脉瓣关闭不全。

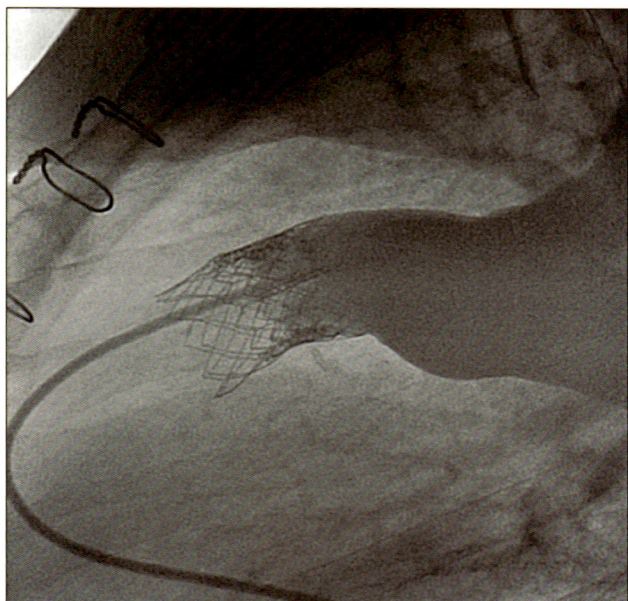

图15-20 在实施支架血管成形术并经心导管在右心室到肺动脉的管道内植入了一个 Edwards SAPIEN 心脏瓣膜后的血管造影（侧位投照）。图像显示管道的直径得到扩大且肺动脉关闭不全得以消除。

外科： 永存动脉干青少年病人和成年病人，可能其在1岁以内就接受过纠治手术。但是，许多年龄在30～50岁的更年长病人，可能仅接受过姑息手术。姑息手术通常包括构建一个到达肺循环的分流，以便为一侧或双侧肺动脉分支供血[10]。总的来说，最常见的再手术类型是发现动脉干瓣显著反流后对其进行置换，或对右心室—肺动脉流出道进行修正。

结果

短期： 青少年和成年病人的短期结果主要取决于是否需要再次手术。已经根治手术的病人会需要再次手术，而通过手术构建过分流的病人也需要通过再次手术来增加肺血流。

长期： 晚期死亡率的最常见相关因素如下：再次手术行动脉干瓣置换，渐进性肺血管梗阻性病变和右心室功能衰竭，或渐进性左心室功能恶化与衰竭。

未来

在成年人群中，先天性心脏病的治疗需求正在超出目前专业医疗机构的服务规模，而其他任何畸形则远未如此。尽管在婴幼儿期实施永存动脉干手术的方法有了极大进步，但许多这类病人正迈入成年期，并需要持续的医学治疗。外科手术和心导管介入治疗罕有能够一劳永逸地解决问题，因此病人必须终身随访治疗。要设计出一些临床医疗系统，将这些病人从其持续接受治疗的儿科单位转出，转入到能够为这些病人提供优异服务的地区性成人先天性心脏病中心，这将有利于病人的治疗过程。随着心导管技术的继续发展，逐渐能够提供更具有根治性质的治疗而无需进行手术，更多的病人将受益于诸如植入封堵装置或支架瓣膜血管成形术等介入治疗。所有这些进展将催生出更高质量的医学治疗，而且有希望能改善永存动脉干病人的医疗前景。

提示与建议

● 要早期开始对永存动脉干进行影像学检查，胎儿超声心动图是初始诊断的基础。

● 胎儿超声心动图、TTE 和 TEE 在这些复杂病人的治疗和随访中均各自占有一席之地。如果无法通过这些影像学检查来获取足够的数据，则需要使用包括心导管检查及血管造影、CMR 或 CCT 等补充手段。

● 随着永存动脉干病人长大成人，其最佳影像学检查方法也要相应改进。这些方法所提供的信息将有助于临床医生对这些病人实施终身治疗。

（孙彦隽译，刘锦纷校）

参考文献

1. Freedom RM, Rosen FS, Nadas AS. Congenital cardiovascular disease and anomalies of the third and fourth pharyngeal pouch. *Circulation.* 1972; 46: 165–172.

2. Mavroudis C, Backer CL. Truncus Arteriosus. In: Mavroudis C,Backer CL, eds. *Pediatric Cardiac Surgery.* 4th edition. Hoboken, NJ: Wiley-Blackwell Publishing Ltd.; 2013; 361–375.

3. Wilson J. A description of a very unusual malformation of the human heart. *Philos Trans R Soc Lond.* 1798; 88: 346–356.

4. Buchanan A. Malformation of heart. Undivided truncus arteriosus. Heart otherwise double. *Trans Pathol Soc Lond.* 1864; 15: 89.

5. Lev M, Saphir O. Truncus arteriosus communis persistens. *J Pediatr.* 1942; 20: 74–88.

6. Calder L, Van Praagh R, Van Praagh S, et al. Truncus arteriosus communis. Clinical angiocardiographic and pathological findings in 100 patients. *Am Heart J.* 1976; 92: 23–28.

7. Cabalka A, Edwards WD, Dearani JA. Truncus arteriosus. In: Allen HD, Driscoll DJ, Shaddy RE, Feltes TF, eds. *Moss and Adams' Heart Disease in Infants, Children, and Adolescents: Including the Fetus and Young Adult.* Vol 1. 7th ed. 2007: 911–922.

8. Phelps CM, Da Cruz E, Fagan T, Younoszai AK, Tissot C. Images in cardiovascular medicine. Anterior origin of the main pulmonary artery from the arterial valvar sinus: unusual truncus arteriosus. *Circulation.* 2009; 119: 624–627.

9. Hutson MR, Kirby ML. Neural crest and cardiovascular development: a 20-year perspective. *Birth Defects Res Part C Embryo Today.* 2003; 69(1): 2–13.

10. Kouchoukos NT, Blackstone EH, Doty DB, et al. Truncus Arteriosus. In: Kouchoukos NT, Blackstone EH, Doty DB, et al, ets. *Kirklin / Barratt-Boyes Cardiac Surgery.* 4th ed. Philadelphia, PA: Elsevier; 2013; 1602–1625.

11. Colon M, Anderson RH, Weinberg P, et al. Anatomy, morphogenesis, diagnosis, management, and outcomes for neonates with common arterial trunk. *Cardiol Young.* 2008; 18(suppl 3): 52–62.

12. Kirby ML. Pulmonary atresia or persistent truncus arteriosus: is it important to make the distinction and how do we do it? *Circ Res.* 2008; 103(4): 337–339.

13. Theveniau-Ruissy M, Dandonneau M, Mesbah K, et al. The del22q11.2 candidate gene *Tbx1* controls regional outflow tract identity and coronary artery patterning. *Circ Res.* 2008; 103: 142–148.

14. Radford DJ, Perkins L, Lachman R, Thong YH. Spectrum of DiGeorge syndrome in patients with truncus: expanded DiGeorge syndrome. *Pediatr Cardiol.* 1988; 9: 95–101.

15. Lin AE, Chin AJ, Devine W, Park SC, Zackai E. The pattern of cardiovascular malformation in the CHARGE association. *Am J Dis Child.* 1987; 141: 1010–1013.

16. Elzein C, Ilbawi M, Kumar S, Ruiz C. Severe truncal valve stenosis. *J Card Surg.* 2005; 20: 589–593.

17. Shrivastava S, Edwards JE. Coronary arterial origin in persistent truncus arteriosus. *Circulation.* 1977; 55: 551–554.

18. De La Cruz MV, Cayre R, Angelini P, Noriega-Ramos N, Sadowinski S. Coronary arteries in truncus arteriosus. *Am J Cardiol.* 1990; 66: 1482–1486.

19. Anderson KR, McGoon DC, Lie JT. Surgical significance of the coronary arterial anatomy in truncus arteriosus communis. *Am J Cardiol.* 1978; 41: 76–81.

20. Heifetz SA, Robinowitz M, Mueller KH, Virmani R. Total anomalous origin of the coronary arteries from the pulmonary artery. *Pediatr Cardiol.* 1986; 7: 11–18.

21. Hastreiter AR, D'Cruz IA, Cantez T, Namin EP, Licata R. Right-sided aorta. I. Occurrence of right aortic arch in various types of congenital heart disease. II. Right aortic arch, right descending aorta, and associated anomalies. *Br Heart J.* 1966; 28(6): 722–739.

22. Verhaert D, Arruda J, Thavendiranathan P, Cook SC, Raman SV. Truncus arteriosus with aortic arch interruption: cardiovascular magnetic resonance findings in the unrepaired adult. *J Cardiovasc Magn Reson.* 2010; 12: 16.

23. Bhan A, Gupta M, Kumar MJS, Kothari SS, Gulati GS. Persistent truncus arteriosus with double aortic arch. *Pediatr Cardiol.* 2006; 27: 378–380.

24. Huang SC, Wang CJ, Su WJ, Chu JJ, Hwang MS. The rare association of truncus arteriosus with a cervical double aortic arch presenting with left main bronchial compression. *Cardiology.* 2008; 111: 16–20.

25. Collett RW, Edwards JE. Persistent truncus arteriosus, a classification according to anatomic types. *Surg Clin North Am.* 1949; 29: 1245–1270.

26. Van Praagh R, Van Praagh S. The anatomy of common aorticopulmonary trunk (truncus arteriosus communis) and its embryological implications. A study of 57 necropsy cases. *Am J Cardiol.* 1965; 16: 406–425.

27. Deshpande J, Desai M, Kinare S. Persistent truncus arteriosus—an autopsy study of 16 cases. *Int J Cardiol.* 1992; 37: 395–399.

28. Mair DD, Ritter DG, Danielson GK, Wallace RB, McGoon DC. Truncus arteriosus with unilateral absence of a pulmonary artery. Criteria for operability and surgical results. *Circulation.* 1977; 55: 641–647.

29. Duke C, Sharland GK, Jones AM, Simpson JM. Echocardiographic features and outcome of truncus arteriosus diagnosed during fetal life. *Am J Cardiol.* 2001; 88: 1379–1384.

30. Child JS. Echocardiography in anatomic imaging and hemodynamic evaluation of adults with congenital heart disease. In: Perloff JK, Child JS, eds. *Congenital Heart Disease in Adults.* 3rd ed. Philadelphia, PA: Saunders; 2009; 105–150.

31. Frank L, Dillman JR, Parish V, et al. Cardiovascular MR imaging of conotruncal anomalies. *Radiographics.* 2010; 30(4): 1069–1094.

32. Johnson TR. Conotruncal cardiac defects: a clinical imaging perspective. *Pediatr Cardiol.* 2010; 31(3): 430–437.

33. Dorfman AL, Geva T. Magnetic resonance imaging evaluation of congenital heart disease: conotruncal anomalies. *J Cardiovasc Magn Reson.* 2006; 8(4): 645–659.

34. Singh AK, De Leval MR, Pincott JR, Stark J. Pulmonary artery banding for truncus arteriosus in the first year of life. *Circulation.* 1976: 54(6): 17–19.

35. McGoon DC, Rastelli GC, Ongley PA. An operation for the correction of truncus arteriosus. *JAMA.* 1968; 205: 69–73.

36. Niwa K, Perloff JK, Kaplan S, Child JS, Miner PD. Eisenmenger syndrome in adults: ventricular septal defect, truncus arteriosus, univentricular heart. *J Am Coll Cardiol.* 1999; 34: 223–232.

37. Guenther F, Frydrychowicz A, Bode C, Geibel A. Cardiovascular flashlight. Persistent truncus arteriosus in adults. *Eur Heart J.* 2009: 30(9): 1154.

第 16 章

Ebstein 畸形

Justin M.Horner 和 Frank Cetta

Ebstein畸形最早是由德国生理学家Wilhelm Ebstein 在 1866 年的一次尸体解剖后描述的，他在尸检报告中阐述了存在显著异常的三尖瓣[1]。根据他的描述，三尖瓣的前瓣正常且从三尖瓣瓣环发出。然而，隔瓣和后瓣冗长且从位于瓣环下方的右心室心肌上发出。后来，其他学者也报道了类似发现[2]。尽管如此，Ebstein畸形一直到1950年才在临床上得以识别[3]。

Ebstein畸形的自然病程有相当大的差异，且大多数病例都是散发的。据报道，其患病率为每10万名活产婴儿中有1～5例，且两性之间无明显差异[4-6]。最常见的合并畸形是心房间存在交通[7-8]。

解剖学和病理生理学

Ebstein畸形其实是一种同时累及三尖瓣和右心室心肌的畸形。在胚胎期，三尖瓣瓣叶通过一个被称为脱层的过程，从心肌上分化而来（图16-1A，B）。这个过程始于心尖部，并朝着房室连接处向心底部推进。在Ebstein畸形中，特征性的三尖瓣位置异常是由于瓣叶脱层不完全或程度有差异所致，这造成了三尖瓣瓣环向心尖部移位（图16-2）[9]。通常，三尖瓣后瓣和隔瓣的移位程度比前瓣更为明显（即脱层的范围更小）。因此，瓣叶黏附在右心室和室间隔的心肌上，造成三尖瓣的功能性瓣孔向心尖部移位，并向前朝着右心室流出道方向旋转（图16-3A，B）。这些瓣叶的脱层不完全的程度有所不同，造成了从活动受限到无法活动的瓣叶功能异常，因此导致不同程度的三尖瓣反流。值得注意的是，前瓣的附着点通常位于房室连接处，这就形成了一个巨大的"风帆样"外形，对异常的后瓣和隔瓣起到了代偿作用。前瓣也可能整体完全黏附在心肌上。前瓣出现穿孔的情况比后瓣和隔瓣更为常见。

大多数病人除了存在三尖瓣畸形，还会出现一定程度的心室功能不全。由于右心室流入道的功能开口向前方和心尖部移位，位于流入道开口上方的右心室心肌变得菲薄或出现"心房化"，因此造成心室功能不全更为加重。位于瓣膜下方的右心室壁心肌厚度的正常程度更高一些，但这些心肌还是有功能不全。认为胚胎期的三尖瓣脱层发育过程异常也是造成这种心室功能不全的原因。此外，右心室的容积低于正常。

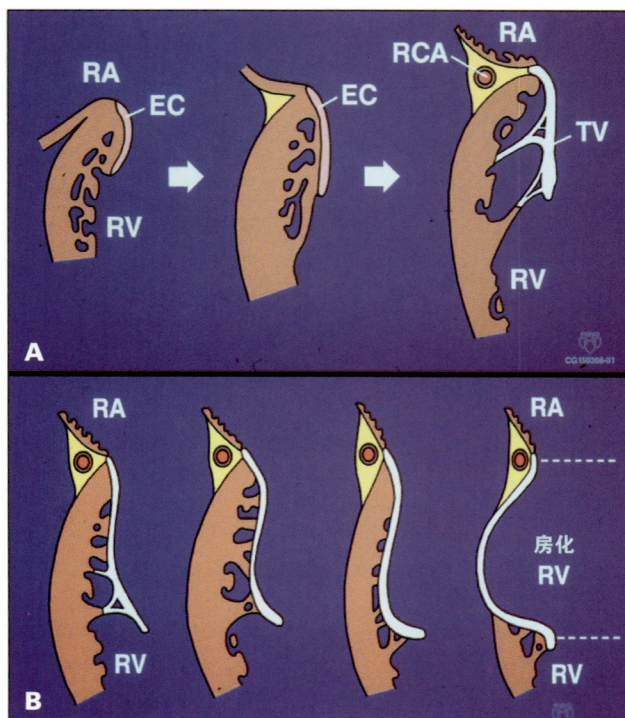

图 16-1 瓣叶的脱层发育。图 A（上）：正常的三尖瓣脱层过程（左至右）。三尖瓣组织先在靠近心尖部的区域从心肌上分离出来，此过程再向心底部/瓣环方向推进。图 B（下）：Ebstein 畸形的病理学特征：脱层发育不完全。三尖瓣在其瓣膜范围内，不同程度地黏附在右心室心肌上（从左至右显示 4 个逐渐加重的示例）。EC= 心内膜垫；RA= 右心房；RCA= 右冠状动脉；RV= 右心室；TV= 三尖瓣（图片来源：感谢 Dr. Joseph Dearani 提供图片，Mayo Clinic 授权再版。前版发表于 O'Leary, PW. Ebstein's malformation and tricuspid valve diseases. In: Eidem BW, Cetta F, O'leary PW, eds. Echocardiography in Pediatric and Adult Congenital Heart Disease. Philadelphia, PA: Lippincott Williams & Wilkins; 2009: 116–130. ）。

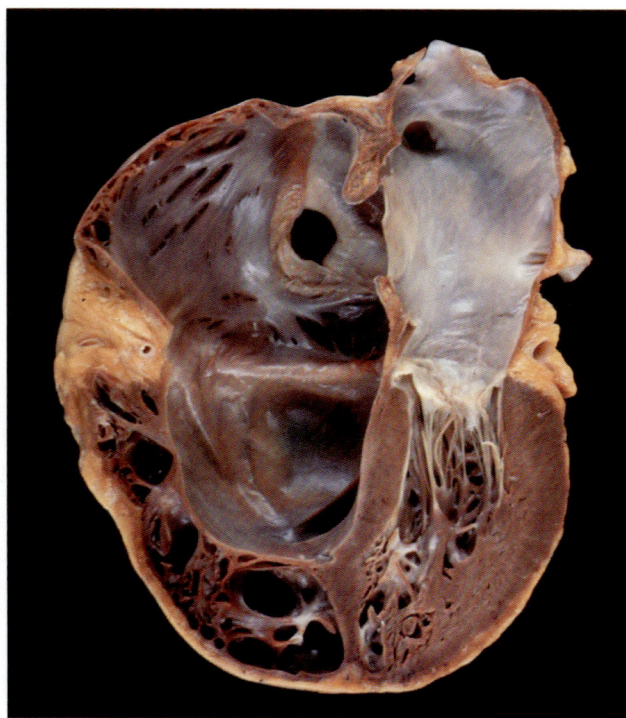

图 16-2 重度 Ebstein 畸形的解剖标本。三尖瓣沿着右心室游离壁黏附在心室肌上（脱层不完全）。右冠状动脉位于房室沟内，表明了三尖瓣瓣环的真正位置。房化心室位于在真瓣环下方。注意左心室的移位和形态扭曲（图片来源：感谢 Dr. Joseph Dearani 提供图片，Mayo Clinic 授权再版。前版发表于 O'Leary, PW. Ebstein's malformation and tricuspid valve diseases. In: Eidem BW, Cetta F, O'leary PW, eds. Echocardiography in Pediatric and Adult Congenital Heart Disease. Philadelphia, PA: Lippincott Williams & Wilkins; 2009: 116–130. ）。

总的来说，Ebstein 畸形一并包含了三尖瓣和右心室的畸形。因此，这不仅是一种瓣膜病变，而且还包括心肌病变的特质。此外，近 40% 的 Ebstein 畸形病人还存在累及心肌和二尖瓣的左心畸形[10]。

❯ 胎儿、新生儿和婴儿

引言： Ebstein 畸形的自然病程存在差异。在每 10 万名活产婴儿中有 1～5 例[4-6]。许多病人能活到成年，而且并未被诊断出来或需要治疗干预。

临床特征： 由于三尖瓣畸形和右心室功能不全的严重程度有差异，所以胎儿、新生儿和婴儿会呈现出从表观正常到暴发性充血性心功能衰竭的一系列轻重程度不同的临床特征。

表现： 围生期病程常无特殊，许多三尖瓣轻度畸形的病人并无症状。相反，三尖瓣畸形越严重的婴儿，其出现症状的年龄就越小。约 2/3 的病人会在 1 岁前出现症状，10% 的病人在出生前就有所表现[11-13]。发绀通常是因心房水平存在右向左分流所致的首要体征[14]。Ebstein 畸形的最重症类型者，可出现明显的充血性心功能衰竭症状（呼吸困难、喂养困难和体重不增）。

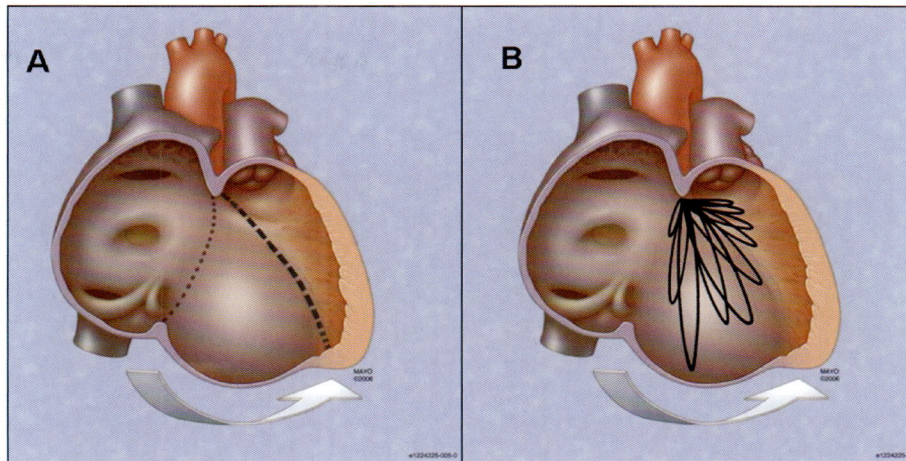

图16-3 功能性三尖瓣瓣口存在不同程度的向心尖移位和向前旋转。**图A**：功能性三尖瓣瓣口离开真正的右心室流入道，下移到小梁心尖部和流出道之间的分割线（粗虚线）位置。**图B**：功能性三尖瓣瓣口向心尖部移位并向前旋转时的不同位置。注意其朝向右心室流出道移位（图片来源：感谢Dr. Robert Anderson提供图片，Mayo Clinic 授权再版。前版发表于O'Leary, PW. Ebstein's malformation and tricuspid valve diseases. In: Eidem BW, Cetta F, O'leary PW, eds. Echocardiography in Pediatric and Adult Congenital Heart Disease. Philadelphia, PA: Lippincott Williams & Wilkins; 2009: 116–130.)。

临床检查：Ebstein 畸形病人的临床检查结果有所不同。更严重类型的Ebstein畸形婴儿会表现出极度发绀。肺部听诊通常是正常的。心脏体检通常会发现第一心音和第二心音正常。但是，会发生第一心音和第二心音分裂和/或出现第三心音和第四心音。重度三尖瓣反流造成了沿胸骨左下缘的全收缩期杂音。也会出现右心室流出道梗阻引起的喷射性杂音。重度发绀病人由于右心室流出道血流减少，可能无法闻及肺动脉瓣第二心音。也有可能存在第三心音和/或第四心音[2,8,15]。表16-1总结了Ebstein 畸形的一系列体检表现。

诊断学检查

ECG：心电图（ECG）对于Ebstein畸形的诊断是有帮助的；此病很少存在正常心电图。Ⅱ、Ⅲ、aVF导联P波高尖是右心房增大的特征性表现（图16-4）。在大多数重症类型中，P波变得更宽且有切迹。此外，常有预激综合征表现。在Ebstein畸形病人中，有20%～30%的人显示出Wolff-Parkinson-White综合征的特征性表现。而那些无预激综合征表现的病人，由于右心室传导延迟，ECG常显示右束支传导阻滞。即使在ECG未提示预激综合征时，也会发生室上性心动过速。

表16-1 Ebstein畸形病人在体格检查时观察到体征

Ebstein畸形的一系列体格检查结果
正常
发绀/红细胞增多症/杵状指
心尖冲动移位
正常的颈静脉搏动
全收缩期杂音（三尖瓣反流）
四重心律（第一心音和第二心音分裂；第三和/或第四心音）
肝脏肿大

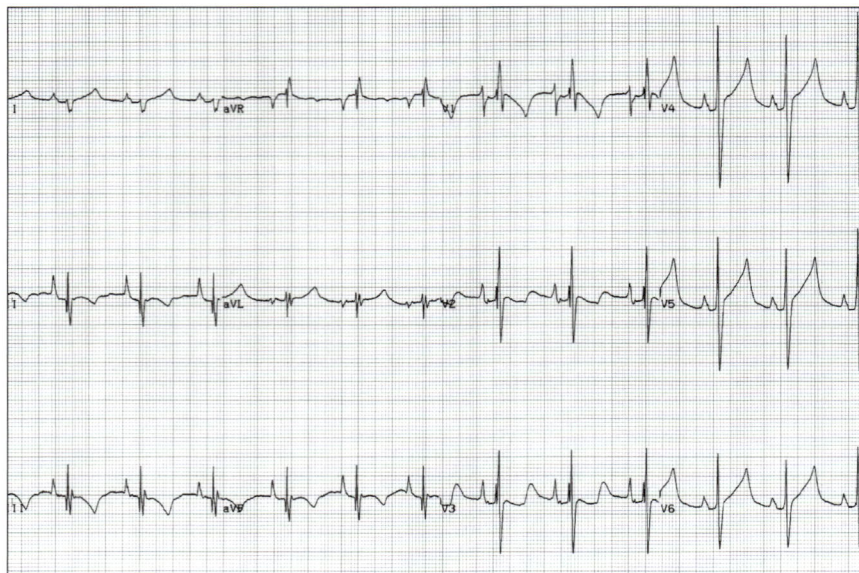

图16-4 Ebstein畸形的异常ECG。该病人的ECG显示出右心房增大的特征,表现为在Ⅱ、Ⅲ和aVF导联上P波高尖。要注意的是,在更严重的Ebstein畸形中,P波可能变得更宽且有切迹。此ECG还显示出病人存在轻度的心室内传导延迟和电轴右偏。

胸部X线: 由于病变程度不一,胸部X线影像可表现为正常,也可表现为重度心脏肿大且肺纹理减少(图16-5)[8,16]。

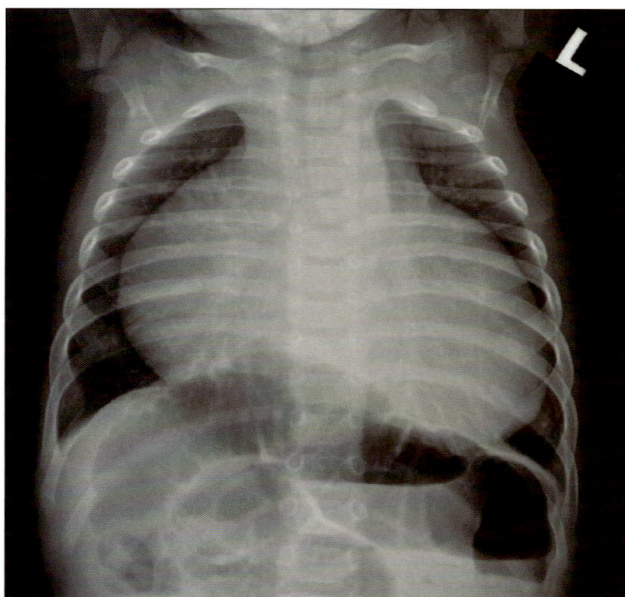

图16-5 一名10月龄的重症Ebstein畸形患儿的胸部X线影像。可见重度心脏肿大,且肺纹理减少。要注意的是,Ebstein畸形的胸部X线影像表现的变化程度大,可以从正常胸部X线表现到本图所示的如此糟糕的程度。

超声心动图: 超声心动图是诊断Ebstein畸形的金标准。二维经胸超声心动图(TTE)可判定三尖瓣有无解剖变异、右心室的功能,以及其他潜在的心内畸形[17,18]。Ebstein畸形的最具诊断敏感性的特点之一是隔瓣附着点位置异常(但不能仅凭这一点就建立诊断)。经心尖四腔切面观察评估最为清晰。正常心脏的三尖瓣隔瓣附着点,要比二尖瓣前瓣附着点略微靠近心尖方向一些(图16-6)。然而,在Ebstein畸形时,这两个附着点之间的位移变大。在收缩期测量二尖瓣前瓣附着点与三尖瓣隔瓣附着点(即三尖瓣隔瓣开始有抬举运动的位置)之间的距离,即为移位指数。如果这个指数>8 mm/m²,这就是支持Ebstein畸形诊断的特征之一(图16-7)。

彩色多普勒超声技术可用来量化评估三尖瓣反流、右心室流出道梗阻和心内分流(图16-8)。检查的要点是评估从右心室流出道流经肺动脉瓣的前向血流。然而,当肺血管阻力增高时,则有时难以完成此血流评估[19,20]。

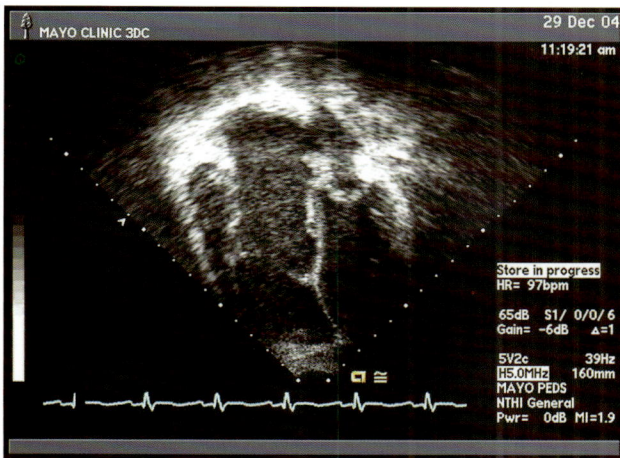

图 16-6 超声心动图四腔切面图像显示了三尖瓣隔瓣附着点向心尖部移位。移位指数可在此切面的收缩期进行计算。这个切面也可用于评估前瓣及其在右心室游离壁上的附着情况。此外,还可以评估右心房和右心室的大小。

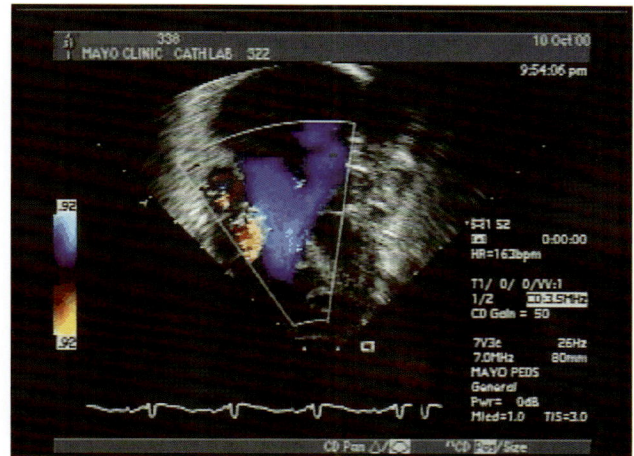

图 16-8 超声心动图心尖四腔切面图像显示了 Ebstein 畸形的重度三尖瓣反流。由于三尖瓣叶粘连且无法抬起,造成瓣膜对合处出现空隙,引起严重反流。注意功能性三尖瓣口离开其本应位于房室沟的真正位置,移向心尖部。

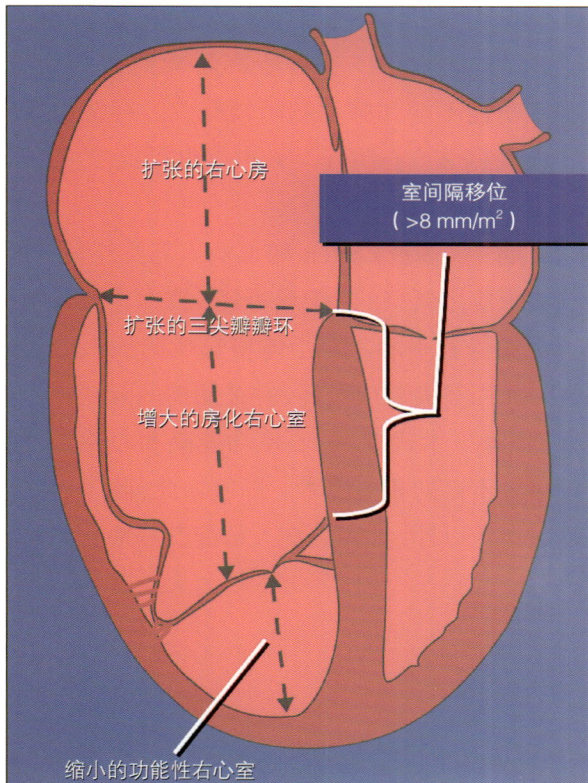

图 16-7 Ebstein 畸形的移位指数。超声心动图心尖四腔切面的示意图显示了用于计算移位指数所需的测量方法(即二尖瓣和三尖瓣环附着点之间的距离)。这个距离除以体表面积(平方米为单位)即为移位指数。移位指数＞ 8 mm/m²,是 Ebstein 畸形与正常心脏及其他三尖瓣发育不良的鉴别诊断特征之一。然而,瓣叶拴系、抬举程度和右心室(RV)心肌病变是 Ebstein 畸形的其他重要特征。

通过使用胎儿超声心动图,约10%的Ebstein畸形病人能被诊断出来[11-13]。Ebstein畸形胎儿可出现心动过速并造成胎儿水肿,这些都是预后不良的表现。Celermajer指数＞1(Celermajer指数是右心房与房化心室的面积之和与功能性右心室、左心房及左心室的面积之和的比值),可以预测出新生儿预后不良[21]。左心室功能降低,肺动脉瓣的功能性闭锁或器质性闭锁,都是预后不良的因素[21]。Benson等在1987年提出,Ebstein畸形时,右心的形态学和功能异常,改变了左心室的几何形态并进一步影响其功能(图16-2)[22]。而且,已发现Ebstein畸形新生儿的左心室心肌的纤维化程度增高[23]。因此,左心室功能不全可能是两种原因的共同作用所致。

CT和MRI: 计算机X线断层摄影(CT)和磁共振成像(MRI)也是可用于婴儿的无创成像手段,但受到运动伪像和心率的影响很大。此外,CT还有放射线暴露。对于这些病人而言,超声心动图能充分地显示出临床决策所需的全部解剖和功能特征,且信息量只多不少。因此,CT和MRI很少用于Ebstein畸形婴儿。

心导管：心导管对于诊断Ebstein畸形具有一定的历史价值。如今，超声心动图可提供优质的图像。极少对Ebstein畸形婴儿实施心导管术，但少数病例合并有危重型肺动脉瓣狭窄并需要行肺动脉瓣球囊成形术时，就具备实施心导管术的适应证。

治疗

内科：每个病人的具体特点决定了Ebstein畸形的治疗方式。许多婴儿在出生时候无症状。对于那些发绀者，治疗策略也不尽相同，有的给予氧疗直至肺血管阻力下降，有的则需要输注前列腺素E1来保持动脉导管开放。很少需要变力性药物支持，但重度充血性心功能衰竭病人需要使用变力性药物。这些病人也可能需要长期使用地高辛和利尿剂治疗。心律失常病人的治疗目标是减慢房室结传导，让心室能有时间来充分地进行充盈和收缩。

Ebstein畸形新生儿由于肺阻力增高，所以治疗有困难。在大多数重症病例中，功能不全的右心室无法产生足够的压力来驱动血流冲开肺动脉瓣，这就造成了功能性肺动脉闭锁[19,20]。这样会造成血液经卵圆孔发生右向左分流，使病人极度发绀。在这种情况下，必须使用前列腺素E1来维持动脉导管开放。吸入一氧化氮也可能有助于降低肺血管阻力[24]。随着肺血管阻力下降，出现了流经肺动脉瓣的前向血流，病人就能够停止输注前列腺素E1。由于三尖瓣反流减轻且心房水平右向左分流量减少，病人的发绀状况也逐步改善。少数的新生儿病例存在肺动脉瓣反流，这就形成了"无效循环"，亦会造成发绀加重；因此，这些病人的预后差。

外科：患有Ebstein畸形的婴儿，通常在新生儿期无需外科手术干预，具体情况则取决于合并畸形。但是，最严重类型的Ebstein畸形病人（即重度三尖瓣反流或重度右心室流出道梗阻或闭锁者）则需要外科干预。这种情况下，行姑息手术构建体肺分流能使病人得以继续生长[25]。缝合关闭三尖瓣并在其上留一小孔（Starnes手术），同时构建中央分流，也可作为姑息手术的方法[25]。新生儿时期单独行三尖瓣成形术的预后结果通常很差。心脏移植仅作为最重症病例的治疗选择。

结果

短期：尽管内科药物治疗和外科手术技术已有进步，但对于存在发绀的小体格Ebstein畸形婴儿的治疗仍有困难。畸形的严重程度和左、右心室的功能不全均会影响治疗结果。绝大多数的病人能活过1岁。然而，新生儿的早期死亡率与显著的右心增大、三尖瓣所有瓣叶的重度拴系、左心室功能不全和肺动脉闭锁有关。存在重度心脏肿大的病人（心胸比＞60%）也可能会存在肺发育不良[14]。

长期：大多数Ebstein畸形病人需要外科干预。目前主张应用新型的"锥形重建"技术来对儿童实施三尖瓣修补手术。对于体格长成的病人通常还要一并使用三尖瓣成形环，并关闭房间隔缺损。然而，使用这一术式者，右心室功能差和心律失常是治疗结果不良的相关因素。即便如此，除了病情危重的新生儿以外，大多数病人都能良好地存活至成年期[26]。

》 儿童

引言：约有1/3的Ebstein畸形病人是在1岁以后才被诊断出来[14]。这些病人的三尖瓣畸形和右心室功能不全的程度更轻。然而，还有些病人一直活到成年期都没被发现或需要干预。

临床特征：三尖瓣移位程度更轻且瓣叶抬举功能越接近正常者，通常在年龄更大时才出现症状。胸部X线影像和超声心动图可见右侧心腔增大。

表现：出现症状时的年龄更大的Ebstein畸形病人，往往属于以下三种类型之一：病人因心脏杂音来院就诊，通过超声心动图确诊；病人开始出现劳力性呼吸困难或发绀；病人主诉出现因新发的心律失常所致的心悸[14]。

临床检查：Ebstein畸形儿童的体格检查结果有所差异。肺部听诊时呼吸音通常是清晰的。三尖瓣畸形程度更轻的病人，其心脏搏动位置正常，而更重症者的心脏搏动位置会向外侧移位。存在重度三尖瓣反流时，沿着胸骨左下缘可闻及全收缩期杂音。也可闻及右心室流出道梗阻的喷射性杂音。许多轻症的Ebstein畸形病人的第一心音和第二心音正常。但是，也可能闻及第一和第二心音分裂，和/或第三、第四心音[2,8,15,25]。可能会有发绀，但程度轻。颈静脉怒张不常见，因为巨大的右心房和房化心室抵消了V波；但是，重度三尖瓣反流且无心房间分流的病人，有时可见颈静脉怒张。肝脏肿大也并不常见。表16-1总结了Ebstein畸形的一系列体格检查表现。

诊断学检查

ECG：心动图有助于诊断Ebstein畸形；此病很少存在正常心电图。Ⅱ、Ⅲ、aVF导联上的P波高尖，是右心房增大的特征性表现（图16-4）。大多数重症类型的Ebstein畸形病例的P波变得更宽且有切迹。此外，常见有预激综合征的表现。有20%～30%的Ebstein畸形病人具有Wolff-Parkinson-White综合征的表现特征。那些没有预激综合征表现的病人，由于右心室传导延迟，ECG通常有右束支传导阻滞的表现。即使ECG未提示预激综合征，也常常会出现室上性心动过速。

胸部X线：由于病变程度不一，胸部X线影像可表现为正常，也可表现为重度心脏肿大，肺纹理减少（图16-5）[8,16]。

超声心动图：超声心动图是诊断Ebstein畸形的金标准。TTE可判定三尖瓣的解剖变异特点、右心室功能和其他心内畸形[17,18]。Ebstein畸形的最具诊断敏感性的特点之一是隔瓣附着点位置异常（但不能仅凭这一点就建立诊断），经心尖四腔切面观察评估最为清晰。正常心脏的三尖瓣隔瓣附着点，要比二尖瓣前瓣附着点略微靠近心尖方向一些（图16-6）。然而，在Ebstein畸形时，这两个附着点之间的位移变大。如前文所述，应在收缩期测定其移位指数。如果这个指数＞8 mm/m^2，这就是支持Ebstein畸形诊断的特征之一（图16-7）。

彩色多普勒超声技术可用来量化评估三尖瓣反流、右心室流出道梗阻和心内分流（图16-8）。检查的要点是评估从右心室流出道流经肺动脉瓣的前向血流。然而，当肺血管阻力增高时，则有时难以完成此血流评估[19,20]。

CT和MRI：CT和MRI也是有助于评估儿童Ebstein畸形的无创成像手段。CT检查确实存在放射线暴露的风险，故而很少使用。而更多情况下应该实施心脏MRI检查。MRI能清晰显示解剖结构，而重要的是能够更准确地评估右心室的大小和收缩功能（图16-9A，B和图16-10A，B）。定期复查心脏MRI也有助于评估右心室的大小和收缩功能。

心导管：心导管检查极少用于诊断儿童Ebstein畸形。这不仅是因为心导管检查存在放射线暴露和导致心律失常的风险，而且还因为三尖瓣及其功能性瓣口位置异常，使心导管难以进入右心室。大多数病人的各心腔压力均为正常。存在右心室流出道梗阻的病人，其右心室收缩压会增高。肺动脉压力基本都是正常的。

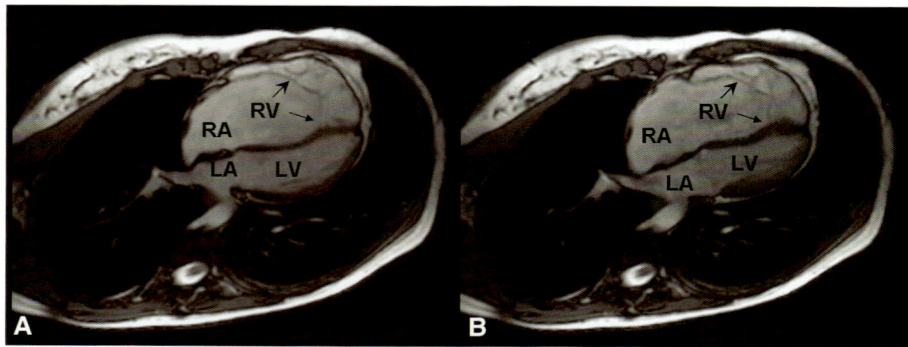

图16-9 一名未经手术修补的重症Ebstein畸形成年人的心脏MRI图像。**图A：**心脏舒张末期的四腔位MRI图像。**图B：**心脏收缩末期的四腔位MRI图像。可见隔瓣向心尖移位的程度极大，增大的前瓣呈"风帆样"（箭头处）。右心房和右心室严重增大。注意室间隔向左偏。LA=左心房；LV=左心室；RA=右心房；RV=右心室。

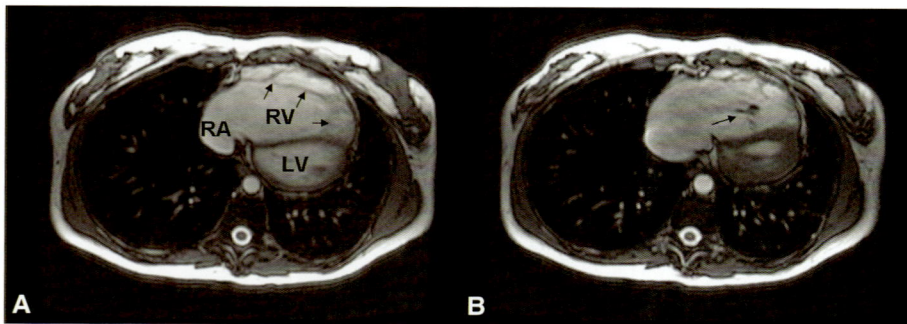

图16-10 一名未经手术修补的重症Ebstein畸形成年人的轴位心脏MRI图像。**图A：**舒张末期的轴位心脏MRI图像。**图B：**收缩末期的心脏轴位MRI图像。这些图像显示隔瓣向心尖移位的程度极大，增大的前瓣呈"风帆样"（图A箭头处）。右心房和右心室严重增大。注意在收缩期图像内的三尖瓣反流束（图B箭头处）。LV=左心室；RA=右心房；RV=右心室。

治疗

内科： 每个病人的具体特点决定了Ebstein畸形的治疗方式。然而，症状出现晚的儿童可能仅需严密观察，并无需药物治疗。每年的评估项目包括：ECG或24小时动态心电图和超声心动图。由于许多病人主动对自身运动加以限制，且因此没有疲劳程度或呼吸困难加剧的主诉，所以运动试验也可有助于客观评估病人的运动耐量。此外，定期复查心脏MRI也是有好处的，对于那些在超声心动图检查时难以获得良好透声窗的病人来说，尤为如此。心律失常病人的治疗目标应该是减慢房室结传导，使心室能有时间来充分地进行充盈和收缩。对于存在难治性心律失常的病人，应考虑进行电生理检查和消融治疗。基础状态下即有ECG提示预激综合征的病人，应该在首次外科手术干预前进行电生理检查和消融治疗。

外科： 对儿童实施外科手术干预的适应证包括运动耐量下降、发绀、进行性右心室扩张（前后位胸部X线摄片上的心胸比＞60%），以及发生房性心律失常或原有的房性心律失常加重（表16-2）。应该在病人发生明显的右心室和/或左心室功能不全之前实施外科手术干预。儿童首选瓣膜修补整形，而不是置换。

表16-2　Ebstein畸形的外科手术干预适应证

外科手术干预的适应证
运动耐量下降
发绀
进行性右心室扩张（心胸比＞60%）
在发生明显的右心室功能不全之前
发生房性心律失常或原有的房性心律失常加重
在发生左心室功能不全之前

　　报道过许多用于Ebstein畸形的手术修补技术。目前，锥形重建技术提供了最符合解剖学意义的纠治方案（图16-11A，B 和 图16-12）。Mayo Clinic的近期数据表明，锥形重建技术用于儿童和成人Ebstein畸形的成功率高。自2007—2011年，对89名Ebstein畸形病人实施了锥形重建术（年龄范围：19天至68岁，平均年龄：19岁）。有13%（12名）的病人因为三尖瓣修补结构破裂而需要早期行再次手术，且其中有一半人在初次住院期间就接受了再次修补手术[27]。目前，在接受手术治疗的Ebstein畸形病人中，有80%以上的人接受了瓣膜修补手术，而非瓣膜置换。对于体格长成的病人，需要加用三尖瓣环成形环。所有病人均应关闭心内分流。此外，如果右心室严重扩张且功能不全，则需要考虑行双向腔肺吻合术[28,29]。在Mayo Clinic的锥形重建病例组中，有26%的病人接受进行了双向腔肺吻合术。如果有必要的话，推荐在实施外科手术干预之前，对心律失常病人进行电生理检查和消融治疗。在三尖瓣修补的同时可一并完成迷宫手术。但是，外科实施迷宫手术后的房性心律失常的复发率高（50%）[30]。与婴儿一样，心脏移植仅用于合并双心室功能衰竭的最重症Ebstein畸形病人。

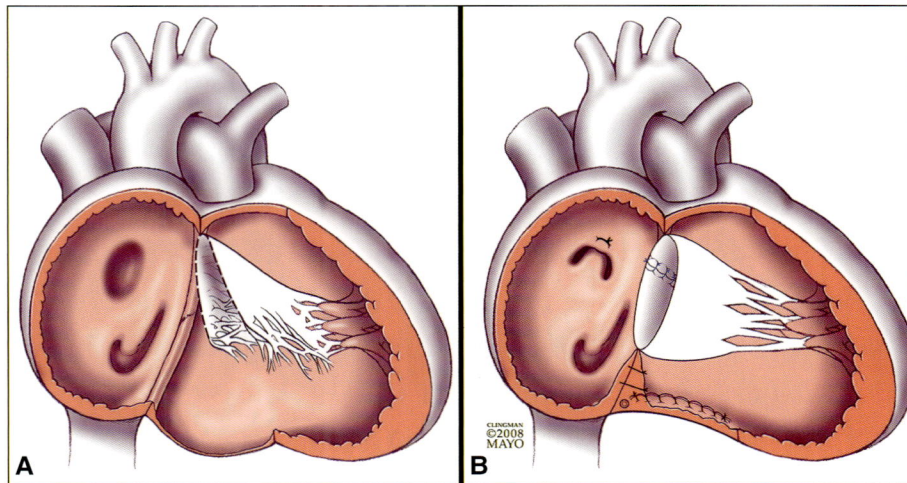

图16-11　Ebstein畸形的锥形重建。图A：切取三尖瓣，松解游离瓣叶。注意右心室的房化区域。图B：重建成"锥形"的三尖瓣，且其瓣环被重新移动到真正的房室沟位置。通过折叠来缩小右心室的房化区域，并关闭房间隔缺损（图片来源：感谢Dr. Joseph Dearani提供图片，Mayo Clinic授权再版。前版发表于O'Leary, PW. Ebstein's malformation and tricuspid valve diseases. In: Eidem BW, Cetta F, O'leary PW, eds. Echocardiography in Pediatric and Adult Congenital Heart Disease. Philadelphia, Pa: Lippincott Williams & Wilkins; 2009: 116-130. ）。

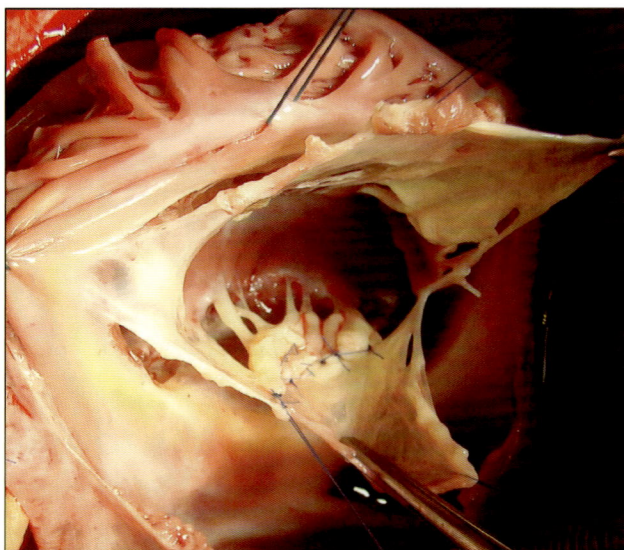

图16-12 Ebstein畸形的锥形重建手术。这幅手术解剖照片是从右心房的视野拍摄的，此时三尖瓣尚未被固定到真正的房室沟位置，照片的视角是通过锥形重建好的三尖瓣来观察右心室。此时瓣叶还是游离的（图片来源：感谢Dr. Joseph Dearani和Mayo Clinic提供图片并许可使用）。

结果

短期： Ebstein畸形的解剖病变和左、右心室功能不全的严重程度均会对治疗结果产生影响。那些在儿童期出现症状的病人，由于运动时的疲劳和呼吸困难加重，因此其并发症情况增多。此外，有20%～30%的病人会受到心动过速的不利影响。针对此类患儿的药物治疗和外科技术已有长足进步，使得病人的死亡率和并发症发生率得以降低。当前，更应该对病人实施瓣膜修补整形，而不是置换。在Mayo Clinic的锥形重建病例组中，超过80%的Ebstein畸形病人接受了瓣膜修补手术。

长期： 大多数Ebstein畸形儿童能良好地存活至成年期[26]。但是，随着年龄的增长，病人的房性心律失常发生率也增高，特别是心房扑动和心房颤动的发生率。这些心律失常可能是病人存在渐进性三尖瓣反流或狭窄造成右心房增大所致。右心室功能不全也可能会有进展。通常来说，术后的长期结果还是非常好的。

青少年和成人

引言： 约有10%的Ebstein畸形病人是在青少年期或成年期被诊断出来的[14]。这些病人的三尖瓣病变类型和右心室功能不全程度更轻。一些病人存活至成年期仍未被发现或需要治疗干预；许多人因为在医生听诊时闻及喀喇音而被误诊为二尖瓣脱垂。

临床特征： 出现症状时的年龄更大的Ebstein畸形病人，其三尖瓣移位程度更轻，且瓣叶的抬举活动更接近正常。右侧心腔会增大，这在胸部X线影像和超声心动图上清晰可见。心室功能也会有差异。

表现： 那些在年龄更大时才表现出症状的Ebstein畸形青少年和/或成人，通常在儿童期并无症状。青少年可能出现心脏杂音、劳力性呼吸困难或心悸发作[14]。偶尔，会有以往漏诊的病人出现重度发绀、杵状指和呼吸困难。

临床检查： Ebstein畸形的年长病人的临床检查差异很大。肺部听诊情况通常是正常的。心脏检查可能会闻及正常的第一心音和第二心音。但是，常可闻及第一、第二心音分裂和/或第三、第四心音。三尖瓣病变程度更轻的病人，其心脏搏动位置是正常的，但在更重症类型中会向外侧移位。存在重度三尖瓣反流时，通常沿胸骨左下缘可闻及全收缩期杂音。会出现右心室流出道梗阻造成的喷射性杂音[2,8,15]。如果存在发绀的话，其程度也是轻微的。颈静脉怒张不常见，因为巨大的右心房和房化心室抵消了V波。有时在重度三尖瓣反流且无心内分流时，也可观察到颈静脉V波。肝脏肿大也并不多见。表16-1总结了Ebstein畸形的一系列体格检查表现。

诊断学检查

ECG： 心电图有助于Ebstein畸形的诊断，此病很少存在正常心电图。Ebstein畸形青少年或成人的ECG通常存在右束支传导阻滞。Ⅱ、Ⅲ、aVF导联出现P波高尖，这是右心房增大的特征（图16-4）。在大多数重症类型的病例中，P波变得更大且有切迹。此外，常见有预激综合征的表现。在Ebstein畸形病人中，有20%～30%的人显示出Wolff-Parkinson-White综合征的特征。那些无预激综合征表现者，由于右心室传导延迟，ECG常可见有右束支传导阻滞。病人即使ECG未提示存在预激综合征，也常见有室上性心动过速。

胸部X线： 由于病变程度不一，胸部X线影像可表现为正常，也可表现为重度心脏肿大，肺纹理减少（图16-5）[8,16]。

超声心动图： 超声心动图是诊断Ebstein畸形的金标准。TTE可清晰显示三尖瓣的解剖变异特点、右心室功能和其他心内畸形[17,18]。Ebstein畸形的最具诊断敏感性的特点之一是隔瓣附着点位置异常（但不能仅凭这一点就建立诊断），经心尖四腔切面观察评估最为清晰。正常心脏的三尖瓣隔瓣附着点，要比二尖瓣前瓣附着点略微靠近心尖方向一些（图16-6）。然而，在Ebstein畸形时，这两个附着点之间的位移变大。应在收缩期测定其移位距离，并根据体表面积进行指数化。如果这个移位指数＞8 mm/m²，就可以用来对Ebstein畸形和其他三尖瓣病变进行鉴别诊断（图16-7）。

彩色多普勒超声技术可用来量化评估三尖瓣反流、右心室流出道梗阻和心内分流（图16-8）。检查的要点是评估从右心室流出道流经肺动脉瓣的前向血流。然而，当肺血管阻力增高时，则有时难以完成此血流评估[19,20]。

CT和MRI： CT和MRI是另一种有助于评估Ebstein畸形的无创成像手段。CT检查虽然有放射线暴露的危险，但有助于评估成年病人的冠状动脉。由于心脏MRI不存在放射线，因此可能使用得更多。与体表超声心动图相比，MRI能清晰显示解剖状态，还能更准确地评估右心室的大小和收缩功能（图16-9A，B和图16-10A，B）。

心导管： 心导管检查很少用于青少年和成人Ebstein畸形。而且其存在放射线暴露和诱发心律失常的风险。但是，对于有些病人而言，心导管有助于在外科手术干预前评估心内压力和肺动脉压力，尤其是考虑行双向腔肺吻合术时。在这种情况下，肺动脉瓣的关闭功能和肺血管低阻力是手术成功的先决条件。由于三尖瓣瓣叶和功能性瓣口的位置异常，心导管可能难以进入右心室。通常情况下，病人的各心腔压力都是正常的。但是，如果存在右心室流出道梗阻，则右心室收缩压会增高。大多数Ebstein畸形病人的肺动脉压力是正常的。

治疗

内科： 每个病人的具体特点决定了Ebstein畸形的治疗方式。青少年和/或成人需要每年定期随访观察。每年的评估项目包括：ECG或24小时动态心电图和超声心动图。此外，由于许多病人并无疲劳程度或呼吸困难加剧的主诉，所以运动试验也可有助于客观评估病人的运动耐量。而且，定期复查心脏MRI也是有好处的，对于那些在超声心动图检查时难以获得良好透声窗的病人来说，尤为如此。药物治疗遵循个体化原则，且许多病人需要药物来控制心律失常。心律失常病人的治疗目标是减慢房室结传导，使心室能有时间来充分地进行充盈和收缩。如果有必要，要进行电生理检查和消融治疗。基础状态下即有ECG提示预激综合征的病人，应该在外科手术干预前进行电生理检查和消融治疗。

女性Ebstein畸形病人通常能够良好耐受妊娠。大多数人可经阴道分娩，常通过干预措施来缩短第二产程[31]。在Mayo Clinic的大型研究中，有89%的Ebstein畸形妇女经阴道自然分娩。剖宫产主要是由于产科原因而并非心脏原因[31]。最重要的是，Ebstein畸形妇女应在考虑妊娠之前接受全面的医学评估。妊娠期间会发生显著的血流动力学变化和生理学变化，包括心输出量增大、每搏输出量增大、心率增快和外周血管阻力降低[32]。应根据每个病人的病变严重程度、心室功能和心律失常病史来进行个体化治疗。Ebstein畸形妇女的妊娠合并有早产、流产和后代先天性心脏病发生率增高的风险[31]。此外，这些妇女一旦妊娠，则应该由一个包括产科医生、先天性心脏病专业的心内科医生和心脏麻醉医生组成的多学科团队来对其进行严密监测。有一部分此类妇女应转诊至具有婴儿和成人先天性心脏病专科医疗资源的三级医疗中心。

外科：青少年和成人Ebstein畸形的外科手术适应证与儿童Ebstein畸形类似，包括运动耐量下降、发绀、进行性右心室扩张（心胸比＞60%），以及出现新发的房性心律失常或原有的房性心律失常加重（表16-2）。应在病情加重至发生右心室和/或左心室功能不全之前完成外科手术干预。对于年龄＜50岁的病人，首选实施瓣膜修补术而不是瓣膜置换。目前，锥形重建技术提供了最符合解剖学意义的纠治方法（图16-11A，B和图16-12）。Mayo Clinic最近的数据包括了89名年龄从19天至68岁（平均年龄：19岁）的Ebstein畸形病人，显示锥形重建术取得了很高的成功率（亦可参见前文中关于在儿童期实施外科手术修补的段落[27]）。成人需要植入三尖瓣环成形环，并关闭心内分流。此外，如果右心室重度扩张且功能不全，则需要考虑实施双向腔肺吻合术，形成"一个半心室"的生理学结构。

对于年龄＞50岁的病人，应放宽使用生物瓣进行三尖瓣置换的标准。以下情况需考虑实施瓣膜置换术：前瓣有50%以上的瓣叶无法抬起，或前瓣游离缘被拴系或直接黏附于右心室上[33]。Mayo Clinic的一项大型研究显示，在开始使用锥形重建技术之前的时间框架内，接受三尖瓣修补手术的病

人和接受三尖瓣置换的病人，其长期存活率和免于再次手术的比率没有差异[34]。因此，对于年长病人，三尖瓣置换是一个合理选择。术后20年时的再次手术比率约为50%。除非病人还存在其他原因需要长期抗凝，否则Ebstein畸形病人通常应避免使用机械瓣。对于这部分已经植入三尖瓣生物瓣的病人而言，最新的治疗方法是经皮植入瓣中瓣（图16-13）[35]。

如果右心室已经严重增大且存在重度收缩功能不全，则应该考虑行双向腔肺吻合术[28,29]。推荐在实施外科手术干预之前，对心律失常病人进行电生理检查和消融治疗。在三尖瓣修补手术的同时可完成迷宫手术。但是，Ebstein畸形病人在外科迷宫手术后的房性心律失常复发率高（50%）。心脏移植术仅用于那些最为严重的病例。

结果

短期：Ebstein畸形的解剖病变和心室功能不全的严重程度均会对病人的治疗结果产生影响。在青少年期和成年期出现症状的病人，由于其运动时的疲劳和呼吸困难程度加重，因此其并发症情况增多。此外，许多年长病人会受到心动过速的不利影响。针对Ebstein畸形病人的药物治疗和外科技术已有长足进步，使得病人的长期并发症发生率和死亡率得以降低。锥形重建技术的早期经验也是令人鼓舞的。

长期：Ebstein畸形青少年和成人的房性心律失常发生率比小年龄病人更高。最常见的是心房扑动和心房颤动。心律失常主要是由于病人存在进展性三尖瓣反流或狭窄造成右心房增大所致。如果三尖瓣尚未得到修补，则右心室功能不全也将会继续进展。无论是瓣膜修补还是瓣膜置换，手术后的长期治疗结果均良好。当前，大多数Ebstein畸形儿童有望能健康成长至成年期，并拥有圆满而积极的生活。

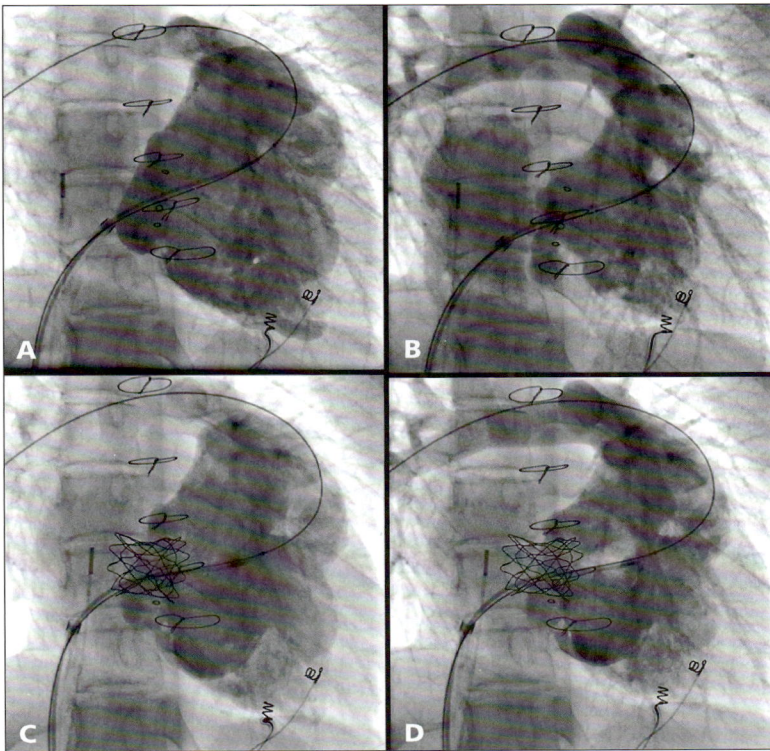

图16-13　心血管造影显示使用经皮植入三尖瓣瓣中瓣治疗Ebstein畸形。这名17岁的女性Ebstein畸形病人在7年前接受了三尖瓣生物瓣置换术。图A（左上）：右心室的舒张末期造影图像显示右心室明显增大。图B（右上）：右心室的收缩期造影图像显示右心房内有造影剂充盈，提示生物瓣重度反流。图C（左下）：在生物瓣内置入Melody®（Medtronic, Minneapolis, MN）瓣膜后的右心室舒张末期造影图像。图D（右下）：置入瓣中瓣后的右心室收缩期造影图像。注意三尖瓣反流消失。

提示与建议

● 关键是要记住Ebstein畸形不仅仅是一种三尖瓣病变，而且还是一种心肌病变。两者必须兼顾考虑并加以治疗，这对于病人能获得成功的长期治疗结果必不可少。

● 一旦三尖瓣反流、右心室扩张和功能不全的程度发生进展或出现症状时就给予外科治疗干预，这是病人能够长期存活的关键。

● 最为理想的是在实施外科手术干预时，使用锥形重建技术来修补瓣膜。

未来

　　由于Ebstein畸形的临床表现和自然病程存在差异，因此得以建立初始诊断的时间节点并未发生变化。约2/3的病人仍将在1岁以内被诊断出来。然而，随着胎儿超声心动图成像技术的持续进步，目前仅为10%的胎儿期诊断率将会有所提高。心

脏MRI在长期随访中发挥了重要作用，因为它是一个评估右心室容积和功能的优秀方法。三维超声心动图的发展同样具有美好前景，尤其是其对三尖瓣和右心室的评估作用。对于Ebstein畸形的评估和治疗而言，超声心动图一直是不可或缺的组成部分。

　　鉴于锥形重建技术拥有良好的短期和长期治疗结果，这种方法有望被证实为Ebstein畸形的最佳

解剖修补方法。已经使用了生物瓣进行瓣膜置换的病人，将更多地接受经皮瓣中瓣治疗，而不是再次手术。这种策略的长期结果也有待评估。我们期待Ebstein畸形病人的长期并发症发生率和需要再次手术的比率在未来数十年中得以降低。

（龚霄雷译，孙彦隽校）

参考文献

1. Ebstein W. Uber einen sehr seltenen Fall von Insufficienz der Valvula tricuspidalis, bedingt durch eine angeborene hochgradige Missbildung derselben. *Arch Anat Physiol*. 1866; 33: 238–254.

2. Gotzsche H, Falholt W. Ebstein's anomaly of the tricuspid valve: a review of the literature and report of 6 new cases. *Am Heart J*. 1954; 47(4): 587–603.

3. Blount SG Jr, Gelb IJ, McCord MC. Ebstein's anomaly. *Circulation*. 1957; 15(2): 210–224.

4. Attenhofer Jost CH, Connolly HM, Dearani JA, Edwards WD, Danielson GK. Ebstein's anomaly. *Circulation*. 2007; 115(2): 277–285.

5. Edwards WD. Embryology and pathologic features of Ebstein's anomaly. *Prog Pediatr Cardiol*. 1993; 2(1): 5–15.

6. Fyler DC, Buckley LP, Hellenbrand WE. Report of the New England Regional Infant Cardiac Program. *Pediatrics*. 1980; 65(suppl): 375–461.

7. Kumar AE, Fyler DC, Miettinen OS, Nadas AS. Ebstein's anomaly. Clinical profile and natural history. *Am J Cardiol*. 1971; 28(1): 84–95.

8. Schiebler GL, Adams P Jr, Anderson RC, Amplatz K, Lester RG. Clinical study of twenty-three cases of Ebstein's anomaly of the tricuspid valve. *Circulation*. 1959; 19(2): 165–187.

9. Anderson KR, Zuberbuhler JR, Anderson RH, Becker AE, Lie JT.Morphologic spectrum of Ebstein's anomaly of the heart: a review. *Mayo Clin Proc*. 1979; 54(3): 174–180.

10. Attenhofer Jost CH, Connolly HM, O'Leary PW, Warnes CA, Tajik AJ, Seward JB. Left heart lesions in patients with Ebstein anomaly. *Mayo Clin Proc*. 2005; 80(3): 361–368.

11. Hornberger LK, Sahn DJ, Kleinman CS, Copel JA, Reed KL. Tricuspid valve disease with significant tricuspid insufficiency in the fetus: diagnosis and outcome. *J Am Coll Cardiol*. 1991; 17(1): 167–173.

12. Oberhoffer R, Cook AC, Lang D, et al. Correlation between echocardiographic and morphological investigations of lesions of the tricuspid valve diagnosed during fetal life. *Br Heart J*. 1992; 68(6): 580–585.

13. Sharland GK, Chita SK, Allan LD. Tricuspid valve dysplasia or displacement in intrauterine life. *J Am Coll Cardiol*. 1991; 17(4): 944–949.

14. Celermajer DS, Bull C, Till JA, et al. Ebstein's anomaly: presentation and outcome from fetus to adult. *J Am Coll Cardiol*. 1994; 23(1): 170–176.

15. Giuliani ER, Fuster V, Brandenburg RO, Mair DD. Ebstein's anomaly: the clinical features and natural history of Ebstein's anomaly of the tricuspid valve. *Mayo Clin Proc*. 1979; 54(3): 163–173.

16. Amplatz K, Lester RG, Schiebler GL, Adams P Jr, Anderson RC. The roentgenologic features of Ebstein's anomaly of the tricuspid valve.

Am J Roentgenol Radium Ther Nucl Med. 1959; 81(5): 788–794.

17. Ports TA, Silverman NH, Schiller NB. Two-dimensional echocardiographic assessment of Ebstein's anomaly. *Circulation*. 1978; 58(2): 336–343.

18. Shiina A, Seward JB, Edwards WD, Hagler DJ, Tajik AJ. Two-dimensional echocardiographic spectrum of Ebstein's anomaly: detailed anatomic assessment. *J Am Coll Cardiol*. 1984; 3(2 Pt 1): 356–370.

19. Newfeld EA, Cole RB, Paul MH. Ebstein's malformation of the tricuspid valve in the neonate. Functional and anatomic pulmonary outflow tract obstruction. *Am J Cardiol*. 1967; 19(5): 727–731.

20. Smallhorn JF, Izukawa T, Benson L, Freedom RM. Noninvasive recognition of functional pulmonary atresia by echocardiography. *Am J Cardiol*. 1984; 54(7): 925–926.

21. Celermajer DS, Cullen S, Sullivan ID, Spiegelhalter DJ, Wyse RK, Deanfield JE. Outcome in neonates with Ebstein's anomaly. *J Am Coll Cardiol*. 1992; 19(5): 1041–1046.

22. Benson LN, Child JS, Schwaiger M, Perloff JK, Schelbert HR. Left ventricular geometry and function in adults with Ebstein's anomaly of the tricuspid valve. *Circulation*. 1987; 75(2): 353–359.

23. Celermajer DS, Dodd SM, Greenwald SE, Wyse RK, Deanfield JE.Morbid anatomy in neonates with Ebstein's anomaly of the tricuspid valve: pathophysiologic and clinical implications. *J Am Coll Cardiol*. 1992; 19(5): 1049–1053.

24. Knott-Craig CJ, Goldberg SP. Management of neonatal Ebstein's anomaly. *Semin Thorac Cardiovasc Surg Pediatr Card Surg Annu*. 2007: 112–116.

25. Starnes VA, Pitlick PT, Bernstein D, Griffin ML, Choy M, Shumway NE. Ebstein's anomaly appearing in the neonate. A new surgical approach. *J Thorac Cardiovasc Surg*. 1991; 101(6): 1082–1087.

26. Gentles TL, Calder AL, Clarkson PM, Neutze JM. Predictors of longterm survival with Ebstein's anomaly of the tricuspid valve. *Am J Cardiol*. 1992; 69(4): 377–381.

27. Dearani JA, Said SM, Burkhart HB, Cetta F, O'Leary PW. Anatomic repair of Ebstein's malformation: early results of cone reconstruction. Abstract presented at: Society of Thoracic Surgeons 48th Annual Meeting; January 30-February 1, 2012; Ft. Lauderdale, FL.

28. Dearani JA, O'Leary PW, Danielson GK. Surgical treatment of Ebstein's malformation: state of the art in 2006. *Cardiol Young*. 2006; 16(suppl 3): 4–11.

29. Quinonez LG, Dearani JA, Puga FJ, et al. Results of the 1.5–ventricle repair for Ebstein anomaly and the failing right ventricle. *J Thorac Cardiovasc Surg*. 2007; 133(5): 1303–1310.

30. Sriram CS, Dearani JA, Madhavan M, Cannon BC. Atrial Tachyarrhythmias Following Right atrial Non-Surgical Maze Procedure and Concomitant Tricuspid Valve Surgery in Patients with Ebstein's Anomaly. *Heart Rhythm*. 2012; 9(5S): S435.

31. Connolly HM, Warnes CA. Ebstein's anomaly: outcome of pregnancy. *J Am Coll Cardiol*. 1994; 23(5): 1194–1198.

32. Gianopoulos JG. Cardiac disease in pregnancy. *Med Clin North Am*. 1989; 73(3): 639–651.

33. Dearani JA, Danielson GK. Surgical management of Ebstein's anomaly in the adult. *Semin Thorac Cardiovasc Surg*. 2005; 17(2): 148–154.

34. Brown ML, Dearani JA, Danielson GK, et al. The outcomes of operations for 539 patients with Ebstein anomaly. *J Thorac Cardiovasc Surg*. 2008; 135(5): 1120–1136, e1121–e1127.

35. Roberts PA, Boudjemline Y, Cheatham JP, et al. Percutaneous tricuspid valve replacement in congenital and acquired heart disease. *J Am Coll Cardiol*. 2011; 58(2): 117–122.

第 17 章

二尖瓣畸形

Katja Gist 和 Adel Younoszai

二尖瓣畸形是一种罕见问题,且可发生在瓣装置的任一部位。正常二尖瓣有四个主要结构:瓣环、瓣叶、腱索和乳头肌[1]。二尖瓣有两个瓣叶(前瓣和后瓣),瓣叶悬空固定在位于房室(AV)连接高度平面的纤维二尖瓣环上。前瓣覆盖住左侧房室瓣孔的约2/3面积,但仅占据其周长的1/3。相反,后瓣覆盖住左侧房室瓣孔的约1/3面积,却占据其周长的2/3。前瓣和后瓣在前外侧和后内侧交界处相互对合。后瓣可分为三个节段或扇区(P1、P2、P3)。每一个后瓣扇区与前瓣的相应区域(A1、A2、A3)相对合(图17-1)[2]。因此,维持二尖瓣的功能正常需要所有8个对合区域(2处瓣交界和6个瓣叶节段)的功能均正常。附着于瓣叶底面的腱索与乳头肌相连,因此可防止瓣叶脱垂入左心房。乳头肌通常对称分布,位于前外侧和后内侧交界下方,并有腱索与两个瓣叶相连,为其提供支持[2]。

二尖瓣畸形可导致流入血流梗阻,梗阻可发生在瓣膜水平或瓣膜以上水平,或是由瓣膜支撑结构

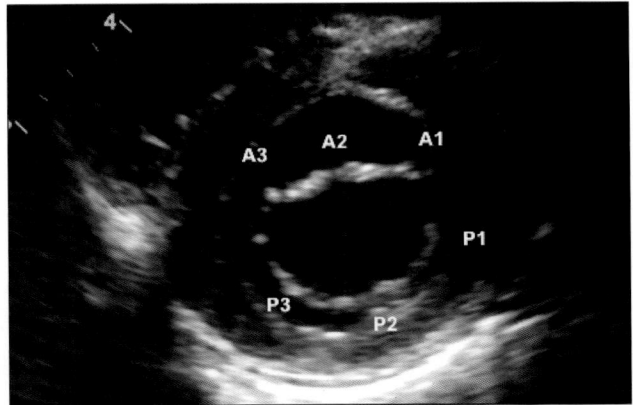

图 17-1 正常二尖瓣(短轴切面)前瓣和后瓣的各个扇区,以及在前瓣上的对应区域。A=前;P=后。

异常所致。孤立性二尖瓣关闭不全极为罕见,而显著的二尖瓣反流常与其他先天性心脏畸形或后天性全身性疾病有关[3-6]。

二尖瓣流入血流梗阻:先天性

引言和临床特征: Ruckman 和 Van Praagh 描述了先天性二尖瓣狭窄的四种解剖类型[7]。包括

先天性二尖瓣狭窄、二尖瓣发育不良性狭窄［合并左心室流出道（LVOT）梗阻和左心室（LV）发育不良］、二尖瓣瓣上环，以及降落伞样二尖瓣[7]。双孔二尖瓣和吊床型二尖瓣是其他亦可在临床上造成显著狭窄的畸形。与风湿性心脏病相关的后天性二尖瓣狭窄将在本章后续篇幅内加以讨论。

无论其病因学如何，左心房输出血流梗阻的生理学后果均为肺静脉压和肺毛细血管压增高，并导致液体渗漏入肺泡和肺泡间隙内。肺小静脉和肺小动脉收缩，导致低氧血症和高碳酸血症。作为一种压力被动传递的结果，长期的左心房高压导致肺动脉高压，反应性血管收缩，以及血管壁的形态学发生变化。如果肺动脉高压严重且持续，将导致右心室功能不全和三尖瓣反流。

下文将分别讨论各种先天性二尖瓣发育异常的解剖学特征。

先天性二尖瓣狭窄：先天性二尖瓣极为罕见，在每1 000名先天性心脏病婴儿中不足4例[5,8]。先天性二尖瓣狭窄通常涉及瓣装置的一处或多处结构异常。瓣叶可能增厚（图17-2），腱索缩短，或是乳头肌发育不良且乳头肌间距缩短[4,7,9,10]。先天性二尖瓣狭窄通常具有进展性，且可能在新生儿期就严重到必须要早期干预的程度。

二尖瓣瓣上环：二尖瓣瓣上环常合并有其他左侧梗阻性病变。菲薄的隔膜或局部的厚层纤维嵴可能会部分或完全环绕住二尖瓣口，并附着到二尖瓣瓣叶上（图17-3）。二尖瓣瓣上环存在两种类型，重要的是要将此两者与三房心相鉴别（表17-1）。由于二尖瓣瓣上环很少作为一种孤立性病变独立存在，所以病人极少会在婴儿期以后才得以诊断。最常见的合并畸形是Shone复合症，其包括降落伞样二尖瓣、主动脉瓣下狭窄，以及主动脉缩窄。

降落伞样二尖瓣：降落伞样二尖瓣有两种主要形式。一种为真正的降落伞样二尖瓣，即所有腱索都附着于单组乳头肌上（图17-4）。另一种是有两组乳头肌的降落伞样不对称型二尖瓣；但其腱索并非对称性地分布于两组可识别的乳头肌上。

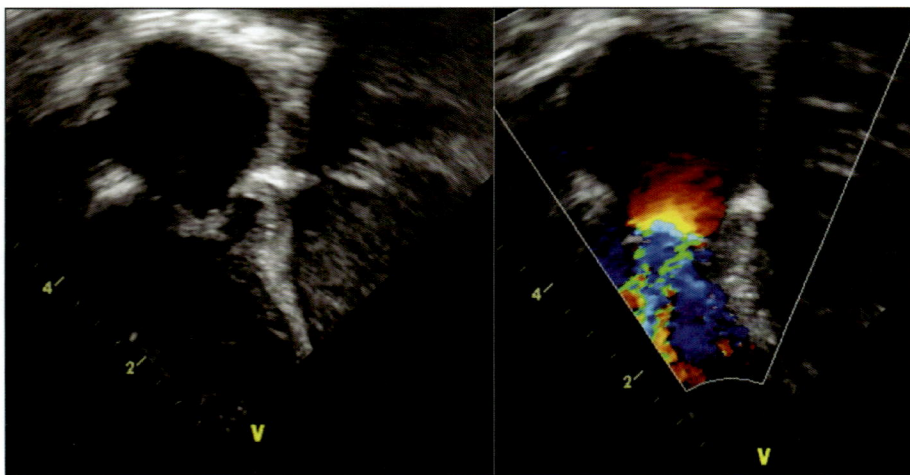

图17-2 二尖瓣狭窄的心尖四腔切面图像。二尖瓣瓣叶增厚且瓣环缩小。彩色多普勒（右图）显示有过瓣的彩色混合信号。左心房严重扩张。

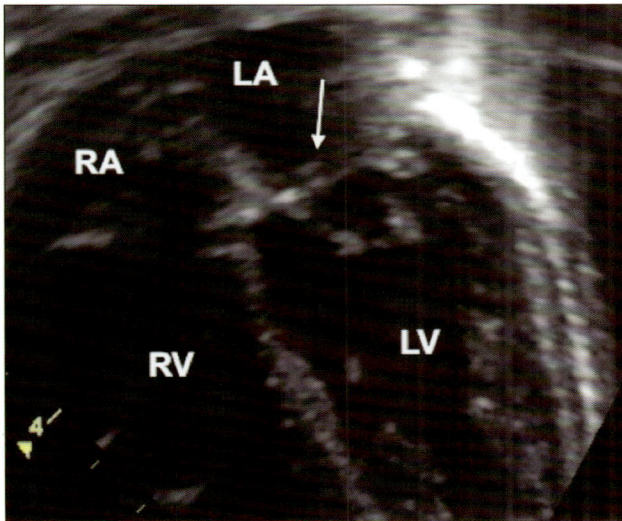

图17-3 心尖四腔切面显示二尖瓣瓣上环(**大箭头**)和主动脉瓣下隔膜。在这个切面上没有显示出主动脉缩窄,但通常会合并有主动脉缩窄。LA=左心房;LV=左心室;RA=右心房;RV=右心室。

表17-1 通过超声心动图比较两种类型的二尖瓣瓣上环及三房心

二尖瓣瓣上环	三房心
左心耳和卵圆孔位于隔膜的近端	左心耳和卵圆孔位于隔膜的远端 肺静脉位于隔膜的远端 隔膜呈曲面状
舒张期: 纤维环的运动方向与瓣膜相离 二尖瓣呈穹顶状,且后内侧瓣叶活动度降低	舒张期: 隔膜朝向瓣膜运动 瓣膜运动及外观正常
相对固定,隔膜通常与二尖瓣粘连	风向袋样外观

二尖瓣瓣上环	二尖瓣瓣内环
● 纤维嵴样的隔膜	● 二尖瓣瓣内的薄层膜
● 位于瓣环上方	● 与瓣叶粘连紧密
● 不与瓣叶粘连	● 瓣叶运动受影响
● 瓣下装置正常*	● 瓣下装置异常*
● 可合并其他先天性心脏畸形	● 通常合并Shone复合症

*瓣下装置异常包括后瓣活动度降低、腱索长度缩短、乳头肌间距缩短、瓣环发育不良,以及某一个乳头肌占优势。

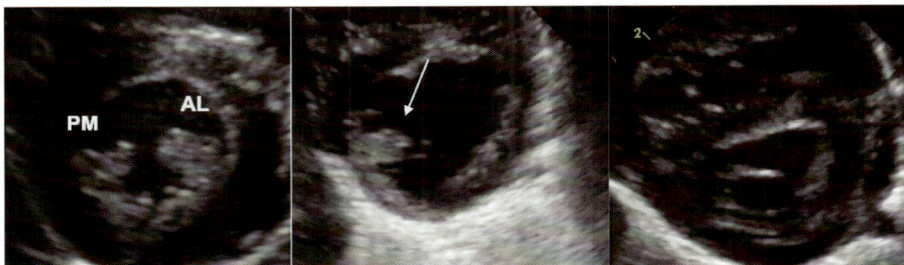

图17-4 超声心动图显示正常乳头肌(**左图**)和只表现出存在单组乳头肌(**箭头**)的降落伞样二尖瓣(**中图和右图**)。右图显示了异常瓣膜的游离缘。AL=前外侧;PM=后内侧。

吊床型二尖瓣：吊床型二尖瓣也被称为拱廊样二尖瓣。其瓣叶直接与乳头肌或心室壁相连，导致瓣叶活动度差且合并狭窄及关闭不全（图17-5和图17-6）。与二尖瓣上（瓣内）环相似，吊床型二尖瓣同样很少作为孤立性病变独立存在，其可能会合并其他左侧梗阻性病变。

双孔二尖瓣：双孔二尖瓣的特征是存在两个完全独立且各自有其张力装置支撑的二尖瓣瓣孔（图17-7）[4]。双孔二尖瓣有三种类型。最常见的类型为偏心型，此类型在前外侧或后内侧瓣交界处有一个小型的附属瓣孔。中央型的特征是有多余的瓣叶组织将前瓣叶和后瓣叶的中央区连接起来，因此将二尖瓣孔一分为二。这两个瓣孔可能大小相等，也可能大小不等，通常由分别与独立乳头肌相连的独立腱索提供支撑。两个瓣孔位置不对称的情况更为多见，更小的瓣孔直接朝向前外侧交界。最后一种极其罕见的类型是二尖瓣重复畸形；其特征是存在两组瓣环和瓣膜，每组均有自己的成套瓣叶、交界、腱索和乳头肌。双孔二尖瓣最常见是作为一种孤立性畸形独立存在；然而，也发现其可能合并房室间隔缺损（AVSD）或室间隔缺损（VSD）合并主动脉缩窄。

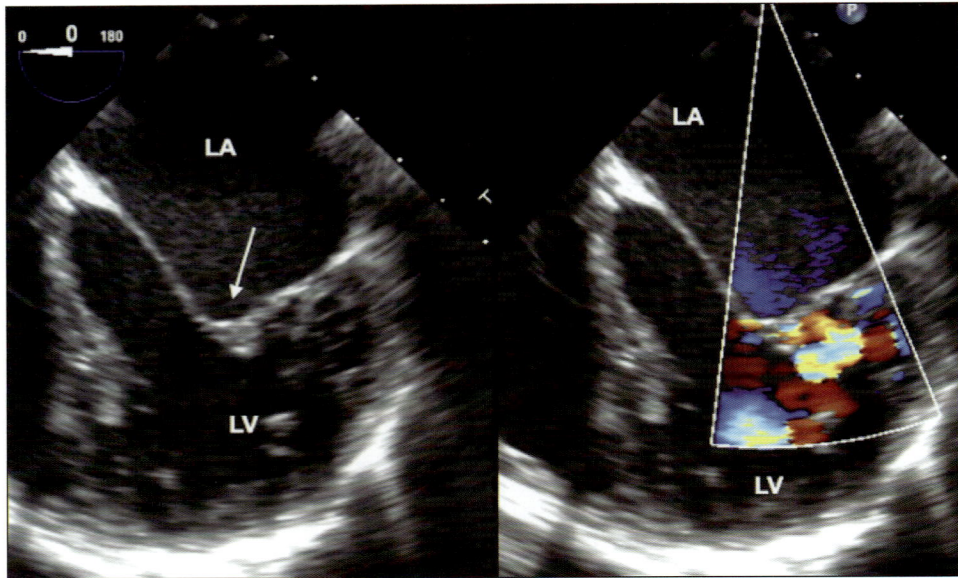

图17-5 经食管超声心动图显示吊床型二尖瓣（**左图**），彩色多普勒（**右图**）显示多彩射流束。**箭头**所指为瓣膜的吊床/拱廊样外观。LA=左心房；LV=左心室。

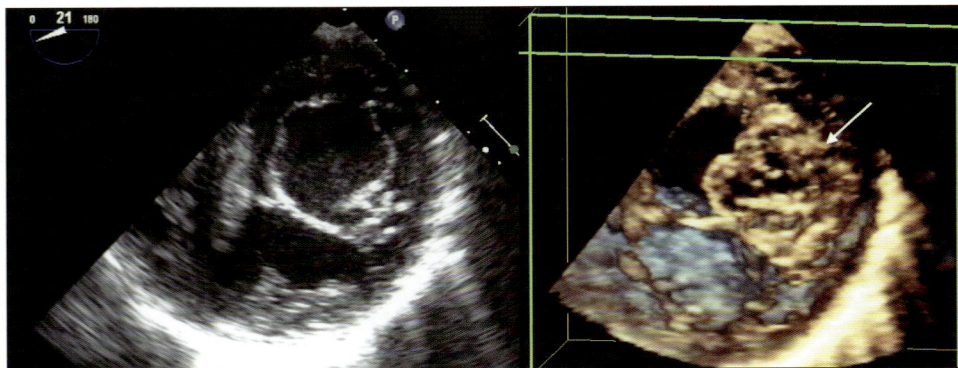

图17-6 经食管超声心动图（短轴切面）显示吊床型二尖瓣（**箭头**）及其3D重建图像（**右图**）。

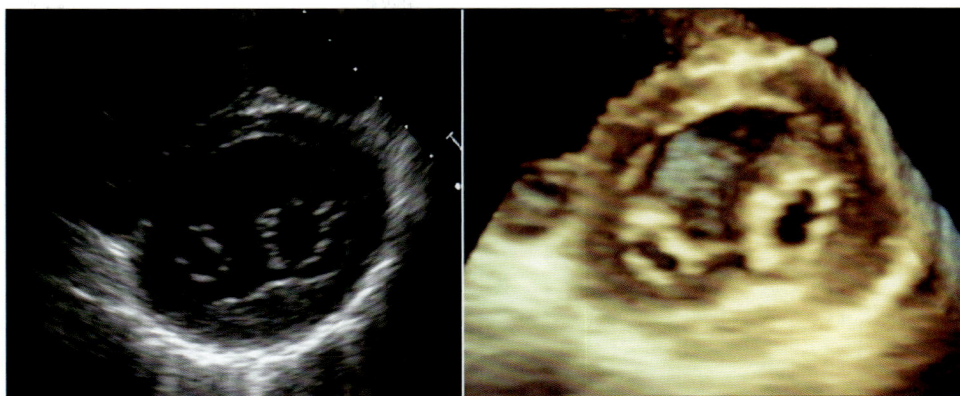

图17-7 左图：超声心动图短轴切面显示双孔二尖瓣且两瓣孔大小不等。右图：3D超声心动图透视图。

胎儿、新生儿和婴儿

二尖瓣梗阻对胎儿的血流动力学影响小。当二尖瓣出现梗阻时，左心房内的血液可通过卵圆孔从左向右分流。由于在胎儿期肺的充盈液体量只占胎儿心输出量的10%以下，所以其肺静脉回流量有限，左心房充盈量极少。然而，出生后肺充气膨胀，肺血管阻力迅速下降，使得肺血流量和左心房充盈量显著增大。随着卵圆孔的关闭，渐进性二尖瓣狭窄导致肺静脉压增高，进而造成肺动脉高压，右心室压力增高，并继而发生右心室功能不全（通常出现在重度二尖瓣狭窄时）。出现症状的时间节点取决于多个因素：梗阻程度、卵圆孔大小、有无合并其他畸形，以及婴儿的生长发育情况[7,9]。

表现：所有引起二尖瓣流入血流梗阻的疾病，都可能在婴儿期导致渐进性充血性心功能衰竭（CHF）。单独存在的轻度二尖瓣狭窄可能不合并症状，但存在其他畸形时，则可能使临床局面模糊不明。存在中度狭窄的婴儿可能表现为喂养时呼吸急促和体重增幅不足。随着狭窄程度的加重，可能在静息状态下就表现出呼吸急促。其他体征还包括发育停滞、盗汗、咳嗽和反复呼吸道感染。

临床检查：二尖瓣狭窄时的典型杂音是心尖部低沉的舒张期隆隆音。杂音的时程长度与狭窄的严重程度直接相关。存在轻度或中度二尖瓣狭窄时，S1响亮，但在严重梗阻时，S1反而柔和。因长期左心房高压导致肺动脉高压的病人，可出现右心室搏动性抬举、S2更明显、三尖瓣反流导致的收缩期杂音，以及肝脏肿大。由于合并二尖瓣流入血流梗阻的其他病变也可能导致二尖瓣反流，所以也应该密切注意是否存在全收缩期杂音。这部分内容将在下文的"二尖瓣反流性病变"一节中进一步详细讨论。

诊断学检查

ECG：在婴儿期，心电图（ECG）可能是正常的。然而，随着疾病的进展，会出现左心房增大［Ⅱ导联存在宽大有切记的P波，心前区导联（V1）上P波朝后］。而且，右心室肥厚和右心房增大都提示存在肺动脉高压。随着心房的进行性增大，可能出现房性心律失常（尤其是心房扑动）（图17-8）。

胸部X线：胸部X线影像可见有左心房增大，表现为双密度影（左心房的右侧边缘突入邻近肺野）或在前后位和侧位投照影像上出现左主支气管抬高和向后移位（图17-9）。由于肺淤血造成肺纹理明显。存在重度二尖瓣狭窄时，肺动脉高压导致的右心增大也可能更为明显。

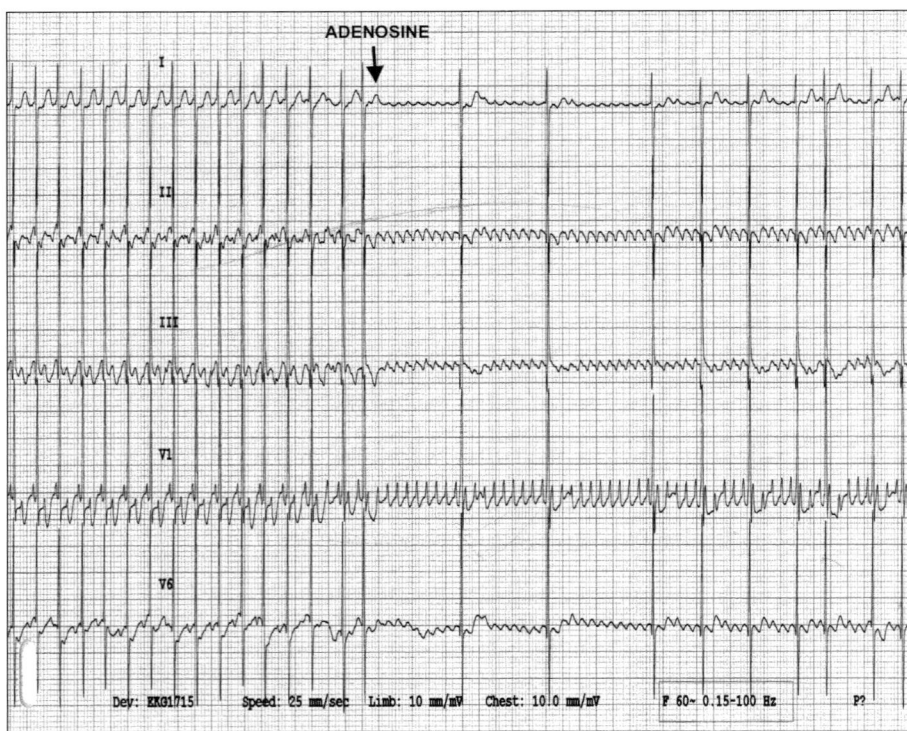

图17-8 心电图显示心房扑动。输注腺苷后，可明显表现出扑动波。

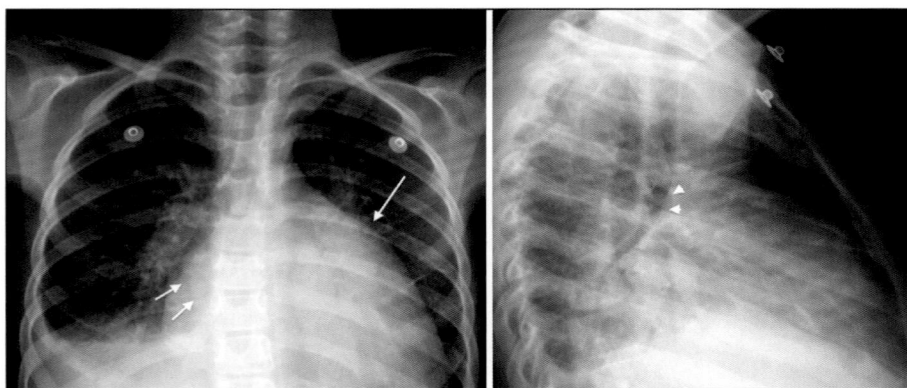

图17-9 重度二尖瓣反流病人的胸部X线影像。**左图**：前后位投照影像（左侧）显示心脏肿大、肺水肿，以及双侧胸腔积液（右侧多于左侧）。典型的双密度影（短箭头）和左心耳凸出（长箭头）提示左心房增大。右图：侧位投照影像显示左主支气管向后移位（箭头），这同样提示左心房增大。

超声心动图：由于经胸超声心动图（TTE）能完美显示瓣叶及其支撑装置，因此在新生儿和婴儿中应用最为广泛。必须通过二维（2D）和彩色多普勒评估来判定瓣膜装置的形态学和功能。应该对合并畸形进行评估，包括评估是否存在左心房血栓和心室功能。彩色和频谱多普勒可用于量化评估二尖瓣狭窄的程度，可完整显示流入道剖面。应测定跨瓣压力阶差的平均值和峰值。平均压力阶差是二尖瓣面积的有效替代数据，且显示出其与经心导管检查取得的血流动力学数据存在良好的相关性[11,12]。正常的多普勒流入血流模式包括一个高大的 E 波和一个更小的 A 波；分别对应于房室瓣打开时的心室快速充盈和心房收缩造成心室进一步充盈。当二尖瓣狭窄时，流入血流模式发生变化：E 波随严重程度进一步增宽，而 A 波则由于血流在心房收缩时通过狭窄瓣膜，其流速增快而变得更高大（图 17-10）[11,12]。

多普勒压力阶差减半时间（PHT）是一种更常用于年长患儿和成年人的技术，可测定跨二尖瓣压力阶差的衰减率。其使用的原理是跨瓣压力阶差的持续时间与狭窄严重程度成正相关性[11,12]。二尖瓣狭窄的程度分级见表 17-2[29,65]。可通过中心静脉压加上跨卵圆孔（如果存在）的心房间压力阶差来估测左心房压。可使用三尖瓣和肺动脉反流的压力阶差来估测右心室压和肺动脉压。

TEE 最常用于在手术室内评估术前解剖结构和术后纠治情况。三维（3D）超声心动图已被广泛应用于二尖瓣疾病，可提供有关二尖瓣结构的有价值信息。使用 3D 超声心动图，可在单个图像窗口上显示瓣环、瓣叶和瓣下装置。

CT 和 MRI：由于 TTE 能提供优秀的透声窗，所以通常并不使用诸如计算机 X 线断层摄影（CT）和磁共振成像（MRI）等其他无创影像学方法来评估新生儿和婴儿的先天性二尖瓣狭窄。而且，与 TTE 相比，MRI 的时间分辨率技术所提供的瓣膜结构成像信息有限。另外，这部分病人的心率增快，可能会导致运动伪像且成像质量差。但在对左心室容积是否足够存在疑问时，可使用 MRI 来判定心室容积、直径和瓣膜的血流参数。这些信息对决定是行双心室纠治还是单心室姑息治疗极具价值。

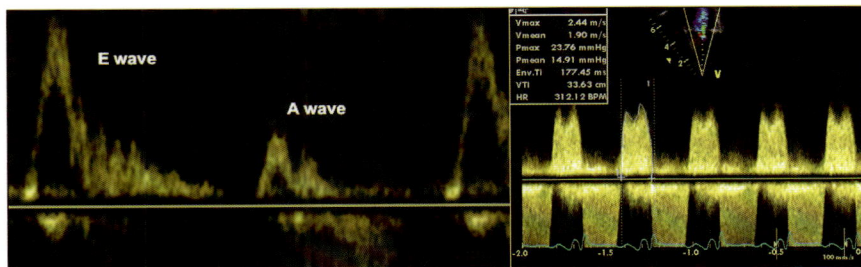

图 17-10　左图：正常的二尖瓣流入血流多普勒频谱。右图：二尖瓣狭窄的多普勒频谱，跨二尖瓣平均压力阶差为 14.91 mmHg。

表 17-2　基于平均压力阶差的儿童二尖瓣狭窄分级[29,65]

狭窄程度	儿童	成人		
	平均压力阶差	平均压力阶差	瓣膜面积*	压差减半时间（PHT）
轻度	8～10 mmHg	＜5 mmHg	1.6～2.2 cm²	100～150 ms
中度	11～15 mmHg	5～10 mmHg	1.1～1.5 cm²	150～220 ms
重度	＞15 mmHg	＞10 mmHg	≤1 cm²	≥220 ms

*正常成人的二尖瓣面积为 3～6 cm²。

心导管：在大多数情况下，超声心动图已经取代了心导管检查。然而，如果在临床表现和心脏超声检查不符时，则可行心导管检查。肺动脉压和毛细血管楔压，以及计算得出的肺血管阻力都可能会升高。应同时评估左心房压和左心室末期舒张压，以确定跨二尖瓣的压力阶差。可做吸氧和/或一氧化氮试验来明确有无肺血管病变及其可逆性如何。仅在需要定量评估二尖瓣反流程度和左心室功能时，才必须实施血管造影。先天性二尖瓣梗阻性畸形通常不适宜接受心导管介入治疗。

治疗

内科：轻度二尖瓣狭窄通常没有进展性且无需治疗干预。中度及以上狭窄的病人，可能需要利尿剂（呋塞米）来减轻肺静脉淤血。然而，进展性病变则通常必须手术（瓣膜修补或置换），且不应推迟。

介入治疗：先天性二尖瓣狭窄存在不同的解剖基础，因此常常不适宜对其进行球囊瓣膜成形术。"典型的"先天性二尖瓣狭窄且乳头肌位置对称的病人，其球囊瓣膜成形术的成功率最高。在一个关于球囊瓣膜成形术后疗效的回顾性研究中，McElhinney 等证实在实施球囊扩张后，病人的平均压力阶差和症状明显改善[13]。因此，对于先天性二尖瓣狭窄，可考虑行球囊瓣膜成形术，以便将外科瓣膜修补手术或置换术加以推迟。不幸的是，大多数病人在3年内还是需要接受再次治疗干预（经皮心导管介入治疗或开胸直视手术）[13]。

外科：Carpentier 等对外科手术技术的推动，使得二尖瓣修补手术后的治疗结果得到了改善[4]。二尖瓣修补手术的术式包括交界切开、腱索缩短和腱索开窗。不幸的是，免于再手术的比率低（7年时为58%）[14]。小年龄病人的早期死亡多是由复杂的心外畸形或其他并发因素造成的[15]。无法进行修补的二尖瓣病变则必须尽早进行置换。新生儿和婴幼儿可选用的瓣膜有限；首选使用机械瓣，且必须注意长期抗凝。由于种种原因，生物瓣（包括自体肺动脉瓣）在新生儿和婴幼儿中的使用有限。瓣膜需要用缝合环或管道提供支撑，而这限制了其将来的生长性，且由于新生儿的肺血管阻力高，因此在肺动脉位置上的同种异体带瓣管道会发生早期失功。而且，因为左心房空间小，难以置入组织瓣膜；常发生瓣架支柱突起导致左心室及其流出道梗阻。

关于瓣膜放置的最佳位置仍有持续争论。有些人建议在瓣环发育不良时，将瓣膜放置在瓣环上方，因为对新生儿或婴儿来说，即使是最小的人造瓣膜也比其瓣环大[15]。在瓣环位置置入一个过大的人造瓣膜可导致严重并发症：心脏传导阻滞并压迫或牵拉冠状动脉回旋支、LVOT 梗阻，以及瓣叶运动受限[15]。在瓣环上方安置瓣膜，使外科医生能尽量选择最大的人造瓣膜，并可能推迟了发生人工瓣膜狭窄的时间。

二尖瓣瓣上环病人，如出现严重的心功能衰竭，则应考虑尽早手术。常常仅需要切除二尖瓣瓣上环并做瓣膜修补。然而在有些情况下，却不能实施二尖瓣修补，而需要进行瓣膜置换。在同次手术过程中还可一并纠治其他畸形（例如主动脉瓣下狭窄和主动脉缩窄）。

吊床型二尖瓣的修补方法通常为在游离松解乳头肌后切开（切除）纤维肌束。在有些情况下，无法实施修补，只能进行瓣膜置换。孤立性双孔二尖瓣可能永远都不需要治疗干预。然而，当存在 AVSD 时，关闭二尖瓣裂缺可能会造成严重的二尖瓣狭窄，此时二尖瓣置换就是一个适宜的治疗手段。

短期和长期结果

先天性二尖瓣狭窄：先天性二尖瓣狭窄的治疗和结果取决于狭窄的严重程度与合并的心脏畸形。先天性二尖瓣狭窄通常具有进展性。若不治疗，会导致左心房高压、肺静脉淤血、肺动脉高压、右心室衰竭和死亡。这些长期改变可能导致病人不适宜接受瓣膜修补手术或置换术。瓣膜修补或置换后，可能无法立即改善肺血管阻力或心室顺应性。因此，在对新生儿和婴儿实施二尖瓣置换术前需慎重考虑。

先天性二尖瓣狭窄行二尖瓣修补或置换手术的预后取决于多方面因素：病人的年龄和体格、瓣环发育不良的严重程度、心室大小和功能、肺动脉高压的严重程度，以及是否存在其他合并畸形[16-18]。机械瓣置换术后需要终身服用华法林进行抗凝治疗，这对于饮食需求不断变化的新生儿和婴儿人群尤为困难。而且，如果初次治疗干预是在新生儿期实施的话，则会因为婴儿的快速生长发育和人造瓣膜狭窄/关节翳形成，而通常在5～10年内需要再次进行瓣膜置换[15]。不幸的是，与新生儿和婴儿行二尖瓣瓣置换术相关的术后6个月时的早期死亡率为10%～20%[15,17]。

二尖瓣瓣上环：与先天性二尖瓣狭窄一样，持续存在的二尖瓣瓣上环可导致长期的二尖瓣流入血流梗阻，如果不治疗，则会发生类似的病理生理学改变。然而，孤立性二尖瓣瓣上环行手术切除后的效果非常好。即使如此，手术年龄越小及合并其他心脏畸形（尤其是LVOT梗阻）则预示着治疗结果更差。而且，如果环位于二尖瓣内，则由于瓣下装置常有异常，因此单纯切除可能不足以解决问题。

降落伞样二尖瓣：由于降落伞样二尖瓣很少作为孤立性畸形出现，因此常需要对其他合并畸形一并纠治。有些病人由于左心室发育不良而需要实施单心室修补。那些由一条肌束（H形）将乳头肌的两个组成部分连接成单组乳头肌的病人，在行双心室修补时，可能要劈开乳头肌，对瓣叶进行游离松解以增加其开放性和活动度。然而，这类病人常必须接受二尖瓣置换术。

吊床型二尖瓣：虽然此病大多数是在婴儿期得以诊断的，但仍有极少量关于在此年龄段后被诊断出吊床型二尖瓣的报道。当在新生儿期或婴儿期建立诊断时，则常合并有其他畸形。有时必须进行瓣膜修补或置换术，治疗结果与上述畸形类似。

双孔二尖瓣：因缺乏临床症状和体征，通常无法在婴儿期建立孤立性双孔二尖瓣的诊断。事实上，临床表现主要取决于是否存在合并畸形。当存在此类合并病变时，通常必须先行瓣膜修补术，但以后还是需要根据狭窄程度来进行瓣膜置换。这种情况在双孔二尖瓣合并AVSD中尤为常见。

» 儿童

虽然包括降落伞样二尖瓣和吊床型二尖瓣在内的一些病变通常可在婴儿期得以诊断，但先天性二尖瓣狭窄、双孔二尖瓣和二尖瓣瓣上环则可能在儿童期才出现症状。二尖瓣狭窄在儿童期的表现可能比其在新生儿期和婴儿期的表现程度更轻。在婴儿期，易于疲劳和反复呼吸道感染的情况，可能比充血性心功能衰竭所造成的临床体征更多见。儿童的临床检查和诊断学检查结果可能与新生儿或婴儿相似。唯一不同的是在这一更年长人群中，当存在充血性心功能衰竭时，胸部X线影像上会显示在肋膈角有Kerley B线，Kerley B线是到达肺尖区域的血流重新分布所形成的（图17-11）。在儿童期，包括ECG、超声心动图、MRI/CT和心导管在内的其他诊断学检查的结果与其在新生儿期和婴儿期的结果表现类似。与婴儿的治疗原则一样，轻症病变通常也无需治疗。中度和重度病变者适于使用利尿剂来减轻肺静脉淤血。根据美国心脏协会（AHA）最新的治疗指南，除非既往已进行过二尖瓣置换，否则不建议使用抗生素预防治疗[19]。

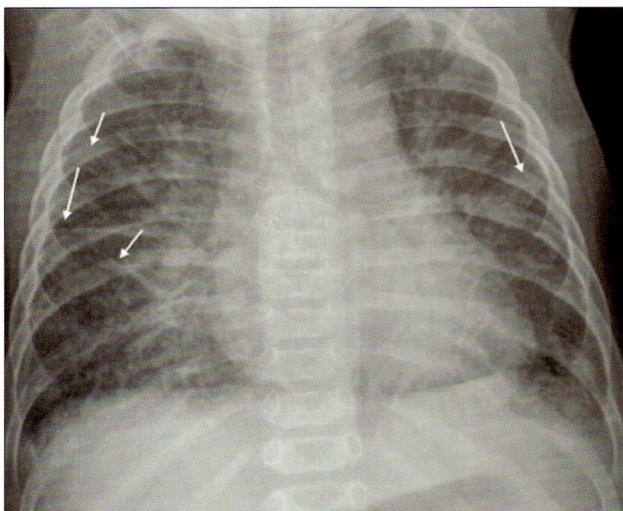

图17-11 胸部X线影像显示一名重度二尖瓣狭窄病人的Kerley B线（箭头）。其在因二尖瓣狭窄引发心功能衰竭的青少年和成年人的肺野外周区域内最为常见。

Serraf等对重度二尖瓣狭窄儿童和婴儿的治疗进行了比较，并发现在儿童中，同一次手术中一并实施瓣膜修补或置换且同时修复合并畸形的治疗结果优于分次手术方案[20]。据报道，儿童的死亡率低于10%——明显低于婴儿病人[21]。和新生儿一样，不建议对儿童植入生物瓣，主要原因是此类瓣膜往往早期发生钙化和退变失功[22]。可供小年龄儿童使用的人造机械瓣膜有限[23]。瓣膜置换术后必须延长住院时间，以取得满意的抗凝治疗水平。而且，实施某些治疗干预期间需要停用抗凝药物，而肝素则是一个必要的补充治疗手段。

结果

植入过机械瓣的病人，除了有长期抗凝治疗的需求并存在出血或血栓形成的相关风险，更常见发生心内膜炎。为此，建议在二尖瓣置换术后进行心内膜炎预防治疗[19]。

不幸的是，据报道在瓣膜植入后的10年时，50%的病人需再对人造瓣膜进行置换[24]。瓣膜置换的原因在前文已述。

》》》 青少年和成人

引言： 在青少年期才表现出症状的先天性二尖瓣狭窄病人很少，而且这种常常是更为轻症的病例。随着年龄增长，二尖瓣狭窄的病因学更多见是风湿性心脏病，而非先天性病变。成人发生后天性二尖瓣狭窄常与退行性钙化、心内膜炎和嗜酸性粒细胞增多症有关（后天性二尖瓣病变将在下文讨论）。然而，也有关于在成年期才诊断出降落伞样二尖瓣和吊床型二尖瓣的报道[25, 26]。如果二尖瓣狭窄不治疗，肺血管床必然会发生与前文所述相似的病理生理学改变，且这些改变不可逆。

临床特征： 随着进行性梗阻或植入的人造瓣膜发生再狭窄，症状变得明显。迅速进展的二尖瓣狭窄可导致重大且可能不可逆的生理学后果。

表现： 与儿童一样，青少年和成人中的轻症病变者可保持无症状。相反，重度二尖瓣狭窄可能会并发严重的充血性心功能衰竭。青少年和成人可能会主诉呼吸短促、端坐呼吸和阵发性夜间呼吸暂停。他们可能会出现运动不耐受。

临床检查： 青少年和成人的关键体检特征与儿童相似。然而，病人的躯体特征造成对其所能取得的重要听诊结果有限。让病人取三脚架位的姿势，可能有利于改善听诊。存在严重充血性心功能衰竭的成年人，其肢端水肿可能更为明显。

诊断学检查

ECG： 左心房增大且随疾病严重程度进展，右心室肥厚和右心房扩大等表现均明显。由于成人的左心房存在持续扩张，因此包括心房扑动和心房颤动在内的房性心律失常更为多见（图17-8）。由于心脏失去了房室同步性，因此这些心律失常可导致临床症状发生迅速进展。

胸部X线： 在X线影像上，充血性心功能衰竭的表现很明显。而且如前所述，可见左心房增大。

与儿童一样，青少年和成人的Kerley B线可能更明显（图17-11）。

超声心动图：青少年和成人二尖瓣狭窄的TTE所见与儿童相似。因为流速和压力阶差取决于过瓣的血流量，因此不能一直将其作为预测严重程度的可靠指标。计算二尖瓣面积是判定狭窄严重程度的最可靠方法。有几种验证有效的评估方法可用于成人，包括面积测量法、近端等速表面积法（PISA）、PHT（二尖瓣面积=220/PHT），以及使用连续方程（不作讨论）[27]。

使用面积测量法在胸骨旁短轴切面上评估二尖瓣面积（MVA）。PISA法基于连续性原理并假设血流汇聚通过狭窄的瓣孔时速度会增快。在PISA表面的血流速度等于通过瓣孔的血流速度。在舒张早期，用连续波多普勒测得最大速度。可使用以下公式计算瓣膜面积：

$$MVA = \pi\ (r^2)\ (V_{混叠})/峰值\ V_{二尖瓣} \times \alpha/180°$$

这里的r是流体汇聚半球的半径（单位cm），$V_{混叠}$是混叠流速（单位cm/s），峰值$V_{二尖瓣}$是连续波多普勒测得的二尖瓣流速峰值（单位cm/s），α是二尖瓣瓣叶相对于血流方向的打开角度[28]。由于二尖瓣在打开到最大角度时不是平直的，需要对角度进行校正，如方程式所示[28]。遗憾的是，成年人的体型

特征可能有碍于对瓣膜面积的评估，这就形成了对经食管超声心动图（TEE）的需求。TEE的二维和多普勒评估结果与经胸超声心动图（TTE）结果类似。表17-2阐述了成人的狭窄程度分级。三维超声心动图被越来越多地应用于成人，以评估狭窄的病因学。TTE和TEE都可实现三维成像（图17-12）。

CT和MRI：CT和MRI很少用于诊断二尖瓣狭窄。由于CT和MRI的时间分辨率差，因此难以用来评估瓣膜的形态学。但是，它们有助于判定心房和心室的直径和容积，以及二尖瓣血流特性。当超声心动图结果不明确或与临床表现不匹配时，MRI有助于建立二尖瓣狭窄的诊断。而且，对于复杂型先天性心脏病，MRI有助于对其他畸形实施进一步评估。MRI的局限性（包括存在房性心律失常）可能会增大测量误差。植入过机械瓣或起搏器的病人也不能够进行MRI检查。遗憾的是，这两种装置在成人中很多见，因此也限制了MRI的使用。

运动试验：作为一种诊断方法，运动试验适用于出现心功能受限症状，静息时血流动力学符合中度或轻度二尖瓣狭窄的病人。可以通过运动或多巴酚丁胺来实施运动试验。可以测得静息和运动时的心率、血压的变化、跨二尖瓣压差，以及肺动脉压力。需要对瓣膜进行治疗干预的适应证包括肺动脉压力大于60 mmHg和二尖瓣平均压力阶差为15 mmHg[29]。

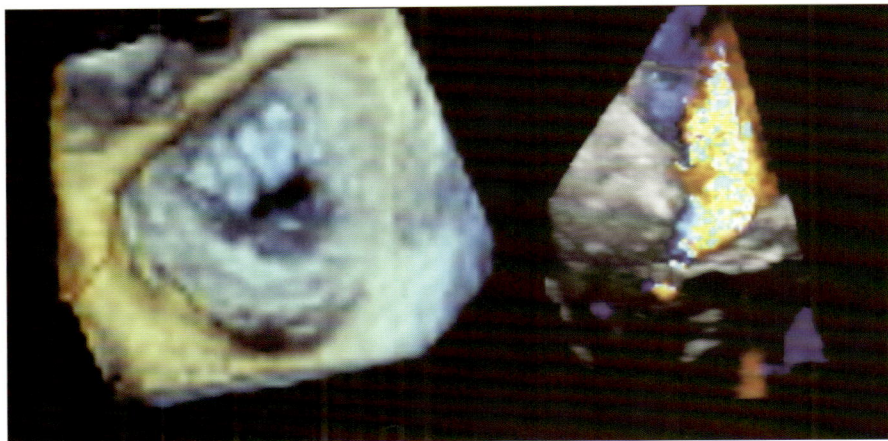

图17-12 三维经食管超声心动图显示二尖瓣狭窄（左图）及其彩色多普勒图像（右图）。

心导管： 与儿童一样，当病人的多普勒测定结果及血流动力学与其临床状态不符合时，就存在心导管检查的适应证。根据瓣膜狭窄的病因学，可考虑实施经皮球囊瓣膜成形术。这个方法更多用于瓣膜自然钙化的成人。对于那些将接受介入治疗的病人，通常必须对冠状动脉进行评估。这是为了明确冠状动脉回旋支的走行状况，避免在瓣膜成形术中对其造成压迫。

治疗

内科： 诸如倍他洛克等负性变时性药物，对于存在劳力性症状的窦性心律病人是有帮助的。利尿剂和控制盐分摄入可能对肺静脉淤血病人是有帮助的。心房颤动者必须要通过控制心律和抗凝治疗来预防心输出量下降和血栓形成所造成的血流动力学后果。

介入治疗： 当存在孤立性先天性二尖瓣狭窄时，可以尝试实施经皮球囊瓣膜成形术（图17-13）。但是，这种介入治疗方法对于风湿性二尖瓣病变造成的狭窄最为有效。在本章的后文中将对这一方法进行详细讨论。

外科： 可以尝试对二尖瓣进行修补，其成功与否取决于基本病因。二尖瓣装置的四大组成部分都有其各自适用的瓣膜成形技术。可通过交界切开术或使用一个金属环实施瓣环成形术来对瓣环进行重塑，可对瓣叶实施修复、补片修补、用自体心包加宽延长、拆分、重建或切除。可对腱索实施缩短、开窗或植入人造腱索，可对单组乳头肌实施劈开。在2006年美国心脏病学会和美国心脏协会的医学指南中列出了二尖瓣修补或置换的适应证[29]。首选何种瓣膜取决于病人的年龄、生活方式，以及合并的疾病状况，要牢记机械瓣需要终身抗凝。由于发生快速钙化和衰退的风险高，因此不推荐使用生物瓣膜。

结果

短期： 成人行经皮瓣膜成形术后，二尖瓣形态良好的病人存活率为80%～90%。植入机械瓣的病人使用华法林抗凝。二尖瓣置换术后的并发症包括完全性房室传导阻滞、心房颤动、血栓栓塞、出血、严重的血管内溶血、瓣膜失功和心内膜炎。

长期： 生物瓣的寿命约为5～10年，对于体格生长发育完全的病人而言，机械瓣可用终身。除非合并有复杂型先天性心脏病，否则成人行二尖瓣置换术后的5年存活率在70%以上。人造瓣膜置换术后的不良事件风险确实略有增大。

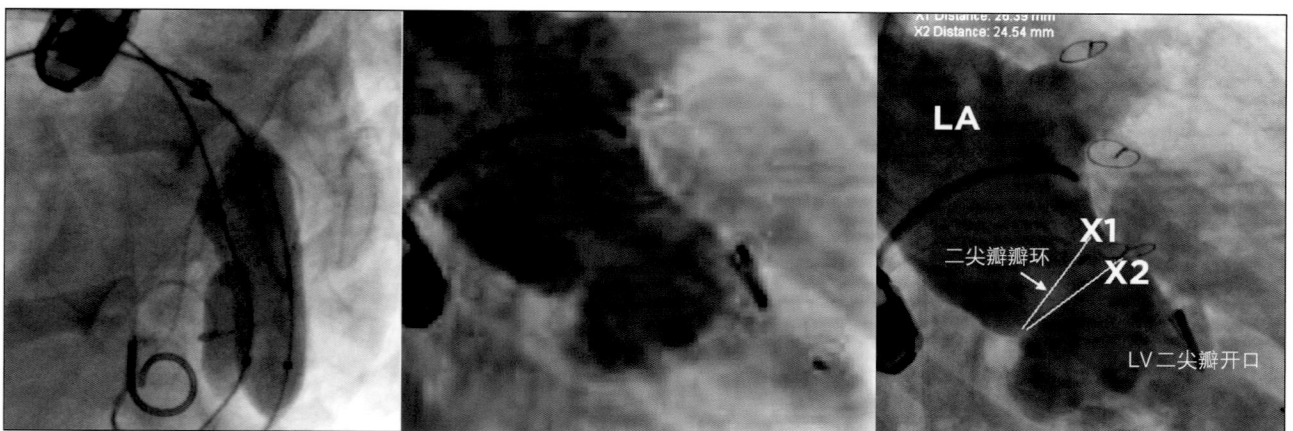

图17-13 一名吊床型二尖瓣病人行瓣膜成形术。**左图：** 二尖瓣的球囊瓣膜成形术。**中图：** 造影显示在瓣膜成形术后血流状态有改善。**右图：** 瓣膜成形术后测量二尖瓣瓣环。LA=左心房；LV=左心室。

> **提示与建议**
>
> - 先天性二尖瓣狭窄通常合并其他先天性心脏畸形，包括左侧梗阻性病变。
> - 随着超声心动图技术的进步，通常仅在超声心动图检查结果与临床特征不相符时才行心导管检查。
> - 必须在更小年龄时接受瓣膜置换手术的二尖瓣病变者，意味着治疗结果更差。若不治疗，那些病变严重者可能会发生不可逆的肺动脉高压。

二尖瓣反流性病变

引言和临床特征： 二尖瓣反流（MR）可分为三个阶段：急性、慢性代偿性和慢性失代偿性。在疾病的所有阶段内，在一部分血液被射入主动脉的同时，又有一部分被射回左心房。由于血流输出阻抗降低，造成左心室（LV）室壁张力（后负荷）降低。左心房容积增大导致左心房压增高，左心房压又被传递到左心室。左心室舒张末容积和压力都增大。根据 Frank-Starling 机制，每搏输出量和左心室做功增大，但主动脉血流减少。二尖瓣反流造成的后果是出现长期左心房高压，这点与二尖瓣狭窄相似，传递到肺静脉的压力造成在晚期阶段出现肺动脉压力升高。左心房和左心室扩张的后果是瓣环扩张，继而又加重了二尖瓣反流。

急性重度二尖瓣反流造成左心房突然发生容量超负荷和左心室前负荷增大。心脏变力性状态的突然变化造成心室每搏输出量增大。由于心室没有足够的时间来做出代偿反应，心输出量可能会下降。在慢性代偿性二尖瓣反流时，成串的新生线粒体出现在既有心肌细胞中。这就造成心肌纤维长度增大，并通过调整左心室的长度—张力关系来让其承受住容量负荷。因此，心输出量得以维持。

最终，在慢性失代偿性二尖瓣反流时，传递到左心室的容量负荷导致其收缩功能受损，引起收缩末期容积增大和心脏功能衰竭。左心室心脏射血分数从升高再降低到正常，这可能是提示左心室功能不全的一个信号。因此，应该在发生左心室功能不全之前，就实施瓣膜修补或置换[3,29]。

先天性二尖瓣反流： 先天性二尖瓣关闭不全绝大多数都会合并其他先天性心脏畸形。或是由于全身性疾病所致，这些疾病包括结缔组织病、代谢紊乱，或是一些后天性疾病（例如风湿性心脏病）。

二尖瓣脱垂： 二尖瓣脱垂（MVP）病人在心室收缩期间，其二尖瓣瓣叶上翻到瓣环平面以上（图 17-14）。MVP 能涉及二尖瓣装置的任何部位，包括瓣环、瓣叶、腱索和乳头肌。有人认为是胶原异常导致了孤立性 MVP 存在冗余瓣膜组织、腱索延长和瓣环扩张[30,31]。在二尖瓣反流的三个阶段内，其反流程度可能不同。

据报道，MVP 在婴儿中的发病率为 0.25%，而新生儿发病率为 0。例外情况则是合并 Marfan 综合征或其他结缔组织病者，包括 Ehlers-Danlos 综合征、成骨不全症和弹力纤维性假黄瘤和一些其他疾病[32,33]。

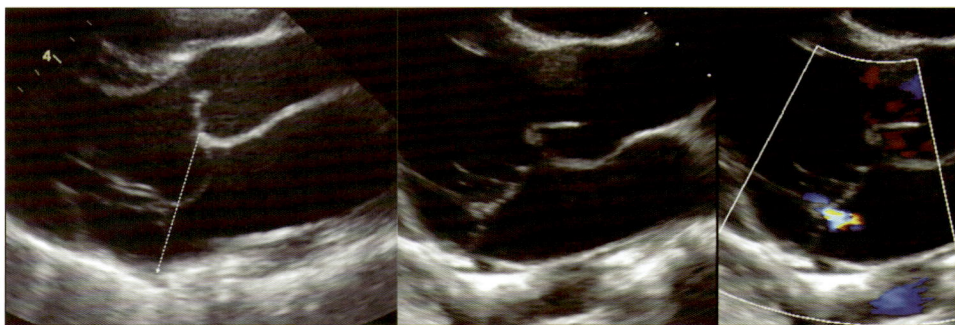

图17-14 一名Marfan综合征病人的二尖瓣脱垂和主动脉根部扩张。**左图：**胸骨旁长轴切面显示脱垂的前瓣上翻到二尖瓣瓣环平面（虚线）以上。**中图和右图：**通过二维超声和彩色多普勒分别显示主动脉根部扩张和流经脱垂瓣叶的二尖瓣反流。

Marfan综合征： Marfan综合征是一种常染色体显性遗传的结缔组织病，累及眼睛、心血管和骨骼肌系统、肺脏、脊髓、皮肤、肾脏和其他器官系统[34]。使用Ghent标准建立临床诊断[35]。儿科Marfan综合征的最常见心血管系统异常是主动脉扩张和MVP（图17-14）[36]。尽管Marfan综合征病人持续表现出心血管系统受累，但给予预见性的指导和治疗，则可使其获得接近正常的预期寿命[37]。不幸的是，新生儿Marfan综合征，伴有重度二尖瓣和/或三尖瓣功能不全，且合并肺气肿者，其预后普遍极差，预期寿命约为2年[38]。

在Marfan综合征时，二尖瓣瓣叶最常见存在组织学和形态学上的异常。原纤维蛋白密度降低且伴有由原纤维蛋白包裹的更长的弹力纤维发生部分性断裂。在弹力纤维的其余部位上，其原纤维蛋白包裹层发生异常的球状改变[39]。前瓣和后瓣都变得细长而又冗余。可能会发生腱索断裂、渐进性瓣环扩张和钙化。

孤立性二尖瓣裂缺： 孤立性二尖瓣裂缺是一种少见的畸形，常为前瓣叶存在裂口（但也有可能发生在后瓣）。孤立性二尖瓣裂缺的胚胎学起源尚未明确，但有些人提出这是一种与AVSD的瓣叶裂缺截然不同的裂缺形式[40]。尸检证实与AVSD病人的乳头肌顺钟向转位相比，孤立性二尖瓣裂缺病人的乳头肌方向是正常的。

胎儿、新生儿和婴儿

重度左心房扩张使得发生房性心律失常和呼吸功能损害的风险增大。这是因为左主支气管受压、肺活量降低，以及肺毛细血管静水压上升造成肺水肿所致。

表现： 孤立性MVP出现症状的时间节点不尽相同。除非存在重度二尖瓣反流，否则婴儿通常无症状。Marfan综合征新生儿和婴儿表现为发育停滞、呼吸急促和灌注不足。

临床检查： MVP病人的共同特征是体型瘦弱，但新生儿和婴儿则可能并无此表现。只有那些表型表现最严重，且合并有重度心脏瓣膜关闭不全和心功能衰竭的新生儿，才会被诊断为新生儿Marfan综合征。新生儿Marfan综合征病人还可能有其他阳性体检结果。包括长期主动脉瓣关闭不全造成的左心室心尖冲动移位；主动脉瓣关闭不全导致的S2减轻或消失；左心室流入血流容积增大导致的S3；以及在心房收缩期间，心室僵硬、顺应性差引起的S4。

MVP的标志性发现是收缩中期喀喇音。在此低年龄人群中难以清晰闻及此杂音。

与二尖瓣反流相关的收缩期杂音可能缺失、局限于收缩晚期或贯穿于整个收缩期，这取决于瓣膜关闭不全造成的反流量。

诊断学检查

ECG：当不存在重度二尖瓣反流时，ECG通常正常。当存在重度二尖瓣反流时，常见有左心房增大，且侧胸导联上有高R波，前胸导联上有深S波，以及Ⅲ导联上的深Q波（＞4 mm）或V6（＞6 mm），提示存在左心室肥厚。但是，房性和室性心律失常的发生率增高的病因学尚不明确[41]。还有相当一部分存在心律失常的Marfan综合征病人并无明显的瓣膜病变。MVP会引起室性心动过速，而左心房增大导致心房扩张则可能引起房性心律失常。

胸部X线：存在结缔组织病的病人，其胸部X线检查可能提示有骨骼异常（脊柱侧弯）。心脏轮廓和肺脏通常表现正常，而新生儿Marfan综合征病人可能合并有胸膜下微小泡或有肺气肿的表现。当存在重度二尖瓣反流时，左心房增大的表现如前文所述（图17-9）。

超声心动图：根据反流射流宽度的定性主观分级（范围从无反流、轻微、轻度、中度到重度）来评估儿童二尖瓣反流的严重程度。相比之下，有多种定量评估MR的可靠方法用于成人（之后阐述）；然而，这些技术用于先天性心脏病病人时却存在诸多限制。其他用于评估MR的超声心动图重要参数包括左心房直径和肺静脉多普勒信号，肺静脉多普勒信号可表现为收缩波变钝。

诊断MVP的主要手段是超声心动图。用于诊断的成像窗位是胸骨旁长轴切面；在这个切面上，MVP的定义为在长轴瓣环平面上至少脱垂2 mm，合并或不合并瓣叶增厚[42]。多普勒检查对量化判定反流程度非常重要。对于Marfan综合征病人，应特别留意其主动脉根部和升主动脉的大小（图17-14）。

对于孤立性二尖瓣裂缺而言，检查瓣膜形态时应评估瓣叶是否增厚或卷曲（图17-15）。裂缺可能是部分性的，也可能延伸至整个瓣叶长度，且裂

缺方向可能朝向流出道间隔或主动脉根部（相比之下，AVSD的裂缺常常向后朝向流入道间隔）。乳头肌通常正常，但附属腱索可能附着到膜部和室间隔上，因此可能会发生左心室流出道梗阻。如果没有附属腱索，前瓣就会呈连枷样运动并出现重度关闭不全。

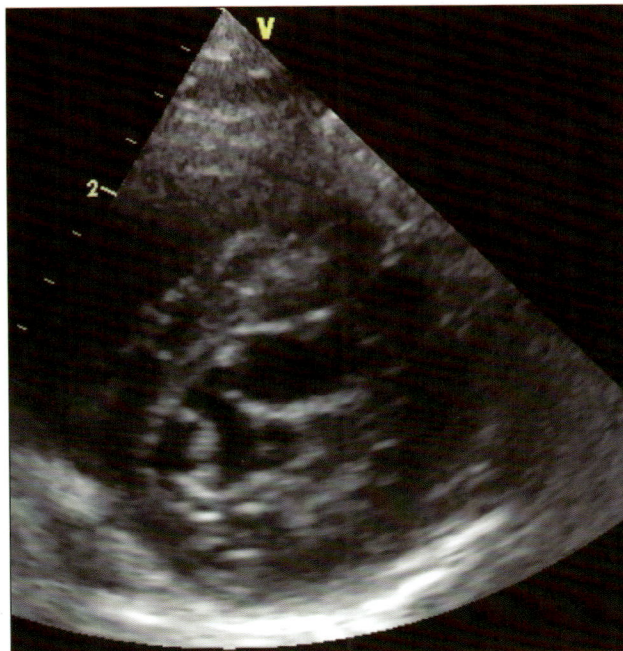

图17-15 超声心动图显示孤立性二尖瓣裂缺的胸骨旁短轴切面图像。

CT和MRI：与二尖瓣狭窄的影像学诊断情况相似，MRI不能提供足够的时间分辨率来评估瓣膜的形态学。然而，MRI确实是观察左心室和心房直径以及瓣膜—血流状况的优秀方法。CT可用于Marfan综合征或者其他结缔组织疾病，以评估心房扩张情况。

心导管：影像学技术的进步，使得病人对心导管检查的需求有限。心导管检查可能有利于评估其他合并畸形（例如房间隔缺损和冠状动脉异常）并对其进行治疗。

治疗

内科： MVP新生儿和婴儿通常合并有相关的结缔组织病，且可能病程复杂。新生儿Marfan综合征病人可能合并有严重的充血性心功能衰竭。充血性心功能衰竭的治疗包括变力性药物支持、利尿剂，并降低后负荷。呋塞米通常是一线利尿剂。使用血管紧张素转换酶（ACE）抑制剂降低后负荷可有效改善心输出量，尤其是当存在二尖瓣和主动脉瓣关闭不全时[43]。

在大多数情况下，不合并AVSD的二尖瓣裂缺通常只是轻度关闭不全，无需进行治疗。

外科： 孤立性MVP和二尖瓣裂缺很少需要在新生儿期进行干预。然而，新生儿Marfan综合征病人常需要在出生后数月内进行瓣膜置换或心脏移植。如果不进行治疗干预，几乎不可能存活过2岁。如前文所述，在婴儿期实施瓣膜置换的手术风险极高，且那些Marfan综合征病人面临的此类风险还要更高。

结果

短期： 即使未能得到治疗干预，MVP和二尖瓣裂缺也能有很好的短期预后结果。其瓣膜关闭不全状态通常不会进展，但合并结缔组织病者除外。然而，二尖瓣置换所合并的并发症风险明显增高。在结缔组织病病人中，这种风险更高，因为他们有可能还需要同时进行主动脉瓣置换，且未来还可能需要通过手术来对扩张的升主动脉或升主动脉瘤进行置换。

二尖瓣裂缺修补术后的即刻阶段和短期阶段的治疗结果优秀，且大多数病人无需再次干预[44]。

长期： 无重度二尖瓣反流者，极少发生猝死，但新生儿Marfan综合征病人除外[45, 46]。新生儿Marfan综合征病人通常病程凶险，即使在实施二尖瓣置换术后，其病程一样不容乐观。这些并发症会累及任何器官系统。

◎ 儿童

引言和临床特征： MVP在儿童中的发病率为2.1%～5.1%，且可能是由于右心容量负荷病变（房间隔缺损）导致左心室几何结构发生变形而引起的[47]。二尖瓣结构通常正常，手术修补病变后，二尖瓣脱垂即自愈[6]。发现在Marfan综合征儿童中，5岁时MVP的发病率可达17%[36]。有观点认为几乎所有具备Marfan综合征表型表现的儿童，在18岁之前都会发生二尖瓣功能不全，且在二尖瓣功能不全的儿童中，有一半的人会在25岁前发生二尖瓣反流[36]。如果反流程度是轻度的话，则可能偶尔会发现二尖瓣存在裂缺。

表现： 孤立性MVP出现症状的时间节点不尽相同。通常因为发现心脏杂音而转诊至专科医生处。瘦长型的体型特征可能在儿童中更为明显，尤其是那些不合并Marfan综合征者，而且他们通常并未完全符合遗传性结缔组织病的诊断标准。儿童可能表现为呼吸困难、端坐呼吸、运动耐力下降、昏厥、胸痛或心悸，症状表现取决于反流程度。

临床检查： 与MVP婴儿一样，心脏听诊能发现典型的MVP特征。在儿童中，易于通过一些体检方法来使杂音更便于闻及。在站立时，喀喇音更接近S1，二尖瓣反流杂音变得更响且杂音时程变长。还有可能在二尖瓣反流杂音的同时闻及心前区"海鸥鸣"，这通常仅可在站起后的极短时间内闻及。病人蹲下时，可造成收缩期喀喇音延迟到收缩晚期出现。这些变化与左心室容积、收缩力和心率有关，与仰卧位或蹲踞位相比，病人取直立位时的左心室容积减少（图17-16）。

诊断学检查

ECG： 与MVP婴儿一样，儿童的ECG通常正常。对于Marfan综合征儿童，应定期进行24小时动态心电图监测，以评估是否存在心律失常。

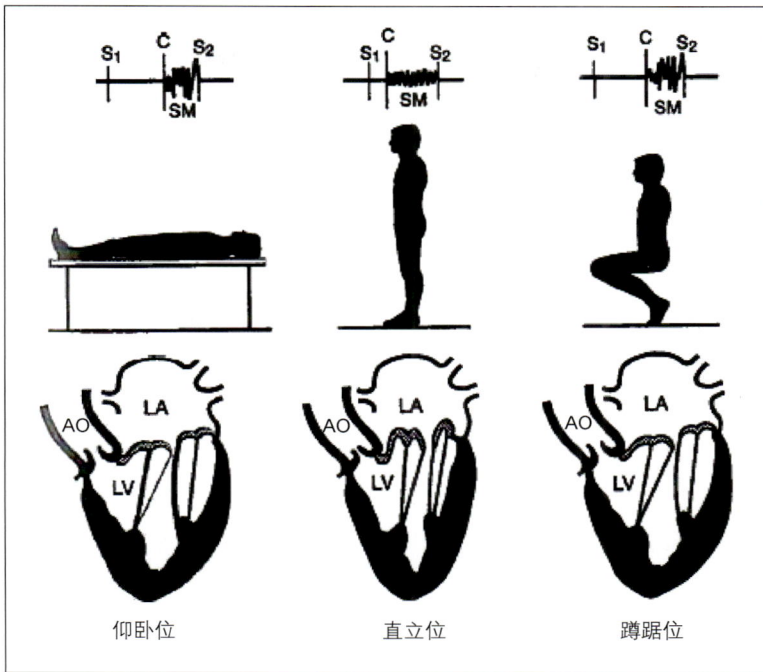

图 17-16 二尖瓣脱垂病人的体位变化和听诊现象。收缩期喀喇音（C）和收缩期杂音（SM）会产生变化。当左心室容积减少时（直立位），收缩期喀喇音与第一心音（S1）之间的时间间隔缩短，形成全收缩杂音。AO= 主动脉；LA= 左心房；LV= 左心室（图片来源：根据许可引自 Boudoulas H, Kolibash AJ, Baker P, et al. Mitral valve prolapse and the mitral valve prolapse syndrome: a diagnostic classification and pathogenesis of symptoms. *Am Heart J.* 1989;118: 796—818.)。

胸部 X 线：心肺表现正常。结缔组织病时，可能存在骨骼异常的表现。如前文所述，可见有左心房增大。

超声心动图：儿童和婴儿的孤立性 MVP 的超声心动图诊断标准是相同的，且注重于脱垂的程度。瓣膜反流、心室功能、主动脉根部直径（瓣环、乏氏窦、窦管连接部，以及升主动脉）是结缔组织病病人的重要评估项目。瓣膜功能的评估应包括对瓣叶的形态学、运动、功能和瓣上结构进行二维和多普勒评估（图 17-17）。对于二尖瓣反流病人，重要的是评估其有无左心房高压和肺动脉高压。如前文所述，对于儿童二尖瓣裂缺的评估与新生儿和婴儿的二尖瓣裂缺评估相似。TTE 和 TEE 都可用来判定瓣膜修补是否充分（图 17-18）。

CT 和 MRI：对于孤立性二尖瓣病变很少有必要进行 CT 和 MRI 检查。其对瓣膜形态学的评估作用有限，但能极好地对心室容积和大小，以及瓣膜反流情况进行定量分析。

心导管：影像学技术的进步，使得病人对心导管检查的需求有限。

治疗

内科：儿童重度二尖瓣反流的治疗与婴儿相似。包括使用呋塞米，以及具有保钾作用的螺内酯进行利尿治疗。可使用 ACE 抑制剂降低后负荷，其对减少主动脉根部扩张的作用正在研究中。

外科：儿童的 MVP 和二尖瓣裂缺常无需治疗干预。然而，Marfan 综合征病人有可能需要进行二尖瓣置换，这取决于瓣膜反流的严重程度。有可能需要在对二尖瓣进行手术干预的同时，一并实施主动脉根部及主动脉瓣置换，这使病人面临极高的风险。可以尝试对二尖瓣进行修补；然而，通常最终还是需要进行瓣膜置换。

结果

短期：当不合并遗传性结缔组织病时，MVP 的病情通常不具有进展性。由于 Marfan 综合征病人的瓣膜形态学异常，若病人出现急性进展性瓣膜病变、反复发热，或者持续存在躯体症状，医护人员应警惕有可能存在瓣周脓肿这种罕见问题。

MVP和二尖瓣裂缺很少需要在儿童期实施治疗干预，下文将进一步讨论有关青少年和成人的手术结果。

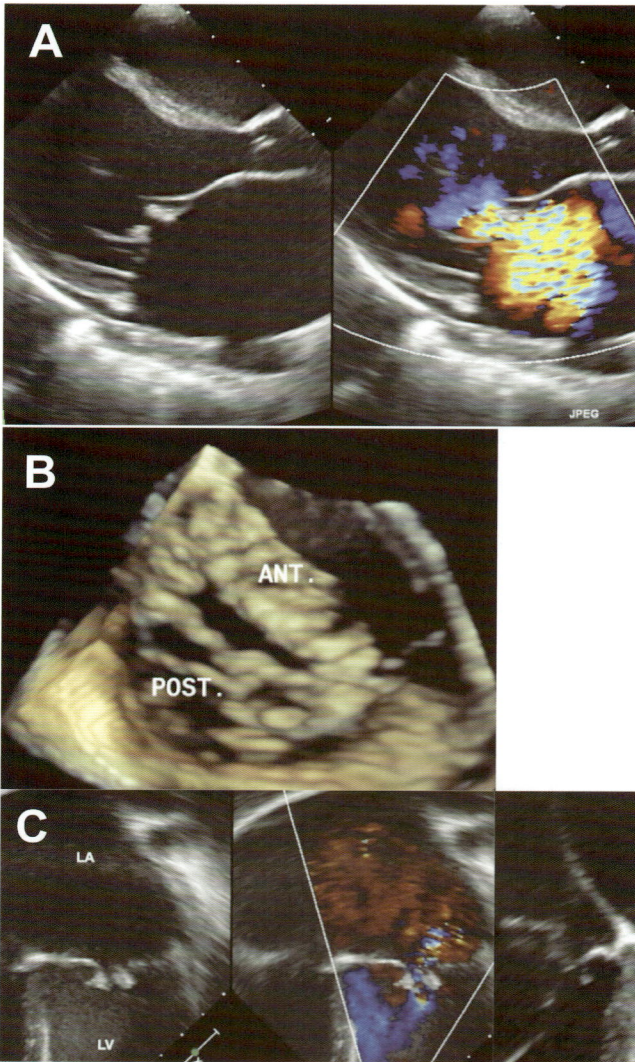

图17-17 图A：二尖瓣异常伴瓣叶对合不良（图A左）导致重度二尖瓣反流的经胸超声心动图胸骨旁长轴二维（左）和彩色多普勒（右）图像。注意严重扩张的左心房。图B：经胸超声心动图，三维短轴切面显示二尖瓣瓣叶对合不良。经胸超声心动图，心尖四腔切面。图C：心尖四腔切面显示瓣叶对合不良（左），且彩色多普勒显示严重二尖瓣反流（中），右图显示增厚卷曲的瓣叶。ANT=二尖瓣前瓣；POST=二尖瓣后瓣。

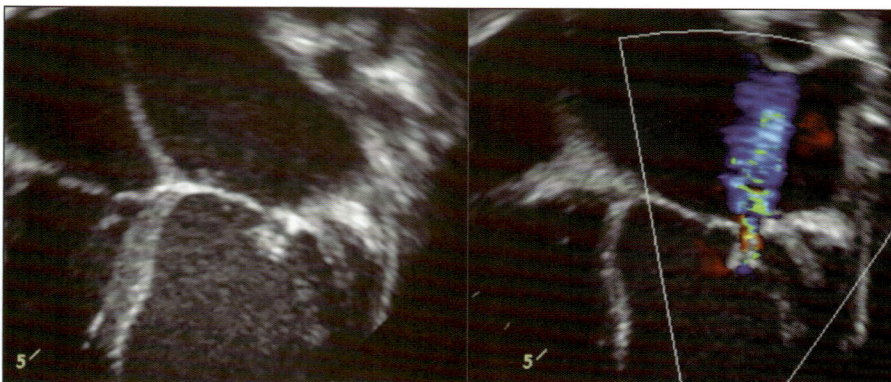

图17-18 二尖瓣修补术后的经胸超声心动图心尖四腔切面。二维图像（左）显示瓣叶对合改善，彩色多普勒（右）显示轻中度反流。瓣膜修补术后，原本持续增大的左心房和左心室，应该会随时间推移而缩小，同时心室功能得到改善。

长期：对于二尖瓣受累的 Marfan 综合征病人，需要警惕相关并发症，尤其是主动脉瓣和主动脉结构，以及心室的功能。儿童的主动脉瘤通常无症状，有出现夹层和/或破裂等并发症的可能性，但极少发生。

青少年和成人

引言：1999年，弗雷明汉心脏病研究报道在26～54岁人群中 MVP 的患病率为2.4%，发病率随年龄增长而增长[48]。1.3%的病人为典型 MVP（脱垂2 mm，瓣膜增厚达5 mm），1.1%的病人为非典型 MVP（脱垂2 mm，瓣膜增厚＜5 mm）[48]。MVP 是成人行二尖瓣置换术的最常见原因。黏液瘤样退行性变是导致 MVP 的最常见原因，且其存在相关的遗传学风险因素。在 Marfan 综合征成年病人中，有13%的人到30岁时会出现中度至重度二尖瓣反流[49]。遗憾的是，这是女性最常见的生育年龄。由于 Marfan 综合征合并有心血管病变的高风险，因此女性病人应警惕避免妊娠。尤其是妊娠带来的生理学变化可能造成二尖瓣反流加重、心室功能恶化和主动脉根部扩张加重，导致主动脉破裂的风险增大。

临床特征：MVP 相关并发症的最主要风险包括重度二尖瓣反流需要手术治疗、感染性心内膜炎、栓塞事件，以及心律失常（室性和房性）。极少发生猝死，且猝死与瓣膜装置的显著结构异常相关[47]。在青少年中，极少有因孤立性 MVP 导致的心源性猝死，其发生频率可能与普通人群相仿。已知年龄大于50岁的重度二尖瓣反流和/或收缩功能不全的成人会发生猝死[50]。Marfan 综合征病人的猝死风险增大，但可能是由于主动脉夹层和/或破裂引起的。

表现：青少年常因发现杂音或收缩期喀喇音而被转诊至专科医生处就诊，轻度到中度反流者可无症状。存在中度到重度二尖瓣反流的成人会出现充血性心功能衰竭的体征。那些 Marfan 综合征病人通常因为在青少年期出现的体格特征而得以诊断。

临床检查：青年成人的临床检查结果与儿童相似。随着年龄增长，二尖瓣反流杂音会更趋于明显。前文所述的相关杂音的强化听诊方法有助于建立诊断。

诊断学检查

ECG：青少年和成年人的心电图表现与存在渐进性二尖瓣反流的儿童类似。

胸部 X 线：可见左心房增大，前后位胸片上可见双密度影（如前文所述）。

超声心动图：超声心动图的诊断标准与儿童一致。随着年龄增长，收缩和舒张功能不全会变得更为明显。评估心室功能对判定手术时机十分重要。与成人二尖瓣狭窄的评估方法相似的是，有多种方法可用来计算瓣膜面积，包括面积测量法、PISA、PHT，以及使用连续方程。与二尖瓣狭窄不同的是，使用 PISA 法时不需要通过校正角度来计算瓣膜面积，因为反流的射流束不是扁平的（图17-19）。

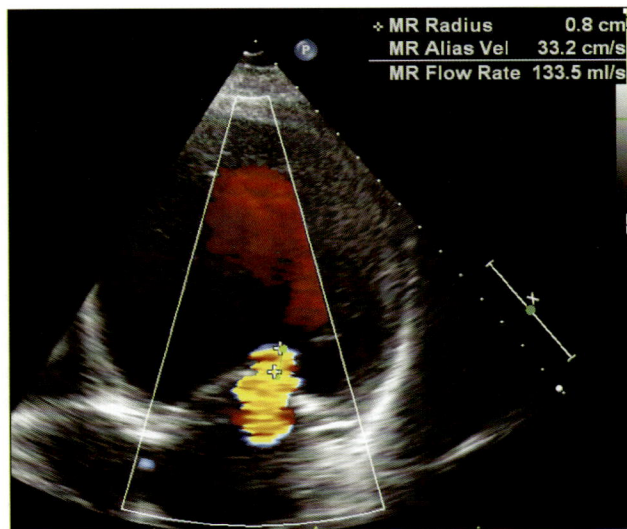

图17-19 一名二尖瓣反流病人的经胸超声心动图显示使用近端等速表面积法（PISA）测得反流束宽半径为0.95 cm。

CT 和 MRI：如果病人的超声心动图透声窗质量差，MRI 则可以提供针对反流容积的深入观察。

运动试验： 对于已知有心律失常或胸痛症状的病人，可通过运动试验来更深入地了解疾病的严重程度，并有助于制订治疗计划。Marfan综合征病人，因为存在主动脉根部扩张，所以需要限制其运动。鉴于存在发生不良事件的固有风险，因此这部分病人并不适合进行运动试验。

心导管： 和儿童一样，影像学技术的进步使得青年成人对心导管检查的需求有限。

治疗

内科： 利尿剂可有助于缓解充血性心功能衰竭的症状。心律失常也必须给予相应治疗。虽然开展了关于使用诸如硝普钠等降后负荷药来减少反流并改善心输出量的短期研究，但发现其仅对存在心室扩张和收缩功能不全的病人有益[51]。对于此类病人来说，使用药物治疗并不应该作为推迟对其进行外科手术干预的理由，尤其是当已经存在收缩功能不全时。

介入治疗： 经皮二尖瓣成形术已经成为治疗成人二尖瓣反流的试验性措施。目前的试验性治疗方法包括二尖瓣成形术和瓣环成形术。实施二尖瓣成形术时，将一个金属夹置入到二尖瓣瓣孔上方的左心房内。将这个金属夹的方向调整到与瓣叶对合线垂直，调整到位后将前后瓣叶一起捕捉住[52]。实施二尖瓣瓣环成形术时，将瓣环成形装置从冠状窦口送入，并置入到心大静脉内，因此使其能环绕住二尖瓣瓣环的3/4周径。将该装置释放后，二尖瓣张力得以增强[53]。

外科： 在需要进行二尖瓣置换前，通常先对其进行整形。有多种技术可用来对成人的二尖瓣进行整形。后瓣脱垂可通过做四边形切除来进行整形。在这种手术中，识别出冗长或破裂的瓣叶，然后将其切除，再通过瓣环折叠和瓣环成形术将切除瓣叶组织后在瓣环上形成的裂隙关闭。对于存在冗余瓣叶组织且后瓣高度大于1.5 cm的病人，可在行四边形切除的同时辅以使用瓣叶滑动成形技术。

瓣叶滑动成形的主要目的是降低后瓣的高度，从而使瓣叶在收缩期时的对合点后移。用来处理前瓣脱垂的技术有很多种，且很少有必要对前瓣组织实施切除。这些技术包括腱索转移、腱索置换，以及腱索缩短等。经胸廓切口和股动静脉心肺转流的微创手术技术可用于对成人实施二尖瓣修补术。成人行二尖瓣置换术的治疗结果极佳，但仍需要长期使用华法林抗凝。

青少年和成人的二尖瓣置换术使用最多的是机械瓣，必须终身抗凝治疗。Ruel等报道了对生物组织瓣和机械瓣置换术后长期随访结果进行比较的单中心研究。他们发现，虽然在二尖瓣位置上植入生物瓣的病人的长期存活率不如在主动脉瓣位置上植入生物瓣的病人，但在使用生物瓣和机械瓣之间并不存在有害性方面的差异[54]。

结果

短期： 在二尖瓣成形术或置换术后，所有病人都需要严密监测。即时并发症包括残余病变造成的左心房高压、肺高压、心律失常、出血，以及人造瓣膜失功。还应该对Marfan综合征病人的其他器官系统进行监测，尤其要注意是否存在严重的限制性肺病，可能存在的腹部血管瘤，以及潜在的心律失常。

长期： 根据2005年第36届贝塞斯达会议的指南，存在二尖瓣脱垂和某些心脏异常（既往有昏厥史、心律失常、重度二尖瓣反流、左心室收缩功能不全、栓塞事件病史，或有与二尖瓣脱垂相关性猝死的家族史）的运动员，应该仅限于参加低强度的竞技体育项目（1A级）[55]。Marfan综合征病人在二三十岁时常会发生主动脉根部扩张和夹层。建议对主动脉直径大于5 cm、主动脉迅速增粗（＞1 cm/年）、存在主动脉夹层过早破裂（＜5 cm）家族史，以及存在轻度以上主动脉瓣关闭不全，行主动脉根部置换术。与急诊手术相比，实施预防性的主动脉根部置换术的治疗结果更好[56]。

> **提示与建议**
>
> - 孤立性 MVP 在 10 岁以内是罕见的。
> - 新生儿 Marfan 综合征合并有严重的瓣膜病变，病人通常在 2 岁以内死亡。
> - 体格检查是诊断 MVP 的关键，尤其是使用强化听诊方法。
> - 虽然孤立性二尖瓣裂缺可能会合并其他先天性心脏畸形，但通常是偶尔被诊断出来的，且可能终身无症状。

其他后天性二尖瓣畸形

其他会引起二尖瓣反流的后天性疾病包括川崎病、充血性和肥厚性心肌病、心脏肿瘤、胶原病、代谢病（包括 Hurler 综合征）、高胱氨酸尿，以及嗜酸性细胞浸润引起的嗜酸性细胞心内膜炎。虽然 Hurler 综合征会造成二尖瓣反流，但却很少合并二尖瓣狭窄。瓣膜病变的机制是由于黏多糖沉积引起瓣叶增厚所致。

嗜酸性细胞心内膜心肌病变会引起渐进性充血性心功能衰竭，这是由于限制性心肌病变和瓣膜功能不全所致。外科手术治疗可能包括切除纤维化组织和瓣膜置换。

风湿性二尖瓣病变

引言： 风湿热（RF）是继发于化脓性链球菌或者 A 组 β 溶血性链球菌感染的迟发性非化脓性后遗症。新生儿和婴儿的风湿性心脏病的发病率极低，因此就不作讨论了。美国的 RF 发病率在过去数十年间持续下降；然而，近期有特定血清型暴发的明确报道[57]。不幸的是，RF 在发展中国家仍是一个主要的公共卫生问题。瓣膜病变是唯一知晓的可导致充血性心功能衰竭、卒中、心内膜炎和死亡的慢性疾病状态。在 RF 的起病阶段，通常并不会发生二尖瓣狭窄，但随着病变瓣膜发生反复感染或慢性钙化，会出现明显的二尖瓣狭窄。

临床特征： RF 的诊断标准是 Jones 在 1944 年建立的，后来在 1992 年又做了修订[58]。符合 2 条主要标准或 1 条主要标准和 2 条次要标准，诊断即成立。心脏炎症的最常见表现是二尖瓣瓣膜炎，出现新发杂音即可诊断。在 2002 年，AHA 建议使用多普勒超声心动图作为补充诊断，但瓣膜反流的证据并不应该作为主要或次要标准[59]。风湿性二尖瓣病变既能引起狭窄也能导致反流。

表现： 存在重度二尖瓣狭窄或反流的儿童会出现与先天性二尖瓣狭窄或关闭不全病人相似的症状。既往有风湿热病史的病人存在风湿热复发的高风险。

临床检查： 风湿热是一种可导致广泛临床症状的全身性疾病。心动过速可能是最早出现的心脏炎症的体征。明显的二尖瓣反流可能会引起心前区搏动增强、心动过速和呼吸费力。可在心尖部最清晰地闻及高调的全收缩期反流杂音，并向左腋下放射。病人取左侧卧位并在其呼气末时听诊最为清晰。尽管二尖瓣反流量大，但杂音轻柔。当没有二尖瓣狭窄时，可在心尖部闻及舒张中期隆隆音，这是由于舒张期流经二尖瓣的血流量增大所致（即所谓的 Carey-Coombs 杂音）。

诊断学检查

实验室：抗链球菌抗体有助于明确之前的链球菌感染史。

ECG：Ⅰ度心脏传导阻滞是典型的心电图表现（P-R间期延长）。不幸的是，Ⅰ度传导阻滞并不具有特异性，据报道有1/3的A组链球菌感染病人，无论其是否发展为风湿热，也都存在这个问题。心动过速是最常见表现。心包炎可表现为广泛的ST阶段抬高。

胸部X线：最常见的是符合充血性心功能衰竭的表现：心脏肿大和肺充血。

超声心动图：二维超声心动图可证实有二尖瓣增厚。急性二尖瓣瓣膜炎可能包括以下发现：腱索拉长或断裂伴前瓣脱垂、瓣环扩张、瓣叶对合不良，以及反流（图17-20）。反流束通常是朝向后外侧方向，这会导致在左心房壁上有一块纤维化的增厚区域，被称作MacCallum斑。主动脉瓣可能受累，但在此不作讨论。晚期可见与慢性风湿性心脏病相关的腱索融合所致的二尖瓣狭窄和反流。应该同时评估心室功能。

CT和MRI：风湿热病人通常无需此类影像学检查。然而，CT和MRI有助于量化测定左心房和左心室容积，以估测狭窄或反流的程度。

心导管：治疗风湿性二尖瓣病变病人时，极少有必要使用这项技术。活检对风湿热诊断无帮助。心导管检查仅用于那些临床表现和超声心动图检查结果不相符的病人。拟行球囊瓣膜成形术的二尖瓣狭窄病人，应考虑实施心导管检查。

治疗

内科：急性风湿热的药物治疗以支持治疗为主，且旨在防止链球菌感染复发。治疗目标是减轻炎症反应症状（阿司匹林）、根治链球菌感染、预防进一步感染，并治疗充血性心功能衰竭[19,60]。

外科：慢性风湿性二尖瓣病变通常具有进展性，由于存在显著的血流动力学负担，所以必须给予外科手术干预。儿童行瓣膜置换的适应证是根据成人的治疗指南推断所得，即在出现症状和/或左心室功能不全时建议实施治疗干预。瓣膜置换的其他适应证在前文已有阐述。

结果

短期：风湿热的并发症包括瓣膜关闭不全（急性）或狭窄（慢性风湿热）引起的充血性心功能衰竭。可能会发生血栓形成、肺栓塞，以及全身性栓塞。由于瓣膜存在异常，可能成为后续发生感染性心内膜炎的病源滋生地。据报道，儿童行二尖瓣置换术后的短期和中期结果极佳。

长期：二尖瓣病变的进展性可能造成在初期进行修补整形之后，还必须再进行外科手术，尤其是瓣膜置换术。慢性瓣膜病变可能会造成心房扑动、心房颤动或多源性房性心动过速。

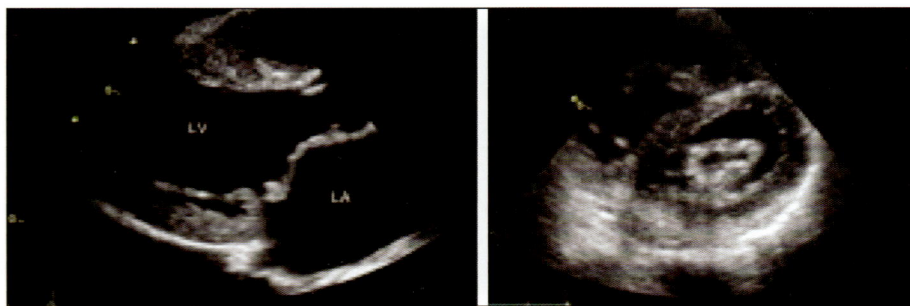

图17-20 一名风湿性二尖瓣病变病人的胸骨旁长轴（**左**）和短轴（**右**）切面图像。长轴切面上可见瓣叶增厚且对合不良，以及左心房扩张。

>>> 青少年和成人

引言：慢性二尖瓣反流是风湿性心脏病在青年成人中最常见的存在形式。二尖瓣狭窄在 30～60 岁更为多见。与急性风湿热时所见的瓣叶拉长不同，慢性二尖瓣病变存在瓣叶缩短、变形、僵硬、收缩，且合并瓣叶对合异常。慢性左心室扩张可能会改变乳头肌的位置，进一步影响瓣叶的对合。

临床特征：慢性二尖瓣反流引起左心室扩张，继而导致必须有更大的每搏输出量，才能维持前向血流。这种代偿性扩张阻止了左心室充盈压、左心房压和肺静脉压力的增高，使病人多年保持无症状。然而，随着时间的推移，反流程度可能加剧，最终导致心室功能不全。

表现：发生心室功能不全之前，可能就会有运动耐力下降和劳力性呼吸困难的症状。这些也可能是仅有的表现。

临床检查：存在慢性二尖瓣反流时，心前区搏动增强，左心室增大导致心尖冲动位置移位。第一心音可能变得更轻柔，且第二心音宽分裂，这是由于心室射血时程缩短和主动脉瓣提早关闭所致。由于合并肺高压，通常存在 P2 亢进。听诊可闻及全收缩期反流杂音并向左腋下传导（反流束方向朝后）。对于慢性二尖瓣反流者，杂音的强度与反流程度正相关。

诊断学检查

ECG：如前文所述，心电图表现与二尖瓣狭窄和二尖瓣反流者类似。

胸部 X 线：轻度瓣膜病变病人的胸部 X 线检查结果可为正常。中度至重度瓣膜反流者可见有左心房和左心室增大（左心边缘平直且心脏肿大）。

超声心动图：超声心动图上可见瓣叶回声增强伴活动度下降（包括瓣叶无法有效抬起）。可见有前瓣脱垂。当存在狭窄时，应使用多普勒来评估压力阶差的平均值和峰值。也应该测定肺动脉压力。

CT 和 MRI：CT 和 MRI 是评估心房和心室直径以及血流参数的最佳方法。

心导管：当临床表现和超声心动图检查结果不符，或准备对严重钙化性狭窄实施球囊瓣膜成形术，这些都是进行心导管检查的适应证。球囊瓣膜成形术通常用于因风湿热造成二尖瓣狭窄的成年人。

治疗

内科：青少年和成人的急性风湿热的药物治疗与儿童类似。慢性风湿性心脏病的治疗包括在心室功能下降时使用降后负荷药物（钙通道阻滞剂或 ACE 抑制剂）。关于风湿热的治疗详见 AHA 的指南[61]。

介入治疗：当存在重度狭窄和微量反流时，可尝试实施二尖瓣球囊瓣膜成形术。扩张可将融合的瓣交界分开。瓣膜成形术的效果体现在其改善了瓣膜面积，同时降低了狭窄造成的压力阶差。其最常见的并发症是二尖瓣反流，但通常绝大多数只是轻度到中度而已；重度二尖瓣反流的发生比例低于 2%[62]。

外科：与风湿热相关的二尖瓣关闭不全的手术死亡率低。然而，每年再手术的比例约为 2%，其中大多数病人在再次手术时需行二尖瓣置换[63]。慢性风湿热相关性二尖瓣狭窄者在初次手术时也适宜做交界切开，但大多数病人最终仍需行瓣膜置换。

结果

短期：短期并发症已在前文中加以讨论。总体而言，据报道成人二尖瓣修补手术（瓣膜成形术）或置换术后的治疗效果极佳。

长期：青少年病人未来还可能需要再次行瓣膜手术。

提示与建议

● 应该将超声心动图发现二尖瓣反流作为诊断风湿性二尖瓣病变的补充证据,但不作为主要或次要诊断标准。

● 在行瓣膜置换术前,应先尝试对瓣膜进行修补整形。

● 其他后天性疾病(例如感染性、自身免疫性和代谢性疾病)可能引发二尖瓣病变。

● 二尖瓣反流的生理学后果存在巨大差异:有些进展迅速,有些则呈现出一个平缓的良性病程。

(沈　佳译,孙彦隽校)

参考文献

1. Perloff JK, Roberts WC. The mitral apparatus. Functional anatomy of mitral regurgitation. *Circulation*. 1972; 46(2): 227–239.

2. Asante-Korang A, O'Leary PW, Anderson RH. Anatomy and echocardiography of the normal and abnormal mitral valve. *Cardiol Young*. 2006; 16(Suppl 3): 27–34.

3. Boudoulas H, Wooley CF. Floppy mitral valve, mitral valve prolapse, and mitral valvular regurgitation. *Curr Treat Options Cardiovasc Med*. 2001; 3(1): 15–24.

4. Carpentier A, Branchini B, Cour JC, et al. Congenital malformations of the mitral valve in children. Pathology and surgical treatment. *J Thorac Cardiovasc Surg*. 1976; 72(6): 854–866.

5. Hoffman JI, Kaplan S. The incidence of congenital heart disease. *J Am Coll Cardiol*. 2002; 39(12): 1890–1900.

6. Schreiber TL, Feigenbaum H, Weyman AE. Effect of atrial septal defect repair on left ventricular geometry and degree of mitral valve prolapse. *Circulation*. 1980; 61(5): 888–896.

7. Ruckman RN, Van Praagh R. Anatomic types of congenital mitral stenosis: report of 49 autopsy cases with consideration of diagnosis and surgical implications. *Am J Cardiol*. 1978; 42(4): 592–601.

8. Magovern JH, Moore GW, Hutchins GM. Development of the atrioventricular valve region in the human embryo. *Anat Rec*. 1986; 215(2): 167–181.

9. Daoud G, Kaplan S, Perrin EV, Dorst JP, Edwards FK. Congenital mitral stenosis. *Circulation*. 1963; 27: 185–196.

10. Ferencz C, Johnson AL, Wiglesworth FW. Congenital mitral stenosis. *Circulation*. 1954; 9(2): 161–179.

11. Hatle L, Brubakk A, Tromsdal A, Angelsen B. Noninvasive assessment of pressure drop in mitral stenosis by Doppler ultrasound. *Br Heart J*. 1978; 40(2): 131–140.

12. David D, Lang RM, Marcus RH, et al. Doppler echocardiographic estimation of transmitral pressure gradients and correlations with micromanometer gradients in mitral stenosis. *Am J Cardiol*. 1991; 67(13): 1161–1164.

13. McElhinney DB, Sherwood MC, Keane JF, del Nido PJ, Almond CS, Lock JE. Current management of severe congenital mitral stenosis: outcomes of transcatheter and surgical therapy in 108 infants and children. *Circulation*. 2005; 112(5): 707–714.

14. Uva MS, Galletti L, Gayet FL, et al. Surgery for congenital mitral valve disease in the first year of life. *J Thorac Cardiovasc Surg*. 1995; 109(1): 164–174; discussion 174–176.

15. Fuller S, Spray TL. How I manage mitral stenosis in the neonate and infant. *Semin Thorac Cardiovasc Surg Pediatr Card Surg Ann*. 2009: 87–93.

16. Caldarone CA, Raghuveer G, Hills CB, et al. Long-term survival after mitral valve replacement in children aged < 5 years: a multiinstitutional study. *Circulation*. 2001; 104(12 Suppl 1): I143–I147.

17. Kojori F, Chen R, Caldarone CA, et al. Outcomes of mitral valve replacement in children: a competing-risks analysis. *J Thorac Cardiovasc Surg*. 2004; 128(5): 703–709.

18. Raghuveer G, Caldarone CA, Hills CB, Atkins DL, Belmont JM, Moller JH. Predictors of prosthesis survival, growth, and functional status following mechanical mitral valve replacement in children aged < 5 years, a multi-institutional study. *Circulation*. 2003; 108(Suppl 1): II174–II179.

19. Wilson W, Taubert KA, Gewitz M, et al. Prevention of infective endocarditis: guidelines from the American Heart Association: a guideline from the American Heart Association Rheumatic Fever, Endocarditis and Kawasaki Disease Committee, Council on Cardiovascular Disease in the Young, and the Council on Clinical Cardiology, Council on Cardiovascular Surgery and Anesthesia, and the Quality of Care and Outcomes Research Interdisciplinary Working Group. *J Am Dent Assoc*. 2008; 139(Suppl): 3S–24S.

20. Serraf A, Zoghbi J, Belli E, et al. Congenital mitral stenosis with or without associated defects: an evolving surgical strategy. *Circulation*. 2000; 102(19 Suppl 3): III166–III171.

21. Beierlein W, Becker V, Yates R, et al. Long-term follow-up after mitral valve replacement in childhood: poor event-free survival in the young child. *Eur J Cardiothorac Surg*. 2007; 31(5): 860–865.

22. Spevak PJ, Freed MD, Castaneda AR, Norwood WI, Pollack P. Valve replacement in children less than 5 years of age. *J Am Coll Cardiol*. 1986; 8(4): 901–908.

23. Husain SA, Brown JW. When reconstruction fails or is not feasible:

valve replacement options in the pediatric population. *Semin Thorac Cardiovasc Surg Pediatr Card Surg Ann.* 2007: 117–124.

24. Gunther T, Mazzitelli D, Schreiber C, et al. Mitral-valve replacement in children under 6 years of age. *Eur J Cardiothorac Surg.* 2000; 17(4): 426–430.

25. Hakim FA, Kendall CB, Alharthi M, Mancina JC, Tajik JA, Mookadam F. Parachute mitral valve in adults—a systematic overview. *Echocardiography.* 2010; 27(5): 581–586.

26. Federici D, Palmerini E, Lisi M, Centola L, Chiavarelli M, Mondillo S. Congenital mitral disease: anomalous mitral arcade in a young man. *Ann Thorac Surg.* 2010; 89(2): 629–631.

27. Baumgartner H, Hung J, Bermejo J, et al. Echocardiographic assessment of valve stenosis: EAE/ASE recommendations for clinical practice. *J Am Soc Echocardiogr.* 2009; 22(1): 1–23; quiz 101–102.

28. Messika-Zeitoun D, Fung Yiu S, Cormier B, et al. Sequential assessment of mitral valve area during diastole using colour M-mode flow convergence analysis: new insights into mitral stenosis physiology. *Eur Heart J.* 2003; 24(13): 1244–1253.

29. Bonow RO, Carabello BA, Chatterjee K, et al. ACC/AHA 2006 guidelines for the management of patients with valvular heart disease: a report of the American College of Cardiology/American Heart Association Task Force on Practice Guidelines (writing Committee to Revise the 1998 guidelines for the management of patients with valvular heart disease) developed in collaboration with the Society of Cardiovascular Anesthesiologists endorsed by the Society for Cardiovascular Angiography and Interventions and the Society of Thoracic Surgeons. *J Am Coll Cardiol.* 2006; 48(3): e1–e148.

30. Glesby MJ, Pyeritz RE. Association of mitral valve prolapse and systemic abnormalities of connective tissue. A phenotypic continuum. *JAMA.* 1989; 262(4): 523–528.

31. Perloff JK, Child JS. Clinical and epidemiologic issues in mitral valve prolapse: overview and perspective. *Am Heart J.* 1987; 113(5): 1324–1332.

32. Warth DC, King ME, Cohen JM, Tesoriero VL, Marcus E, Weyman AE. Prevalence of mitral valve prolapse in normal children. *J Am Coll Cardiol.* 1985; 5(5): 1173–1177.

33. Ohara N, Mikajima T, Takagi J, Kato H. Mitral valve prolapse in childhood: the incidence and clinical presentations in different age groups. *Acta Paediatr Jpn.* 1991; 33(4): 467–475.

34. Pyeritz RE, Wappel MA. Mitral valve dysfunction in the Marfan syndrome. Clinical and echocardiographic study of prevalence and natural history. *Am J Med.* 1983; 74(5): 797–807.

35. Loeys BL, Dietz HC, Braverman AC, et al. The revised Ghent nosology for the Marfan syndrome. *J Med Genet.* 2010; 47(7): 476–485.

36. van Karnebeek CD, Naeff MS, Mulder BJ, Hennekam RC, Offringa M. Natural history of cardiovascular manifestations in Marfan syndrome. *Arch Dis Child.* 2001; 84(2): 129–137.

37. Pyeritz RE. The Marfan syndrome. *Ann Rev Med.* 2000; 51: 481–510.

38. Hennekam RC. Severe infantile Marfan syndrome versus neonatal Marfan syndrome. *Am J Med Genet A.* 2005; 139(1): 1.

39. Fleischer KJ, Nousari HC, Anhalt GJ, Stone CD, Laschinger JC. Immunohistochemical abnormalities of fibrillin in cardiovascular tissues in Marfan's syndrome. *Ann Thorac Surg.* 1997; 63(4): 1012–1017.

40. Seguela PE, Houyel L, Acar P. Congenital malformations of the mitral valve. *Arch Cardiovasc Dis.* 2011; 104(8–9): 465–479.

41. Kavey RE, Sondheimer HM, Blackman MS. Detection of dysrhythmia in pediatric patients with mitral valve prolapse. *Circulation.* 1980; 62(3): 582–587.

42. Hayek E, Gring CN, Griffin BP. Mitral valve prolapse. *Lancet.* 2005; 365(9458): 507–518.

43. Wilson W, Taubert KA, Gewitz M, et al. Prevention of infective endocarditis: guidelines from the American Heart Association: a guideline from the American Heart Association Rheumatic Fever,Endocarditis, and Kawasaki Disease Committee, Council on Cardiovascular Disease in the Young, and the Council on Clinical Cardiology, Council on Cardiovascular Surgery and Anesthesia,and the Quality of Care and Outcomes Research Interdisciplinary Working Group. *Circulation.* 2007; 116(15): 1736–1754.

44. Zhu D, Bryant R, Heinle J, Nihill MR. Isolated cleft of the mitral valve: clinical spectrum and course. *Tex Heart Inst J.* 2009; 36(6): 553–556.

45. Boudoulas H, Wooley CF. Floppy mitral valve/mitral valve prolapse/mitral valvular regurgitation: effects on the circulation. *J Cardiol.* 2001; 37(Suppl 1): 15–20.

46. Boudoulas HS, Wooley CF. Floppy mitral valve/mitral valve prolapse: cardiac arrhythmias. *Dev Cardiovasc Med.* 1998; 201: 89–96.

47. Marks AR, Choong CY, Sanfilippo AJ, Ferre M, Weyman AE. Identification of high-risk and low-risk subgroups of patients with mitralvalve prolapse. *N Engl J Med.* 1989; 320(16): 1031–1036.

48. Freed LA, Levy D, Levine RA, et al. Prevalence and clinical outcome of mitral-valve prolapse. *N Engl J Med.* 1999; 341(1): 1–7.

49. Bhudia SK, Troughton R, Lam BK, et al. Mitral valve surgery in the adult Marfan syndrome patient. *Ann Thorac Surg.* 2006; 81(3): 843–848.

50. Avierinos JF, Gersh BJ, Melton LJ III, et al. Natural history of asymptomatic mitral valve prolapse in the community. *Circulation.* 2002; 106(11): 1355–1361.

51. Otto CM. Clinical practice. Evaluation and management of chronic mitral regurgitation. *N Engl J Med.* 2001; 345(10): 740–746.

52. Mauri L, Garg P, Massaro JM, et al. The EVEREST II Trial: design and rationale for a randomized study of the evalve MitraClip system compared with mitral valve surgery for mitral regurgitation.*Am Heart J.* 2010; 160(1): 23–29.

53. Webb JG, Harnek J, Munt BI, et al. Percutaneous transvenous mitral annuloplasty: initial human experience with device implantation in the coronary sinus. *Circulation.* 2006; 113(6): 851–855.

54. Ruel M, Chan V, Bedard P, et al. Very long-term survival implications of heart valve replacement with tissue versus mechanical prostheses in adults ＜60 years of age. *Circulation.* 2007; 116(Suppl 11): I294–I300.

55. Maron BJ, Zipes DP. Introduction: eligibility recommendations for competitive athletes with cardiovascular abnormalities—general considerations. *J Am Coll Cardiol.* 2005; 45(8): 1318–1321.

56. Gott VL, Greene PS, Alejo DE, et al. Replacement of the aortic root in patients with Marfan's syndrome. *N Engl J Med.* 1999; 340(17): 1307–1313.

57. Veasy LG, Tani LY, Hill HR. Persistence of acute rheumatic fever in the intermountain area of the United States. *J Pediatr.* 1994; 124(1): 9–16.

58. Dajani AS, Ayoub E, Bierman FZ, et al. Guidelines for the Diagnosis of Rheumatic Fever: Jones Criteria, 1992 Update. *JAMA.* 1992; 268(15): 2069–2073.

59. Ferrieri P. Proceedings of the Jones Criteria workshop. *Circulation.* 2002; 106(19): 2521–2523.

60. Cilliers AM. Rheumatic fever and its management. *BMJ.* 2006; 333(7579): 1153–1156.

61. Gerber MA, Baltimore RS, Eaton CB, et al. Prevention of rheumatic fever and diagnosis and treatment of acute *Streptococcal pharyngitis*: a scientific statement from the American Heart Association Rheumatic Fever, Endocarditis, and Kawasaki Disease Committee of the Council on Cardiovascular Disease in the Young, the Interdisciplinary Council on Functional Genomics and Translational Biology, and the Interdisciplinary Council on Quality of Care and Outcomes Research: endorsed by the American Academy of Pediatrics. *Circulation.* 2009; 119(11): 1541–1551.

62. Fawzy ME, Shoukri M, Fadel B, Badr A, Al Ghamdi A, Canver C.Long-term (up to 18 years) clinical and echocardiographic results of mitral balloon valvuloplasty in 531 consecutive patients and predictors of outcome. *Cardiology.* 2009; 113(3): 213–221.

63. Chauvaud S, Fuzellier JF, Berrebi A, Deloche A, Fabiani JN, Carpentier A. Long-term (29 years) results of reconstructive surgery in rheumatic mitral valve insufficiency. *Circulation.* 2001; 104(12 Suppl 1): I12–I15.

64. Boudoulas H, Wooley C. Mitral valve prolpase and the mitral prolapsed syndrome. In: Yu PN, Goodwin JF, eds. *Progress in Cardiology*. Philadelphia, PA: Lea & Febiger; 1986; 14: 275–309.

65. Baylen B. Mitral inflow obstruction. *Moss and Adams' Heart Disease in Infants, Children, and Adolescents: Including the Fetus and Young Adult.* Vol. II. Philadelphia, PA: Lippincott Williams & Wilkins; 2008: 932.

第 18 章

单心室

Christopher J. Petit

单心室心脏病包含了诸多复杂类型的先天性心脏病，迄今为止，该病种始终存在一定的死亡率，且并未有很大改善。虽然单心室心脏病的发病率低，但单心室心脏病病人的诊治却要耗费大量的时间和资源。此外，几乎所有类型的先天性心脏病病理生理改变，都会出现在单心室病人身上。这些变化包括发绀、充血性心功能衰竭、肺循环超负荷、压力负荷加重、容量负荷加重和心室收缩/舒张功能不全。因此，单心室病人的生理学有助于我们深入了解其是否存在其他类型的先天性心脏病表现。

单心室心脏病包含了诸多不同的心脏解剖畸形。这些畸形包括：房室瓣（二尖瓣或三尖瓣）、心室腔或一组半月瓣/流出道的发育不良或闭锁。此外，一些病人实际上存在一个单一的共同心室。有些病人尽管拥有两个发育良好的心室和发育良好的流入道及流出道，但由于大血管的位置和直径，以及室间隔缺损的位置关系，最终还是接受了单心室姑息手术。

因此，单心室心脏病的定义包括了心室双入口（通常为左心室双入口）或共同心室。单心室生理涉及多次分期姑息手术，在单心室的分期姑息手术

的讨论中还将包括其他类型的单心室心脏病。其中有左心发育不良综合征（HLHS）和许多前文所提到的病种。

单心室心脏病

临床特征：有必要明确认识到"单心室心脏病"和"单心室途径"这两个概念之间的区别。单心室心脏病的经典定义为包含以下畸形的先天性心脏病：血流经两组房室瓣流入一个单心室腔，或血液经一组共同房室瓣流入一个单心室腔，且仅存在一个心室窦部（即流入道）。因此，单心室解剖反映出一种房室连接结构的异常。虽然心室—动脉连接结构对于这类病人的术前评估、治疗和姑息手术很重要，但单心室心脏病的固有特征要素是房室连接异常。

左心室双入口是一种典型的单心室心脏病。在这种情况下，由一个单心室接受从两组房室瓣流入的血液。仅存在一个心室窦部，但右心室的流出道部分则通常经室间隔缺损（有时候也称作"球室孔"）发出。右心室双入口更为罕见；所有右心室

双入口病例都合并有右心室双出口。换言之，这类病例都没有左心室出口。单心室的最后一种形式是真正的单一心室心脏，心室在形态学上不存在"左"或"右"的差异。

肺动脉输出血流梗阻：当单心室的大动脉位置关系正常时，就会有肺动脉输出血流存在；肺动脉发自于窄小的右心室流出道腔。但是，大动脉位置关系正常或大动脉转位时，都可见存在肺动脉输出血流受限。因此，单心室新生儿的超声心动图评估至关重要，可以判定是否有必要为其添加其他肺血流来源。偶尔，单心室婴儿的肺动脉流出道梗阻足以限制肺血流而达到循环平衡，即患儿存在相当于"自我环扎"的状态。当动脉导管关闭后，单心室婴儿是否有必要接受体动脉—肺动脉分流手术，主要取决于其血氧饱和度。由于发绀而依赖前列腺素E1的婴儿，则需要通过外科手术构建主动脉—肺动脉分流或植入动脉导管支架。

体动脉输出血流梗阻：单心室心脏病也会出现体动脉输出血流梗阻。和肺动脉输出血流一样，当主动脉起源于发育不良的左心室或发育不全的右心室时，体动脉输出血流就常常存在梗阻，例如在合并大动脉转位时，就存在这种问题。在这种情况下，也可能会存在远端梗阻（如主动脉缩窄），因此对于单心室婴儿，仔细检查其整个体循环流出道是至关重要的。合并体动脉输出血流梗阻的病人，常常需要接受Damus-Kaye-Stansel手术，以构建无梗阻的体动脉输出血流。

肺循环超负荷：当大动脉以正常位置关系或转位关系与单心室相连，或者存在单心室双出口时，新生儿就可能存在两个完全无梗阻的流出道。这类新生儿可以维持充足的动脉血氧饱和度，与那些存在大型非限制性室间隔缺损的婴儿类似，在出生后数周期间会出现心功能衰竭症状。这些婴儿可能需要通过肺动脉环扎术或其他策略来限制肺血流。此外，由于这些病人最终的生理学状态是全

腔肺连接（TCPC，需要通过Fontan手术来完成，参见下文），因此至关重要的是要保护其肺血管床免于发生高压性血管病变。

表现：总的来说，单心室心脏病新生儿（包括左心室双入口、三尖瓣闭锁或共同心室）可能存在各种不同的表现形式。这些新生儿可能拥有平衡良好的循环状态，有轻度发绀，没有充血性心功能衰竭的体征，且经口喂养可以达到满意的体重增长。单心室新生儿可能会有中度或重度发绀，并依赖前列腺素E1来维持肺血流。新生儿可能存在与左心发育不良综合征合并体循环流出道梗阻和主动脉缩窄一样的表现，并在等待Norwood姑息手术期间，需要用前列腺素E1来维持体循环灌注。如果体肺循环流出道都没有梗阻的话，单心室新生儿最后就可能表现出充血性心功能衰竭，且可能在出生后一周期间就需要行肺动脉环扎术。为病人提供正确的诊治需要进行全面的初始评估、认真的体格检查和病史询问，以及详细的超声心动图检查。而且，由于病人的生理状态会在动脉导管关闭期间或关闭后发生变化，因此临床医生需要对这些新生儿进行定期再访视，以了解其出现发绀、心功能衰竭或体动脉输出血流梗阻的可能性。

临床检查：由于单心室心脏病婴儿所合并的解剖畸形变化很大，因此其体格检查结果也有很大变化。临床医生应该仔细听诊有无粗糙的收缩期喷射性杂音，这种杂音可提示存在流出道梗阻。连续定期检查单心室新生儿有无这种杂音，能非常有效地发现室间隔缺损直径处于临界状态者出现的进展性肺动脉血流梗阻或受限。

诊断学检查

ECG：左襻单心室心脏病的新生儿面临发生完全性心脏传导阻滞的风险。此外，还有心室左襻时可见侧胸导联上的Q波缺失。

超声心动图：单心室心脏病新生儿需要一个

全面而彻底的超声心动图检查,以确定心房和心室位置,以及心室—动脉的关系。此外,超声心动图检查时应该关注有无室间隔缺损(所谓球室孔)及其直径大小,以及是否存在流出道近端(瓣下和瓣膜)和远端(主动脉缩窄)的梗阻。

治疗

单心室心脏病的治疗存在极大变化。治疗方案的重要决定因素有心室—动脉的关系和是否存在流出道梗阻。

内科: 单心室心脏病新生儿通常需要输注前列腺素 E1(PGE1)。如果担心存在肺动脉或体动脉输出血流梗阻,则可于出生后立即开始给药(如果产前胎儿超声心动图明确显示流出道血流通畅,就不应该对单心室心脏病新生儿启用 PGE1 治疗)。在经过全面的经胸超声心动图检查后,如果有足够的肺血流且无体动脉输出血流梗阻,心内科医生可能会终止 PGE1 输注。

外科/介入治疗: 在本章后续篇幅内将讨论单心室疾病的各种分期外科手术治疗。根据前文所述内容,新生儿期的外科姑息手术可以:① 通过体动脉—肺动脉分流来增加肺血流;② 通过肺总动脉环扎来限制肺血流;③ 通过 Damus-Kaye-Stansel 手术来优化体循环心输出量。

单心室途径

临床特征和表现: 如前文所述,常有多种心脏解剖类型被统称为"单心室"。这些类型包括单一房室连接(二尖瓣闭锁、三尖瓣闭锁、左心室双流入口和不平衡性完全型房室通道)和一侧心室及其所属房室瓣严重发育不良(例如左心发育不良综合征)(图 18-1)。虽然这些心脏病变在解剖甚至生理方面存在很大变化,但由于都采取"单心室途径"这一共同的治疗方案,所以就把它们集中起来一起考虑。在过去的 50 年里,由于早期发现、技术进步和治疗方案的标准化,使得单心室婴儿、儿童和青年人的治疗结果得以改善。HLHS 作为最严重的单心室表现形式,在 1983 年[1]之前都属于无法在婴儿期医治的绝症。但如今,大多数中心可以为几乎所有患此病的婴儿实施分期姑息手术。

在很久以前,循环状态平衡的单心室病人会在儿童期和青少年期表现出发绀和严重的心输出量受限。这一小部分坚强存活的病人,为先天性心脏病外科专业的早期先驱者们提供了实践机会,使他们能建立起用以改善肺血流的技术。1958 年,Glenn 率先阐述了上腔静脉—肺动脉吻合术(SCPC)。该术式被用于包括法洛四联症和 Ebstein 畸形等各种不同的临床条件下,以增加肺血流[2]。

提示与建议

● 少数三尖瓣闭锁新生儿存在限制性房间隔缺损。但这种情况是极为罕见的,因为此类病人需要一个大型卵圆孔未闭才能维持胎儿循环。

● 球囊房间隔切开术对于无胎儿水肿病史的新生儿来说收效甚微。

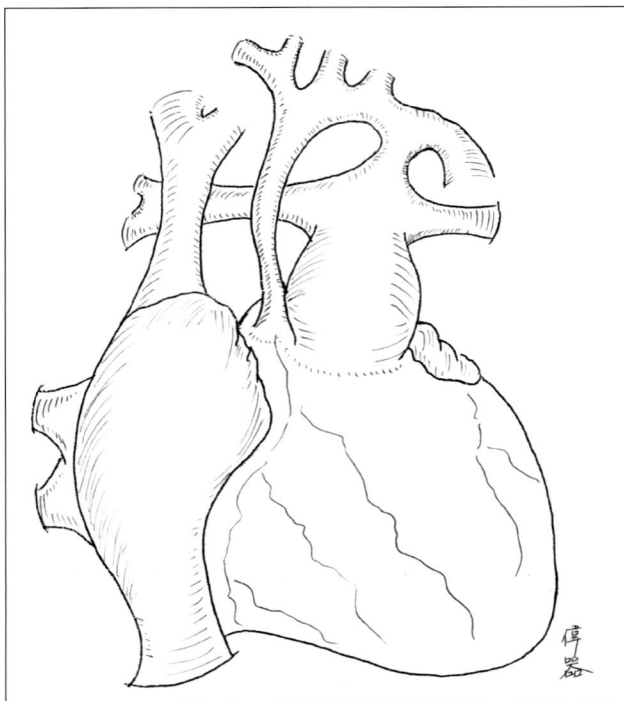

图18-1 左心发育不良综合征 [图片来源：Petit CJ. State of the art: single ventricle heart disease—outcomes and expectations. *Congenital Heart Disease*. 2011; 6(5): 406–416.]。

历史

20世纪70年代，Fontan 和 Kreutzer 发表了他们对三尖瓣闭锁患儿实施了房—肺吻合术的治疗结果 [3,4]。从那以后，TCPC 就成了所有单心室病人的终极治疗方法。始于20世纪初的理论认为其实右心室（肺循环心室）对于血液循环的维持并非必要，而 TCPC 或 Fontan 手术则是这项理论学说的顶峰。通过旷置或废置动物的右心室，对这个理论进行了检验，试验动物通常能在短时期内存活且对血流动力学的影响程度最低 [5-7]。关于肺循环心室并非必要循环结构这一概念的优缺点，及其在终期 Fontan 手术完成后所突显的缺点，将在下文中进行详细阐述。

诊断

胎儿期： 通常在产前即可建立单心室心脏病的诊断。2001年，Tworetzky 等报道了仅有33%的

HLHS 婴儿在产前建立诊断 [8]。然而，到了2010年，Atz 等报道了在所有儿科心脏网络的参与单位内，产前诊断 HLHS 的比率达到了75% [9]。产前诊断有利于提高第一期姑息术后的存活率。同时，产前诊断对于父母寻求相关咨询也很重要，这不仅包括对新生儿姑息手术的迫切关注，而且还包括父母和医护人员对患儿长期预后的期望。

对于合并高危病变（例如房间隔完整或心房间交通高度受限）的胎儿，在出生前得以识别，则便于出生后给予急诊干预，或甚至实施胎儿经皮介入治疗。HLHS 的胎儿期介入仍然饱受争议。McElhinny 等报道了在70例接受胎儿球囊主动脉瓣成形术的胎儿中，仅有17例（24%）达成双心室循环，9例（13%）发生宫内死亡或在出生后短时间内死亡 [10]。胎儿介入治疗对 HLHS 的作用尚且不明，且可能仅用于那些预计在第一期姑息手术后存活率非常低的危重型单心室病人。例如房间隔完整的 HLHS 胎儿显得很适合进行宫内介入治疗，因为这些病人在 Norwood 姑息术后的短期存活率极差 [11]。Vida 等报道了在因房间隔完整而在胎儿期接受了针对房间隔的介入治疗的 HLHS 新生儿中，有69%的人存活到6月龄 [12]。这远胜于此前报道过的合并房间隔完整/限制性房间隔缺损的 HLHS 婴儿在6月龄时的存活率 [13]。然而，这些限制性房间隔缺损或房间隔完整的患儿需要立即给予治疗干预和高等级监护，而且最重要的是要给予患儿父母谨慎、全面且仔细的咨询信息。

新生儿期： 通常通过两种途径在婴儿期为病人建立出生后的单心室诊断。存在体动脉输出血流梗阻的婴儿会表现出不同程度的低灌注、喂养不耐受、肤色灰暗或循环休克。儿科医生在治疗新生儿代谢性酸中毒和低灌注时，应该考虑到先天性心脏的诊断——尤其是单心室或主动脉弓梗阻。重要的是要认识到复杂型先天性心脏病比先天性代谢缺陷、内分泌疾病或新生儿脓毒血症更为常见。

存在肺动脉输出血流梗阻的婴儿必然会表现出发绀。这些婴儿常由于发绀而促使医生立刻对其进行心脏评估,因此更易于被诊断出来。

外科/介入治疗

Norwood 手术: 后续各分期姑息手术(Glenn 手术和 Fontan 手术)几乎可用于所有类型的单心室心脏病。然而,第一期姑息手术却存在很大变化,这取决于单心室心脏病的类型和所合并的心脏畸形。为了讨论初期姑息手术,本节将主要围绕只存在一个心室和体动脉输出血流梗阻的单心室心脏病展开讨论,例如 HLHS(图 18-2)。

单心室合并体动脉输出血流梗阻的标准第一期姑息手术是 Norwood 手术(图 18-3)。William Norwood 首次成功实施该手术,并作为 HLHS 的生理性纠治手术在 1983 年加以报道[1,14]。该手术有三个目的:① 提供无梗阻的体动脉血流;② 通过外科手术构建的主动脉—肺动脉分流(通常为改良 Blalock-Taussig 分流)来提供一个稳定但又有所限制的肺血流来源;③ 使肺静脉和体静脉血流产生完全且无梗阻的混合。Norwood 医生实际上在他第一个发表的研究中使用的是右心室—肺动脉(RVPA)管道,但他发现构建动脉分流同样也能在技术上获得成功。

成功的第一期姑息手术在肺循环和体循环血流之间建立起精确的平衡。肺血流过度受限会导致低氧血症,反之,肺血流过多则会导致肺动脉高压、体循环低灌注和心室容量超负荷。最终,作为人体内第三个重要循环——冠状动脉循环,却在 Norwood 手术后被置于一种危险的平衡状态。由于冠状动脉循环血量无法被测定,且冠状动脉灌注发生于舒张期的动脉相(图 18-4),所以很容易被忽视。然而,与大型主动脉—肺动脉分流相关的舒张期低血压,对于预判手术间隔期内的存活率很重要。

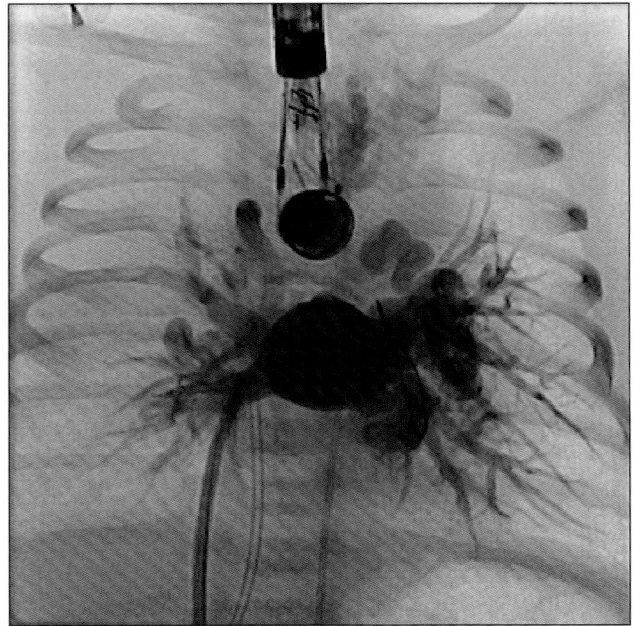

图 18-2 左心发育不良综合征合并房间隔完整。初生婴儿的左心房造影显示左心房严重扩张且淤血。注意图中造影剂反流回肿胀的肺静脉和左心耳。

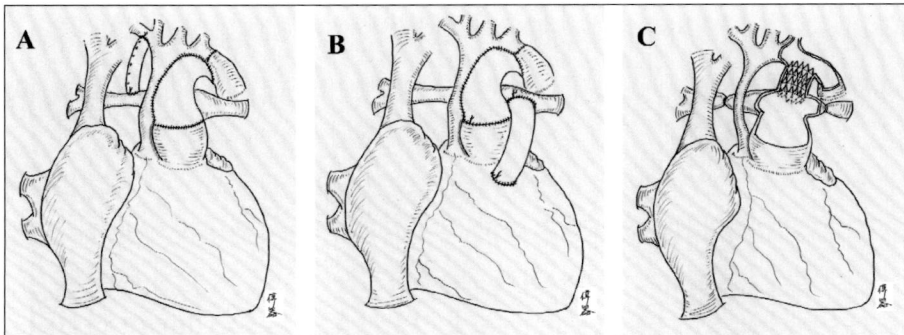

图 18-3 单心室心脏病的 Norwood 姑息术。**图 A:** 构建起自无名动脉根部的改良 Blalock-Taussig 分流的经典 Norwood 手术的示意图。**图 B:** 使用右心室—肺动脉管道("Sano 改良")的改良 Norwood 手术的示意图。**图 C:** 通过镶嵌技术植入动脉导管支架并对肺动脉左右分支进行双侧环扎来实施 Norwood 手术的示意图[图片来源: Petit CJ. State of the art: single ventricle heart disease—outcomes and expectations. *Congenital Heart Disease*. 2011; 6(5): 406-416.]。

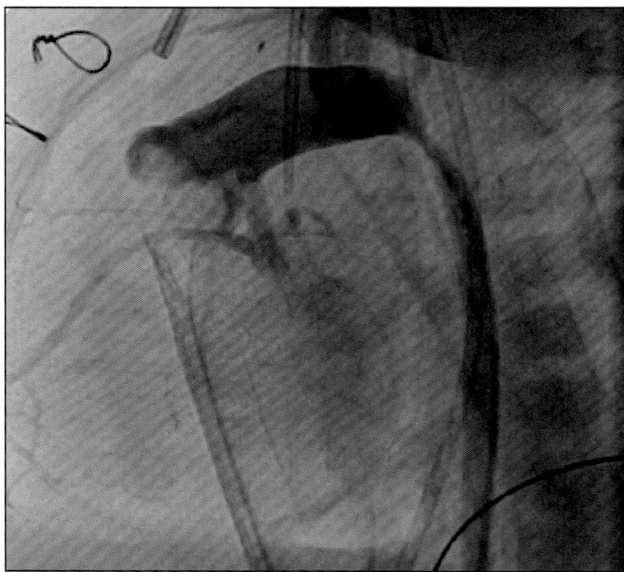

图18-4 Norwood姑息术后出现复发性主动脉缩窄。注意图中细小的升主动脉，其功能是作为维持冠状动脉血供的通路。

对肺循环超负荷和冠状动脉低灌注的关注，使得RVPA管道得以推广普及，这是由Sano等在2003年再次提出的[15]。RVPA管道具有两方面优点：提供了限制性肺血流，且由于维持了正常的舒张期血压而形成了稳定的冠状动脉灌注。早期报道证实，使用RVPA管道改善了早期和手术间隔期内的存活率[16,17]。此后的研究证实，不仅手术间隔期的存活率得以改善，而且发现使用RVPA管道的婴儿，其Nakata指数（238±18）优于使用Blalock-Taussig分流者（192±10），尤其改善了左肺动脉的发育情况[18-20]。

使用RVPA管道的改良Norwood手术的缺点包括为了保证管道的通畅，可能需要计划外的干预措施，以及可能需要更早接受第二期姑息手术[21,22]。值得注意的是，儿科心脏网络的结果显示从2010年开始，在Norwood手术婴儿中，RVPA管道与主动脉—肺动脉分流相比，具有明显的早期存活率优势[23]。RVPA管道组的免于进行心脏移植的12个月存活率为74%，而分流组则为64%（p=0.01）。然而，很多医生对这些婴儿实施心室切口

的危害作用存在质疑，这项研究证实在Norwood手术后1年时的心室功能不全的发生率没有差异。RVPA管道的作用是无可争议的。然而，随着包括多中心研究在内的越来越多的研究不断证实使用管道所带来的存活率优势，RVPA管道势必将成为大多数HLHS婴儿所选用的姑息手术方式。

镶嵌式Norwood手术：镶嵌式Norwood手术也成为用于HLHS新生儿的姑息手术之一（图18-2和图18-3）。这种方法之所以被称为"镶嵌式"，是因为结合使用了外科手术和心导管技术来建立Norwood生理结构。这种技术组合方案最初是由Gibbs等在1993年提出的[24]。随着心导管领域的持续技术改良和精细化发展，Akintüerk等在2002年重新评估了这种镶嵌治疗方案。在他们位于德国吉森的医疗中心内，此镶嵌治疗方案被用来作为那些等候心脏移植的HLHS新生儿的姑息手术方式[25]。镶嵌式Norwood手术的方案也自此得到了改良，并且越来越多地成功用于HLHS婴儿，作为其三期姑息手术中的第一期手术（图18-3）[26]。

镶嵌方法达到了与上述Norwood手术相同的目的。通过外科手术方法实施双侧肺动脉环扎来取得稳定的肺血流；通过放置动脉导管支架来取得无梗阻的体动脉输出血流；以及通过房间隔球囊扩张或植入支架来取得心房水平充分且无梗阻的血流混合[27]。这种方法被很多中心所倡导，但结果好坏不一。Akintüerk等证实了该方法的优秀效果，镶嵌式Norwood手术的中期存活率为83%。在他们的研究中，婴儿在出生后不久即通过外科手术实施肺动脉环扎，然后在出院前通常以择期手术的方式，在清醒镇静状态下植入动脉导管支架。

尚未明确此镶嵌式Norwood手术应该用于何种严重程度的病人以及在何种情况下最为适宜。然而，最新的报道提出，使用这种方法有可能可以节省医疗成本[28]。正在通过进一步的研究来评估该方法可能对神经发育方面带来的优点。

提示与建议

● 心内科医生应该记住,在 Norwood 生理状态下,需要维持肺循环、体循环和冠状动脉循环的精确平衡。所有这三个循环本质上都是相互独立的,但其中任何一个循环发生血流灌注不足,则都是致命的。

● 由于这些婴儿都面临心肌缺血和缺血性坏死性小肠结肠炎(NEC)的风险,所以医护人员应该小心避免其发生舒张期低血压,尤其在第一期 Norwood 姑息手术期间[29]。

● 需要特别关注的是被广泛用于 Norwood 循环状态的婴儿中的血管紧张素转换酶(ACE)抑制剂[30]。通常证实这些药物的主要治疗作用是针对收缩期高血压,而没有足够地关注过此药物对舒张期血压的影响。然而,过于积极地使用 ACE 抑制剂会并发胃肠道缺血、发绀,甚至心肌缺血。状态稳定的 Norwood 手术婴儿,如有轻度收缩期高血压,但平均动脉压仍在可接受范围内时,应该尽量避免使用 ACE 抑制剂。

手术间隔期的监测:在初期和第二期姑息手术之间,婴儿存在发生死亡的风险。间隔期存活率取决于第一期手术所建循环的平衡性的维持状态如何。在 SCPC(也称作 Glenn 吻合术)之前的病人死亡情况已得到广泛研究,间隔期内的存活病人减少比率为 0 到 17%[23,31,32]。死亡的原因包括分流管道梗阻、脱水、心律失常和心功能衰竭[33,34]。绝大部分的间隔期死亡是突发且不可预测的,在尸检中也找不出原因。有一项针对不同类型的单心室人群的回顾研究显示,在 11 例间隔期死亡病人中,有 10 人是 HLHS 婴儿。发现其中 4 例病人存在分流管道内血栓形成,而其他 4 例病人的尸检无特殊发现[31]。

Ghanayem 等报道了一项能成功降低间隔期死亡率的居家监护流程[35]。他们的发现促使许多中心也建立了相似的流程,以此来教会患儿父母在居家时期内每天测量脉搏血氧饱和度,并每天记录体重。密尔沃基儿童医院这个居家监护流程所取得的令人瞩目的结果是否能被其他中心所复制,依然值得期待。由于大部分的间隔期死亡是突发且预料之外的,所以居家监护可能无法预测或避免这些婴儿发生死亡。2007 年,得克萨斯儿童医院建立了全面的居家监护流程,其结果改善了病人在间隔期内的体格生长。他们的流程包括严密的居家监护、高频度随访和早期进行无创检查和心导管检查。然而,Petit 等的研究证实其并未对存活率有所裨益,在流程启动后,间隔期死亡基本没有变化[31]。

单心室婴儿面临体重增长不足的风险。这通常始于初期姑息手术住院期间的营养不良[36]。Norwood 姑息术后的婴儿,在间隔期内的体重增长也明显降低。体格生长率不仅能反映体肺循环的平衡情况,而且还能有效判断 Glenn 吻合术后的治疗结果。例如,小体格婴儿在 SCPC 术后的住院时间更长,且术后的胸腔引流量多[37]。因此,在 SCPC 术前的门诊随访中,越来越重视在间隔期内给予积极的营养支持。很多中心使用热量≥ 3.54 J/g 的配方奶对单心室婴儿进行喂养，以促进间隔期的体格生长。随着对营养监测的重视，单心室婴儿能获得接近正常的体格生长。虽然 Norwood 姑息术后婴儿可以通过母乳喂养取得合适的体格生长，但是高危婴儿（例如生长发育差、明显的三尖瓣反流或心室功能差者）可能会得益于使用经营养强化的母乳进行喂养。

上腔静脉—肺动脉连接

遥想在 1990 年之前，在 Norwood 手术和 Fontan 手术之间并不实施其他姑息手术，了解这段历史是有意义的[38]。而在此之前，存在三尖瓣闭锁和其他类型的平衡性单心室生理的更年长儿童和青少年，则通过完成 Fontan 手术来作为单期姑息术。在关于 HLHS 的早年经验中，病人先接受 Norwood 手术以后，再接受终期 Fontan 手术。然而，在这两次手术之间加入了半 Fontan 手术，使得手术存活率有了大幅度提升。半 Fontan 手术或 Glenn 吻合术避免了低心输出量、发绀和术后早期死亡的发生，Glenn 吻合术在 20 世纪 50 年代首次实施，被用来治疗与单心室无关的心脏病[2]。实际上，Glenn 上腔静脉—右肺动脉吻合术（图 18-5）最常被用于法洛四联症、Ebstein 畸形和三尖瓣闭锁的姑息治疗[39]。现如今，已常规实施上腔静脉—肺动脉连接（SCPC）手术，并成为一种重要的分期姑息手术。从生理学角度而言，Glenn 循环是非常独特的；如果没有理解 SCPC 手术的循环结果，则无法正确处置稳定病人和重症病人。

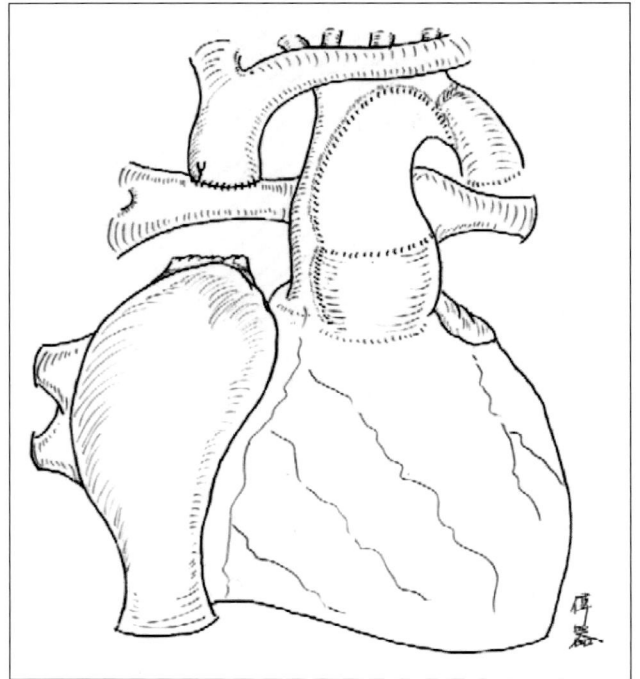

图 18-5 上腔静脉—肺动脉连接（Glenn 吻合术）的示意图 [图片来源：Petit CJ. State of the art: single ventricle heart disease—outcomes and expectations. *Congenital Heart Disease*. 2011; 6(5): 406-416.]。

各家中心实施 SCPC 的时机不尽相同。推迟实施 SCPC 的原因包括① 肺动脉压力持续升高（推测是由于新生儿肺血管阻力下降延迟所致）；② 婴儿体格小（尤其＜ 4 kg）；③ 解剖因素（包括双侧上腔静脉或下腔静脉中断合并奇静脉延续）。从理论上来说，由于搏动性血流比非搏动性的静脉血流更能促进肺动脉发育，所以早期实施 SCPC 可能导致肺血管生长发育减弱。一些中心为了尽可能使婴儿免于承受间隔期死亡的风险，依然采取早期实施 SCPC 的策略。已证明这种策略在短期内是安全的[40-42]。Jaquiss 等回顾了密尔沃基儿童医院的早期实施 SCPC 的经验。发现在实施 Glenn 吻合术前，

3 月龄患儿的平均肺动脉压力为 15 mmHg，而 5 月龄患儿为 14 mmHg[41]。早期实施 SCPC 和在传统时机实施 SCPC 的存活率相当。然而，发现早期实施 Glenn 手术组病人在术后的机械通气时间、胸腔积液引流时间和重症监护室滞留时间延长。并无研究显示出早期实施 Glenn 手术后的长期治疗结果有何变化。

结果

短期： 因为 Glenn 吻合术使得心室减容，一些报道提出在此手术后房室瓣反流会得到改善。婴儿在 SCPC 术后的体格生长得到改善，这进一步表明第二期姑息手术减轻了容量负荷。在 Norwood 手术到 Glenn 手术之间的间隔期内，根据年龄计算的体重 Z 值常常变小，而在 Glenn 手术到 Fontan 手术之间的间隔期内，此指标会略有改善[37]。

长期： 在 Norwood 手术的 30 天以后，术后存活人数会出现明显减少（被定义为死亡或接受心脏移植），大多数报道证实，在第二期和第三期姑息手术间隔期内的死亡率要低很多[43]。在此期手术后，病人可能会发生诸如心室功能不全、房室瓣反流、胸腔积液和肺动脉狭窄等并发症，但总的来说，体肺循环之间的平衡性处于稳定状态。此外，冠状动脉循环也不再受主动脉—肺动脉分流造成的舒张期窃流的影响。因此，认为 Glenn 吻合术后的病人更加稳定，且术后随访的频次也有所减少。

提示与建议

- 对于使用 RVPA 管道实施改良 Norwood 手术的病人，通常必须对近端肺动脉分支实施重建。可能存在两方面原因：① 管道逐渐缩短并"拱起"；② Norwood 手术后肺血流减少。

- 在 Glenn 术后持续存在的肺动脉狭窄会给治疗带来困难，因为静脉血流对动脉发育的刺激作用不如搏动性动脉血流来得强（图 18-6）。

- 在 Glenn 手术前，可能需要对一侧分支肺动脉极度发育不良或狭窄单独予以外科手术或心导管治疗干预，以通过搏动性血流来促进肺动脉发育。充分的肺动脉发育和足够的血管直径是 Fontan 术后生理状态得以成功维持的必需条件。在 Glenn 手术中，单纯用补片扩大肺动脉分支常无法奏效，且这些病人会因此出现一侧肺血管的发育不良。

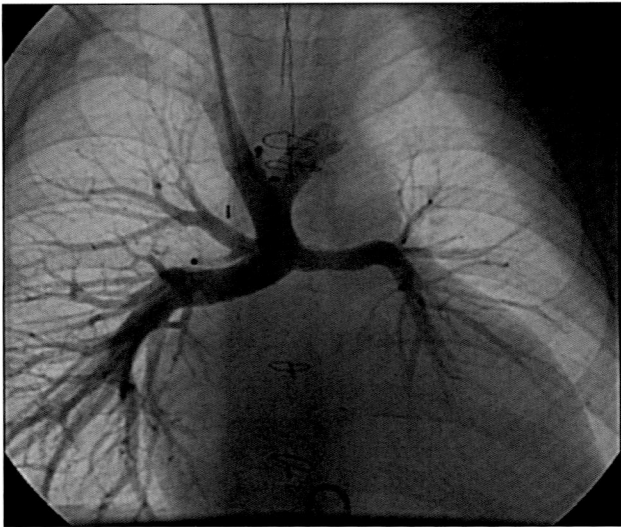

图18-6 Glenn吻合术后的心导管造影。在使用RVPA管道实施改良Norwood手术后，左肺动脉通常会有发育不良或狭窄的风险。注意图中发育不良的左肺动脉和右肺动脉的对比。

Glenn手术后的生理学状态是独特的，其血流特征常让缺乏经验的实习医生和普通儿科医生感到困惑。任何促进血液流向躯干和下肢的刺激因素，都会造成流向头部和上肢的血液减少。与回到上腔静脉的血流量相比，回到下腔静脉的静脉血流量增多，因此造成肺—体血流比值（$Qp : Qs$）和血氧饱和度降低。所以，步行或跑步将会导致病人的血氧饱和度降低。由于躯干和下肢的体表面积更大，所以外周血管扩张（发热等）也会造成血氧饱和度降低。正压通气使胸内压升高，造成上腔静脉压力升高，当存在静脉侧支时，血氧饱和度就会降低。

全腔静脉—肺动脉连接：Fontan手术

终期Fontan手术（图18-7和图18-8）实现了体静脉和肺静脉循环的分隔。基本上消除了发绀，但代价是中心静脉压力升高。全腔静脉—肺动脉连接（TCPC）的手术时机依然存在变化。有些中心仅对3～5岁的儿童实施Fontan手术，而另一些中心则将病人的TCPC手术年龄前移至18月龄。单心室病人在Glenn吻合术后的相对稳定性，为临床实践提供了很大的选择余地。然而，随着这些患儿的生长，到头面部和上肢的血流会相对减少，体动脉血氧饱和度降低，而且这些患儿的发绀将逐渐加重，尤其是在运动时。因此，血氧饱和度降低通常也催生了对完成终期Fontan手术的需求。

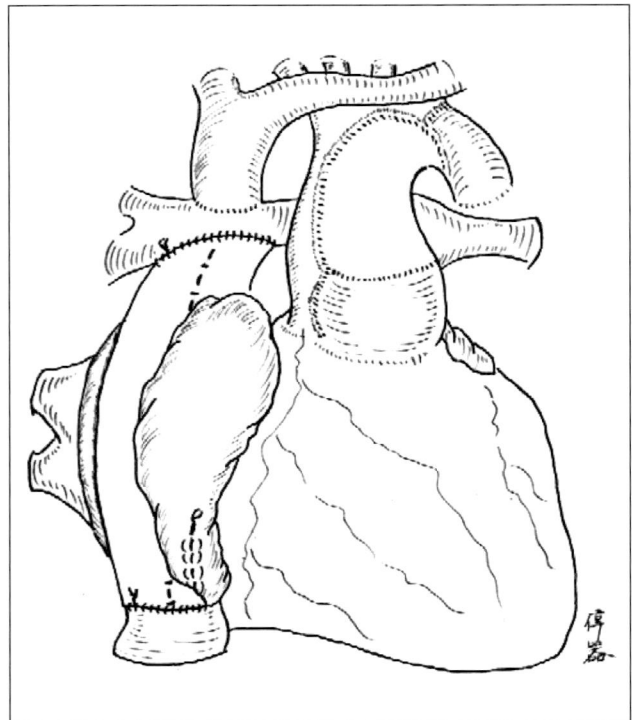

图18-7 Fontan手术（TCPC）的示意图［图片来源：Petit CJ. State of the art: single ventricle heart disease—outcomes and expectations. *Congenital Heart Disease*. 2011; 6(5): 406–416.］。

早先的报道似乎表明早期实施Fontan手术是有利的。Mahle等阐述了早期接受Fontan手术的青少年的体育运动能力有所改善。然而，这项研究所包括的是直接接受终期Fontan手术的病人，而这些病人从未接受过分期的腔肺连接术[44]。最近，Bolin等的研究发现，在实施分期姑息手术的当代，病人在更年长时接受Fontan手术，其远期实际运动能力则可得以改善[45]。

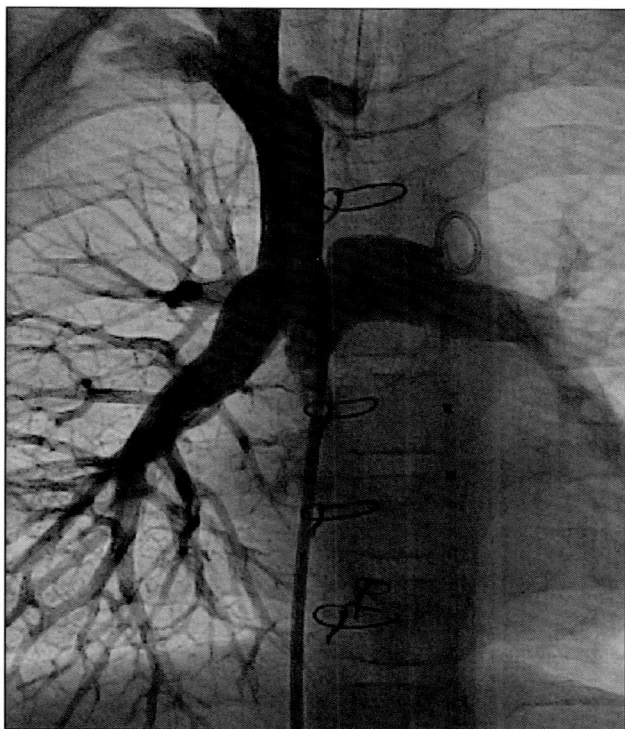

图 18-8　上腔静脉—肺动脉连接术。这幅血管造影图像显示了经典 Fontan 手术的上腔静脉和下腔静脉与肺动脉的连接关系。注意图中两个吻合口的偏置关系。

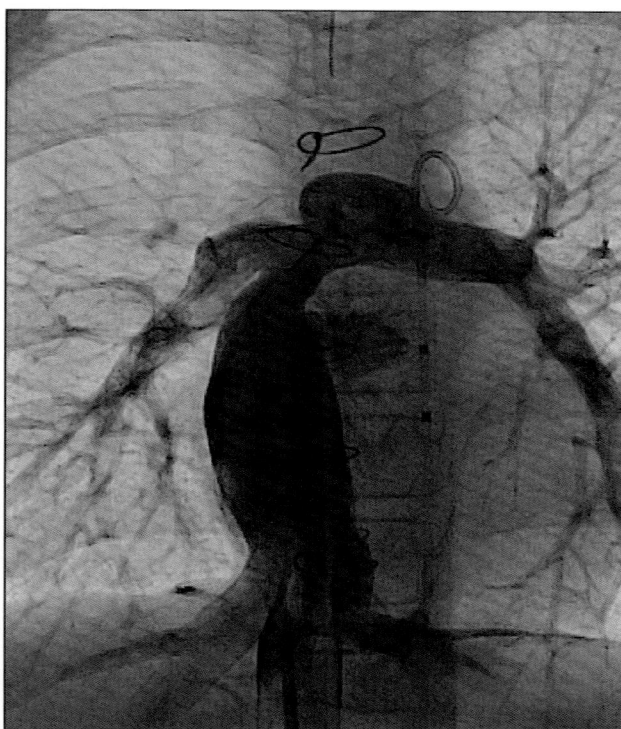

图 18-9　血管造影图像显示病人在上腔静脉与肺动脉吻合处的 Fontan 板障存在显著狭窄。

Fontan 手术最初的构想是作为三尖瓣闭锁儿童和青少年的纠治手术方法。它建立了正常的心脏生理状态，让所有的体静脉血液回流到肺部，并将肺静脉回流血液输送到全身。一般而言，成功的 Fontan 循环具有三个基本要素：

1. 泵——良好的心室收缩和舒张功能至关重要。

2. 肺——血管阻力应该 $< 4 \ U \cdot m^2$；膈肌麻痹是不利因素。

3. 动脉的结构形态——流经肺血管床的无梗阻血流对于良好的 Fontan 血流动力学至关重要。肺动脉和肺静脉应该没有狭窄或受压（图 18-9）。肺静脉闭锁和肺叶动脉分支梗阻都是不利的。

当然，其他解剖和生理状态（例如瓣膜反流、体循环高压）可被看作是上述三要素的子因素，而且确实对 TCPC 获得成功起到了重要作用。其他作者已经编列出更加精确而详尽的影响因素列表[46]。然而，这三项基本要素对于 Fontan 循环结构的成功至关重要。

Kreutzer 和 Fontan 最初描述的手术方法是右心房—肺总动脉吻合。然而，目前常用的 Fontan 术式是用心外管道来连接下腔静脉和 TCPC 吻合口的下部。管道直径通常为 18～22 mm，以便下半身静脉血能通畅回流，并一直可以用到成年。静脉血流畅通无阻地到达肺动脉，并到达远端肺血管床，这对于维持良好的 Fontan 生理状态至关重要[47]。

在 20 世纪 80 年代后期之前，Fontan 手术常常并发胸腔积液需长时间引流和围术期低心输出量。

在Bridges等明确阐述了改良开窗技术的诸多优点后，此技术被广泛使用[48,49]。Fontan通路开窗被用来保全心输出量、减轻术后Fontan循环的压力，并缩短了胸腔积液的引流时间（图18-10）[50]。认为导致病人胸腔积液引流时间延长的风险因素包括[49]：

1. 平均肺动脉压力＞15 mmHg。
2. 肺动脉扭曲。
3. 心室舒张末期压力＞12 mmHg。
4. 肺血管阻力＞2 U·m²。

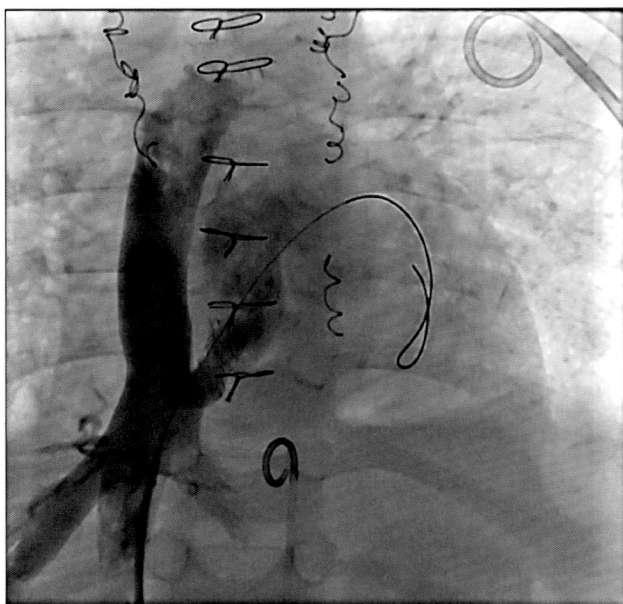

图18-10 一名存在长时间胸腔积液和蛋白丢失性肠病的病人的Fontan通路开窗。在Fontan通路的管道上构建开窗孔，并植入支架保持其通畅。注意图中造影剂从Fontan通路进入左心房。

随着心外管道技术越来越受到推崇，且使用得比侧隧道技术更加广泛，许多中心报道了成功实施不构建开窗孔的Fontan手术[51]。一些报道坚持认为Fontan通路极少需要开窗，且有无构建开窗孔的治疗效果都差不多[52]。然而，存在肺动脉扭曲或发育不良、肺静脉病变或Glenn术后压力升高的病人均应给予细心关注，因为他们明确面临住院时间延长、胸腔积液和低心输出量的风险。在2011年，儿科心脏网络的一项研究证实，在536名Fontan病人中，Fontan手术后晚期再构建开窗孔不仅不会合并卒中风险增高，也不会合并体育运动能力降低[53]。迄今为止，关于实施开窗的远期缺点的证据尚且不足。

Fontan手术后的治疗结果、预期寿命和生活质量

在产前或Norwood手术前，对单心室心脏病婴儿的父母进行咨询时，必须要让家长对这些患儿在接受终期TCPC手术后将要面临的情况有一个清醒的认识。这些病人易受到心脏、肺、神经认知、肝脏和胃肠道并发症的侵害。Fontan生理的可持续性符合肺循环心室并非必要循环结构的理论。然而，诸多Fontan手术后的远期并发症（以下讨论）则明确反映出该理论的重大缺陷[54]。

运动耐量：运动试验显示出Fontan生理所固有的真正限制。仅有1%的Fontan病人能享有正常的最大运动体能，而大部分人则至少存在中等程度的运动受限[55]。很多研究证实，此病人群体存在运动耐量受限[56,57]。有人认为这些病人的体育运动能力欠佳是由于同时存在诸多影响因素所致，包括缺乏肺循环心室、窦房结功能不全、身体健康状况不佳和体循环血管阻力升高[57,58]。

远期死亡：Fontan病人始终存在心功能衰竭和心脏移植的高发生率，且这种风险随着年龄增长而增高[59]。导致Fontan病人发生死亡的首要因素是心功能衰竭和心源性猝死。已显示心脏移植能有效改善这些病人的存活率，但抗原接触导致这些病人的器官排斥极难被控制。有趣的是，Kanter等的一项研究证实，Fontan病人对心脏移植的反应和移植后的存活率与其他不合并复杂型先天性心脏病的人群相仿[60]。

心律失常：终期Fontan手术后发生心房内心律失常的风险随着时间的推移而增大。有些报道

表明侧隧道Fontan手术的心律失常风险更高，2010年儿科心脏网络报道显示心外管道技术对于心律失常并无预防性作用[61,62]。该人群的心房扑动通常难以治疗，且约有50%的病人在消融治疗后仍有复发[63,64]。

窦房结功能不全： 已知在心律失常之外，Fontan病人还存在窦房结功能不全，表现为静息性心动过缓（静息状态下的心率低于年龄平均水平的2个标准差以下）、窦性间歇时间延长（＞3 s）、明显的交界性节律和运动状态下的变时性反应减弱[65,66]。当静息性心动过缓引发症状（昏厥先兆或昏厥）或合并窦性间歇时间延长（＞3 s），则可能必须植入起搏器。Cohen等发现，Fontan病人在4～7岁时，有接近45%的人存在窦房结功能不全。

肝功能不全： 因为Fontan循环使得肝静脉承受更高的中心静脉压，这些病人就会出现肝功能不全。被动性肝静脉淤血会诱发肝脏纤维化，从而引起瘢痕形成和肝硬化[67]。Baek等研究了Fontan人群中的肝脏并发症发生率，并发现其肝硬化（29.2%）、高胆红素血症（20.9%）和肝脏肿瘤（2.9%）的发生率高[68]。而且，在这项研究中发现肝脏病变的风险与心室功能不全有关。与在其他疾病中所见到的一样，这些病人的肝硬化也会导致肝细胞性肝癌[69]。此外，虽然这些病人的转氨酶水平可能正常，但他们常有肝脏合成功能不全，即表现为凝血障碍[70]。Camposilvan等发现有32%的Fontan病人存在总胆红素水平异常升高，且其中有65%的人存在INR水平异常升高（＞1.2）[71]。由于肝脏病变的风险随着时间推移而增高，因此肝功能不全的监测是Fontan手术后门诊病人的一个重要随访项目。

未来

尽管Fontan手术（TCPC）存在优点，但Fontan循环病人的诸多预期并发症也突显了TCPC的缺点。未来将努力研发出一种可用的右心室泵，这对于显著改善此类病人的预后具有决定性意义。令人感到讽刺的是，单心室分期姑息手术方案在过去40年中的不断改进，有可能一定程度上造成了治疗模式的固化。虽然自1971年以来，Fontan手术已得到了部分的改良，但其生理学和治疗方案却没有发生过多大改变。如果缺乏新的治疗方法，长期预后可能确实会一成不变。

提示与建议

- 每5～10年，通过心导管和/或心脏磁共振成像(MRI)进行一次全面检查，对Fontan病人是有益的。
- 许多中心推荐对无症状且稳定的Fontan病人常规实施肝功能检查，并偶尔进行肝脏活检。今后将以目前正在进行的前瞻性试验结果为基础展开研究，来判定这种积极的随访检查是否能改善预后。

（蔡小满译，孙彦隽校）

参考文献

1. Norwood WI, Lang P, Hansen DD. Physiologic repair of aortic atresia-hypoplastic left heart syndrome. *N Engl J Med*. 1983; 308: 23–26.

2. Glenn WW. Circulatory bypass of the right side of the heart. IV. Shunt between superior vena cava and distal right pulmonary artery; report of clinical application. *N Engl J Med*. 1958; 259: 117–120.

3. Fontan F, Baudet E. Surgical repair of tricuspid atresia. *Thorax*. 1971; 26: 240–248.

4. Kreutzer G, Galindez E, Bono H, De Palma C, Laura JP. An operation for the correction of tricuspid atresia. *Semin Thorac Cardiovasc Surg Pediatr Card Surg Annu*. 1973; 66: 613–621.

5. Haller JA Jr, Adkins JC, Worthington M, Rauenhorst J. Experimental studies on permanent bypass of the right heart. *Surgery*. 1966; 59: 1128–1132.

6. Rodbard S, Wagner D. By-passing the right ventricle. *Proc Soc Exp Biol Med*. 1949; 71: 69.

7. Rose JC, Cosimano SJ Jr, Hufnagel CA, Massullo EA. The effects of exclusion of the right ventricle from the circulation in dogs. *J Clin Invest*. 1955; 34: 1625–1631.

8. Tworetzky W, McElhinney DB, Reddy VM, Brook MM, Hanley FL,Silverman NH. Improved surgical outcome after fetal diagnosis of hypoplastic left heart syndrome. *Circulation*. 2001; 103: 1269–1273.

9. Atz AM, Travison TG, Williams IA, et al. Prenatal diagnosis and risk factors for preoperative death in neonates with single right ventricle and systemic outflow obstruction: screening data from the pediatric heart network single ventricle reconstruction trial(*). *J Thorac Cardiovasc Surg*. 2010; 140: 1245–1250.

10. McElhinney DB, Marshall AC, Wilkins-Haug LE, et al. Predictors of technical success and postnatal biventricular outcome after in utero aortic valvuloplasty for aortic stenosis with evolving hypoplastic left heart syndrome. *Circulation*. 2009; 120: 1482–1490.

11. Glatz JA, Tabbutt S, Gaynor JW, et al. Hypoplastic left heart syndrome with atrial level restriction in the era of prenatal diagnosis. *Ann Thorac Surg*. 2007; 84: 1633–1638.

12. Vida VL, Bacha EA, Larrazabal A, Gauvreau K, Thiagaragan R,Fynn-Thompson F, et al. Hypoplastic left heart syndrome with intact or highly restrictive atrial septum: surgical experience from a single center. *Ann Thorac Surg*. 2007; 84: 581–585; discussion 586.

13. Rychik J, Rome JJ, Collins MH, DeCampli WM, Spray TL. The hypoplastic left heart syndrome with intact atrial septum: atrial morphology,pulmonary vascular histopathology and outcome. *J Am Coll Cardiol*. 1999; 34: 554–560.

14. Norwood WI, Lang P, Castenceda AR, Campbell DN. Experience with operations for hypoplastic left heart syndrome. *J Thorac Cardiovasc Surg*. 1981; 82: 511–519.

15. Sano S, Ishino K, Kawada M, et al. Right ventricle–pulmonary artery shunt in first-stage palliation of hypoplastic left heart syndrome. *J Thorac Cardiovasc Surg*. 2003; 126: 504–509; discussion 509–510.

16. Pizarro C, Malec E, Maher KO, et al. Right ventricle to pulmonary artery conduit improves outcome after stage I Norwood for hypoplastic left heart syndrome. *Circulation*. 2003; 108(Suppl 1): II155–II160.

17. Cua CL, Thiagarajan RR, Taeed R, et al. Improved interstage mortality with the modified Norwood procedure: a meta-analysis. *Ann Thorac Surg*. 2005; 80: 44–49.

18. Caspi J, Pettitt TW, Mulder T, Stopa A. Development of the pulmonary arteries after the Norwood procedure: comparison between Blalock-Taussig shunt and right ventricular–pulmonary artery conduit. *Ann Thorac Surg*. 2008; 86: 1299–1304.

19. Pruetz JD, Badran S, Dorey F, Starnes VA, Lewis AB. Differential branch pulmonary artery growth after the Norwood procedure with right ventricle-pulmonary artery conduit versus modified Blalock-Taussig shunt in hypoplastic left heart syndrome. *J Thorac Cardiovasc Surg*. 2009; 137: 1342–1348.

20. Rumball EM, McGuirk SP, Stumper O, et al. The RV-PA conduit stimulates better growth of the pulmonary arteries in hypoplastic left heart syndrome. *Eur J Cardiothorac Surg*. 2005; 27: 801–806.

21. Ballweg JA, Dominguez TE, Ravishankar C, et al. A contemporary comparison of the effect of shunt type in hypoplastic left heart syndrome on the hemodynamics and outcome at stage 2 reconstruction. *J Thorac Cardiovasc Surg*. 2007; 134: 297–303.

22. Lai L, Laussen PC, Cua CL, et al. Outcomes after bidirectional Glenn operation: Blalock-Taussig shunt versus right ventricle-to-pulmonary artery conduit. *Ann Thorac Surg*. 2007; 83: 1768–1773.

23. Ohye RG, Sleeper LA, Mahony L, et al. Comparison of shunt types in the Norwood procedure for single ventricle lesions. *N Engl J Med*. 2010; 362: 1980–1992.

24. Gibbs JL, Wren C, Watterson KG, Hunter S, Hamilton JR. Stenting of the arterial duct combined with banding of the pulmonary arteries and atrial septectomy or septostomy: a new approach to palliation for the hypoplastic left heart syndrome. *Br Heart J*. 1993; 69: 551–555.

25. Akintuerk H, Michel-Behnke I, Valeske K, et al. Stenting of the arterial duct and banding of the pulmonary arteries: basis for combined Norwood stage I and II repair in hypoplastic left heart. *Circulation*. 2002; 105: 1099–1103.

26. Galantowicz M, Cheatham JP. Lessons learned from the development of a new hybrid strategy for the management of hypoplastic left heart syndrome. *Pediatr Cardiol*. 2005; 26: 190–199.

27. Bacha EA, Daves S, Hardin J, et al. Single ventricle palliation for high-risk neonates: the emergence of an alternative hybrid stage I strategy. *J Thorac Cardiovasc Surg*. 2006; 131: 163–171.e2.

28. Galantowicz M, Cheatham JP, Phillips A, et al. Hybrid approach for hypoplastic left heart syndrome: intermediate results after the learning curve. *Ann Thorac Surg*. 2008; 85: 2063–2070; discussion 2070–2071.

29. Johnson JN, Ansong AK, Li JS, et al. Celiac artery flow pattern in infants with single right ventricle following the Norwood procedure with a modified Blalock-Taussig or right ventricle to pulmonary artery shunt. *Pediatr Cardiol*. 2011; 32: 479–486.

30. Moffett BS, Mattamal R, Ocampo EC, Petit CJ. Impact of pharmacotherapy on interstage outcomes in single ventricle infants. *Congenit Heart Dis*. 2011; 6: 286–293.

31. Petit CJ, Fraser CD, Mattamal R, Slesnick TC, Cephus CE, Ocampo EC. The impact of a dedicated single ventricle home-monitoring program on interstage somatic growth, interstage attrition, and 1-year survival. *J Thorac Cardiovasc Surg*. 2011; 142: 1358–1366.

32. Hehir DA, Dominguez TE, Ballweg JA, et al. Risk factors for interstage death after stage 1 reconstruction of hypoplastic left heart syndrome and variants. *J Thorac Cardiovasc Surg*. 2008; 136: 94–99,99.e1–93.

33. Mahle WT, Spray TL, Gaynor JW, Clark BJ 3rd. Unexpected death after reconstructive surgery for hypoplastic left heart syndrome.*Ann Thorac Surg*. 2001; 71: 61–65.

34. Bartram U, Grunenfelder J, Van Praagh R. Causes of death after the modified Norwood procedure: a study of 122 postmortem cases.

Ann Thorac Surg. 1997; 64: 1795–1802.

35. Ghanayem NS, Hoffman GM, Mussatto KA, et al. Home surveillance program prevents interstage mortality after the Norwood procedure. *J Thorac Cardiovasc Surg.* 2003; 126: 1367–1377.

36. Hong B, Moffett BS, Payne W, Ocampo EC, Petit CJ. Impact of neonatal nutrition on weight gain in patients with hypoplastic left heart syndrome. *J Thorac Cardiovasc Surg.* 2013; 146: 1600–1609.

37. Anderson JB, Beekman RH 3rd, Border WL, et al. Lower weight-forage z score adversely affects hospital length of stay after the bidirectional Glenn procedure in 100 infants with a single ventricle. *J Thorac Cardiovasc Surg.* 2009; 138: 397–404.e1.

38. Norwood WI, Jacobs ML. Fontan's procedure in two stages. *Am J Surg.* 1993; 166: 548–551.

39. Young WG Jr, Sealy WC, Houck WS Jr, Whalen RE, Spach MS, Canent RV Jr. Superior vena cava-right pulmonary artery anastomosis in cyanotic heart disease. *Ann Surg.* 1963; 157: 894–901.

40. Chang AC, Hanley FL, Wernovsky G, et al. Early bidirectional cavopulmonary shunt in young infants. Postoperative course and early results. *Circulation.* 1993; 88: II149–II158.

41. Jaquiss RD, Ghanayem NS, Hoffman GM, et al. Early cavopulmonary anastomosis in very young infants after the Norwood procedure: impact on oxygenation, resource utilization, and mortality. *J Thorac Cardiovasc Surg.* 2004; 127: 982–989.

42. Bradley SM, Mosca RS, Hennein HA, Crowley DC, Kulik TJ, Bove EL. Bidirectional superior cavopulmonary connection in young infants. *Circulation.* 1996; 94: II5–II11.

43. Carlo WF, Carberry KE, Heinle JS, et al. Interstage attrition between bidirectional Glenn and Fontan palliation in children with hypoplastic left heart syndrome. *J Thorac Cardiovasc Surg.* 2011; 142: 511–516.

44. Mahle WT, Wernovsky G, Bridges ND, Linton AB, Paridon SM.Impact of early ventricular unloading on exercise performance in preadolescents with single ventricle Fontan physiology. *J Am Coll Cardiol.* 1999; 34: 1637–1643.

45. Bolin E, Maskatia S, Tate A, Payne W, Petit CJ. Older age at Fontan operation is associated with improved exercise capacity. *Circulation.* 2012; 126: 9672–9673.

46. Fontan F, Kirklin JW, Fernandez G, et al. Outcome after a "perfect" Fontan operation. *Circulation.* 1990; 81: 1520–1536.

47. Dasi LP, Krishnankuttyrema R, Kitajima HD, et al. Fontan hemodynamics: importance of pulmonary artery diameter. *J Thorac Cardiovasc Surg.* 2009; 137: 560–564.

48. Bridges ND, Lock JE, Castaneda AR. Baffle fenestration with subsequent transcatheter closure. Modification of the Fontan operation for patients at increased risk. *Circulation.* 1990; 82: 1681–1689.

49. Bridges ND, Mayer JE Jr, Lock JE, et al. Effect of baffle fenestration on outcome of the modified Fontan operation. *Circulation.* 1992; 86: 1762–1769.

50. Laks H. The partial Fontan procedure. A new concept and its clinical application. *Circulation.* 1990; 82: 1866–1867.

51. McElhinney DB, Petrossian E, Reddy VM, Hanley FL. Extracardiac conduit Fontan procedure without cardiopulmonary bypass. *Ann Thorac Surg.* 1998; 66: 1826–1828.

52. Salazar JD, Zafar F, Siddiqui K, et al. Fenestration during Fontan palliation: now the exception instead of the rule. *J Thorac Cardiovasc Surg.* 2010; 140: 129–136.

53. Atz AM, Travison TG, McCrindle BW, et al. Late status of Fontan patients with persistent surgical fenestration. *J Am Coll Cardiol.* 2011; 57: 2437–2443.

54. Rychik J. Forty years of the Fontan operation: a failed strategy. *Semin Thorac Cardiovasc Surg Pediatr Card Surg Annu.* 2010; 13: 96–100.

55. Diller GP, Giardini A, Dimopoulos K, et al. Predictors of morbidity and mortality in contemporary Fontan patients: results from a multicenter study including cardiopulmonary exercise testing in 321 patients. *Eur Heart J.* 2010; 31: 3073–3083.

56. McCrindle BW, Williams RV, Mital S, et al. Physical activity levels in children and adolescents are reduced after the Fontan procedure, independent of exercise capacity, and are associated with lower perceived general health. *Arch Dis Child.* 2007; 92: 509–514.

57. Anderson PA, Sleeper LA, Mahony L, et al. Contemporary outcomes after the Fontan procedure: a Pediatric Heart Network multicenter study. *J Am Coll Cardiol.* 2008; 52: 85–98.

58. Khairy P, Fernandes SM, Mayer JE Jr, et al. Long-term survival, modes of death, and predictors of mortality in patients with Fontan surgery. *Circulation.* 2008; 117: 85–92.

59. Yeh T Jr, Williams WG, McCrindle BW, et al. Equivalent survival following cavopulmonary shunt: with or without the Fontan procedure. *Eur J Cardiothorac Surg.* 1999; 16: 111–116.

60. Kanter KR, Mahle WT, Vincent RN, Berg AM, Kogon BE, Kirshbom PM. Heart transplantation in children with a Fontan procedure. *Ann Thorac Surg.* 2011; 91: 823–829; discussion 829–830.

61. Nurnberg JH, Ovroutski S, Alexi-Meskishvili V, Ewert P, Hetzer R,Lange PE. New onset arrhythmias after the extracardiac conduit Fontan operation compared with the intraatrial lateral tunnel procedure: early and midterm results. *Ann Thorac Surg.* 2004; 78: 1979–1988; discussion 1988.

62. Stephenson EA, Lu M, Berul CI, et al. Arrhythmias in a contemporary Fontan cohort: prevalence and clinical associations in a multicenter cross-sectional study. *J Am Coll Cardiol.* 2010; 56: 890–896.

63. Cohen MI, Rhodes LA. Sinus node dysfunction and atrial tachycardia after the Fontan procedure: the scope of the problem. *Semin Thorac Cardiovasc Surg Pediatr Card Surg Annu.* 998; 1: 41–52.

64. Cohen MI, Bridges ND, Gaynor JW, et al. Modifications to the cavopulmonary anastomosis do not eliminate early sinus node dysfunction. *J Thorac Cardiovasc Surg.* 2000; 120: 891–900.

65. Cohen MI, Wernovsky G, Vetter VL, et al. Sinus node function after a systematically staged Fontan procedure. *Circulation.*1998; 98: II352–II358; discussion II358–II359.

66. Dilawar M, Bradley SM, Saul JP, Stroud MR, Balaji S. Sinus node dysfunction after intraatrial lateral tunnel and extracardiac conduit Fontan procedures. *Pediatr Cardiol.* 2003; 24: 284–288.

67. Shah H, Kuehl K, Sherker AH. Liver disease after the Fontan procedure: what the hepatologist needs to know. *J Clin Gastroenterol.* 2010; 44: 428–431.

68. Baek JS, Bae EJ, Ko JS, et al. Late hepatic complications after Fontan operation; non-invasive markers of hepatic fibrosis and risk factors. *Heart.* 2010; 96: 1750–1755.

69. Saliba T, Dorkhom S, O'Reilly EM, Ludwig E, Gansukh B, Abou-Alfa GK. Hepatocellular carcinoma in two patients with cardiac cirrhosis. *Eur J Gastroenterol Hepatol.* 2010; 22: 889–891.

70. Tomita H, Yamada O, Ohuchi H, et al. Coagulation profile, hepatic function, and hemodynamics following Fontan-type operations. *Cardiol Young.* 2001; 11: 62–66.

71. Camposilvan S, Milanesi O, Stellin G, Pettenazzo A, Zancan L, D'Antiga L. Liver and cardiac function in the long term after Fontan operation. *Ann Thorac Surg.* 2008; 86: 177–182.

第 19 章

心肌病

Joseph W. Rossano 和 Kimberly Y. Lin

心肌病的基本定义为心脏肌肉的疾病,在儿童和成人中并非罕见[1,2]。2006年美国心脏协会(AHA)的官方说明中将心肌病定义如下:

一组性质各异的心肌疾病,且合并有心肌的机械和/或电生理功能不全,通常(但不总是)存在心室的异常肥厚或扩张,存在多种致病因素,且往往具有遗传性。心肌病可以局限于心脏,也可以是全身性疾病的一部分,通常会导致心血管相关性死亡以及与进展性心功能衰竭相关的残疾[3]。

AHA将心肌病进一步分为原发性心肌病和继发性心肌病。原发性心肌病(图19-1),即病变完全或主要局限于心脏;继发性心肌病,即心肌的病理改变是全身性异常的一部分(表19-1)[3]。

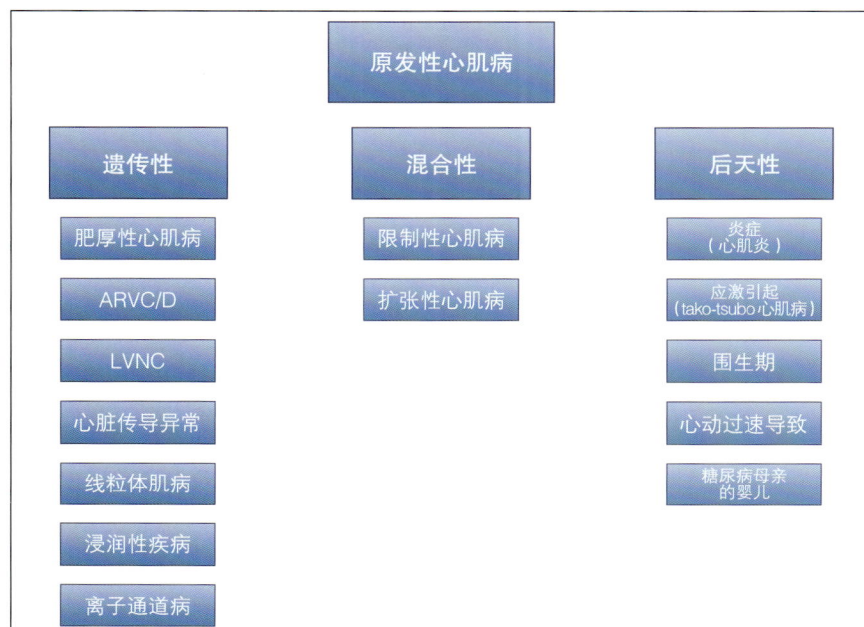

图19-1 原发性心肌病的分类。ARVC/D = 致心律失常性右心室心肌病/发育不良;LVNC = 左心室致密化不全(图片来源:摘录自American Heart Association Scientific Statement:Contemporary Definitions and Classifications of the Cardiomyopathies. Maron BJ, et al. Circulation. 2006; 113: 1807–1816. ©2006 American Heart Association.)。

表 19-1　继发性心肌病分类

分　类	说　明
浸润性疾病	● 淀粉样变性、Gaucher病、Hurler综合征、Hunter综合征
贮积病	● 血色素沉着症、Fabry病、糖原贮积病、Niemann-Pick病
中毒	● 药品、重金属、化学试剂
心内膜病变	● Löeffler心内膜炎、心内膜心肌纤维化
炎性	● 结节病
内分泌	● 糖尿病、甲状腺功能亢进、甲状腺功能减退症
心-面综合征	● Noonan综合征
神经肌肉/神经	● Duchenne肌营养不良症、Emery-Dreifuss肌营养不良症、Friedreich共济失调
自身免疫性	● 系统性红斑狼疮、类风湿关节炎、硬皮病、结节性多动脉炎
继发于肿瘤治疗	● 蒽环类药物、环磷酰胺、放疗
营养缺乏	● 维生素B₁、硒、左旋肉碱、恶性营养不良、糙皮病、坏血病

表格来源：American Heart Association Scientific Statement：Contemporary Definitions and Classifications of the Cardiomyopathies. Maron BJ, et al. Circulation. 2006; 113: 1807–1816. ©2006 American Heart Association.

　　儿童和成人心肌病的严重程度存在很大变化，有些病人存在严重的难治性心功能衰竭，也有些病人无症状且拥有正常或接近正常的预期寿命。本章的重点是介绍儿童期常见的心肌病：肥厚性心肌病（HCM）、扩张性心肌病（DCM）、限制性心肌病（RCM）和左心室致密化不全（LVNC）。

肥厚性心肌病

胎儿、新生儿和婴儿

　　引言：HCM在儿童期常见的心肌疾病中位居第二[1,2]，也是年轻人意外发生心源性猝死的最常见病因[4]。HCM是一种心肌疾病，其特征为左心室肥厚，而非扩张，且不能用其他心脏或全身疾病解释病因[3]。它是最常见的遗传性心血管疾病之一，患

病率约为1/500。大多数遗传性病例是由于肌节蛋白基因突变所致[5]。至少有11个编码肌节蛋白的基因与HCM相关，而在此11个基因中，存在1 400种以上的突变[6]。也发现了一些与肌节蛋白无关的基因，HCM的其他病因还有浸润性疾病或其他全身性疾病等，它们会在低年龄时起病，且合并有重度心肌肥厚，其中包括糖原贮积病、Noonan综合征和线粒体病（表19-2）[6,7]。

表 19-2　儿童肥厚性心肌病的病因学

分　类	说　明
肌节蛋白	● β-肌球蛋白重链 ● 心肌肌球蛋白结合蛋白C ● 心肌肌钙蛋白I ● 心肌肌钙蛋白T ● α-原肌球蛋白 ● 心脏肌动蛋白
Z蛋白	● α-辅肌动蛋白-2 ● 肌原调节蛋白-2
钙调节	● 亲联蛋白-2
糖原代谢障碍	● 糖原贮积病（例如Pompe病） ● Danon病 ● AMP激酶病
溶酶体贮积病	● Hurler综合征 ● Hunter综合征 ● Sanfilippo综合征 ● 神经节苷脂沉积症
脂肪酸代谢障碍	● 肉碱转运缺陷 ● 脂肪酸氧化缺陷
线粒体病	● 丙酮酸脱氢酶缺乏 ● 呼吸链复合体缺乏
畸形综合征	● Noonan综合征 ● Costello综合征 ● Beckwith-Wiedemann综合征
神经肌肉疾病	● Friedreich共济失调

表格来源：摘录自Maron BJ, et al. J Am CollCardiol. 2012; 60: 705–715; and Moak JP, et al. ©2012 American College of Cardiology Foundation. Published by Elsevier Inc. Heart. 2012; 98: 1044–1054. ©2012 BMJ Publishing Group Ltd & Cardiovascular Society. All rights reserved.

　　表现：胎儿和新生儿最常见类型的左心室肥厚，多发生在母亲患有糖尿病时。母亲患糖尿病会导致孩子的心脏出现异常肥厚。虽然HCM的心肌肥厚通常呈向心性，但可能首先受累的是室间隔[8]。

大多数因母亲患糖尿病而导致心肌肥厚的新生儿和婴儿有望期待良好的预后，且其心肌肥厚在出生后数月时发生消退，而有些人还是会发生有症状的左心室流出道梗阻（LVOTO）[9]。

当HCM新生儿和婴儿存在重度心肌肥厚合并LVOTO和/或明显的舒张功能不全时，通常就会出现心功能衰竭症状。也可能发生收缩功能不全，但并不常见。心功能衰竭的症状存在变化，可以是轻度的心动过速或喂养时多汗，也会发生低心输出量和心源性休克。一般而言，有症状的新生儿或婴儿的预后差。在此类人群中，心功能衰竭造成的死亡率比猝死率更高[10,11]。

临床检查：体格检查的变化程度与临床表现的变化程度一样大。对于许多低年龄的HCM病人，可因有心功能衰竭症状而建立诊断，或是因家族成员患有此病而进行筛查时得以诊断，或是因心脏杂音而进一步评估时发现[11,12]。通常没有动力性LVOTO形成的典型杂音，但如果存在此杂音，则有助于提示HCM诊断[5,13]。同样，也不会总是存在二尖瓣反流杂音。这些婴儿存在先天性代谢异常、神经肌肉疾病和畸形综合征的比例高，而且其临床特征会掩盖他们的基础疾病[11]。比如Noonan综合征常见于低年龄的HCM病人，且存在诸如眼距过宽、高腭弓和胸部畸形等心脏以外的表现[14]。

诊断学检查

ECG：HCM婴儿的心电图（ECG）很少表现正常，通常会显示出病理性Q波、ST段改变和心室肥厚（图19-2）[10]。

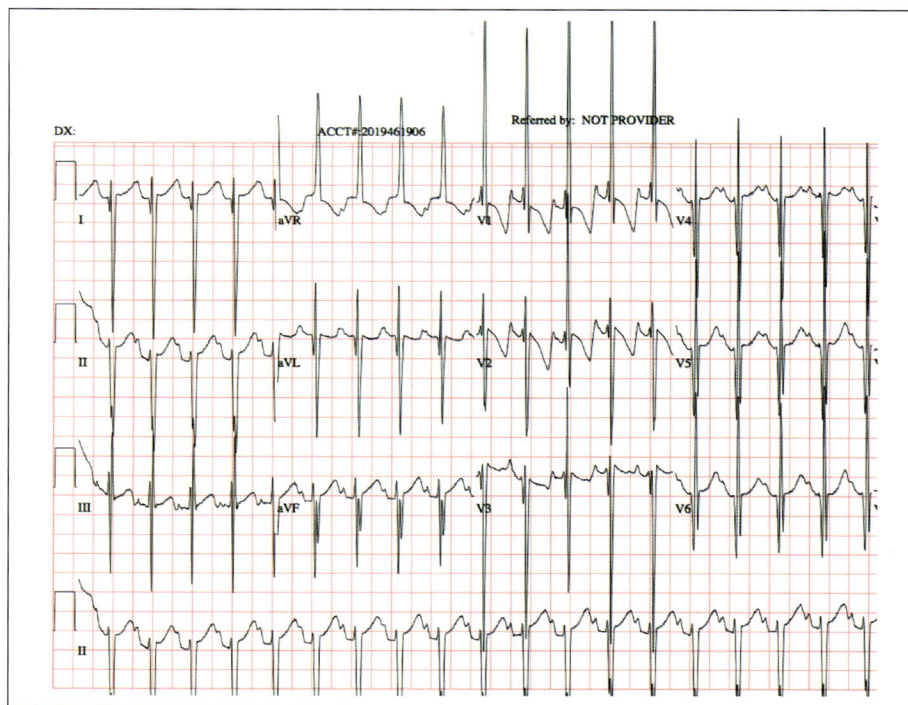

图 19-2 肥厚性心肌病婴儿的ECG。注意QRS波群的电压明显增大，且存在ST段和T波异常。

超声心动图：大部分病人可以通过超声心动图建立HCM诊断（图19-3）。甚至在胎儿检查时，就可以明显看到存在心肌肥厚，且在糖尿病母亲产下的婴儿中，多达30%的人在胎儿超声扫描时就发现有心肌肥厚[15]。超声心动图有利于显示肥厚的程度和部位、有无流出道梗阻、收缩期二尖瓣的前向运动和反流，以及对收缩和舒张功能不全进行量化评估。低年龄病人的双心室肥厚、左心室向心性肥厚，以及收缩和舒张功能不全，则意味着预后不佳。虽然尚不明确在该年龄组中，流出道梗阻程度是否具有预后提示意义，但是有些研究发现梗阻的压力阶差越大，则预后越差。

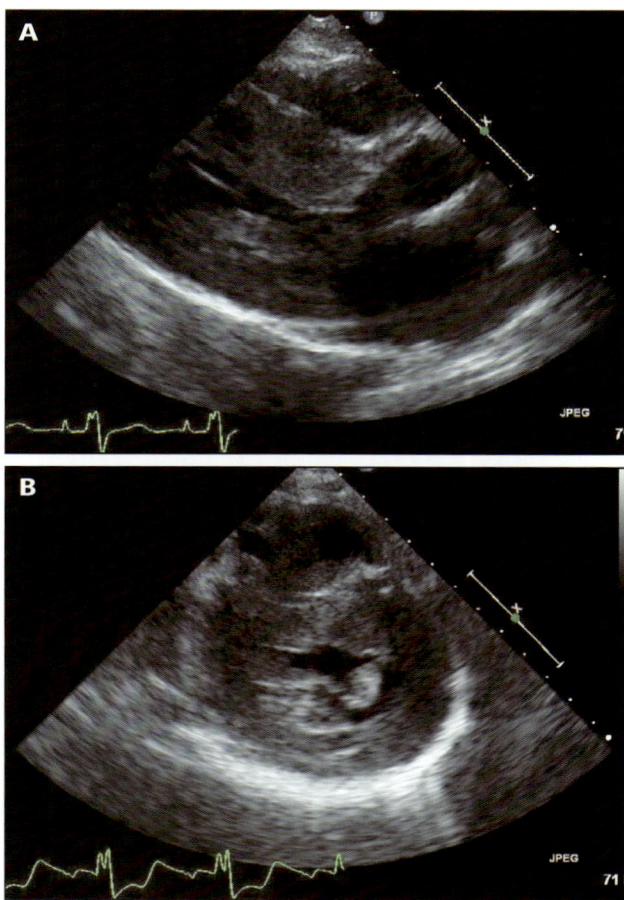

图19-3 肥厚性心肌病的超声心动图表现。图A：胸骨旁长轴切面观。注意室间隔重度肥厚和左心室流出道狭窄。图B：胸骨旁短轴切面观，证实存在严重的左心室向心性肥厚。

MRI：磁共振成像（MRI）越来越多地被用来评估儿童和成人HCM。MRI具有识别出瘢痕形成区域的能力，这对于病人的预后有一定的提示价值，至少对成年病人是有用的。

心导管：当前，很少需要使用心导管检查来诊断肥厚性心肌病。然而，心导管检查能有效地量化测定LVOTO的程度，并评估舒张功能不全和/或是否存在限制性生理状态[16]。

治疗

无症状的HCM病人不需要治疗。药物治疗可能对有LVOTO症状的病人有益，药物包括β受体阻滞剂、钙通道阻滞剂和丙吡胺[17]。药物治疗可能对有症状但无LVOTO的病人也有益，有些中心对所有HCM病人常规使用药物治疗[18]。存在LVOTO症状的新生儿和婴儿对药物治疗无效时，则通过外科手术切除肥厚心肌可能对其有益。虽然关于在该年龄组中手术切除肥厚心肌的报道有限，但现有数据提示这不失为一种有效的方法，但有些儿童随着年龄增长而可能会出现复发性LVOTO[12,19,20]。

心律失常是本病的一个关注要点，且可能有必要实施抗心律失常治疗。在此年龄组中，很少用到植入型心律转复除颤器（ICD）。存在难治性心功能衰竭症状的婴儿，可能有必要实施心脏移植。此类病人出现心功能衰竭程度恶化，则很难治疗，且年龄小于1岁的婴儿在进入心脏移植等待名单后的死亡率高[21]。

结果

HCM婴儿的死亡风险比年长儿童更高。一定程度上是由于此类病人发生先天性代谢异常和畸形综合征的患病率增高所致。根据儿科心肌病数据库（PCMR）的研究报道，存在先天性代谢异常和畸形综合征的HCM婴儿的5年存活率为26%[11]。不过，值得注意的是，存活至1岁的HCM婴儿的存活率和其他HCM儿童不相上下[11]。

》》 儿童

引言： 与 HCM 婴儿相比，诊断为 HCM 的儿童，其合并诸如先天性代谢异常或畸形综合征等严重的非心脏疾病的可能性更低。然而，在此年龄组中，继发于神经肌肉疾病的 HCM 则更为多见[11]。此年龄组的整体预后是良好的，但是，在儿童成长到接近青少年期时，其猝死风险似乎有所增高[22,23]。

表现： 儿童 HCM 的表现存在差异，但就总体而言，年长儿出现心功能衰竭症状的可能性要比婴儿低。很多病人是因为有心脏杂音或家族史而就诊才被发现的。此外，在儿童成长到接近青少年期时，险些猝死和昏厥则成了更为常见的表现症状[18,24]。

临床检查： 如果病人没有心功能衰竭或 LVOTO 的话，其临床检查结果可能是正常的。大多数病人不存在 LVOTO，但当存在 LVOTO 时，则听诊常易于闻及 LVOTO 杂音和二尖瓣反流杂音。

诊断学检查

和其他年龄组一样，超声心动图通常具有诊断价值且易于显示 LVOTO 的程度、收缩期二尖瓣前向运动和二尖瓣反流。通过使用心脏 MRI 和心导管检查还可以获得进一步数据。可通过某些特定的 ECG 异常来识别出面临猝死高风险的儿童[25]。

治疗

内科： HCM 儿童的治疗与其他年龄组病人类似。药物治疗包括 β 受体阻滞剂和钙通道阻滞剂，分别作为一线和二线用药。

外科： 有些 LVOTO 病人尽管使用了药物治疗，但还是有症状，对于这些病人来说，外科手术是有帮助的。还用过其他一些方法来治疗 LVOTO，包括室间隔射频消融术和室间隔酒精消融术；但是，在大多数医疗中心内，这些方法并不常规用于儿童[26,27]。

结果

HCM 儿童似乎整体预后良好。然而，儿童期 HCM 的确切死亡率比较难以确定，因为漏诊病例的比例高。来自 PCMR 的数据显示，在此年龄组中特发性 HCM 的年死亡率为 1%[11]。在一个来自澳大利亚的大样本人群观察研究也发现了类似的死亡率，此研究报道的 HCM 儿童在 1 岁以后的年死亡率为 1.5%[12]。另一个来自得克萨斯儿童医院的研究，报道了在诊断 HCM 后 20 年时的存活率＞80%[18]。然而值得注意的是，有一个来自英国和瑞典的多中心研究，报道了在年龄为 9～14 岁的儿童中的年猝死率明显增高，为 7%[22]。

》》 青少年和成人

引言： 大部分诊断为 HCM 的青少年和成人，通常存在基础病因，即存在一种肌节基因的突变。而在该人群中，先天性代谢异常、畸形综合征或神经肌肉疾病，则要少见得多[6,11]。但是和低年龄病人一样，青少年和成人中的疾病严重程度、表现和临床病程存在很大变化。

表现： 和低年龄病人一样，HCM 在青少年和成人中的表现存在很大差异，有些人险些猝死[4]，存在房性或室性心律失常[28,29]、心功能衰竭或胸痛。或者病人也可以完全无症状。

临床检查： 也和低年龄儿童一样，HCM 青少年或成人的体格检查无特殊发现。存在 LVOTO 的病人，通过造成前负荷或后负荷变化的方法（例如捏鼻鼓气法、用力握拳），可能使杂音增强或减弱[30]。也可能存在二尖瓣反流杂音。但重要的是，该病的体征表现不可靠，所以即使病人没有这些体征，临床医生也不应该确定病人没有 HCM。

诊断学检查

ECG：在一些筛查方案中还要进行ECG检查。由于存在竞技体育时发生猝死的风险，所以对于ECG能否作为一种有效的筛查手段尚有争议。虽然有些国家将ECG作为疾病筛查的方法之一，但对于建立HCM诊断而言，ECG表现异常的诊断敏感性和特异性都不好。有些团队建议将ECG和超声心动图检查作为病人能否参加体育运动的筛查手段。然而，在美国各地所进行的筛查存在极大的差异。

超声心动图：超声心动图也是用来在青少年和成人中检出HCM的最常用诊断方法。它可以判断心肌的肥厚程度、二尖瓣收缩期前向运动、二尖瓣反流，并对收缩和舒张功能不全实施量化评估。MRI是有价值的，特别是对于肥厚位置不典型的病例。

治疗

内科：近期发表的关于HCM治疗的共识指南被多个专业团体所认可，包括AHA、美国心脏病学会（ACC）、美国心功能衰竭学会，以及胸外科学会[17]。有LVOTO症状的病人，其药物治疗包括单独使用或联合使用β受体阻滞剂、钙通道阻滞剂（维拉帕米）和丙吡胺。

无论HCM病人的年龄、心肌肥厚程度和LVOTO程度如何，以及是否在室间隔削薄术前接受过治疗或是否已植入了ICD，这些病人均不应该参加高强度的竞技体育运动[17]。同样值得注意的是，与竞技体育运动强度类似的娱乐性运动也应该避免。

外科：对于存在难治性症状的病人，应考虑通过外科手术或室间隔酒精消融术来削薄室间隔。有些存在心室腔中部梗阻的病人，可能需要对心肌和二尖瓣下/乳头肌组织实施更大范围切除。曾发生心脏骤停而接受复苏治疗的病人，存在植入除颤器作为二级预防手段的明确适应证。还有一些数据显示，有些存在猝死高危因素的病人，植入ICD作为一级预防手段对其是有益的。高危因素包括非持续性室性心动过速病史、猝死家族史、昏厥、重度心肌肥厚，以及运动时血压异常（表19-3）[17]。其他提示HCM病人猝死的重要预测指标包括LVOTO的程度、MRI检查发现心肌纤维化或瘢痕形成、左心室室壁瘤，以及可能存在特定基因突变。

表 19-3 肥厚性心肌病成人使用植入型心律转复除颤器的推荐建议

因　　素	推 荐 强 度
曾发生过心脏骤停	推荐植入ICD，Ⅰ级
持续性室性心动过速	推荐植入ICD，Ⅰ级
直系家族成员存在心源性猝死（SCD）家族史	适合植入ICD，Ⅱa级
左心室室壁厚度≥30 mm	适合植入ICD，Ⅱa级
近期无法解释的昏厥	适合植入ICD，Ⅱa级
非持续性室性心动过速，伴有其他SCD风险因素	适合植入ICD，Ⅱa级
运动时血压异常，伴有其他SCD风险因素	适合植入ICD，Ⅱa级
非持续性室性心动过速，不伴有其他SCD风险因素	ICD作用不确定，Ⅱb级
运动时血压异常，不伴有其他SCD风险因素	ICD作用不确定，Ⅱb级

ICD＝植入型心律转复除颤器；HCM=肥厚性心肌病。
表格来源：Gersh BJ, et al. Circulation. 2011; 124: e783-e831. ©2011 American Heart Association.

结果

HCM青少年和成人的预后存在差异，许多症状轻微或无症状病人可享有正常的预期寿命。存在LVOTO的病人比无梗阻病人更容易发生死亡或出现进展性心功能衰竭症状[31]。来自美国和意大利的大型数据库研究的数据提示非梗阻性HCM病人和接受过心肌切除术的梗阻性HCM病人的总体存活率与年龄匹配的对照组病人相似[32]。相反，存在LVOTO且有症状，但没有接受过室间隔削薄治疗的HCM病人，其存活率明显降低。HCM病人在成人心脏移植病例中的所占比例仅约1%，但其移植后的存活率似乎优于那些缺血性心肌病病人[33]。

扩张性心肌病

❯ 胎儿、新生儿和婴儿

引言： 扩张性心肌病（DCM）是儿童期最常见的心肌病[1,2]。DCM的特征为左心室扩张和功能不全，但有可能左右心室都受累及（图19-4）。据报道，其总体发病率为在每100 000名儿童中，每年发病0.57～0.73例，在婴儿中的发病率最高，为在每100 000名婴儿中，每年发病4.4～4.8例[2,34]。DCM常导致心功能衰竭症状，在儿科心脏移植病例中，DCM病人所占的人数最多[35]。一些不同的疾病会导致DCM的表现，包括感染、细胞骨架异常和代谢性疾病（表19-4）[36]。

提示与建议

HCM是一种表现形式多样的疾病，病人之间的临床表现也存在很大变化。然而，一些高危表型能警示医生其更有可能存在预后不良：

- 婴儿面临发生预后不良的高风险。像许多儿科疾病一样，1岁以内发生死亡的风险最大。另外，HCM婴儿可能合并严重的基础性全身性疾病，这些疾病会影响他们的预后。对这些状况的评估十分重要。然而，同样值得重视的是，存活到1岁后的HCM婴儿的存活率与其他年长病人相仿。

- 存在LVOTO的病人，其全因死亡率风险增高，会出现进展性心功能衰竭，且发生心源性猝死的风险增高。存在LVOTO且对于药物治疗无效的有症状病人，如果在有经验的中心进行室间隔削薄治疗的话，则其预后很好。

- 少数病人存在严重舒张功能不全的限制性生理状态。这些病人的预后差。存在难治性心功能衰竭症状的病人，可考虑进行心脏移植。

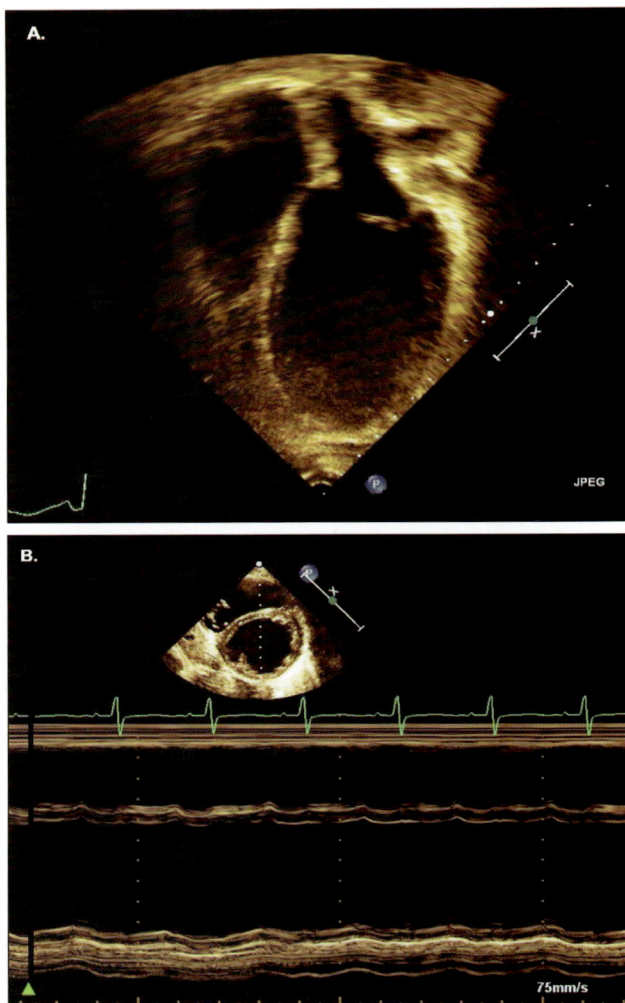

图 19-4 扩张性心肌病的超声心动图所见。图 A：心尖四腔切面显示左心室增大。图 B：胸骨旁短轴切面的心室肌 M 型超声图像。注意左心室严重扩张且收缩力低下。

表 19-4 扩张性心肌病的病因学

细胞骨架-肌节连接中断
- 基因突变
- 感染
- 中毒（例如蒽环类药物、酒精）

自身免疫病

代谢性贮积病

线粒体疾病

离子通道病

围生期心肌病

浸润性疾病

心动过速导致的心肌病

心内膜病变

内分泌疾病（例如甲状腺功能低下）

营养不良

电解质紊乱

临床检查：有症状的低年龄 DCM 病人，会表现出心功能衰竭的症状和体征。如前文所述，DCM 胎儿可能会有胎儿水肿的表现。有症状的新生儿和婴儿常表现出呼吸急促、心动过速和循环灌注不足。心源性休克也并非罕见。心脏检查可闻及 S3 和 / 或 S4，以及二尖瓣反流杂音。肝脏肿大也常见，但是外周水肿比较罕见（除新生儿水肿以外）。

表现：DCM 的发病率在 1 岁以内最高，许多患儿因心功能衰竭而住院[34,37,38]。可能在胎儿期就会发现 DCM，DCM 会导致胎儿水肿，偶尔会同时存在母亲抗-Ro/La 抗体阳性和胎儿完全性心脏传导阻滞[39]。心功能衰竭是婴儿 DCM 的常见表现，但有些无症状的 DCM 婴儿是在因家族成员发病而接受筛查或因心脏杂音就诊评估时才被发现的。常常会发生房性和室性心律失常，但是此年龄组病人的猝死发生率比年长儿童低。

诊断学检查

ECG：ECG 检查的结果常有异常，常见特征是存在传导异常、左心室肥厚，以及 ST 段和 T 波变化[40,41]。ECG 表现不是 DCM 特有的表现。然而，有些特定的异常表现则与特定的基础疾病相关，例如 LMNA 基因突变的病人存在心脏传导疾病[42]。

超声心动图：超声心动图依然是为各年龄段病人诊断 DCM 的金标准。

MRI：越来越多地使用 MRI 来检出心肌炎时的炎症区域，以及慢性 DCM 时的瘢痕形成区域。

治疗

内科：使用何种初始治疗，这取决于病人的临床状态。有症状的心功能衰竭婴儿通常需要重症监护。有症状的急性心功能衰竭病人，其初始治疗的目的在于减轻充血性心功能衰竭的程度并改善症状。可通过降低后负荷和利尿来实现这个治疗目的。灌注不足的病人通常需要更积极的治疗，诸如给予变力性药物支持、气管插管和循环机械辅助。虽然，有些重度急性心功能衰竭的婴儿可以康复并出院，但还是有相当一部分人需要药物或机械辅助支持，以作为实施心脏移植前的过渡治疗手段。

外科：迄今为止，体外膜式氧合（ECMO）依然是这些患儿等待心脏移植期间唯一可用的过渡治疗手段。不幸的是，ECMO 是一种糟糕的过渡治疗手段，大多数使用 ECMO 的婴儿确实无法存活到接受移植，或在移植后死亡。2011 年，在证实使用 EXCOR®（VAD）（Berlin Heart，柏林，德国）的病人存活到接受移植的比率明显优于使用 ECMO 的配备对照组病人后，因此 FDA 批准了 EXCOR® 投入临床使用[43]。但是，重要的是要知道虽然 EXCOR®VAD 优于 ECMO，但它也不是完全没有显著并发症，尤其是在婴儿中。所报道的重大不良事件发生率依然很高，其中包括卒中、出血和感染等[43]。

结果

总的来说，DCM 病人无需心脏移植的 5 年存活率约为 50%，1/3 的儿童在其首次因心功能衰竭住院后的 2 年内死亡或接受心脏移植[34]。发现在一些单中心队列研究和多中心数据库研究中，这些比率保持稳定[34,44]。此外，也并未显示出无需心脏移植状态下的存活率会随着时间推移而有所改善。这至少表明，儿童使用血管紧张素转换酶（ACE）抑制剂、β受体阻滞剂和醛固酮拮抗剂进行长期药物治疗时，这些药物可能无法产生与治疗成人心功能衰竭时同等的益处。于是，DCM 病人面临心功能衰竭发生进展和猝死的风险。DCM 婴儿和儿童的猝死风险似乎比 DCM 成人低，且该年龄组的大多数死亡病例都是心功能衰竭所致。心脏移植依然是终末期病人取得长期存活的唯一有效的治疗方法。难以决定何时将病人纳入等候移植名单，不过，最近来自 PCMR 和儿科心脏移植研究的数据显示，对于不需要变力性药物支持或更进一步支持措施的 DCM 病人，心脏移植并不能带来明显更好的存活率[45]。

儿童

引言：在儿童期诊断的 DCM 数量最少。来自澳大利亚的数据显示，其在每 100 000 名儿童中的发病人数分别为 1～2 岁者 1.1 例，2～5 岁者 0.2 例，以及 5～10 岁者 0.1 例[2]。然而，可能有更多的 DCM 病人并未出现症状。可能随着筛查力度的加强，DCM 的发病率会随着时间推移而增高。美国心功能衰竭学会建议，如果没有发现存在特定基因异常，则有家族史的直系家庭成员需要在儿童期每 3 到 5 年筛查一次，如果发现存在特定基因异常，则需要每年筛查一次[46]。

表现：DCM 儿童可能无症状，或是仅因为发现诸如奔马律或二尖瓣反流杂音等异常心音而得以诊断。或者，加强对相关家庭成员的筛查，也可能使无症状或症状细微的病人被诊断出来。患有诸如 Duchenne 肌营养不良等 DCM 相关性疾病的病人，也应该在儿童期进行筛查，且通常会在无症状的状态下被诊断出来。发生心功能衰竭的儿童也有可能表现出相关症状，包括劳力性呼吸困难、无法耐受运动、胃肠道症状、心悸、心源性休克和心肺衰竭。要注意的重点是胃肠道症状是病人的常见症状，其发生频度和 DCM 儿童因呼吸症状而到急诊就诊的频度一致[47]。

临床检查：临床检查是评估 DCM 病人的疾病严重程度和获取主要诊断线索的关键环节。代偿良好的病人，其心脏检查结果可能看似正常；但是，失代偿的病人可能会出现奔马律、二尖瓣反流杂音、肝脏肿大、呼吸急促、水泡音和循环低灌注状态。年长儿会出现颈静脉怒张，但这在低年龄儿童中并不常见。合并神经肌肉疾病的儿童可能有骨骼肌无力的表现。诸如严重的甲状腺功能低下等其他疾病，也可能表现出因DCM导致的心功能衰竭；这些病人通常存在严重甲状腺功能低下的特征，包括黏液性水肿、心动过缓、面容粗糙，以及头发和指甲脆弱。

诊断学检查

DCM儿童的诊断学检查与其他年龄组病人的检查类似。使用ECG、超声心动图和MRI进行标准心脏诊断学检查，就能够建立明确诊断。包括基因检查在内的其他检查，对识别出重大基础疾病十分重要。虽然大部分DCM病例不会合并其他基础疾病，但重要的是要评估其是否存在可逆性病因，诸如因甲状腺功能低下或心动过速导致的心肌病，因为这些疾病的自然病程比DCM要好得多。确立遗传学的基础诊断也很重要，因为这有利于对家族成员进行级联筛查。

治疗和结果

内科：无论是急性还是慢性病例，充血性心功能衰竭的对症治疗是药物治疗的关键[48]。推荐对存在心功能衰竭症状和容量超负荷表现的病人使用利尿剂。虽然这些药物都是心功能衰竭长期治疗中的最常用药物，但没有足够的研究来证实其长期益处。ACE抑制剂是首个被证明能够改善有症状的心功能衰竭成人存活率的药物。针对各种此类药物的前瞻性随机化对照试验已经证实，此类药物能改善症状、延缓心功能衰竭的进展、减少住院并且改善存活率[49-54]。其有利于改善死亡率的主要原因是减少了因心泵衰竭导致的死亡数。血管

紧张素受体阻滞剂（ARB）主要用于无法耐受ACE抑制剂的成人，也证实其能有效改善死亡率，其效果甚至可能优于ACE抑制剂[55]。联合使用ACE抑制剂和ARB可以进一步改善左心室的几何形态、射血分数和运动能力[56,57]。醛固酮拮抗剂也对成人的心功能衰竭有益。

和ACE抑制剂一样，多个关于成年病人使用β受体阻滞剂的随机化对照研究证据显示，此类药物有益于改善症状和心功能，减少住院次数，并提高存活率[58-61]。关于β受体阻滞剂用于治疗儿科心功能衰竭的数据有限，但在一项大型多中心随机化对照研究中，并没有发现在心肌病和先天性心脏病的混合病人组中，卡维地洛对心室功能有何改善作用[62]。

地高辛是治疗心功能衰竭症状的最老牌药物之一，它通过抑制心肌细胞内的心脏Na-K泵来增强心肌收缩力[63]。虽然地高辛能有效缓解病人的心功能衰竭症状[64]，但并未显示出其有利于改善死亡率[65]，而且高剂量应用时会合并死亡率增高的现象[66]。儿童的数据是根据成人的研究数据推算而来的，国际心肺移植学会目前推荐对有症状的病人使用地高辛，目的在于缓解其症状[67]。

值得重视的是，虽然β受体阻滞剂、ACE抑制剂、ARB和醛固酮拮抗剂有利于降低成年病人的死亡率，但尚不清楚这些药物能否改变DCM儿童的自然病史。有一项单中心研究对为期29年内的DCM治疗结果进行了评估，与不使用这些药物的时间段相比，在将这些药物作为标准治疗的时间段内，病人的存活率并未产生变化[44]。这一发现与来自PCMR的数据相符合，即无法证实这些药物对DCM儿童在无需心脏移植状态下的存活率有何改善[34]。

心脏再同步化治疗：慢性心功能衰竭经常导致心脏正常的电传导受到干扰，造成心脏收缩不同步。在成人中，常表现为左束支传导阻滞，而这

种传导延迟在儿童中并不常见。心脏再同步化治疗（CRT）就是通过双心室同步起搏来恢复心室的同步性。在经过适当筛选的成人中，CRT可产生逆转心肌重构和改善心功能衰竭症状的效果[68]。与ICD联合使用时，CRT可改善死亡率[69]。关于儿童使用CRT的数据有限，然而，短期随访的初步结果表明，CRT可改善心室功能[70]。

植入型心律转复除颤器： 心功能衰竭成人发生室性心律失常和心源性猝死的频度增高。关于心功能衰竭儿童猝死频度的资料有限，但现有证据提示儿童发生猝死和室性心律失常的频度低于成年病人[71]。已证实，对心室功能不全的缺血性和非缺血性心肌病成年病人，使用ICD作为心源性猝死的一级预防措施是有效的[72]。根据这些研究，美国心功能衰竭学会推荐对射血分数≤30%且存在轻到中度心功能衰竭症状的病人，考虑预防性植入ICD[73]。目前没有针对儿科病人的使用指南；但PCMR最近发现，左心室舒张末期直径Z值＞2.6，诊断时年龄小于14岁，以及左心室后壁厚度与舒张末期直径的比值小于0.14的儿科DCM病人，其猝死风险增高[74]。

急性心功能衰竭病人—内科和外科治疗： 存在循环低灌注表现的病人，是急性失代偿性心功能衰竭病人组群的典型代表。这些病人的初期治疗方案取决于循环功能的受损程度。这些病人的最重要治疗措施就是降低后负荷。许多病人仅给予血管扩张剂和利尿剂就可以满足其治疗需求。尽可能避免使用变力性药物似乎是正确且有好处的。有一个回顾性研究观察了15 000例以上的因心功能衰竭住院的成人，研究发现使用多巴酚丁胺或米力农治疗的病人，其住院死亡率高于那些使用硝酸甘油或奈西立肽治疗的病人[75]。这个研究结果与以往的研究相符，以往的研究已证实成年病人长期使用米力农时的死亡率增高[76]，而短期使用米力农时的不良事件发生率更高[77]。尚未明确这些

来自成人的数据是否适用于心功能衰竭的儿科病人，但有限的数据提示当心功能衰竭病人使用变力性药物治疗时，其死亡率增高。

对于存在低灌注和低血压的病人，通常使用变力性药物（例如多巴胺、多巴酚丁胺和米力农）来稳定其血液循环状态。对药物治疗无反应的病人，则可能需要机械循环支持。诸如对重度二尖瓣反流病人实施二尖瓣成形术等其他外科治疗，可能对极少数病人有所帮助。虽然左心VAD通常可成功实施循环支持，但偶尔也会用到双心室支持（BiVAD）设备。双心室支持的并发症更多，且总体而言，使用双心室辅助装置的病人，其治疗结果比使用左心VAD的病人差。EXCOR®VAD是儿童最常用的支持设备，但当病人体格接近成人时，也可使用包括连续血流装置在内的其他类型的设备。

》》》 青少年和成人

引言： 关于成人DCM合并心功能衰竭，已发表了诸多研究和循证指南。许多成人因冠状动脉病变而患有缺血性心肌病，但还有相当一部分病人罹患的是非缺血性心肌病。心功能衰竭是美国成年人面临的最重要的公共卫生问题之一，每年因心功能衰竭造成的住院治疗超过300万人次，在2007年估计其产生的治疗成本超过30亿美元[78,79]。虽然循证指南已经使该疾病的总体预后得以改善，但其长期预后仍然较差。大多数成年人在因心功能衰竭而住院后，存活不超过3年[80]。

表现： DCM青少年和成人的表现和DCM儿童类似。值得注意的例外情况是幼儿很少表现出外周凹陷性水肿。然而，这种体征在青少年期和成年期阶段更为多见。

临床检查： 临床检查结果也和幼儿类似，处于代偿期的病人，心脏检查结果正常，而严重失代偿

病人则发生心源性休克。心脏检查的情况与前文所述的类似,凹陷性水肿在这一人群中更为多见。

诊断学检查

ECG:常规进行ECG检查,而且通常存在异常表现。动态ECG检查可用于评估病人有无隐匿性心律失常,某些特定表现(诸如心率变异性差)对评估预后有价值。

超声心动图:检查结果也与儿童的检查结果类似。超声心动图可以明确诊断并对心脏扩张的程度、心功能不全和二尖瓣反流的程度进行量化评估。诸如组织多普勒检查和左心房大小等其他参数,也是重要的预后提示指标[81,82]。

MRI:MRI越来越多地用于DCM青少年和成人,可通过存在心肌钆剂强化延迟的情况来识别出可能发生心脏不良事件的高风险人群。

治疗和结果

内科:美国心功能衰竭学会、ACC和AHA给出了针对心室扩张且功能不全病人的治疗指南[48,83,84]。

在前文中已经阐述过长期治疗所用的基础药物,通过使用β受体阻滞剂、ACE抑制剂、ARB、醛固酮拮抗剂和利尿剂来缓解症状。

外科:ICD可以改善严重心功能受损病人的预后,且CRT对于一些有症状的病人也是有效的,通常与ICD联合使用。在过去10年中,VAD越来越多地用于有症状病人。VAD使用程度的增长,原因是心功能严重受损但不适合进行心脏移植的病人使用VAD,可获得比使用最佳药物治疗更好的存活率和生活质量。给不适合进行心脏移植的病人使用VAD(即所谓终末期治疗),成人的这种情况比儿科病人更多见。这是DCM病人的终末期心功能衰竭治疗的重大进步,因为病人的数量远远多于可用的心脏移植供体数量。在青少年和成人中,可长期使用的连续血流装置(轴流泵或离心泵)能让病人出院回家,并恢复许多正常活动,包括去工作。大多数病人仅需使用左心室支持装置,极少数病人使用BiVAD和全人工心脏。和儿童中的情况一样,使用BiVAD所产生的并发症比仅使用左心室支持装置的并发症更多,且治疗结果更差。

提示与建议

- DCM是在儿童期阶段最常见的心肌病,婴儿中的发病率最高。
- DCM总体预后差:约50%的病人在诊断后的5年内死亡或接受心脏移植。
- 对成年的心功能衰竭病人而言,药物治疗可明显改善其存活率,尚未明确药物治疗能否改善DCM儿童的自然病史。
- 在过去的10年中,机械循环支持越来越多地用于儿童。药物治疗无效的终末期心功能衰竭的DCM病人,应考虑使用机械循环支持。

其他心肌病：限制性心肌病、左心室致密化不全、致心律失常性右心室发育不良 / 心肌病

限制性心肌病

引言：限制性心肌病（RCM）的特征为舒张功能存在严重异常，左、右心室容积正常或缩小，且合并双侧心房增大，心室壁厚度和房室瓣正常，收缩功能正常（或接近正常）（图19-5）[3]。在美国，大部分的儿童期病例是特发性的，而肌节蛋白基因突变作为该病的病因，正越来越多地为人熟知[46,85-90]。此外，化疗、放疗、淀粉样变性、铁血黄素沉着症和结节病也会引起RCM[91]。

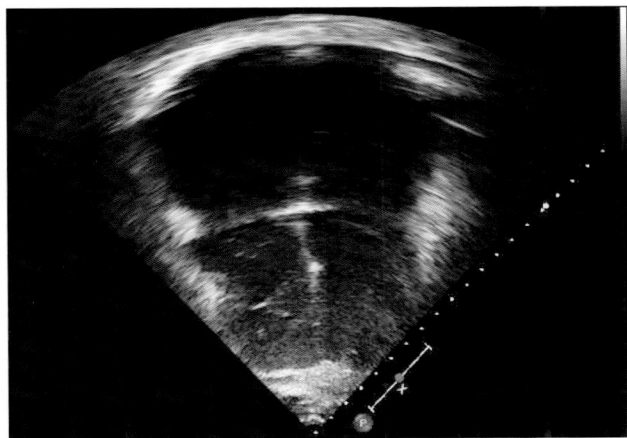

图19-5 限制性心肌病的超声心动图所见。注意心室大小正常，没有明显的心室肥厚，而心房严重扩张。

RCM是儿童心肌病中的最少见类型，估计其总体发病率为每100 000名儿童中有0.03～0.04例[2,92]。PCMR中仅有3%的心肌病病人为纯粹的RCM；这些病例的平均诊断年龄为6岁，其中婴儿占10%[92]。RCM会同时合并诸如HCM等其他类型的心肌病，在PCMR数据库中，有1.5%的病人被记录为RCM/HCM混合表型者[92]。在这些病人中，

存在心肌病家族史的人数比例更高，据报道在心肌病家族中，有些成员为HCM，而其他则为RCM[89]。这种情况所合并的死亡率风险非常高，如果不进行心脏移植的话，大部分病人仅能存活几年[92-94]。由于存在这种风险，使得有些中心一旦诊断RCM就建议病人进行心脏移植，尤其是对于那些有症状的病人[93,95]。

表现：RCM病人通常有症状，并存在心功能衰竭和昏厥[95]。病人会出现严重的心功能衰竭，需要机械通气或变力性药物支持的病人，其死亡风险高[96]。RCM病人常会发生猝死[95]。有极少数无症状或症状轻微的RCM儿童和成人，仅因心脏杂音或心肌病家族史才得以诊断，但这种情况很少见。

临床检查：RCM病人的临床检查结果存在差异，有些病人无症状且临床检查结果相对正常，有些病人则明显表现出心功能衰竭的体征。年长儿、青少年和成人可能会出现体循环淤血的体征，包括肝脏增大、颈静脉怒张和外周水肿。常常出现左心功能衰竭的体征，包括呼吸急促、啰音和奔马律。重症病人可能会出现心源性休克。

诊断学检查

ECG：RCM病人的ECG表现极少为正常，通常表现为心房增大、心室肥厚，以及ST段和T波异常[97]。常可见心肌缺血的ECG表现，静息状态下即存在心肌缺血表现或运动导致心肌缺血改变的病人，其面临死亡的高风险[95]。

胸部X线：通常可见心脏明显存在严重异常。在胸部X线影像上几乎总是可见因左心房增大导致的心脏肿大、肺动脉增粗和肺充血[97]。

超声心动图：超声心动图显示的特征是左、右心房增大、心室正常或有轻度肥厚，以及收缩功能正常或轻度受限。重度舒张功能不全是该病的特

征性表现,使用组织多普勒检查来鉴别RCM和缩窄性心包炎。

MRI: 和其他类型的心肌病一样,MRI越来越多地用于RCM病人。这种影像学方法有助于确诊缩窄性心包炎、淀粉样变性、结节病或铁超负荷[100]。

心导管: 心导管检查被认为是诊断RCM的金标准。由于有些RCM病人会发生不可逆的肺高压,导致其不适合接受心脏移植,因此心导管检查至关重要[97,98]。因为RCM的根本问题是舒张功能不全,所以心室的舒张末压会显著增高。心导管检查还有助于鉴别缩窄性心包炎和RCM[99]。

治疗

内科和外科: 除了心脏移植以外,没有其他方法能延长RCM病人的寿命。通常使用利尿剂来治疗循环充血症状,但是过度利尿会导致循环灌注不良。鉴于病人存在进展性心肌缺血和猝死的风险,因此可考虑使用β受体阻滞剂,甚至考虑植入ICD,但缺乏证实此类治疗方法有效性的证据。由于血栓栓塞事件并非罕见,因此可考虑使用阿司匹林或华法林抗凝[101]。对于症状严重的病人,可尝试使用变力性药物支持,但对于已经进入心脏移植等待名单的患儿,使用变力性药物时的死亡风险高[96]。肺血管扩张剂通常无效,且有可能造成已存在继发性肺高压的RCM病人的肺水肿加重。

结果

如前文所述,RCM儿童和成人的无需心脏移植状态下的存活率低,大部分儿童在诊断RCM后通常活不过2~3年[92-95,97,98]。虽然成人的预后似乎比儿童要好,但是成人的无需心脏移植状态下的存活率也很有限[102]。除了猝死和心功能衰竭致死以外,RCM病人还面临发生血栓栓塞性疾病和肺高压迅速加重的风险[101]。虽然有一小部分病人在不进行心脏移植的状态下长期存活,但尚无确切标准可用来识别出哪些是处于心脏事件和死亡低风险状态的病人[94]。因此,许多中心积极推荐对有症状的病人实施心脏移植,甚至还有建议那些在诊断时没有症状或症状轻微的病人,也进行心脏移植[95]。

左心室致密化不全

引言: LVNC是一种近期越来越为人所熟知的心肌病。其特征是在左心室心肌内有多条突起的肌小梁,使心室呈现出一种特殊的"海绵"样外观(图19-6)[3,103]。突起的肌小梁是胎儿心脏正常发育过程中的一种结构,但通常在孕5~8周前退化。认为肌小梁未退化或心肌未能完成致密化是这一疾病的根本原因[103]。LVNC没有一致公认的诊断标准,但常用的诊断标准(成人)是存在多条肌小梁,存在与心肌形成交通的肌小梁间的深隐窝,以及非致密心肌和致密心肌的比值＞2[104,105]。

提示与建议

- 在美国,RCM是一种罕见的儿童疾病,但其造成死亡和心功能失代偿的风险非常高。
- 除了心脏移植以外,尚无能有效改善该病长期预后的内科和外科治疗方法。

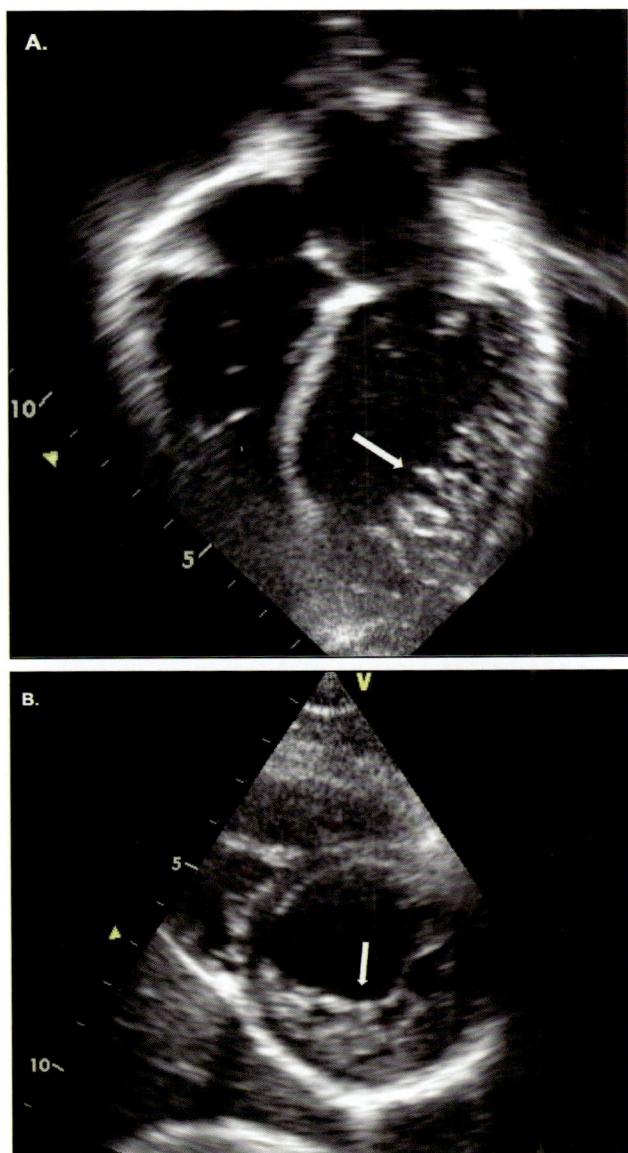

图 19-6 超声心动图可见左心室致密化不全表现。图A：心尖四腔切面图像，**箭头**所指处是肌小梁增多形成了典型的"海绵样"外观。图B：胸骨旁短轴切面图像，再次证实肌小梁数量增多是这种心肌病的特征。

这种疾病的发病率和患病率尚不清楚，但认为这种疾病是相当罕见的。在一个关于成人超声心动图的单中心大型回顾性研究中，在 37 000 幅以上的超声图像中发现的孤立性 LVNC 占 0.05%[106]。另有观点认为，目前提出的关于 LVNC 的定义，可能无法完全可靠地对异常病人和正常人进行鉴别[107]。LVNC 对儿童的影响并不均一，已经报道过一些

LVNC 亚型，包括孤立性 LVNC、扩张性 LVNC、肥厚性 LVNC、先天性心脏病合并 LVNC，以及表型不确定性 LVNC[103,108]。LVNC 可能合并多种疾病，包括 Barth 综合征、13 三体综合征、线粒体疾病，以及细胞骨架、肌节和 Z 蛋白的基因异常[109-115]。

表现： LVNC 的表现因不同的亚型而存在很大变化。孤立性 LVNC 病人（没有心律失常、心室肥厚或心室扩张）通常没有症状，且心室功能正常。这些病人可能是在进行家族筛查时被诊断出来的。有数据显示，更积极的筛查可以识别出那些无症状和症状轻微的病人[116,117]。LVNC 合并先天性心脏病的低年龄病人，通常在婴儿期，甚至在胚胎发育过程中就有所表现，这一亚型病人的预后通常取决于所合并的先天性心脏病[118]。心功能衰竭和/或心律失常是其他亚型的 LVNC 的常见表现。

临床检查： 与其他心肌病一样，LVNC 病人的临床检查表现存在差异，有些人并无症状，而有些人则出现心源性休克。合并诸如线粒体疾病或 Barth 综合征等全身性疾病的病人，可表现出其基础疾病的特征。

诊断学检查

ECG： ECG 通常是异常的，病情更重的病人尤为如此。ECG 偶尔会显示出严重的双心室肥厚，且电压明显增高，而且病人会因 ECG 表现而被误诊为 Pompe 病[103]。诸如 QTc 延长、下壁导联复极异常等特定 ECG 表现，可能提示病人的预后更差[119]。

超声心动图： 超声心动图仍然是用来建立 LVNC 诊断的最常用方法。通常在二维图像上易于观察到肌小梁，彩色多普勒可以证实在肌小梁间的隐窝内存在穿梭血流。

MRI： 越来越多地使用 MRI 进行诊断，但也需要对 MRI 的诊断标准进行修正，因为有时在正常心肌内也常常会见到肌小梁[107]。

基因检测：与其他心肌病一样，可通过商业化的基因检测手段来诊断LVNC病人，并对家庭成员进行筛查。

治疗和结果

必须对LVNC病人实施个体化治疗。合并先天性心脏病的LVNC病人，其治疗通常取决于心脏缺损的特殊性质。没有发生心功能不全、心肌肥厚或心室扩张的孤立性LVNC病人，仅需要定期随访。扩张性或肥厚性LVNC病人，其治疗方式分别类似于DCM或HCM病人[103]。因为这些病人面临血栓栓塞性疾病的风险，所以应该对有抗凝需求的病人实施抗凝治疗。

由于LVNC的表现存在多样性，因此难以阐述其总体预后。一些来自上级医疗单位的早期报道可能存在趋于重症病例和晚期病例的诊断偏倚。这些报道阐述了病人在建立诊断后的最初数年内的死亡率高[106]。然而，随着更多轻症病人被诊断出来，该疾病的预后已显示出更为明显的变化[108]。毋庸置疑，严重的心室功能不全是病人发生死亡或需要心脏移植的重要预测指标[105]。

（朱丽敏译，孙彦隽校）

参考文献

1. Lipshultz SE, Sleeper LA, Towbin JA, et al. The incidence of pediatric cardiomyopathy in two regions of the United States. *N Engl J Med.* 2003; 348: 1647–1655.

2. Nugent AW, Daubeney PE, Chondros P, et al. The epidemiology of childhood cardiomyopathy in Australia. *N Engl J Med.* 2003; 348: 1639–1646.

3. Maron BJ, Towbin JA, Thiene G, et al. Contemporary definitions and classification of the cardiomyopathies: an American Heart Association Scientific Statement from the Council on Clinical Cardiology,Heart Failure and Transplantation Committee; Quality of Care and Outcomes Research and Functional Genomics and Translational Biology Interdisciplinary Working Groups; and Council on Epidemiology and Prevention. *Circulation.* 2006; 113: 1807–1816.

4. Maron BJ, Doerer JJ, Haas TS, Tierney DM, Mueller FO. Sudden deaths in young competitive athletes: analysis of 1866 deaths in the United States, 1980–2006. *Circulation.* 2009; 119: 1085–1092.

5. Maron BJ, Gardin JM, Flack JM, Gidding SS, Kurosaki TT, Bild DE.Prevalence of hypertrophic cardiomyopathy in a general population of young adults. Echocardiographic analysis of 4111 subjects in the CARDIA Study. Coronary Artery Risk Development in (Young) Adults. *Circulation.* 1995; 92: 785–789.

6. Maron BJ, Maron MS, Semsarian C. Genetics of hypertrophic cardiomyopathy after 20 years: clinical perspectives. *J Am Coll Cardiol.* 2012; 60: 705–715.

7. Moak JP, Kaski JP. Hypertrophic cardiomyopathy in children. *Heart.* 2012; 98: 1044–1054.

8. Hornberger LK. Maternal diabetes and the fetal heart. *Heart.* 2006; 92: 1019–1021.

9. Gutgesell HP, Speer ME, Rosenberg HS. Characterization of the cardiomyopathy in infants of diabetic mothers. *Circulation.* 1980; 61: 441–450.

10. Maron BJ, Tajik AJ, Ruttenberg HD, et al. Hypertrophic cardiomyopathy in infants: clinical features and natural history. *Circulation.* 1982;

提示与建议

● LVNC是一种越来越为人所熟知的心肌病。

● LVNC有多种亚型，各亚型的自然病史可能不同，因此难以对此病进行全面概括。

● 每个病人的预后，取决于疾病的亚型和心脏的整体结构与功能状态。

65: 7−17.

11. Colan SD, Lipshultz SE, Lowe AM, et al. Epidemiology and cause-specific outcome of hypertrophic cardiomyopathy in children: findings from the pediatric cardiomyopathy registry. *Circulation*. 2007; 115: 773−781.

12. Nugent AW, Daubeney PE, Chondros P, et al. Clinical features and outcomes of childhood hypertrophic cardiomyopathy: results from a national population-based study. *Circulation*. 2005; 112: 1332−1338.

13. Maron BJ. Hypertrophic cardiomyopathy: a systematic review. *JAMA*. 2002; 287: 1308−1320.

14. Romano AA, Allanson JE, Dahlgren J, et al. Noonan syndrome: clinical features, diagnosis, and management guidelines. *Pediatrics*. 2010; 126: 746−759.

15. Cooper MJ, Enderlein MA, Tarnoff H, Roge CL. Asymmetric septal hypertrophy in infants of diabetic mothers. Fetal echocardiography and the impact of maternal diabetic control. *Am J Dis Child*. 1992; 146: 226−229.

16. Maskatia SA, Decker JA, Spinner JA, et al. Restrictive physiology is associated with poor outcomes in children with hypertrophic cardiomyopathy. *Pediatr Cardiol*. 2012; 33: 141−149.

17. Gersh BJ, Maron BJ, Bonow RO, et al. 2011 ACCF/AHA guideline for the diagnosis and treatment of hypertrophic cardiomyopathy: a report of the American College of Cardiology Foundation/American Heart Association Task Force on Practice Guidelines. *Circulation*. 2011; 124: e783−e831.

18. Decker JA, Rossano JW, Smith EO, et al. Risk factors and mode of death in isolated hypertrophic cardiomyopathy in children. *J Am Coll Cardiol*. 2009; 54: 250−254.

19. Hickey EJ, McCrindle BW, Larsen SH, et al. Hypertrophic cardiomyopathy in childhood: disease natural history, impact of obstruction,and its influence on survival. *Ann Thorac Surg*. 2012; 93: 840−848.

20. Minakata K, Dearani JA, O'Leary PW, Danielson GK. Septal myectomy for obstructive hypertrophic cardiomyopathy in pediatric patients: early and late results. *Ann Thorac Surg*. 2005; 80: 1424−1429; discussion 1429−1430.

21. Gajarski R, Naftel DC, Pahl E, et al. Outcomes of pediatric patients with hypertrophic cardiomyopathy listed for transplant. *J Heart Lung Transplant*. 2009; 28: 1329−1334.

22. Ostman-Smith I, Wettrell G, Keeton B, et al. Age- and gender-specific mortality rates in childhood hypertrophic cardiomyopathy. *Eur Heart J*. 2008; 29: 1160−1167.

23. Moak JP, Leifer ES, Tripodi D, Mohiddin SA, Fananapazir L. Longterm follow-up of children and adolescents diagnosed with hypertrophic cardiomyopathy: risk factors for adverse arrhythmic events. *Pediatr Cardiol*. 2011; 32: 1096−1105.

24. Elliott PM, Sharma S, Varnava A, Poloniecki J, Rowland E, McKenna WJ. Survival after cardiac arrest or sustained ventricular tachycardia in patients with hypertrophic cardiomyopathy. *J Am Coll Cardiol*. 1999; 33: 1596−1601.

25. Ostman-Smith I, Wisten A, Nylander E, et al. Electrocardiographic amplitudes: a new risk factor for sudden death in hypertrophic cardiomyopathy. *Eur Heart J*. 2010; 31: 439−449.

26. Sreeram N, Emmel M, de Giovanni JV. Percutaneous radiofrequency septal reduction for hypertrophic obstructive cardiomyopathy in children. *J Am Coll Cardiol*. 2011; 58: 2501−2510.

27. Subash Chandra V, Jayranganth M, Shenoy AR. Non-surgical septal reduction for hypertrophic cardiomyopathy in childhood. *Int J Cardiol*. 2006; 106: 355−359.

28. Monserrat L, Elliott PM, Gimeno JR, Sharma S, Penas-Lado M, McKenna WJ. Non-sustained ventricular tachycardia in hypertrophic cardiomyopathy: an independent marker of sudden death risk in young patients. *J Am Coll Cardiol*. 2003; 42: 873−879.

29. Robinson K, Frenneaux MP, Stockins B, Karatasakis G, Poloniecki JD, McKenna WJ. Atrial fibrillation in hypertrophic cardiomyopathy: a longitudinal study. *J Am Coll Cardiol*. 1990; 15: 1279−1285.

30. Nellen M, Gotsman MS. The systolic murmur in hypertrophic obstructive cardiomyopathy and the nature of the obstruction. *Postgrad Med J*. 1968; 44: 89−93.

31. Maron MS, Olivotto I, Betocchi S, et al. Effect of left ventricular outflow tract obstruction on clinical outcome in hypertrophic cardiomyopathy. *N Engl J Med*. 2003; 348: 295−303.

32. Ommen SR, Maron BJ, Olivotto I, et al. Long-term effects of surgical septal myectomy on survival in patients with obstructive hypertrophic cardiomyopathy. *J Am Coll Cardiol*. 2005; 46: 470−476.

33. Maron MS, Kalsmith BM, Udelson JE, Li W, DeNofrio D. Survival after cardiac transplantation in patients with hypertrophic cardiomyopathy. *Circ Heart Fail*. 2010; 3: 574−579.

34. Towbin JA, Lowe AM, Colan SD, et al. Incidence, causes, and outcomes of dilated cardiomyopathy in children. *JAMA*. 2006; 296: 1867−1876.

35. Kirk R, Dipchand AI, Edwards LB, et al. The Registry of the International Society for Heart and Lung Transplantation: Fifteenth pediatric heart transplantation report—2012. *J Heart Lung Transplant*. 2012; 31: 1065−1072.

36. Jefferies JL, Towbin JA. Dilated cardiomyopathy. *Lancet*. 2010; 375: 752−762.

37. Andrews RE, Fenton MJ, Ridout DA, Burch M. New-onset heart failure due to heart muscle disease in childhood: a prospective study in the United Kingdom and Ireland. *Circulation*. 2008; 117: 79−84.

38. Rossano JW, Kim JJ, Decker JA, et al. Prevalence, morbidity, and mortality of heart failure-related hospitalizations in children in the United States: a population-based study. *J Card Fail*. 2012; 18: 459−470.

39. Pedra SR, Smallhorn JF, Ryan G, et al. Fetal cardiomyopathies: pathogenic mechanisms, hemodynamic findings, and clinical outcome. *Circulation*. 2002; 106: 585−591.

40. Griffin ML, Hernandez A, Martin TC, et al. Dilated cardiomyopathy in infants and children. *J Am Coll Cardiol*. 1988; 11: 139−144.

41. Friedman RA, Moak JP, Garson A Jr. Clinical course of idiopathic dilated cardiomyopathy in children. *J Am Coll Cardiol*. 1991; 18: 152−156.

42. Parks SB, Kushner JD, Nauman D, et al. Lamin A/C mutation analysis in a cohort of 324 unrelated patients with idiopathic or familial dilated cardiomyopathy. *Am Heart J*. 2008; 156: 161−169.

43. Fraser CD Jr, Jaquiss RD, Rosenthal DN, et al. Prospective trial of a pediatric ventricular assist device. *N Engl J Med*. 2012; 367: 532−541.

44. Kantor PF, Abraham JR, Dipchand AI, Benson LN, Redington AN.The impact of changing medical therapy on transplantation-free survival in pediatric dilated cardiomyopathy. *J Am Coll Cardiol*. 2010; 55: 1377−1384.

45. Larsen RL, Canter CE, Naftel DC, et al. The impact of heart failure severity at time of listing for cardiac transplantation on survival in pediatric cardiomyopathy. *J Heart Lung Transplant*. 2011; 30: 755−760.

46. Hershberger RE, Lindenfeld J, Mestroni L, Seidman CE, Taylor MR,Towbin JA. Genetic evaluation of cardiomyopathy—a Heart Failure Society of America practice guideline. *J Card Fail*. 2009; 15: 83−97.

47. Macicek SM, Macias CG, Jefferies JL, Kim JJ, Price JF. Acute heart failure syndromes in the pediatric emergency department.

Pediatrics. 2009; 124: e898-e904.

48. Hunt SA, Abraham WT, Chin MH, et al. ACC/AHA 2005 Guideline Update for the Diagnosis and Management of Chronic Heart Failure in the Adult: a report of the American College of Cardiology/American Heart Association Task Force on Practice Guidelines(Writing Committee to Update the 2001 Guidelines for the Evaluation and Management of Heart Failure): developed in collaboration with the American College of Chest Physicians and the International Society for Heart and Lung Transplantation: endorsed by the Heart Rhythm Society. *Circulation*. 2005; 112: e154-e235.

49. Effects of enalapril on mortality in severe congestive heart failure. Results of the Cooperative North Scandinavian Enalapril Survival Study (CONSENSUS). The CONSENSUS Trial Study Group. *N Engl J Med*. 1987; 316: 1429-1435.

50. Cohn JN, Johnson G, Ziesche S, et al. A comparison of enalapril with hydralazine-isosorbide dinitrate in the treatment of chronic congestive heart failure. *N Engl J Med*. 1991; 325: 303-310.

51. Effect of enalapril on survival in patients with reduced left ventricular ejection fractions and congestive heart failure. The SOLVD Investigators. *N Engl J Med*. 1991; 325: 293-302.

52. Pfeffer MA, Braunwald E, Moye LA, et al. Effect of captopril on mortality and morbidity in patients with left ventricular dysfunction after myocardial infarction. Results of the survival and ventricular enlargement trial. The SAVE Investigators. *N Engl J Med*. 1992; 327: 669-677.

53. Packer M, Poole-Wilson PA, Armstrong PW, et al. Comparative effects of low and high doses of the angiotensin-converting enzyme inhibitor, lisinopril, on morbidity and mortality in chronic heart failure. ATLAS Study Group. *Circulation*. 1999; 100: 2312-2318.

54. Effect of enalapril on mortality and the development of heart failure in asymptomatic patients with reduced left ventricular ejection fractions. The SOLVD Investigators. *N Engl J Med*. 1992; 327: 685-691.

55. Sharma D, Buyse M, Pitt B, Rucinska EJ. Meta-analysis of observed mortality data from all-controlled, double-blind, multiple-dose studies of losartan in heart failure. Losartan Heart Failure Mortality Meta-analysis Study Group. *Am J Cardiol*. 2000; 85: 187-192.

56. Hamroff G, Katz SD, Mancini D, et al. Addition of angiotensin II receptor blockade to maximal angiotensin-converting enzyme inhibition improves exercise capacity in patients with severe congestive heart failure. *Circulation*. 1999; 99: 990-992.

57. Wong M, Staszewsky L, Latini R, et al. Valsartan benefits left ventricular structure and function in heart failure: Val-HeFT echocardiographic study. *J Am Coll Cardiol*. 2002; 40: 970-975.

58. The Cardiac Insufficiency Bisoprolol Study II (CIBIS-II): a randomized trial. *Lancet*. 1999; 353: 9-13.

59. Hjalmarson A, Goldstein S, Fagerberg B, et al. Effects of controlled-release metoprolol on total mortality, hospitalizations, and well-being in patients with heart failure: The Metoprolol CR/XL Randomized Intervention Trial in congestive heart failure (MERIT-HF). MERIT-HF Study Group. *JAMA*. 2000; 283: 1295-1302.

60. Packer M, Coats AJ, Fowler MB, et al. Effect of carvedilol on survival in severe chronic heart failure. *N Engl J Med*. 2001; 344: 1651-1658.

61. Poole-Wilson PA, Swedberg K, Cleland JG, et al. Comparison of carvedilol and metoprolol on clinical outcomes in patients with chronic heart failure in the Carvedilol Or Metoprolol European Trial (COMET): randomised controlled trial. *Lancet*. 2003; 362: 7-13.

62. Shaddy RE, Boucek MM, Hsu DT, et al. Carvedilol for children and adolescents with heart failure: a randomized controlled trial. *JAMA*. 2007; 298: 1171-1179.

63. Gheorghiade M, Adams KF Jr, Colucci WS. Digoxin in the management of cardiovascular disorders. *Circulation*. 2004; 109: 2959-2964.

64. Lee DC, Johnson RA, Bingham JB, et al. Heart failure in outpatients: a randomized trial of digoxin versus placebo. *N Engl J Med*. 1982; 306: 699-705.

65. The effect of digoxin on mortality and morbidity in patients with heart failure. The Digitalis Investigation Group. *N Engl J Med*. 1997; 336: 525-533.

66. Rathore SS, Curtis JP, Wang Y, Bristow MR, Krumholz HM. Association of serum digoxin concentration and outcomes in patients with heart failure. *JAMA*. 2003; 289: 871-878.

67. Rosenthal D, Chrisant MR, Edens E, et al. International Society for Heart and Lung Transplantation: Practice guidelines for management of heart failure in children. *J Heart Lung Transplant*. 2004; 23: 1313-1333.

68. Abraham WT, Fisher WG, Smith AL, et al. Cardiac resynchronization in chronic heart failure. *N Engl J Med*. 2002; 346: 1845-1853.

69. Bristow MR, Saxon LA, Boehmer J, et al. Cardiac-resynchronization therapy with or without an implantable defibrillator in advanced chronic heart failure. *N Engl J Med*. 2004; 350: 2140-2150.

70. Dubin AM, Janousek J, Rhee E, et al. Resynchronization therapy in pediatric and congenital heart disease patients: an international multicenter study. *J Am Coll Cardiol*. 2005; 46: 2277-2283.

71. Dimas VV, Denfield SW, Cannon BC, et al. Arrhythmias and sudden cardiac death in children with dilated cardiomyopathy (abstract). *Circulation*. 2004; 110: III-761.

72. Goldberger Z, Lampert R. Implantable cardioverter-defibrillators: expanding indications and technologies. *JAMA*. 2006; 295: 809-818.

73. Executive summary: HFSA 2006 Comprehensive Heart Failure Practice Guideline. *J Card Fail*. 2006; 12: 10-38.

74. Pahl E, Sleeper LA, Canter CE, et al. Incidence of and risk factors for sudden cardiac death in children with dilated cardiomyopathy: a report from the Pediatric Cardiomyopathy Registry. *J Am Coll Cardiol*. 2012; 59: 607-615.

75. Abraham WT, Adams KF, Fonarow GC, et al. In-hospital mortality in patients with acute decompensated heart failure requiring intravenous vasoactive medications: an analysis from the Acute Decompensated Heart Failure National Registry (ADHERE). *J Am Coll Cardiol*. 2005; 46: 57-64.

76. Packer M, Carver JR, Rodeheffer RJ, et al. Effect of oral milrinone on mortality in severe chronic heart failure. The PROMISE Study Research Group. *N Engl J Med*. 1991; 325: 1468-1475.

77. Cuffe MS, Califf RM, Adams KF Jr, et al. Short-term intravenous milrinone for acute exacerbation of chronic heart failure: a randomized controlled trial. *JAMA*. 2002; 287: 1541-1547.

78. Fang J, Mensah GA, Croft JB, Keenan NL. Heart failure-related hospitalization in the U.S., 1979 to 2004. *J Am Coll Cardiol*. 2008; 52: 428-434.

79. Rosamond W, Flegal K, Friday G, et al. Heart disease and stroke statistics—2007 update: a report from the American Heart Association Statistics Committee and Stroke Statistics Subcommittee. *Circulation*. 2007; 115: e69-e171.

80. Jhund PS, Macintyre K, Simpson CR, et al. Long-term trends in first hospitalization for heart failure and subsequent survival between 1986 and 2003: a population study of 5.1 million people. *Circulation*. 2009; 119: 515-523.

81. McMahon CJ, Nagueh SF, Eapen RS, et al. Echocardiographic predictors of adverse clinical events in children with dilated cardiomyopathy: a prospective clinical study. *Heart*. 2004; 90: 908–915.

82. Kim H, Cho YK, Jun DH, et al. Prognostic implications of the NT-ProBNP level and left atrial size in non-ischemic dilated cardiomyopathy. *Circ J*. 2008; 72: 1658–1665.

83. Lindenfeld J, Albert NM, Boehmer JP, et al. HFSA 2010 Comprehensive Heart Failure Practice Guideline. *J Card Fail*. 2010; 16: e1–e194.

84. Stevenson WG, Hernandez AF, Carson PE, et al. Indications for cardiac resynchronization therapy: 2011 update from the Heart Failure Society of America Guideline Committee. *J Card Fail*. 2012; 18: 94–106.

85. Hoedemaekers YM, Caliskan K, Majoor-Krakauer D, et al. Cardiac beta-myosin heavy chain defects in two families with non-compaction cardiomyopathy: linking non-compaction to hypertrophic,restrictive, and dilated cardiomyopathies. *Eur Heart J*. 2007; 28: 2732–2737.

86. Kubo T, Gimeno JR, Bahl A, et al. Prevalence, clinical significance, and genetic basis of hypertrophic cardiomyopathy with restrictive phenotype. *J Am Coll Cardiol*. 2007; 49: 2419–2426.

87. Willott RH, Gomes AV, Chang AN, Parvatiyar MS, Pinto JR, Potter JD. Mutations in troponin that cause HCM, DCM and RCM: what can we learn about thin filament function? *J Mol Cell Cardiol*. 2010; 48: 882–892.

88. Parvatiyar MS, Pinto JR, Dweck D, Potter JD. Cardiac troponin mutations and restrictive cardiomyopathy. *J Biomed Biotechnol*. 2010; 2010: 350706.

89. Mogensen J, Kubo T, Duque M, et al. Idiopathic restrictive cardiomyopathy is part of the clinical expression of cardiac troponin I mutations. *J Clin Invest*. 2003; 111: 209–216.

90. Denfield SW, Webber SA. Restrictive cardiomyopathy in childhood. *Heart Fail Clin*. 2010; 6: 445–452, viii.

91. Nihoyannopoulos P, Dawson D. Restrictive cardiomyopathies. *Eur J Echocardiogr*. 2009; 10: iii23–iii33.

92. Webber SA, Lipshultz SE, Sleeper LA, et al. Outcomes of restrictive cardiomyopathy in childhood and the influence of phenotype: a report from the Pediatric Cardiomyopathy Registry. *Circulation*. 2012; 126: 1237–1244.

93. Zangwill S, Hamilton R. Restrictive cardiomyopathy. *Pacing Clin Electrophysiol*. 2009; 32(suppl 2): S41–S43.

94. Russo LM, Webber SA. Idiopathic restrictive cardiomyopathy in children. *Heart*. 2005; 91: 1199–1202.

95. Rivenes SM, Kearney DL, Smith EO, Towbin JA, Denfield SW.Sudden death and cardiovascular collapse in children with restrictive cardiomyopathy. *Circulation*. 2000; 102: 876–882.

96. Zangwill SD, Naftel D, L'Ecuyer T, et al. Outcomes of children with restrictive cardiomyopathy listed for heart transplant: a multiinstitutional study. *J Heart Lung Transplant*. 2009; 28: 1335–1340.

97. Hayashi T, Tsuda E, Kurosaki K, Ueda H, Yamada O, Echigo S. Electrocardiographic and clinical characteristics of idiopathic restrictive cardiomyopathy in children. *Circ J*. 2007; 71: 1534–1539.

98. Weller RJ, Weintraub R, Addonizio LJ, Chrisant MR, Gersony WM,Hsu DT. Outcome of idiopathic restrictive cardiomyopathy in children. *Am J Cardiol*. 2002; 90: 501–506.

99. Nishimura RA, Carabello BA. Hemodynamics in the cardiac catheterization laboratory of the 21st century. *Circulation*. 2012; 125: 2138–2150.

100. Gupta A, Singh Gulati G, Seth S, Sharma S. Cardiac MRI in restrictive cardiomyopathy. *Clin Radiol*. 2012; 67: 95–105.

101. Denfield SW, Rosenthal G, Gajarski RJ, et al. Restrictive cardiomyopathies in childhood. Etiologies and natural history. *Tex Heart Inst J*. 1997; 24: 38–44.

102. Ammash NM, Seward JB, Bailey KR, Edwards WD, Tajik AJ. Clinical profile and outcome of idiopathic restrictive cardiomyopathy. *Circulation*. 2000; 101: 2490–2496.

103. Towbin JA. Left ventricular noncompaction: a new form of heart failure. *Heart Fail Clin*. 2010; 6: 453–469, viii.

104. Jenni R, Oechslin E, Schneider J, Attenhofer Jost C, Kaufmann PA. Echocardiographic and pathoanatomical characteristics of isolated left ventricular non-compaction: a step towards classification as a distinct cardiomyopathy. *Heart*. 2001; 86: 666–671.

105. Saleeb SF, Margossian R, Spencer CT, et al. Reproducibility of echocardiographic diagnosis of left ventricular noncompaction. *J Am Soc Echocardiogr*. 2012; 25: 194–202.

106. Ritter M, Oechslin E, Sutsch G, Attenhofer C, Schneider J, Jenni R. Isolated noncompaction of the myocardium in adults. *Mayo Clin Proc*. 1997; 72: 26–31.

107. Kawel N, Nacif M, Arai AE, et al. Trabeculated (noncompacted) and compact myocardium in adults: the Multi-Ethnic Study of Atherosclerosis. *Circ Cardiovasc Imaging*. 2012; 5: 357–366.

108. Pignatelli RH, McMahon CJ, Dreyer WJ, et al. Clinical characterization of left ventricular noncompaction in children: a relatively common form of cardiomyopathy. *Circulation*. 2003; 108: 2672–2678.

109. Sen-Chowdhry S, McKenna WJ. Left ventricular noncompaction and cardiomyopathy: cause, contributor, or epiphenomenon? *Curr Opin Cardiol*. 2008; 23: 171–175.

110. Tang S, Batra A, Zhang Y, Ebenroth ES, Huang T. Left ventricular noncompaction is associated with mutations in the mitochondrial genome. *Mitochondrion*. 2010; 10: 350–357.

111. Pantazis AA, Elliott PM. Left ventricular noncompaction. *Curr Opin Cardiol*. 2009; 24: 209–213.

112. Xing Y, Ichida F, Matsuoka T, et al. Genetic analysis in patients with left ventricular noncompaction and evidence for genetic heterogeneity. *Mol Genet Metab*. 2006; 88: 71–77.

113. McMahon CJ, Chang AC, Pignatelli RH, et al. Left ventricular noncompaction cardiomyopathy in association with trisomy 13. *Pediatr Cardiol*. 2005; 26: 477–479.

114. Scaglia F, Towbin JA, Craigen WJ, et al. Clinical spectrum, morbidity, and mortality in 113 pediatric patients with mitochondrial disease. *Pediatrics*. 2004; 114: 925–931.

115. Vatta M, Mohapatra B, Jimenez S, et al. Mutations in Cypher/ZASP in patients with dilated cardiomyopathy and left ventricular non-compaction. *J Am Coll Cardiol*. 2003; 42: 2014–2027.

116. Ichida F, Hamamichi Y, Miyawaki T, et al. Clinical features of isolated noncompaction of the ventricular myocardium: longterm clinical course, hemodynamic properties, and genetic background. *J Am Coll Cardiol*. 1999; 34: 233–240.

117. Caliskan K, Michels M, Geleijnse ML, et al. Frequency of asymptomatic disease among family members with noncompaction cardiomyopathy. *Am J Cardiol*. 2012; 110: 1512–1517.

118. Arunamata A, Punn R, Cuneo B, Bharati S, Silverman NH. Echocardiographic diagnosis and prognosis of fetal left ventricular noncompaction. *J Am Soc Echocardiogr*. 2012; 25: 112–120.

119. Steffel J, Hurlimann D, Namdar M, et al. Long-term follow-up of patients with isolated left ventricular noncompaction: role of electrocardiography in predicting poor outcome. *Circ J*. 2011; 75: 1728–1734.

第 20 章

内脏异位

Howard P. Gutgesell、*D. Scott Lim* 和 *Andrew W. Hoyer*

与本书中所涵盖的其他心脏病变不同，内脏异位不是一种单一病变，而是由一组不同的心脏和躯体畸形构成。内脏异位时，胸腔和腹腔内的脏器存在跨越躯体左右对称轴的异常排列。一些病人表现为两侧脏器均为右侧结构（右侧异构或无脾综合征），而另一些病人则表现为两侧脏器均为左侧结构（左侧异构或多脾综合征）。所合并的心脏病变轻重不一，有很轻微的畸形［例如孤立性下腔静脉（IVC）肝段缺如］，也有严重畸形［例如大动脉转位（TGA）、房室间隔缺损（AVSD）和肺静脉异位连接］，不一而足。

内脏异位病人的诊断和治疗有赖于对描述躯体和心脏畸形的命名学的理解。理想情况下，这种理解需以节段法[1]为基础，并包括了胸腹腔脏器位置和心脏位置（左位心、中位心或右位心）、心房解剖、房室（AV）连接、心襻，以及大动脉和静脉的位置及其与心脏的连接[2]的鉴别。

尽管在一些关于内脏异位的描述中，将左侧和右侧异构作为独立特性来考虑，但这种区分的临床重要性低，所以治疗必须基于既有的心脏结构状态。因此，我们要将这两种内脏异位状态一并考量。表20-1

给出了一种简化分类方法的直观图示。虽然，关于内脏异位的心脏病学文献中通常并不包括完全性镜像内脏反位，但事实上这是内脏异位的终极形式。尽管心脏畸形并不像异构现象那么多见，但确实是存在的，内脏反位病人存在纤毛功能异常的风险[3,4]。

表 20-1 胸腹腔脏器位置的简化分类法

内脏正位（正常）
内脏异位
完全性内脏反位*
右侧异构（无脾综合征）
左侧异构（多脾综合征）

*有些内脏异位的分类方法中不包括内脏反位，但其存在基因学和胚胎学上的关联。

❯ 胎儿、新生儿和婴儿

引言：在所有先天性心脏病病人中，内脏异位病人仅占一小部分。然而，在一些专业的儿科心血管中心内，它却在危重型心脏病新生儿中占到了相当大的比率。

临床特征：内脏异位的最主要特征是正常的单侧结构出现了镜像重复。这种畸形可出现在肺脏，即每一侧都存在三个肺叶（图20-1）且支气管的长度短（右侧异构），或存在两个肺叶（图20-2），且每一叶都有一段未发出分支的长段支气管（左侧异构）。心耳的梳状肌也可能存在异构，且可见到支气管形态和心耳结构之间存在强烈的相关性。

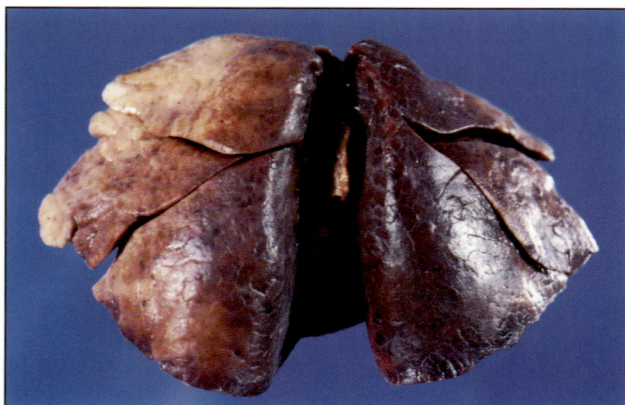

图20-1 解剖标本显示右肺异构状态。位于左侧的肺是右侧肺的镜像，每侧肺均有三叶。

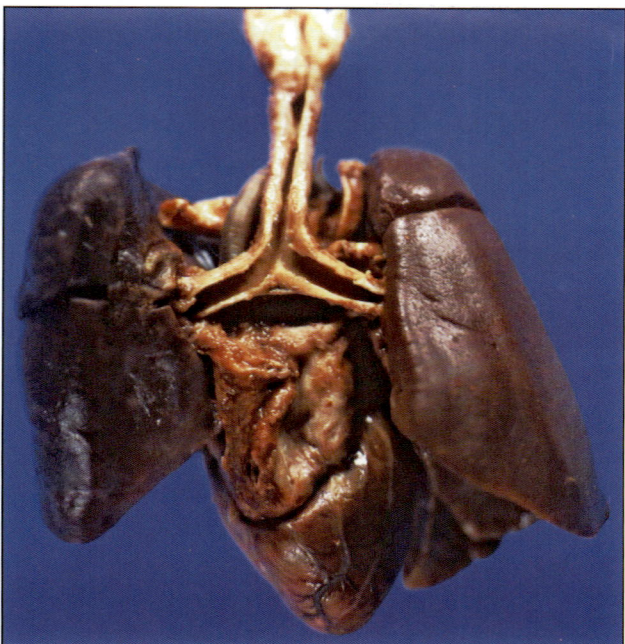

图20-2 解剖标本显示左肺异构状态。每一侧肺仅有两叶，且主支气管未发出分支。

内脏异位时，会存在诸多心脏疾病。然而，约2/3的右侧异构病例存在共同房室连接（图20-3），而左侧异构者中则有一半病例如此（表20-2）。右侧异构时，肺动脉狭窄或闭锁很多见，TGA（或主动脉起源于右心室）和完全型肺静脉异位连接（TAPVC）也很常见。

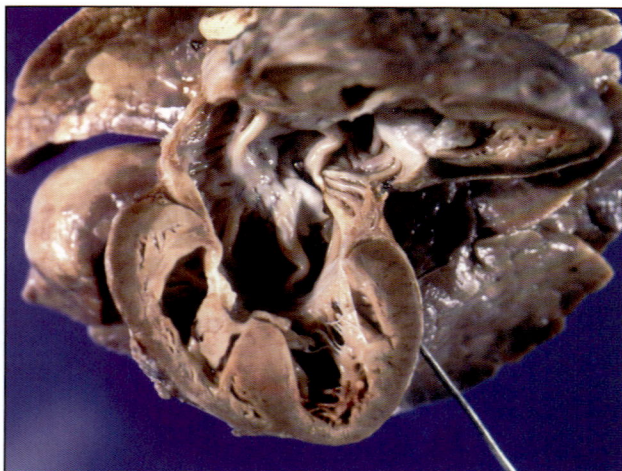

图20-3 取自于一名内脏异位新生儿的解剖标本。存在完全型房室间隔缺损，房间隔仅具有一条典型的"边缘"样残迹。两侧心房均有梳状肌，表明是右心房异构。

肺脏和心房的异构与脾脏的位置关系密切，但并非绝对。右侧异构一般合并脾脏缺如，而左侧异构常常合并多个脾脏。这种相关性使得有些人将此类情况分别称作无脾综合征或多脾综合征[5,6]。

内脏异位病人常见有心脏以外的病变。最常见的两个方面是免疫功能受损（由无脾、功能异常的多个小脾脏或纤毛功能不全引起）[7]和肠梗阻（肠旋转不良引起）[8,9]。可能还会同时合并中枢神经系统和泌尿生殖道畸形，且左侧异构会合并胆管闭锁[10]。

表20-2　内脏异位时的心血管畸形

	右侧异构%* （无脾综合征）	左侧异构%* （多脾综合征）
右位心	40	40
ASD/共同心房	90	80
单心室	90	80
AVSD	85	40
TGA	80	30
PS/PA	80	30
LVOTO	罕见	40
双侧SVC	50	40
IVC缺如	罕见†	70
TAPVC	70	罕见†
PAPVC	罕见	40

* 基于大宗研究报道的近似值[5,32,48,49]。

† IVC缺如和TAPVC分别是右侧异构和左侧异构时的相对特殊表现，但其他畸形则常有明显的重复交集。

ASD=房间隔缺损；AVSD=房室间隔缺损；IVC=下腔静脉；LVOTO=左心室流出道梗阻；PAPVC=部分型肺静脉异位连接；PS/PA=肺动脉狭窄或闭锁；SVC=上腔静脉；TGA=大动脉转位。

表现： 内脏异位可以在胎儿期就被发现，常常是因为胎儿超声筛查发现有重大结构畸形，诸如右位心或共同房室连接等。在新生儿期，症状通常包括发绀、呼吸急促和外周灌注不足。心脏的基础病变更轻的病人可能仅有一个心脏杂音；诸如房间隔缺损（ASD）等心脏畸形可能要到儿童期的后期阶段才会被发现。

临床检查： 内脏异位一般不会合并易于识别的畸形综合征，所以病人的外表/外貌一般是正常的。因为许多心脏畸形均存在共同心房和AVSD，因此常见有心动过速和呼吸急促，且肺血流增多。TGA或肺动脉狭窄病人的主要特征可能是发绀，尤其是在同时合并肺静脉梗阻时。

诊断学检查

ECG： 内脏异位不存在特征性心电图表现；相反，ECG将会反映出心脏在胸腔里的基本位置以及所合并的主要心脏病变。由于在内脏异位时常存在右位心和AVSD，因此左侧心前区导联存在QRS波电轴上移和进行性电压降低（图20-4）强烈提示内脏异位。同样在婴儿中，左心房异构和窦房结缺如会造成P波电轴异常、交界性节律或完全性心脏传导阻滞（图20-5）。

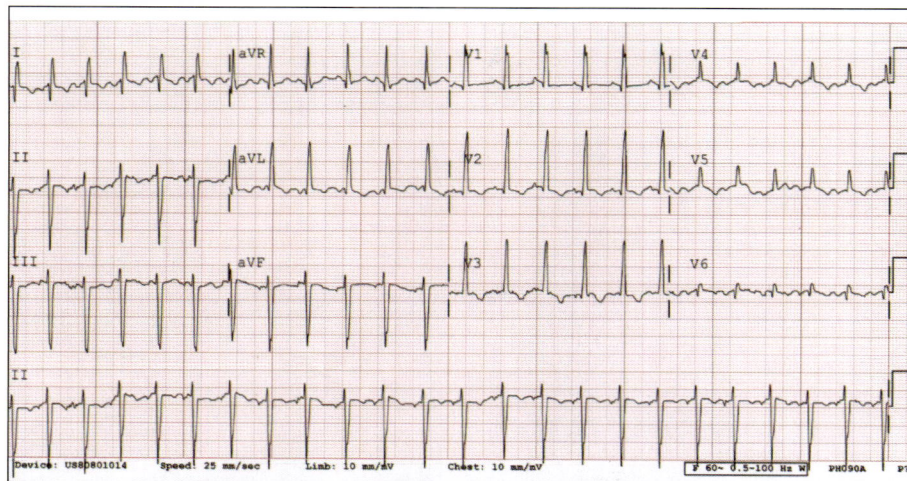

图20-4 一名右位心、AVSD、右心室双出口和TAPVC的5月龄婴儿的心电图。存在低位心房起搏点，且左侧心前区导联显示QRS波电轴上移和进行性电压降低。

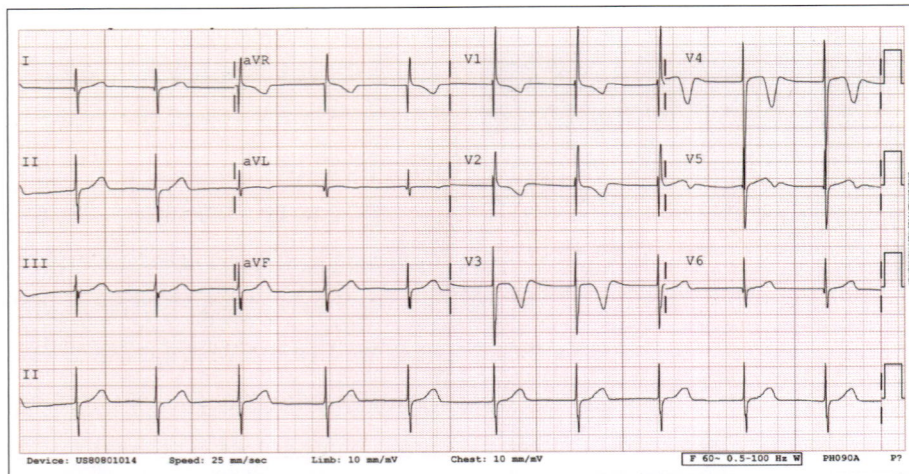

图20-5　一名存在左侧异构特征,表现为继发孔型ASD和多个脾脏的1岁患儿的心电图。注意图中所示的慢速交界性心律和右心室肥厚。

胸部X线: 新生儿的胸片显示右位心,并有呼吸窘迫或发绀,这通常是提示内脏异位的首要线索。胃泡居于右位、中位肝脏和严重的肺淤血(继发于肺静脉回流梗阻),完全就可以确诊内脏异位(图20-6)。

超声心动图: 内脏异位的诸多特征可以通过胎儿超声心动图检查来检出[11,12](图20-7)。约1/3的右位心胎儿存在内脏异位,且另有1/3存在完全性内脏反位[13]。其他强烈提示内脏异位的发现包括AVSD、IVC中断合并奇静脉延续、早期胎儿心脏传导阻滞,以及IVC和腹主动脉处于并列位置。

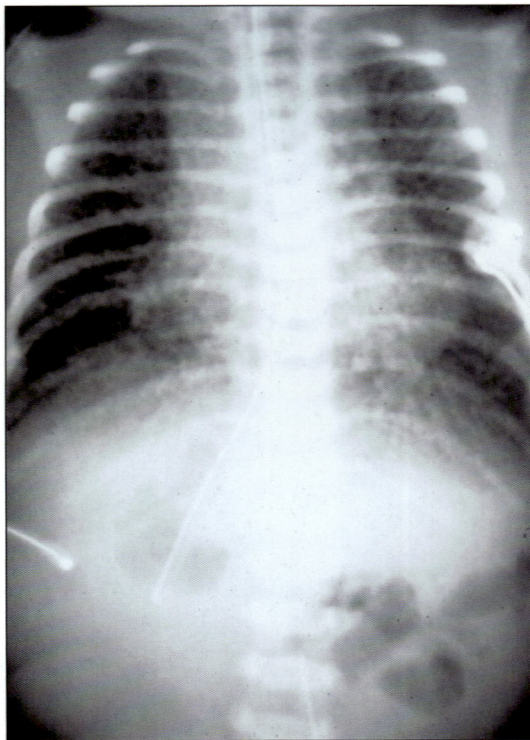

图20-6　胸片显示严重的肺静脉淤血。注意图中居于右侧的胃泡——这是提示内脏异位的线索。

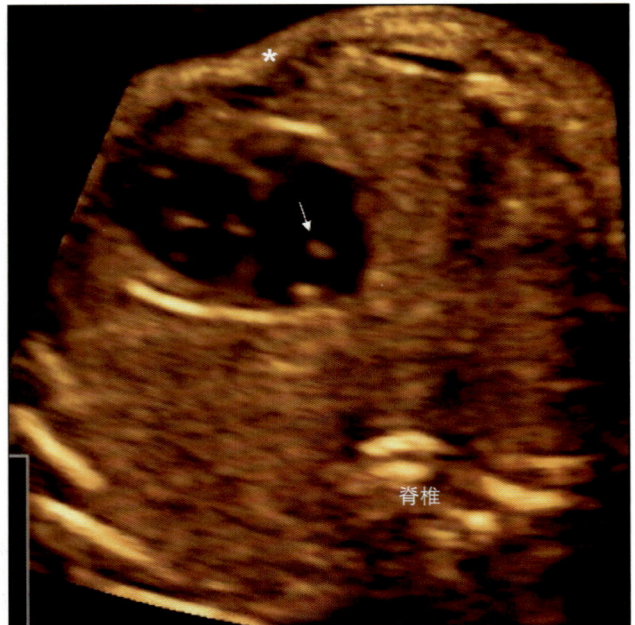

图20-7　胎儿超声心动图显示右位心和单心室。识别出脊椎和胸骨(*)对判定心脏的位置方向是必要的。注意图中残留的一条房间隔组织边缘(箭头)。

在大多数情况下，可在新生儿期通过超声心动图来评估内脏异位的心脏问题。由于各种畸形可能会同时存在，所以必须用一种系统性的方法来进行检查。首先应该通过上腹部横向扫描检查来确定腹腔中肝脏、脾脏、IVC（如果存在）、腹主动脉和奇静脉的位置（图20-8A，B）。在剑突区域向上方扫描，以证实心尖的方向（图20-9）和下半身回流静脉与心脏的连接情况。对于IVC肝段缺如的病人，描述肝静脉与心房的连接状态对于后续的外科治疗至关重要（图20-10）。从剑突下位置对从

大静脉结构和从上腔静脉到下腔静脉的血流进行成像，可以提示有无存在肺静脉的膈下型连接（图20-11）。也使用经剑突下位置扫描来显示房室连接和大动脉起源（图20-12A，B）。使用经胸骨上切迹扫描来显示主动脉弓的解剖情况（图20-13）和上半身体静脉回流情况（图20-14）。

心室和房室瓣的大小与功能是治疗和预后的重要决定因素。例如，两侧心室的大小存在差异（图20-15）通常排除了双心室手术修补的可能性，且重度房室瓣关闭不全（图20-16）则合并预后不良。

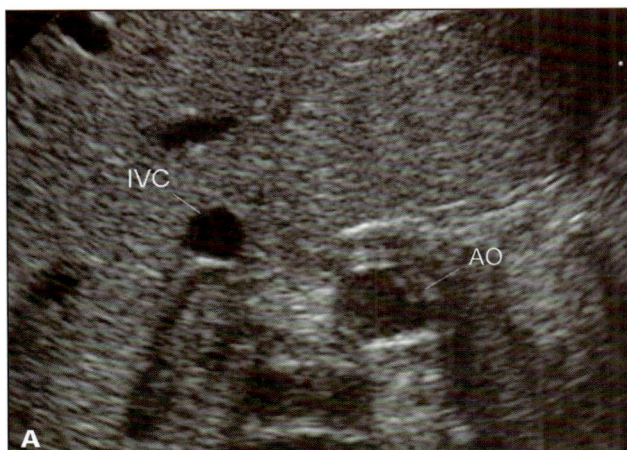

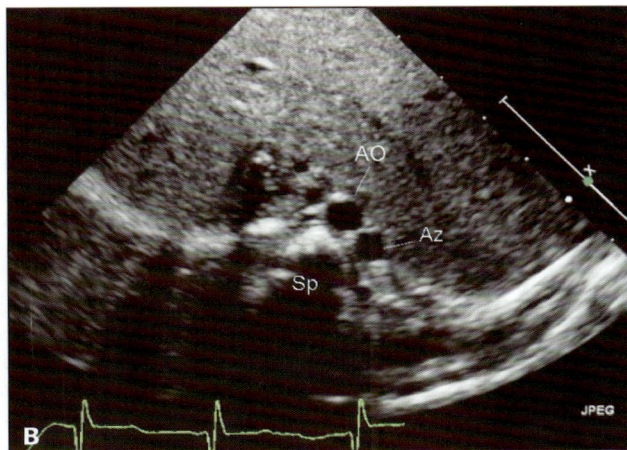

图20-8 图A：从剑突下位置进行横向的腹部超声心动图扫描。内脏正位时，降主动脉（AO）位于病人的左侧，下腔静脉（IVC）则位于病人的右侧稍前方。图B：由于IVC的肝段缺如，可在脊柱（Sp）左侧或右侧比主动脉更靠后的位置上看到粗大的奇静脉（Az）。

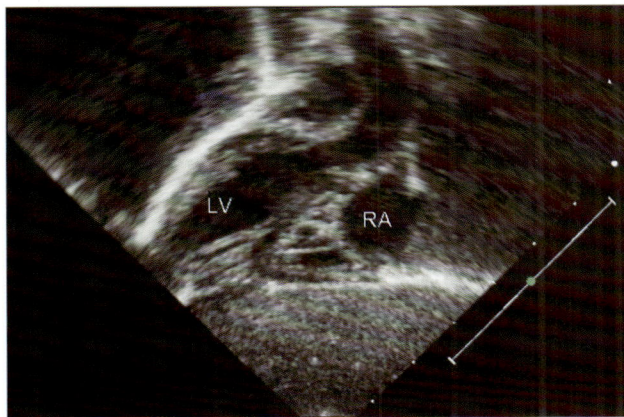

图20-9 内脏反位和镜像右位心婴儿的超声心动图肋下切面成像。LV＝左心室；RA＝右心房。

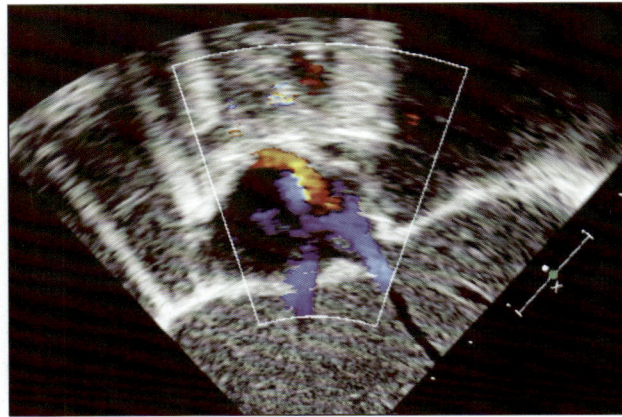

图20-10 右位心和下腔静脉肝段缺如婴儿的彩色多普勒血流超声心动图的肋下切面成像。注意肝静脉单独回流入心房，这可能是一个造成Fontan手术难度的特征。

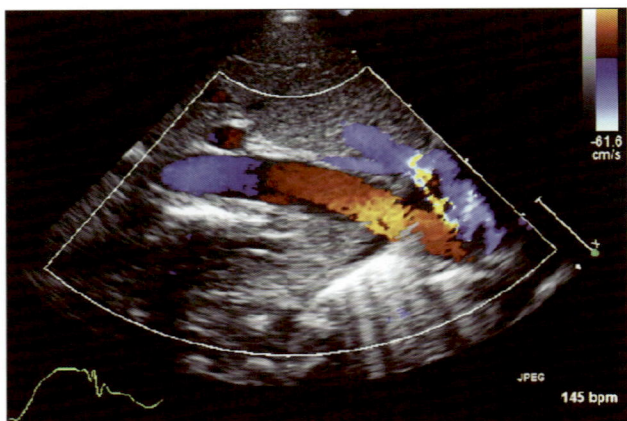

图20-11　膈下型完全型肺静脉异位连接（TAPVC）新生儿的彩色多普勒血流图像，显示有大静脉结构（**红色带**）穿过横膈，最终与肝静脉相连。

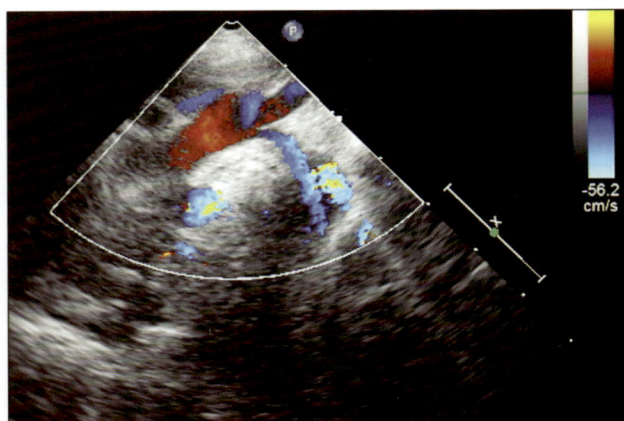

图20-13　存在右位心和共同房室瓣的新生儿，经胸骨上切迹获取的彩色多普勒血流图像显示主动脉弓横部明显发育不良。

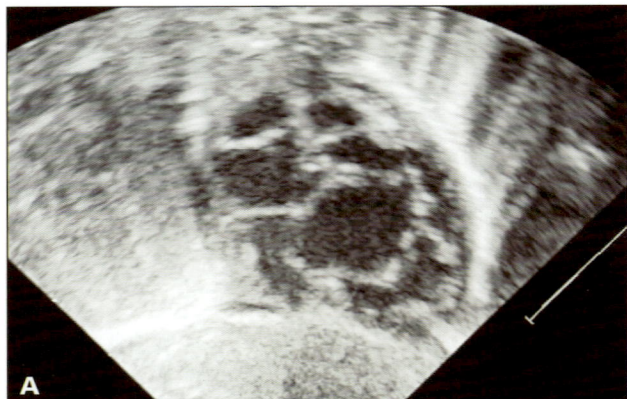

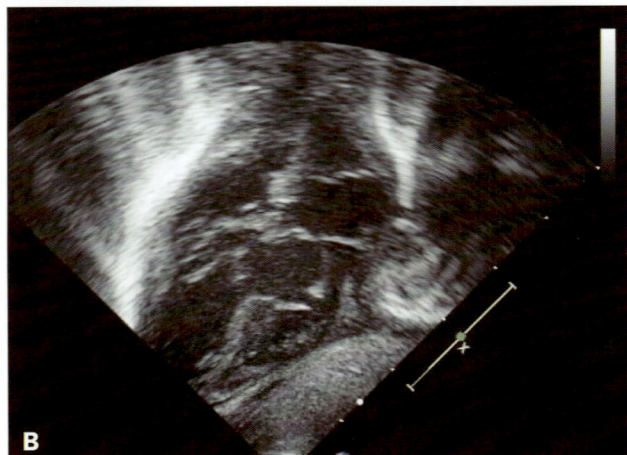

图20-14　经胸骨上切迹取得的彩色多普勒血流图像显示双侧上腔静脉（箭头）。

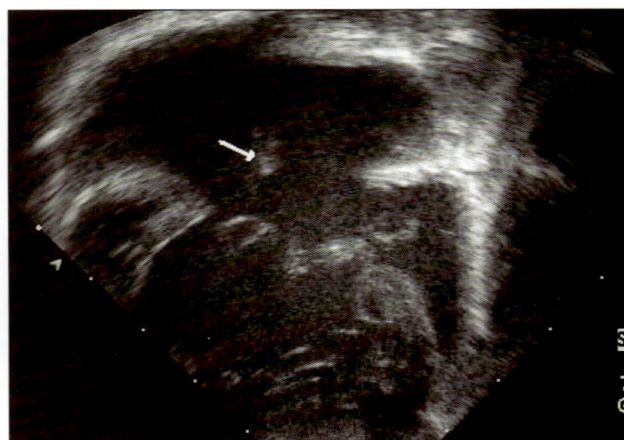

图20-12　左位心（图A）和右位心（图B）新生儿的超声心动图肋下切面成像显示一组共同房室瓣和大动脉的起源。

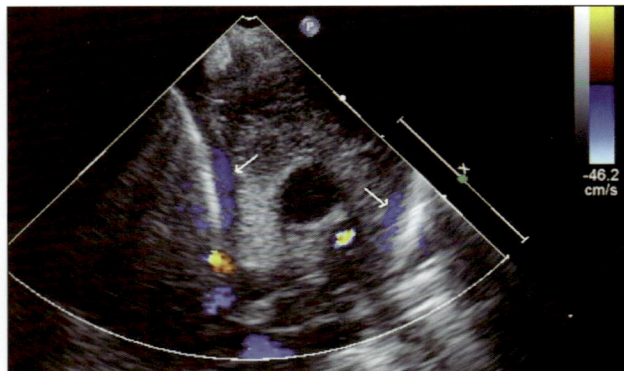

图20-15　超声心动图显示不平衡型AVSD合并左心室发育不良。注意图中的心房内"残迹"（箭头）表示仅存在部分房间隔组织（参见图20-3），这是一个几乎能确诊存在内脏异位合并右侧异构的表现。

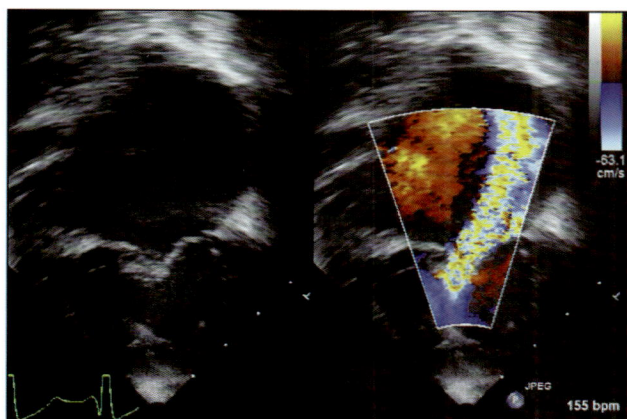

图20-16 一名存在共同房室瓣重度关闭不全的1岁患儿的二维和彩色多普勒血流图像。

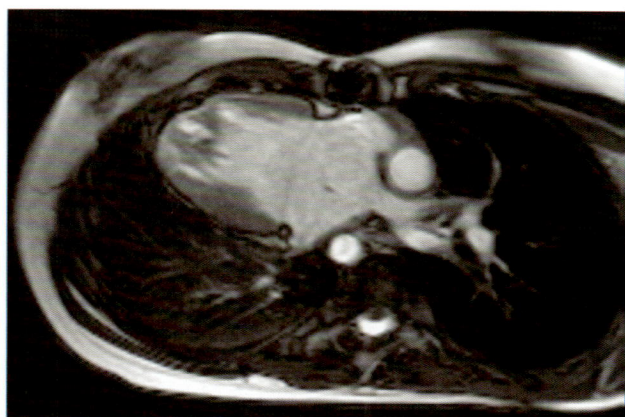

图20-18 一名存在右位心和单心室的新生儿的轴位MRI图像。注意图中肺静脉共汇与心房后部相连。

CT、MRI和GI造影检查： CT和MRI检查常被用作超声心动图解剖信息的补充诊断。MRI能非常有效地证实肺静脉与心脏的连接状态[14,15]。图20-17显示部分型肺静脉异位连接时典型的左心房异构状态，而图20-18则显示了存在右位心和单心室的新生儿的肺静脉与心房的连接。MRI也能非常有效地明确来自上、下半身的体静脉回流并呈现心室的形态学（图20-19和图20-20）。

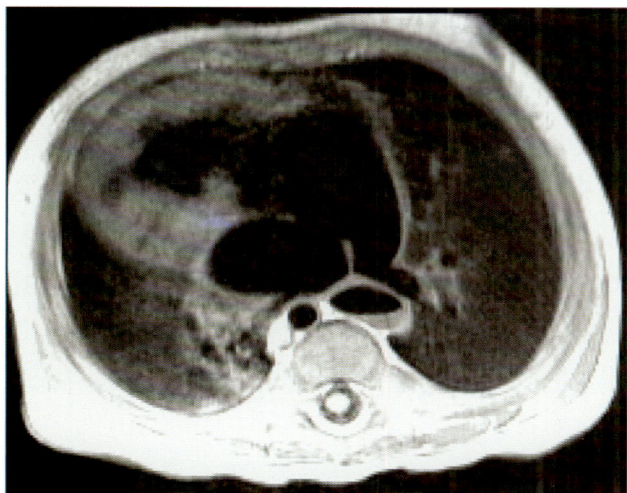

图20-17 一名左侧异构婴儿的MRI横截面图像显示肺静脉在房间隔的两侧汇入心房。

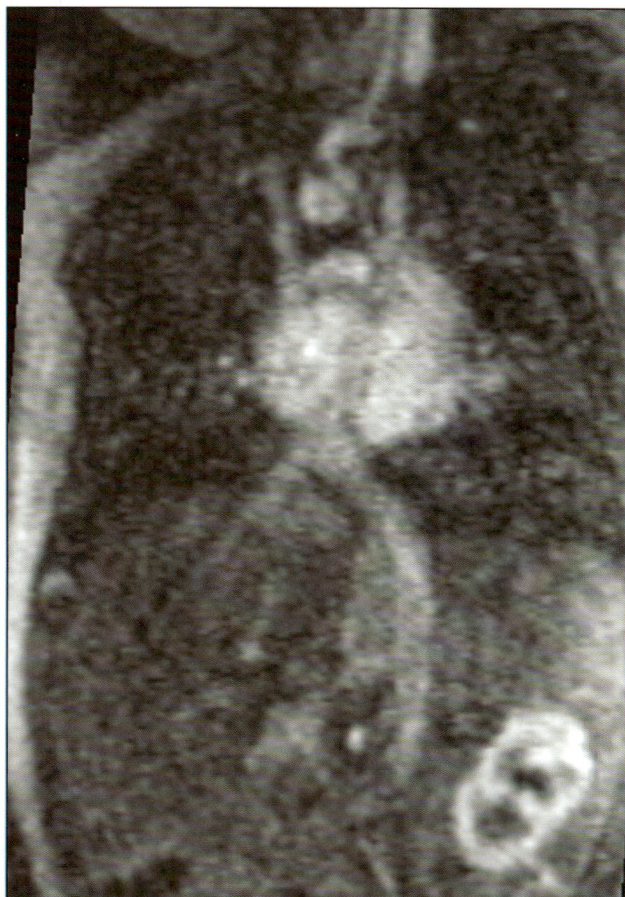

图20-19 一名存在左位心和完全型AVSD的新生儿的磁共振血管造影的冠状位图像，显示来自上、下半身的静脉连接。存在双侧上腔静脉；下腔静脉起源于左侧，并跨越至右侧进入心房。

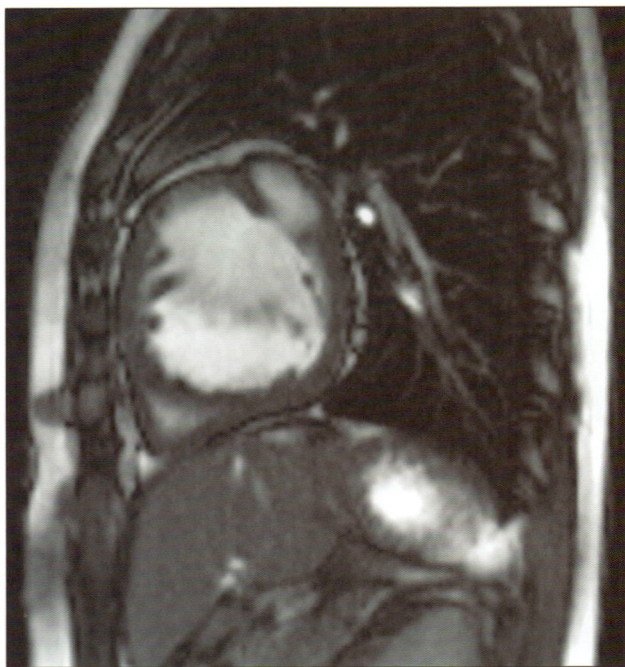

图20-20 一名存在右位心和生理性单心室的新生儿的矢状位MRI电影图像。注意在占优势的大心室上方存在一个位于肺动脉下的发育不良腔室。

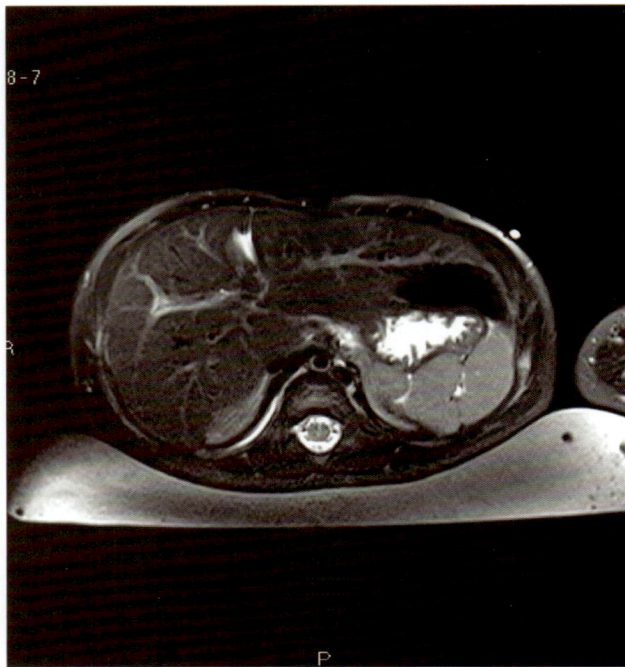

图20-22 左侧异构病人的上腹部轴位MRI图像显示存在三个独立的脾脏。心脏畸形包括房间隔缺损合并下腔静脉肝段缺如。

除了对心血管解剖结构进行成像，MRI也可被用来评估肺脏和内脏的位置，并明确有无脾脏（图20-21和图20-22）。

应该通过实施胃肠道（GI）造影检查来排除肠旋转不良（图20-23A，B）。

心导管： 在新生儿期，如果无法通过无创检查方法来判定解剖学和血流动力学细节，那么就需要进行心导管检查。它对于描述体静脉和肺静脉与心脏的连接（图20-24和图20-25），以及主动脉弓畸形（图20-26）尤其有用。对于特定的肺动脉狭窄或闭锁病人，在进行造影后再植入动脉导管支架以增加肺血流。许多内脏异位病人都不适合进行双心室修补。因此，通常可以在实施单心室治疗途径的第二期手术（即双向Glenn手术或半Fontan手术）之前，进行心导管检查来评估血流动力学情况。

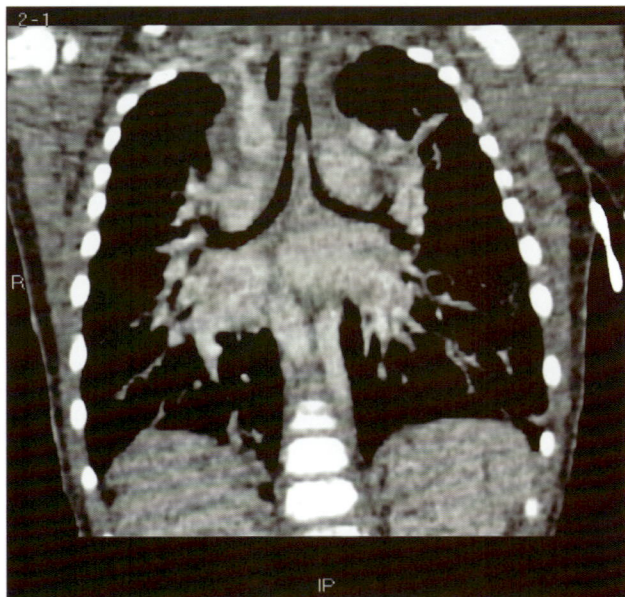

图20-21 胸部的斜位重建CT扫描图像，显示存在左肺异构所特有的互为镜像且无分支的支气管。

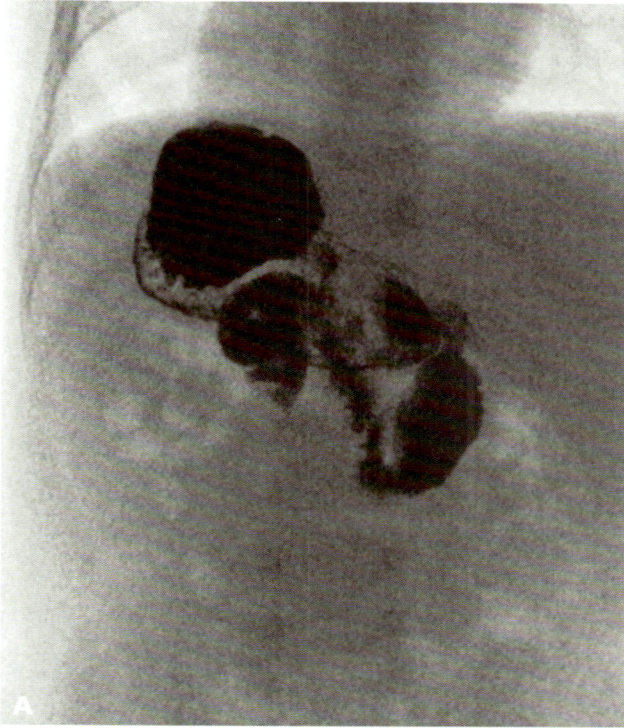

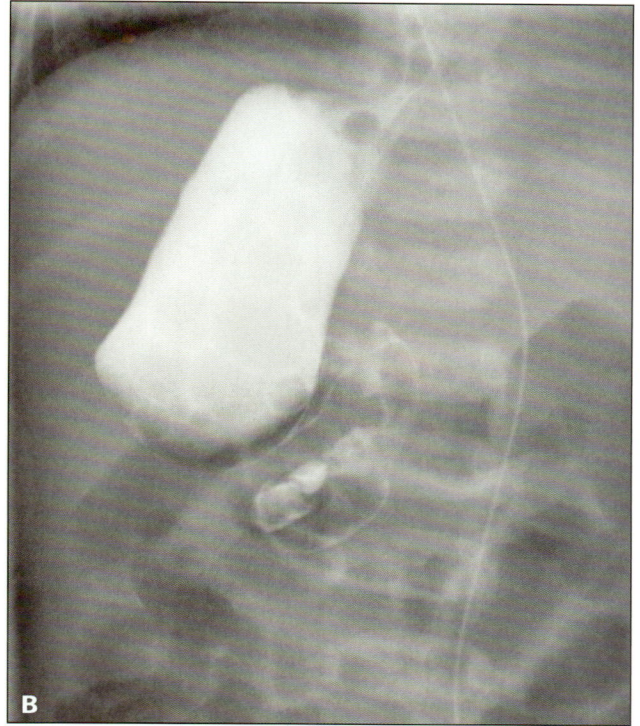

图20-23 内脏异位合并胃泡位于右侧的婴儿的上消化道放射学造影图像。图A：完全内脏反位婴儿，显示其十二指肠图像为正常状态的镜像（即没有证据显示旋转不良）。图B：一名右侧异构婴儿的旋转不良特征。注意图中十二指肠向下方走行且并未越过中线。

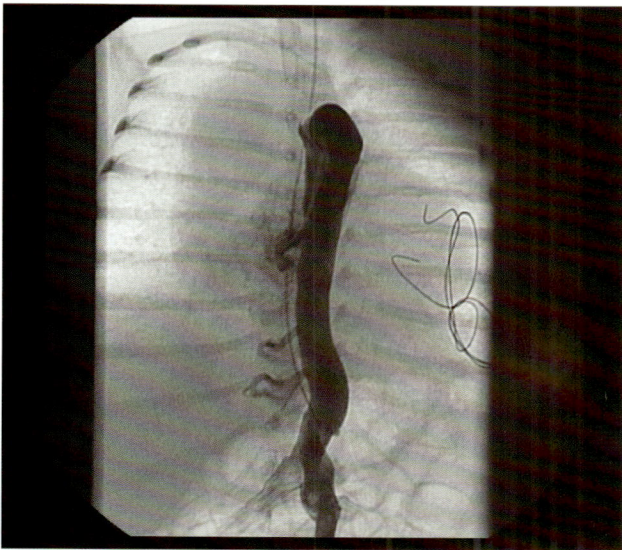

图20-24 经股静脉留置导管注入造影剂后的血管造影图像显示位于脊柱左侧的粗大奇静脉与位于左侧的上腔静脉相连。注意这名存在左侧异构且合并完全性心脏传导阻滞的婴儿体内可见有起搏导线。

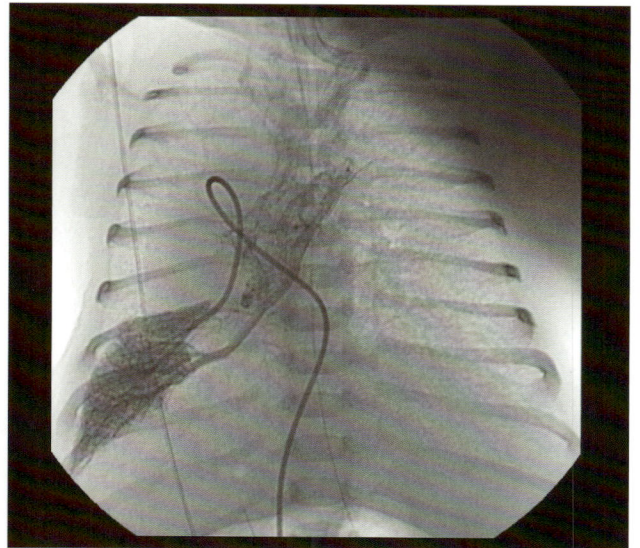

图20-25 重度低氧血症新生儿的右肺动脉血管造影图像显示有多根细小的肺静脉没有直接与心脏相连。可见右位心和明显的肺血管淤血。

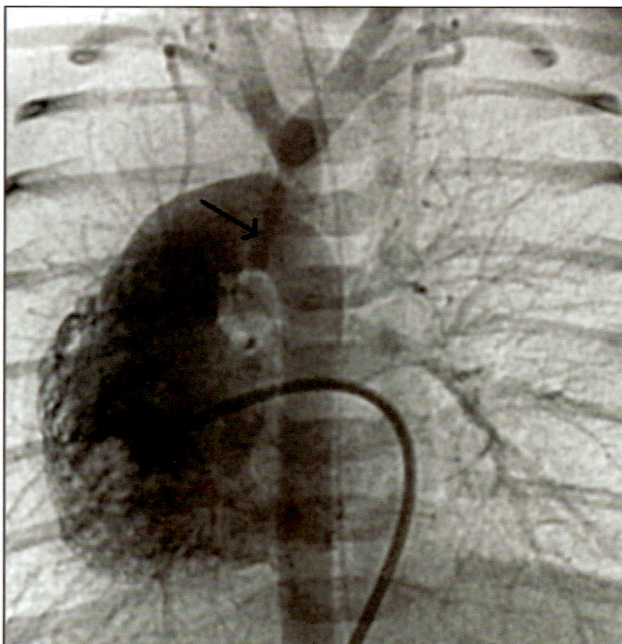

图20-26 存在右位心、单心室和升主动脉极度发育不良（箭头）的新生儿的心血管造影图像。临床表现符合左心发育不良综合征。

治疗

内科：肺血流过多的新生儿和婴儿，可通过利尿剂治疗来改善病情，甚至有可能需要气管插管和辅助通气治疗。对于那些重度发绀的患儿，前列腺素治疗可以增加肺血流，但合并肺静脉梗阻的病人使用该治疗会加剧肺水肿，所以必须谨慎使用。

因为很多内脏异位病人存在免疫功能受累，因此推荐终身使用抗生素预防治疗。门诊病人首选口服阿莫西林。推荐存在重大结构性心脏病的婴儿使用帕利珠单抗，且可作为儿童期的常规免疫治疗，尤其用于治疗流感嗜血杆菌和肺炎双球菌。尽管许久以来，已认识到脓毒血症是先天性无脾病人所面临的一种风险[16]，但近期研究显示多脾病人也面临同样风险。在当前，复杂型心脏病的新型治疗措施（例如留置导管、外科手术操作和重症监护室）也通常会合并脓毒血症风险[17]。

内脏异位时的肠旋转不良发生频度高[8]，即使在那些心脏畸形仅为IVC中断的病人中也是如此[17]。通常推荐通过放射学造影检查来筛查肠旋转不良。然而，对于无症状的肠旋转异常病人是否应该施行预防性Ladd手术来防止肠梗阻，尚有争议[18-21]。

外科：内脏异位的外科手术治疗明显取决于其主要心脏缺陷的性质。至关重要的是要尽早判定病人的解剖结构是否适合双心室修补。这一点对于仅存在ASD、共同心房的病人，或偶尔对于存在大动脉位置关系正常的AVSD病人，通常是可以做到的。在过去的10年中，有52名内脏异位病人在我们单位接受了治疗，我们认为其中仅有9人具备适合进行双心室修补的条件。

对于拟通过单心室途径来治疗的病人，初期外科手术的目的在于控制肺血流并解除肺静脉梗阻。如果存在肺动脉狭窄或闭锁，可通过构建体肺分流或植入动脉导管支架来增加肺血流。如果不存在肺动脉狭窄，则施行肺动脉结扎并构建体肺分流来保护血管床，以期后续实施双向Glenn手术。最为理想的是在初期手术中解决肺静脉异位连接的问题。

双向Glenn手术/上腔静脉—肺动脉吻合术常作为单心室生理病人的第二期姑息手术，并已用于那些内脏异位病人[22]。即便如此，这些病人的死亡率仍然高于那些内脏正位的病人。存在双侧上腔静脉且桥静脉缺如的病人需要实施双侧Glenn手术。重度房室瓣关闭不全和肺静脉梗阻都是预后不良的主要原因。认为通过心脏MRI[23]进行术前评估（而不是超声心动图检查[24]）和通过心导管造影来描述肺动脉和主动脉弓部解剖，具备同等的诊断作用。

对于IVC肝段缺如合并奇静脉延续的病人，Glenn手术可引流约75%的体静脉回流血进入肺动脉（Kawashima 手术）[25]。然而，肝静脉血流却不能进入肺循环，这样就会合并因肺动静脉畸形引起的渐进性发绀[26-28]。已提出了多种术式来将肝静脉血流导入肺循环[29-31]。

结果

短期：纵观历史，内脏异位的预后很差，1 岁时的死亡率接近 80%[32-34]。这无疑是右侧异构的高死亡率及其存在诸如单心室、房室瓣关闭不全和肺静脉梗阻等重大心脏畸形的高发生率所致[35,36]。在某些情况下，由于心血管畸形太严重，以至于无法实施姑息手术，且只能将关怀治疗作为唯一选择。相反，心血管畸形轻微（常合并左侧异构）的病人，可能无症状并在婴儿期被漏诊。

长期：在姑息手术后存活下来的单心室解剖结构病人，将需要终身的心血管治疗，包括时常进行影像学检查、心导管检查和外科手术。许多人最终将需要安装心脏起搏器。大多数病人会存在运动体能受限。适于接受双心室修补的病人，其预后更好，但很多病人则因房室瓣关闭不全而需要外科手术治疗。

» 儿童

引言：虽然，大多数内脏异位病人在婴儿期就被检出，但那些病情不太严重，存在诸如 ASD、孤立性 IVC 中断乃至共同心房的病人，可能一直要到儿童期的后期阶段才会出现症状。病变更复杂的儿童，有可能可以实施诸如 Fontan 手术、二尖瓣修补或置换术，或起搏器植入术等外科手术。

临床特征：合并更严重心脏畸形的内脏异位病人，无论是否接受过姑息手术，通常均存在生长发育迟缓、运动不耐受和心律失常。

表现：大多数合并重大心脏病变的病人都会在婴儿期被检出，但偶尔有少数病人在儿童期存在 ASD 或房室瓣关闭不全所致的心脏杂音而被检出。偶尔也会因为发现 IVC 中断或因诸如肠梗阻等其他问题或在肝移植术前评估进行影像学检查时检出内脏异位。

临床检查：与新生儿和婴儿一样，儿童体格检查的阳性发现取决于其主要的心脏病变。因单心室病变而接受过姑息手术的病人，常有发绀、肝脏增大和颈静脉怒张。如果病人存在右位心，就可以在右胸触及心脏搏动。可能由于存在房室瓣关闭不全、流出道狭窄或体—肺动脉分流而闻及杂音。

诊断学检查

ECG：儿童期常见有心律失常，尤其是那些左心房异构的病人，常见有交界性心律或低位心房起搏点节律（图 20-27）。Fontan 手术后的病人可能出现心房扑动。

胸部X线：常见右位心和心脏肿大。粗大的奇静脉可在纵隔右侧形成明显的"指节征"，有时看似右位主动脉弓。肝脏位于中线位置和胃泡位于右侧，强烈提示内脏异位。

超声心动图：在大多数情况下，可以在婴儿期检出胸腹脏器的位置、心脏位置和心内解剖结构。在儿童期，常因各种原因而实施超声心动图检查：评估外科手术前后的心室功能、判定房室瓣关闭不全的程度，并在诸如 Fontan 手术后病人关闭开窗孔等心导管介入治疗时进行术中引导。

CT 和 MRI：MRI 可有效描绘复杂解剖病人的静脉与心脏的连接。对于体内存在金属导线（丝）、支架和心脏起搏器的病人，其使用受限，而 CT 则可能是这些病人的更好选择。

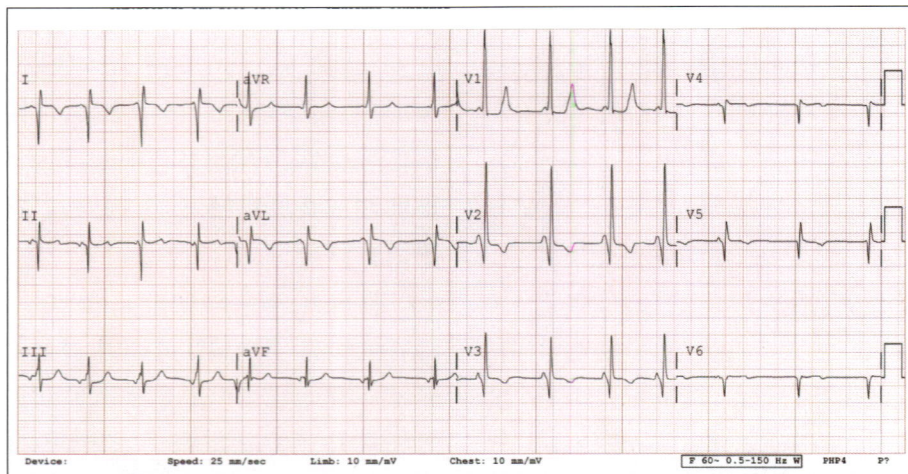

图20-27 一名4岁的右位心、单心室和IVC中断病人的ECG。注意图中的交界性节律、QRS波群电轴右偏和左胸导联电压缺失。

心导管： 内脏异位儿童常通过实施心导管检查来评估是否适宜进一步接受姑息手术，尤其是在Fontan手术前。在Fontan手术前实施的心导管术中，超过1/3的病人在检查过程中施行了介入治疗[37]。心导管也可以为那些无法解释的发绀找到原因，诸如存在肺动静脉畸形或阐明静脉与心房的连接状态。

治疗

内科： 必须持续警惕感染并关注抗生素预防治疗。存在液体潴留或明显的房室瓣关闭不全的病人，可能会受益于利尿剂和降后负荷治疗。推荐那些接受单心室姑息治疗途径，尤其是Fontan手术后的病人，使用阿司匹林或华法林[Coumadin® (Bristol-Myers Squibb)]进行抗血小板治疗。

外科： 对于不适合实施双心室修补的病人，通常在儿童期的早期阶段实施Fontan手术。虽然其死亡率高于那些无内脏异位的病人[38]，但近期研究显示其治疗结果得以改善，死亡率低于10%[39,40]。存在重度房室瓣关闭不全的单心室病人，可能有必要实施房室瓣置换术。已对那些因存在瓣膜关闭不全、心室功能不全或主动脉闭锁而不适合接受姑息手术的心脏病病人实施了心脏

移植[41]。然而，体静脉连接异常可能会对手术造成难度。

结果

短期： 内脏异位病人在1岁以内的死亡率最高；此后，大多数病人在儿童期则保持相对稳定。最大的风险则是那些与手术（诸如Fontan手术）和术后并发症（诸如心律失常、心功能衰竭、血栓栓塞和蛋白丢失性肠病）相关的问题。肺静脉梗阻的风险依然存在，在婴儿期接受过TAPVC纠治术的儿童尤为如此[42]。

长期： 一项针对曾接受过Fontan手术的病人进行的大型横断面研究显示，内脏异位病人存在窦性心律的比率（44%）低于内脏正位病人（71%），而其存在心律失常病史的比率（19%）则高于内脏正位病人（8%），且其房室瓣关闭不全和心室功能不全的程度更重。然而，两者的运动能力和功能性健康状态却没有差异[43]。

》》》 青少年和成人

引言： 随着儿科心血管专业所取得的巨大成功，存在复杂类型内脏异位的心脏病儿童目前已步

入青壮年期。不幸的是，为这些成年病人服务的心脏病诊治系统尚不成熟。结果，很多病人还是到他们的儿科心血管医生处就诊，或是向未经先天性心脏病专业训练的成人心脏病医生咨询，或者失去医疗随访。正如前文所提到的那样，内脏异位并不是一种单一病症，而是一组需要按照心血管节段、心腔连接和左右侧关系进行分类的疾病。然而，对于为内脏异位的青年人提供医疗的医护人员来说，这些分类并没有临床作用。因此，在本章的后续篇幅中，我们将内脏异位病人分成单心室生理和双心室生理两大类。

单心室生理内脏异位的临床特征

表现： 单心室生理内脏异位的青年人不太可能是未经诊断的初诊病人，而是既往就建立了先天性心脏病诊断。然而，除非有父母陪同就诊，否则先天性心脏病青年人可能无法向医生全面描述自己的解剖诊断或既往的姑息手术情况。因此，重要的是通过临床检查关注手术瘢痕的位置，回顾医疗和手术记录，并实施理想的无创影像学检查来推断病人的病理生理状况。那些没有完成终期姑息手术的青年人会表现出不同程度的发绀，并可能存在与肺血流量减少导致运动受限相关的症状。

接受过 Fontan 手术的单心室生理病人也不会完全没有长期后遗症。作为青年人，他们也会表现出轻微但又明显的心律失常、右心功能衰竭症状，甚至存在蛋白丢失性肠病。

临床检查： 未能接受终期姑息手术的单心室生理内脏异位青年人，临床检查时可见有明显的病理生理性发绀。口腔黏膜和甲床呈青紫色。还可能出现杵状指。少数既往未接受过姑息手术的青年人，将会闻及粗糙的高频心脏杂音，这可以反映肺动脉狭窄的程度。在那些接受过姑息手术的病

人中，主肺动脉分流术或 Blalock-Taussig 分流术后病人可能会有高频杂音，而 Glenn 手术或半 Fontan 手术后的病人则可能没有杂音。手术瘢痕和桡动脉脉搏可有助于推测姑息手术的类型。

在 Fontan 类姑息手术后存活下来的青年人，除了有胸骨正中切口手术瘢痕，他们还常常存在肝脏肿大和颈静脉怒张的表现。为了确定 Fontan 循环的功能状态，将其肝脏肿大和颈静脉怒张的严重程度与既往体格检查结果相比较，要比仅关注有无此类体征更加重要。那些腹腔脏器不定位或反位的病人，可能难以通过触诊来明确其有无肝脏肿大。在没有开窗或不存在明显右向左分流静脉侧支形成的情况下，大部分 Fontan 手术后的存活者的体循环血氧饱和度将在 90% 左右。

双心室生理内脏异位的临床特征

表现： 双心室生理内脏异位青年人的表现症状可能会比单心室病人少。他们更可能有左心功能衰竭的症状。这可能与完全型 AVSD 纠治术后的体循环房室瓣反流或存在未经纠治的部分型肺静脉异位回流有关。极少数青年人既往未接受过关于先天性心脏病的诊断和评估。

内脏异位青少年和成人的诊断学检查

ECG： ECG 能有效确诊心脏节律和房室传导的完整性。接受过 Fontan 手术的青年人，存在无 RR 间期改变的窄波形心动过速时，应怀疑心房扑动（图 20-28）。

胸部 X 线： 胸片检查可用来判定心脏位置，以及胃、肝脏和肺支气管分支位置。虽然理论上确实如此，但在临床实践中，胸片的作用有限。然而，胸片有可能会提供关于既往手术干预的线索，诸如可见有胸骨钢丝、金属支架和止血夹，以及起搏导线等。

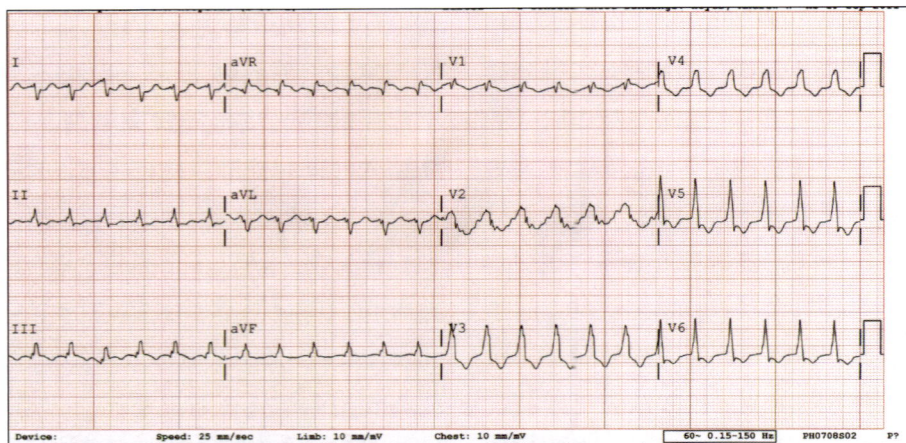

图20-28 一名接受过Fontan手术的青少年的ECG显示存在心房扑动。

超声心动图：虽然常常使用经胸超声心动图，但它却很少能提供可用于成年内脏异位病人治疗的有用信息。可使用超声心动图来判定有无体循环房室瓣反流或心室功能不全及其严重程度。当Fontan手术后的成年存活病人出现新发的心房扑动时，使用经食管超声心动图来排除体循环心房内的血栓形成。

CT和MRI：成年人出现新发的胸痛和呼吸急促时，常使用CT来评估是否发生肺栓塞。然而，由于缺少了能让造影剂充分混合的肺动脉下心室，有可能会导致误诊。为了准确使用造影CT，需要用两个注射器通过上下肢注入造影剂使肺动脉显影。否则，仅通过上肢注入造影剂的话，造影剂会优先进入右肺动脉，导致无法确定左肺动脉有无栓塞或误诊。

心脏MRI是判定内脏异位病人的原生解剖结构和术后解剖结构的优秀方法。如果心室为罕见形态的话，其量化测定心室功能的作用受限。

心导管：对于存在内脏异位和单心室解剖结构的青年人，在构建Fontan通路或对其实施修正之前，通过心导管检查来判定血流动力学状态是有价值的。它也可用来判明包括蛋白丢失性肠病在内的血流动力学恶化的原因。心导管检查过程中时常实施的介入治疗包括使用弹簧圈封堵静脉—

静脉侧支和动脉—静脉侧支，以及使用封堵器堵闭Fontan通路的开窗孔（图20-29）。

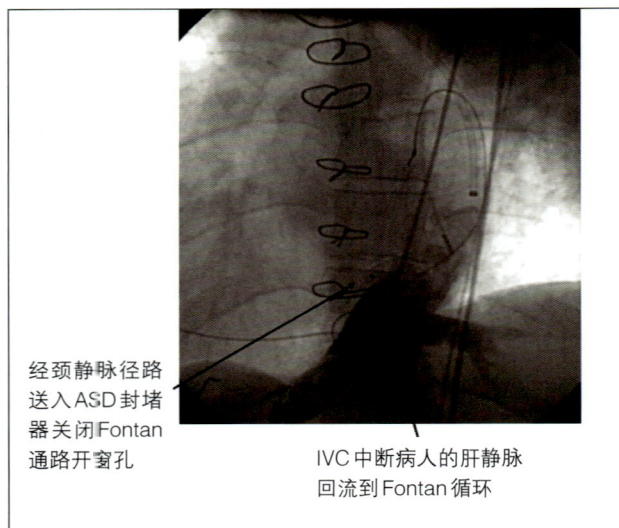

经颈静脉径路送入ASD封堵器关闭Fontan通路开窗孔

IVC中断病人的肝静脉回流到Fontan循环

图20-29 一名曾在20岁时接受过Fontan手术的40岁病人的心血管造影图像，注意图中显示存在右位心，肝静脉连接到Fontan循环，以及植入ASD封堵器来消除经Fontan通路开窗孔的右向左分流。ASD＝房间隔缺损；IVC＝下腔静脉。

因为病人的解剖结构不同寻常，右心导管作为一种常用于心脏解剖结构正常时的有创评估方法，所能起到的作用有限。在这类病人人群中，不常需要进行冠状动脉造影，但当病人存活到成年期的更晚阶段时，可能会越来越有必要实施冠状动脉造影。

治疗

内科： 药物治疗是单心室和双心室内脏异位青年人的主要治疗方法。针对心内膜炎、妊娠、运动和生活方式的宣教非常重要，而青年病人却不太在意这方面内容。对于存在发绀且未接受终期姑息手术的单心室内脏异位病人，正确的口腔卫生和避免脱水对于预防发绀导致的长期并发症尤其重要。放血疗法偶尔能有效缓解血液黏滞度过高的症状，但不推荐作为自体血储备的方法[44]。长期发绀的病人应该定期监测有无缺铁，以及肾功能和尿酸水平[45,46]。

外科： 对于单心室形态存在变异的内脏异位病人，由于其长期预后差，所以不常对这些病人实施终期姑息手术来构建Fontan循环。某些特定病人可能需要实施房室瓣修补或置换，或植入起搏器。

结果

短期： 虽然内脏异位的青少年和青年人通常状态非常稳定，但那些合并单心室的病人通常存在运动能力受损，许多人面临诸如心律失常或休克等意外并发症的风险。

长期： 主要是由于迄今为止，能存活到成年期的病人很少，所以对于接受过心脏病姑息手术或根治手术的内脏异位成年病人的长期存活率知之甚少。长期发绀病人容易出现红细胞增多症、肾小球硬化、高尿酸血症和休克。虽然偶有长期存活的报道[47]，但能活过20岁或30岁的却不常见。既往接受过Fontan手术的单心室病人面临发生心功能衰竭、房性心律失常和蛋白丢失性肠病的风险。存在诸如孤立性ASD等相对最轻微心脏畸形的病人，其预期寿命接近正常。虽然所有存在结构性心脏病的病人都面临发生心内膜炎的风险，但这对于免疫功能常常受损的内脏异位病人尤为如此。

提示与建议

● 对于内脏异位而言，最重要的临床问题是要知道何时应怀疑该诊断。知道存在内脏异位后，临床医生要提高警惕，并需要判定所有体、肺静脉与心脏的连接状况，加强感染监测并使用抗生素预防治疗，并排除肠旋转不良。

● 出现以下情况时，要考虑内脏异位：
  ○ 胎儿超声心动图显示右位心。
  ○ 胎儿或新生儿完全性房室传导阻滞。
  ○ 只要有一次超声心动图发现过右位心。
  ○ 所有AVSD病人，尤其是不合并唐氏综合征者。
  ○ IVC肝段缺如。
  ○ IVC和腹主动脉处于并列位置。
  ○ 胸部X线检查显示心脏、胃和肝脏位置不一致。
  ○ 肠旋转不良，尤其合并心脏畸形者。
  ○ 存在内脏反位、右侧或左侧异构家族史。

未来

随着遗传学的进展，将能进一步确定出那些与正常内脏不对称发育和各种不同类型的内脏异位病人的合并畸形有关的基因。胎儿心动超声图的更广泛应用，将能更早期建立诊断，以至于在某些情况下能更早期进行转诊，或者终止妊娠。随着内脏异位新生儿和婴儿的外科和内科治疗的进步，将有越来越多的接受过根治或姑息手术的病人步入青少年期和成年期。

（蔡小满译，孙彦隽校）

参考文献

1. Van Praagh R. The segmental approach to diagnosis in congenital heart disease. *Birth Defects.* 1972; 8: 4–23.

2. Jacobs JP, Anderson RH, Weinberg PM, et al. The nomenclature, definition and classification of cardiac structures in the setting of heterotaxy. *Cardiol Young.* 2007; 17(Suppl 2): 1–28.

3. Kartagener M, Strucki P. Bronchiectasis with situs inversus. *Arch Pediatr* 1962; 79: 193–207.

4. Pedersen H, Mygind N. Absence of axonemal arms in nasal mucosa cilia in Kartagener's syndrome. *Nature.* 1976; 262: 494–495.

5. Van Mierop LHS, Gessner IH, Schiébler GL. Asplenia and polysplenia syndromes. *Birth Defects.* 1972; 8: 74–82.

6. Moller JH, Nakib A, Anderson RC, Edwards JE. Congenital cardiac disease associated with polysplenia. A developmental complex of bilateral "left-sidedness." *Circulation.* 1967; 36: 789–799.

7. Wang JK, Hsieh KH. Immunologic study of the asplenia syndrome. *Pediatr Infect Dis J.* 1991; 10: 819–822.

8. Moller JH, Amplatz K, Wolfson J. Malrotation of the bowel in patients with congenital heart disease associated with splenic anomalies. *Radiology.* 1971; 99: 393–398.

9. Paddock RJ, Arensman RM. Polysplenia syndrome: spectrum of gastrointestinal congenital anomalies. *J Pediatr Surg.* 1982; 17: 563–566.

10. Falchetti D, de Carvalho FB, Clapuyt P, et al. Liver transplantation in children with biliary atresia and polysplenia syndrome. *J Pediatr Surg.* 1991; 26: 528–531.

11. Lin JH, Chang CI, Wang JK, et al. Intrauterine diagnosis of heterotaxy syndrome. *Am Heart J.* 2002; 143: 1002–1008.

12. Berg C, Geipel A, Smrcek J, et al. Prenatal diagnosis of cardiosplenic syndromes: a 10-year experience. *Ultrasound Obstet Gynecol.* 2003; 22: 451–459.

13. Walmsley R, Hishitani T, Sandor GG, et al. Diagnosis and outcome of dextrocardia diagnosed in the fetus. *Am J Cardiol* 2004; 94: 141–143.

14. Geva T, Vick GW, Wendt RE, Rokey R. Role of spin echo and cine magnetic resonance imaging in presurgical planning of heterotaxy syndrome. Comparison with echocardiography and catheterization. *Circulation.* 1994; 90: 348–356.

15. Wang JK, Li YW, Chiu IS, et al. Usefulness of magnetic resonance imaging in the assessment of venoatrial connections, atrial morphology, bronchial situs, and other anomalies in right atrial isomerism. *Am J Cardiol.* 1994; 74: 701–704.

16. Waldman JD, Rosenthal A, Smith AL, et al. Sepsis and congenital asplenia. *J Pediatr.* 1977; 90: 555–559.

17. Prendiville TW, Barton LL, Thompson WR, Fink DL, Holmes KW. Heterotaxy syndrome: defining contemporary disease trends. *Pediatr Cardiol.* 2010; 31: 1052–1058.

18. Chang J, Brueckner M, Touloukian RJ. Intestinal rotation and fixation abnormalities in heterotaxia: early detection and management. *J Pediatr Surg* 1993; 28: 1281–1284; discussion 1285.

19. Yu DC, Thiagarajan RR, Laussen PC, Laussen JP, Jaksic T, Weldon CB. Outcomes after the Ladd procedure in patients with heterotaxy syndrome, congenital heart disease, and intestinal malrotation. *J Pediatr Surg.* 2009; 44: 1089–1095; discussion 1095.

20. Borenstein SH, Langer JC. Heterotaxia syndromes and their abdominal manifestations. *Curr Opin Pediatr.* 2006; 18: 294–297.

21. Choi M, Borenstein SH, Hornberger L, Langer JC. Heterotaxia syndrome: the role of screening for intestinal rotation abnormalities. *Arch Dis Child.* 2005; 90: 813–815.

22. Koudieh M, McKenzie ED, Fraser CD Jr. Outcome of Glenn anastomosis for heterotaxy syndrome with single ventricle. *Asian Cardiovasc Thorac Ann.* 2006; 14: 235–238.

23. Brown DW, Gauvreau K, Powell AJ, et al. Cardiac magnetic resonance versus routine cardiac catheterization before bidirectional Glenn anastomosis in infants with functional single ventricle: a prospective randomized trial. *Circulation.* 2007; 116: 2718–2725.

24. Stern KW, McElhinney DB, Gauvreau K, Geva T, Brown DW. Echocardiographic evaluation before bidirectional Glenn operation in functional single ventricle heart disease: comparison to catheter angiography. *Circ Cardiovasc Imaging.* 2011; 4: 498–505.

25. Kawashima Y, Kitamura S, Matsuda H, Shimazaki Y, Nakano S, Hirose H. Total cavopulmonary shunt operation in complex cardiac anomalies. A new operation. *J Thorac Cardiovasc Surg.* 1984; 87: 74–81.

26. Srivastava D, Preminger T, Lock JE, et al. Hepatic venous blood and the development of pulmonary arteriovenous malformations in congenital heart disease. *Circulation.* 1995; 92: 1217–1222.

27. Kim SJ, Bae EJ, Cho DJ, et al. Development of pulmonary arteriovenous fistulas after bidirectional cavopulmonary shunt. *Ann Thorac Surg.* 2000; 70: 1918–1922.

28. Kutty S, Frommelt MA, Danford DA, Tweddell JS. Medium-term outcomes of Kawashima and completion Fontan palliation in single ventricle heart disease with heterotaxy and interrupted inferior vena cava. *Ann Thorac Surg.* 2010; 90: 1609–1613.

29. Shah MJ, Rychik J, Fogel MA, Murphy JD, Jacobs ML. Pulmonary AV malformations after superior cavopulmonary connection: resolution after inclusion of hepatic veins in the pulmonary circulation. *Ann Thorac Surg.* 1997; 63: 960–963.

30. Ichikawa H, Fukushima N, Ono M, et al. Resolution of pulmonary arteriovenous fistula by redirection of hepatic venous blood. *Ann Thorac Surg.* 2004; 77: 1825–1827.

31. McElhinney DB, Kreutzer J, Lang P, Mayer JE Jr, del Nido PJ, Lock JE. Incorporation of the hepatic veins into the cavopulmonary

circulation in patients with heterotaxy and pulmonary arteriovenous malformations after a Kawashima procedure. *Ann Thorac Surg.* 2005; 80: 1597–1603.

32. Rose V, Izukawa T, Moes CA. Syndromes of asplenia and polysplenia. A review of cardiac and non-cardiac malformations in 60 cases with special reference to diagnosis and prognosis. *Br Heart J.* 1975; 37: 840–852.

33. Hashmi A, Abu-Sulaiman R, McCrindle BW, Smallhorn JF,Williams WG, Freedom RM. Management and outcomes of right atrial isomerism: a 26-year experience. *J Am Coll Cardiol.* 1998; 31: 1120–11126.

34. Webber SA, Sandor GGS, Patterson MWH, et al. Prognosis in asplenia syndrome—a population-based review. *Cardiol Young.* 1992; 2: 129–135.

35. Lim JS, McCrindle BW, Smallhorn JF, et al. Clinical features, management, and outcome of children with fetal and postnatal diagnoses of isomerism syndromes. *Circulation.* 2005; 112: 2454–2461.

36. Yun TJ, Al-Radi OO, Adatia I, et al. Contemporary management of right atrial isomerism: effect of evolving therapeutic strategies. *J Thorac Cardiovasc Surg.* 2006; 131: 1108–1113.

37. Banka P, McElhinney DB, Bacha EA, et al. What is the clinical utility of routine cardiac catheterization before a Fontan operation? *Pediatr Cardiol.* 2011; 31: 977–985.

38. Gentles TL, Mayer JE Jr, Gauvreau K, et al. Fontan operation in five hundred consecutive patients: factors influencing early and late outcome. *J Thorac Cardiovasc Surg.* 1997; 114: 376–391.

39. Bartz PJ, Driscoll DJ, Dearani JA, et al. Early and late results of the modified Fontan operation for heterotaxy syndrome: 30 years of experience in 142 patients. *J Am Coll Cardiol.* 2006; 48: 2301–2305.

40. Kim SJ, Kim WH, Lim HG, Lee CH, Lee JY. Improving results of the Fontan procedure in patients with heterotaxy syndrome. *Ann Thorac Surg.* 2006; 82: 1245–1251.

41. Larsen RL, Eguchi JH, Mulla NF, et al. Usefulness of cardiac transplantation in children with visceral heterotaxy (asplenic and polysplenic syndromes and single right-sided spleen with levocardia) and comparison of results with cardiac transplantation in children with dilated cardiomyopathy. *Am J Cardiol.* 2002; 89: 1275–1279.

42. Foerster SR, Gauvreau K, McElhinney DB, Geva T. Importance of totally anomalous pulmonary venous connection and postoperative pulmonary vein stenosis in outcomes of heterotaxy syndrome. *Pediatr Cardiol.* 2008; 29: 536–544.

43. Atz AM, Cohen MS, Sleeper LA, et al. Functional state of patients with heterotaxy syndrome following the Fontan operation. *Cardiol Young.* 2007; 17(Suppl 2): 44–53.

44. Perloff JK. Systemic complications of cyanosis in adults with congenital heart disease. Hematologic derangements, renal function, and urate metabolism. *Cardiol Clin.* 1993; 11: 689–699.

45. Perloff JK, Latta H, Barsotti P. Pathogenesis of the glomerular abnormality in cyanotic congenital heart disease. *Am J Cardiol.* 2000; 86: 1198–1204.

46. Dittrich S, Haas NA, Buhrer C, Muller C, Dahnert I, Lange PE. Renal impairment in patients with long-standing cyanotic congenital heart disease. *Acta Paediatr.* 1998; 87: 949–954.

47. Raman R, Al-Ali SY, Poole CA, Dawson BV, Carman JB, Calder L.Isomerism of the right atrial appendages: clinical, anatomical, and microscopic study of a long-surviving case with asplenia and ciliary abnormalities. *Clin Anat.* 2003; 16: 269–276.

48. Ruttenberg HD, Neufeld HN, Lucas RV, et al. Syndrome of congenital heart disease with asplenia: distinction from other forms of cyanotic cardiac disease. *Am J Cardiol.* 1964; 13: 387–406.

49. Peoples WM, Moller JH, Edwards JE. Polysplenia: a review of 146 cases. *Pediatr Cardiol.* 1983; 4: 129–137.

第 21 章

先天性冠状动脉畸形

Fred H. Rodriguez III 和 Douglas S. Moodie

据报道,在接受冠状动脉造影的病人中,先天性冠状动脉畸形的发生率为1%,而在尸检病例中的发生率为0.3%[1,2]。冠状动脉通常起源于主动脉或肺动脉,因此可根据冠状动脉的起源来对先天性冠状动脉畸形进行大体分类(图21-1)。其中,最具有临床意义的类型是左冠状动脉异常起源于肺动脉(ALCAPA,或Bland-White-Garland综合征)和左冠状动脉主干异常起源(ALMCA)于右乏氏窦并走行于主、肺动脉之间。这两种冠状动脉畸形会造成病人在所有年龄段均面临猝死风险。其他冠状动脉畸形包括右冠状动脉异常起源于左乏氏窦[3]、单支冠状动脉起源于右乏氏窦[4]、左、右冠状动脉均起源于后乏氏窦(无冠窦)[5],以及右冠状动脉起源于肺动脉[6]。

左冠状动脉异常起源于肺动脉

胎儿、新生儿和婴儿

引言:ALCAPA(Bland-White-Garland综合征)在婴儿中的发生率为每300 000人中有1例,在所有先天性心脏病中占0.2%[7]。虽然ALCAPA是一种罕见的先天性心脏病,但会在出生后数周或数月内造成心肌缺血和梗死,并导致心室功能不全和心功能衰竭的症状。

临床特征:异常的左冠状动脉通常起源于肺总动脉[8]。然后在左冠窦附近,紧靠原正常主动脉起源位置走行,随后发出分支到达左冠状动脉正常的分布范围内。由于冠状动脉血流依赖于冠状动脉血管及其所供应的心肌床之间的舒张期压力阶差,因此当肺动脉舒张压降低时,ALCAPA病人就存在左心室缺血的风险。通常在患儿出生后从胎儿循环过渡到新生儿循环的这段时期内,会发生这种情况(图21-2)。

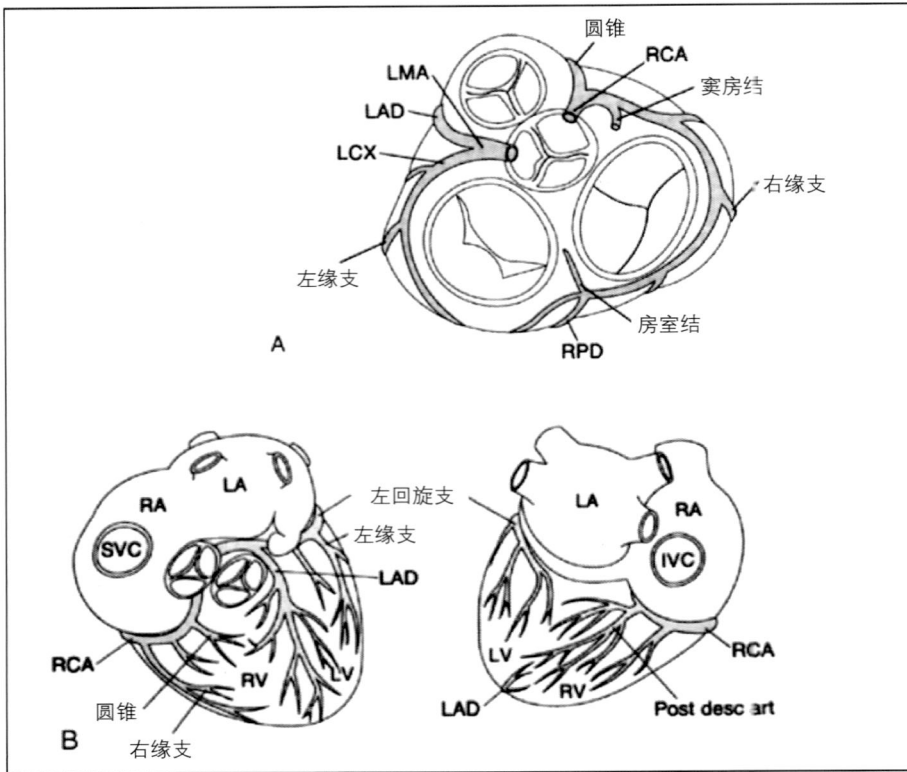

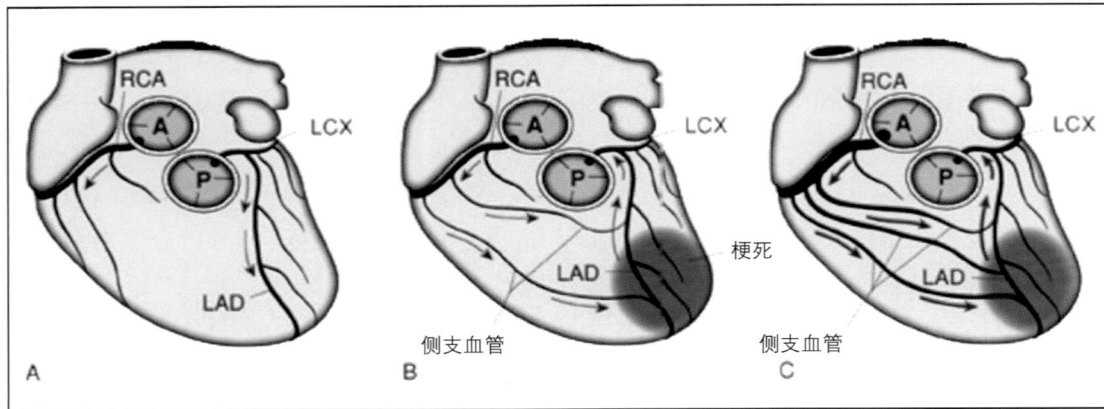

图21-2 左冠状动脉异常起源于肺动脉。**图A**：胎儿期，左、右冠状动脉均接受采自大动脉的前向血流。**图B**：在侧支血管尚未良好建立之前的出生后早期阶段，可能存在前侧壁心肌梗死，且有少量逆向血流从左冠状动脉进入肺动脉。**图C**：在冠状动脉侧支血管增粗之后，在增粗的右冠状动脉和侧支血管内的血流量增大，逆行进入肺动脉的血流明显增多。箭头提示左、右冠状动脉和位于左、右冠状动脉之间的侧支血管内的血流方向流向和大致流量。A=主动脉；LAD=左冠状动脉前降支；LCX=左冠状动脉回旋支；P=肺动脉；RCA=右冠状动脉（图片来源：根据许可改绘自Moss and Adams' Heart Disease in Infants, Children and Adolescents. 7th ed. 2008: 707. ©2008 by Wolters Kluwer Health, Lippincott Williams and Wilkins.）。

表现：病人出现症状的时间节点有所不同，且和来自右冠状动脉的侧支血管数量是否充足有关[8]。ALCAPA婴儿通常在出生后早期即表现出因心肌缺血或梗死所致的左心室功能不全。有症状的婴儿可能存在心绞痛（表现为哭闹和喂养困难）和充血性心功能衰竭的临床表现，以及重症扩张性心肌病的超声心动图表现。早期有症状表现者，其来自右冠状动脉的侧支血管数量有限，且存在左心室缺血/心肌梗死。左心室功能不全合并心腔进行性扩大造成了诸多症状：心动过速、肺静脉淤血引起的呼吸急促、喂养困难、易激惹、多汗、喘息、体循环淤血引起的肝脏肿大，以及发育停滞。其临床表现与扩张性心肌病病人的表现相似；因此，凡是诊断为扩张性心肌病的患儿，都必须排除 ALCAPA 诊断。重要的是要记住，与大多数导致扩张性心肌病的病因不同，ALCAPA 是可以治疗的，且在外科手术干预后心肌功能有可能完全恢复[9]。

临床检查：对 ALCAPA 病人进行临床检查，可发现其存在进展性心功能不全的体征。包括窦性心动过速、呼吸急促、多汗、血液循环灌注差，以及终末器官功能不全。

诊断学检查

ECG：ALCAPA 病人的典型心电图（ECG）表现包括前侧壁导联显示存在梗死波形（图 21-3）。I、aVL 和 V3～V6 导联可能会存在 ST 段抬高和深（＞3 mm）而宽（＞30 ms）的 Q 波。如果心肌能得到来自右冠状动脉的充足血供，则 II、III 和 aVF 导联上可能并无 Q 波。

胸部 X 线：胸部 X 线检查可能发现存在心脏肿大和诸如肺水肿等左心室功能不全的表现。随着心脏越来越扩张，心脏肿大的程度也会加重。

超声心动图：超声心动图通常显示左心室腔严重扩张，且左心室收缩功能严重降低。心内膜和二尖瓣乳头肌可能有强回声，提示之前即存在心肌梗死（图 21-4）。应该在胸骨旁短轴切面上通过二维超声成像技术来全面搜索冠状动脉开口（图 21-5）。彩色多普勒血流侦测技术是超声心动图检查的重要部分，对于判定冠状动脉解剖尤为有效，因为这个检查技术能提供关于异常血管内血流方向的进一步信息[10]。

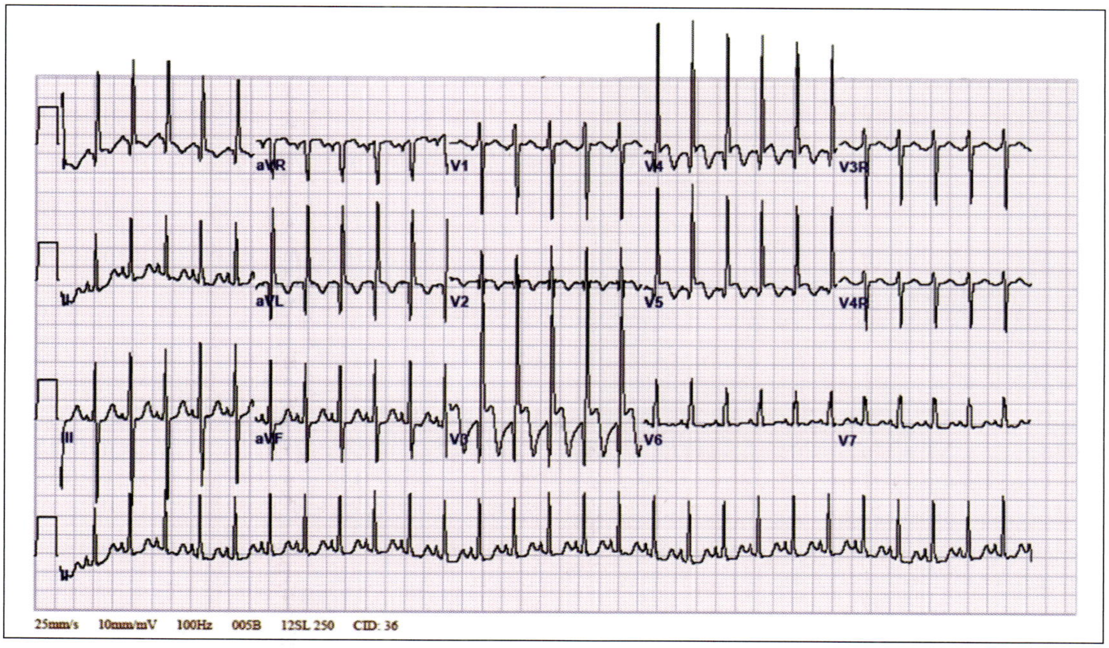

图 21-3 一名 6 月龄 ALCAPA 女婴的心电图。注意在 I、aVL 和 V3～V6 导联上存在 Q 波，且中部心前导联上的 ST 段抬高。

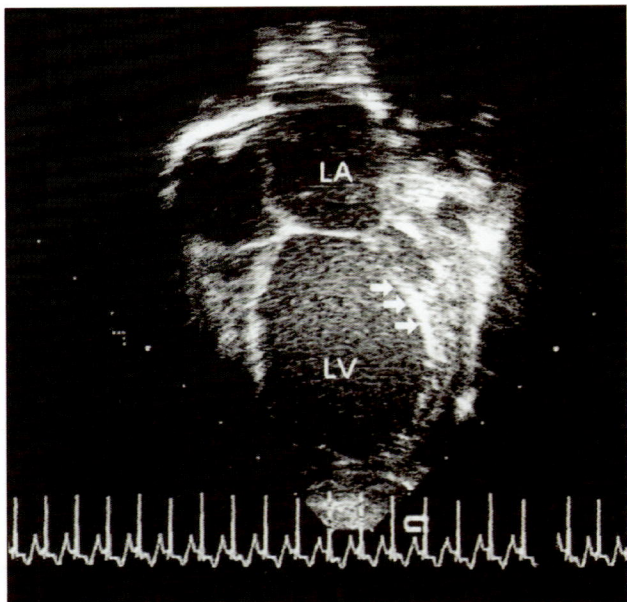

图21-4 一名左冠状动脉异常起源于肺动脉并造成扩张性心肌病的婴儿的二维超声心动图四腔切面图像。左心房（LA）和左心室（LV）极度扩张，二尖瓣乳头肌的强回声纤维化改变（**箭头处**）是由于慢性左心室缺血所致（图片来源：根据许可改绘自Frommelt PC, Frommelt MA.[7] ©2004 Elsevier Inc. 版权所有）。

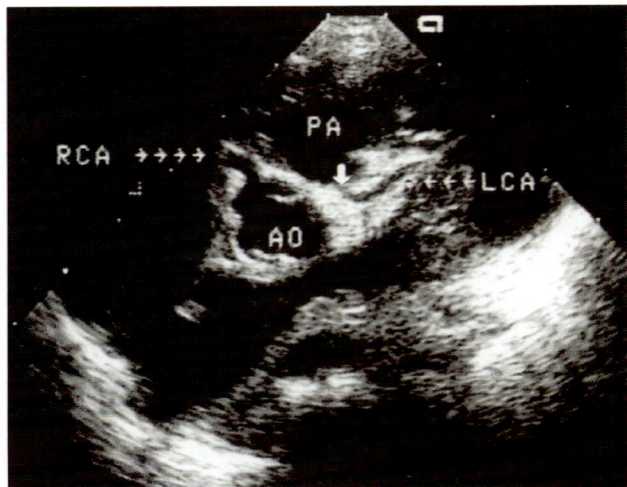

图21-5 一名左冠状动脉异常起源于肺动脉的婴儿的二维超声心动图短轴切面图像。可见左冠状动脉（LCA）异常起源于肺动脉（PA），也可见轻度扩张的右冠状动脉（RCA）起源于主动脉（AO）上的正常位置（图片来源：根据许可改绘自Frommelt PC, Frommelt MA.[7] ©2004 Elsevier Inc. 版权所有）。

CT和MRI：诸如CT和MRI等其他无创影像学检查，可清晰显示冠状动脉的起源。然而，婴儿的运动伪像和快速心率会对检查质量造成显著影响。因比，婴儿在做检查时可能需要镇静，且尽可能处于机械通气状态下进行检查。此外，CT还有放射线暴露的缺点。这些方法都是无创的，而且还可以提供关于冠状动脉及其起源位置的优秀图像。

心导管：心导管是诊断ALCAPA的传统金标准。可显示右冠状动脉起源于主动脉，左冠状动脉通过侧支血管逆行显影，且造影剂被排空入肺动脉内。然而，由于心脏磁共振（CMR）冠状动脉成像具有无创、无放射线，以及能对冠状动脉起源和近段走行路径进行精确三维显像，因此已成为替代心导管检查来评估异常冠状动脉的首选方法[11]。左心室造影和CMR均可显示出左心室扩张且功能差，血流动力学检查可显示左心室舒张末压增高。

治疗

内科：用于处理冠状动脉异常起源的内科治疗选择有限，而且应将内科治疗作为病人在接受外科手术治疗前的过渡手段。如果病人表现出心输出量降低且循环灌注差，米力农有可能适宜于增强心脏的变力性并扩张外周血管。应该静脉使用利尿剂来治疗肺水肿引起的呼吸急促。对于低血压和心功能差的婴儿，给予低剂量肾上腺素或多巴胺可能是有益处的。然而，这些临时措施仅可用于在准备手术之前稳定患儿的病情。

外科：1975年，Askenazi和Nadas提出，对于明显存在左向右分流的病人（占婴儿病例的80%），可以尝试通过旁路移植术来构建双冠状动脉系统[12]。但是，出于对旁路移植血管长久通畅性的担忧，使得人们更多使用对异常冠状血管进行重新种植的治疗方案。另一种被命名为Takeuchi手术的术式是通过在肺动脉内构建板障，使左冠状动脉血流恢复正常且保持其开口处于原位，但这种方法可能会造成肺动脉瓣上狭窄。当今的外科手术通常将异常的冠状动脉从肺动脉上取下，并直接转移到主动脉上。然而在某些情况下，可能可以结扎异常的冠状动脉，或使用大隐静脉或乳内动脉进行冠状动脉旁路移植术。

结果

短期：在外科修补术后短期阶段，心功能可能仍旧存在中度至重度抑制。然而，左心室收缩功能在外科手术后一般能显著改善，通常达到正常的射血分数。

长期：Cochrane 等的报道显示，尽管 ALCAPA 病人在出现症状时存在严重的左心室功能不全，但在外科手术后，其长期的功能学结果是优秀的。这些病人的远期临床状态普遍良好，绝大多数人的心功能处于 NYHA I 级状态。所有患儿均能达到正常的运动水平，且左心室功能恢复良好。然而，至少 1/3 的病人存在重大残余问题，即显著的二尖瓣反流[13]。

》》 儿童

引言：虽然，大多数 ALCAPA 病人在婴儿期出现症状，但有些患儿还是在 1 岁以后才得以发现。在 Wesselhoeft 报道的一个包含 140 例病人的研究中，有 116 例（82%）在婴儿期建立诊断，而 24 例（18%）在儿童期或更大年龄时才得以诊断。

临床特征：出现症状越晚者，则通常存在丰富的冠状动脉侧支循环保护了左心室功能。存在缺血引起的心肌损伤尤其会损害二尖瓣乳头肌。这就造成乳头肌纤维化、二尖瓣脱垂、可闻及杂音的二尖瓣反流和左心室腔的进行性扩张。

表现：在儿童期才得以诊断的年长患儿通常并无症状，且可能因为存在心脏杂音或胸部 X 线影像显示心脏肿大而就诊[7]。有报道显示病人存在猝死，尤其是运动时猝死的风险，这可能与心肌耗氧量升高时发生病理性室性心律失常有关[8]。由于心室功能降低，患儿可能会表现为无法耐受运动。

临床检查：ALCAPA 儿童的临床检查可能表现出以下特征：二尖瓣关闭不全所致的全收缩期杂音、二尖瓣脱垂引起的收缩中期二尖瓣喀喇音、异常冠状动脉内的血流形成的连续性杂音，或心功能不全引起奔马律。随着左心室功能不全的加重，可能会发生肺水肿，导致肺部啰音。

诊断学检查

ECG：儿童的心电图表现可能和新生儿相似，即前侧壁导联存在梗死波形。Ⅰ、aVL 和 V3～V6 导联可能会存在 ST 段抬高和深而宽的 Q 波。

胸部 X 线：胸部 X 线影像可能会显示出心脏肿大。如果存在因左心室功能不全或左心房压增高导致的肺水肿，也会显示肺纹理增多。

超声心动图：超声心动图检查时必须通过二维成像来一并找到左、右冠状动脉的开口。对室间隔实施彩色多普勒检查，可显示存在异常花色血流，提示存在向左冠状动脉供血的侧支血管[14]。

CT 和 MRI：无论 CT 还是 MRI，均可显示冠状动脉的异常起源和左心室扩张。同时，MRI 可显示供血不足的心肌区域存在灌注缺损。

心导管：和新生儿的情况一样，心导管检查应显示右冠状动脉起源于主动脉，左冠状动脉通过侧支血管逆行显影，且造影剂被排空入肺动脉内。与 ALCAPA 新生儿相比，ALCAPA 儿童可能存在更大范围的侧支血管交通（图 21-6）。

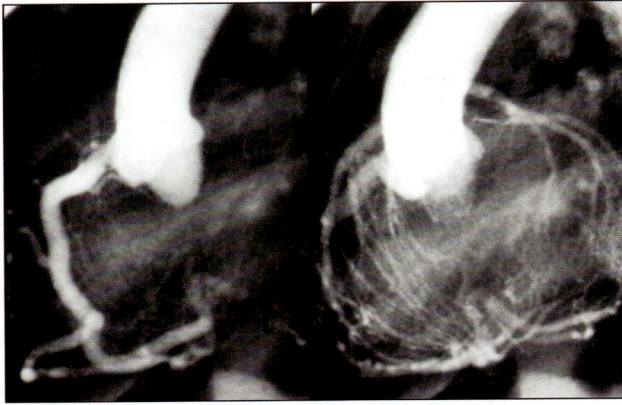

图21-6 心导管造影显示粗大的右冠状动脉发出很多侧支血管，以逆灌的方式使左冠状动脉得以充盈（图片来源：感谢Mike Nihill提供图片）。

治疗

内科： 将冠状动脉重新种植到主动脉上，会使ALCAPA儿童受益。在等待手术的过渡期，患儿可使用诸如ACE抑制剂等降后负荷药物；应按需使用利尿剂来治疗肺水肿。诸如卡维地洛等 β 受体阻带剂可以0.05 mg/（kg·d）的剂量启用，每日分成2次给药，用量不超过成人的最大启用量（3.125 mg/次，每日2次）。然后可以每两周将剂量加倍，最终达到每次0.4 mg/kg或25 mg/次，每日给药2次。也可以应用美托洛尔缓释片来代替卡维地洛，儿童以每次0.1 mg/kg、每日2次的剂量启用；逐渐在耐受范围内增加剂量至最大剂量，每次1 mg/kg，每日2次。

外科： 一旦建立诊断，就应该尽快安排外科手术治疗，因为在左冠状动脉被成功地重新种植到主动脉上以后，左心室功能应该就会改善（图21-7）。

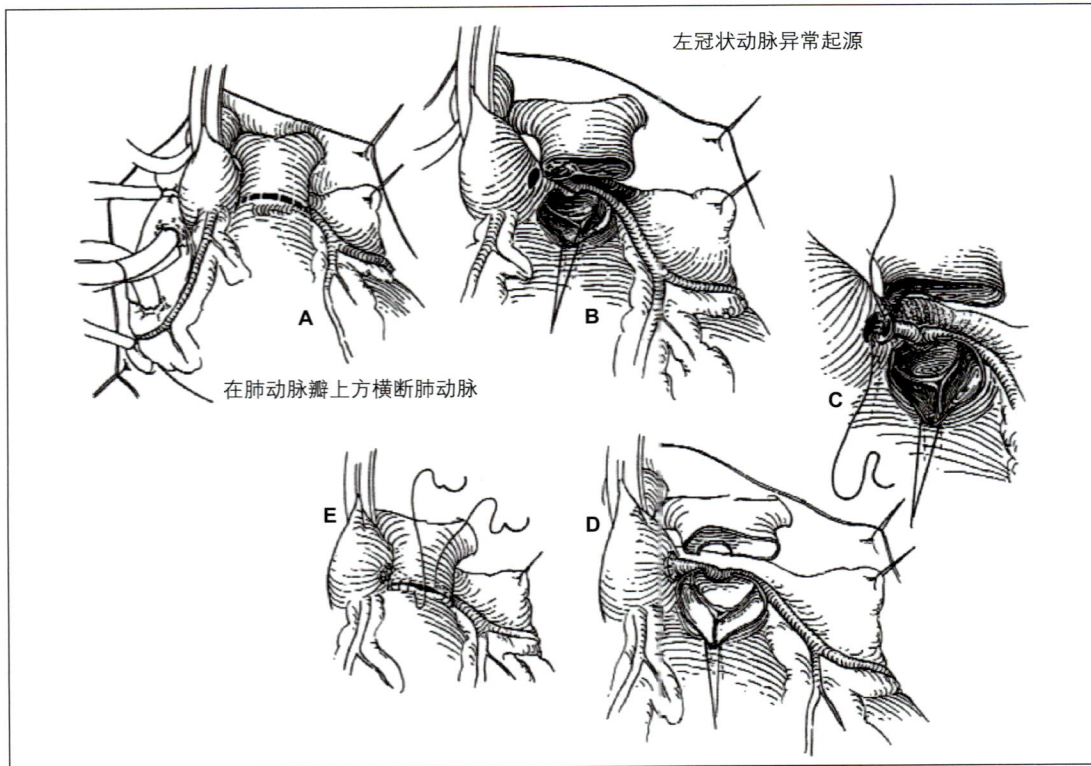

图21-7 将异常起源于肺动脉的左冠状动脉（LCA）重新种植到主动脉上。**图A：** 在肺动脉瓣上方横断肺动脉（PA）。**图B：** 切取带有开口周围一圈肺动脉壁组织的LCA开口钮片。将LCA松解游离至其分叉处。**图C：** 以端端吻合的方式将左冠状动脉开口种植到主动脉的左侧壁。**图D：** 重新种植后的LCA位于肺动脉后方，且必须确保其处于无张力的适宜位置。**图E：** 关闭肺动脉切口［注意：通常应用心包补片来关闭肺动脉切口（图中未显示）］（图片来源：根据许可改绘自Reul R. Surgical treatment of coronary artery anomalies. Tex Heart Inst J. 2002; 29: 299-307. ）。

结果

短期： 只要冠状动脉重新种植到位，ALCAPA 儿童就会有良好的预后。在完成重新种植手术后的数月内，心功能应该会改善，且心绞痛症状应该也会改善。应该严密监测病人是否出现因心室瘢痕形成而导致的室性心律失常。

长期： 由于旁路移植血管无法可靠地保持长期通畅，因此首选对异常冠状动脉实施重新种植，而不是冠状动脉旁路移植手术。在对异常冠状动脉进行重新种植或实施旁路移植术后，应该鼓励患儿进行低强度运动。然而，应该避免参与学生联赛、半专业或专业性的体育运动，尤其是对抗性的竞技体育运动。

⟫⟫ 青少年和成人

引言： 虽然接近 80%～90% 的未经治疗的 ALCAPA 病人在婴儿期即出现充血性心功能衰竭并死亡，但有些病人却能存活至青少年期或成年期才出现症状[8]。存在从右冠状动脉到左冠状动脉的侧支循环，且右冠状动脉侧支血管明显扩张增粗，是这些 ALCAPA 病人能存活至成年期的先决条件。

临床特征： ALCAPA 病人的主要问题是心肌缺血。心肌缺血的主要决定因素可能是存在冠状动脉"窃血"，还包括存在从左冠状动脉到肺动脉的左向右分流。一些手术后的相关研究证实了这一点，研究显示，那些仅关闭异常血管，但未进行冠状动脉重新种植或旁路移植的病人，并不存在心肌缺血[15]。但是，对于那些术前心血管造影和铊剂心肌灌注显像证实左冠状动脉系统灌注区域内的前侧壁和后侧壁运动减弱的病人，从右冠状动脉到左冠状动脉的侧支血管形成的程度是很重要的。这些区域是由从右冠状动脉到左冠状动脉的侧支形成后的最末端供血区域。手术后的相关研究也提示这些区域存在瘢痕形成。

表现： ALCAPA 成人的临床表现可包括胸痛、乏力、呼吸困难和心悸或心律失常的症状。此外，有些病人可能以猝死为首发症状。

临床检查： 通常存在心脏杂音，且常存在因二尖瓣反流所致的 Ⅱ～Ⅳ/Ⅵ级全收缩期杂音。病人也可能存在因异常冠状动脉内发生收缩期—舒张期双期血流而导致的连续性杂音。

诊断学检查

ECG： 许多病人在静息状态的 ECG 上存在既往发生过前侧壁或前间隔心肌梗死的证据。

胸部 X 线： 大多数病人的术前胸部 X 线影像上存在心脏增大；有些病人存在肺纹理增多[15]。

超声心动图： 超声心动图可显示左心室扩张且收缩功能下降。心内膜和二尖瓣乳头肌可显示出因缺血所致的强回声。

CT 和 MRI： 根据最新的指南，冠状动脉异常是实施 CMR 检查的 Ⅰ 级适应证[16]，这最初是由 McConnell 等[17] 和 Post 等[18] 在 1995 年提出的。图像可显示出一根占优势地位且扩张的右冠状动脉正确地起源于主动脉右冠窦，而左冠状动脉由侧支血管逆行灌注（图 21-8）。

运动试验： 许多 ALCAPA 成人虽然并无症状，但都存在既往发生过心肌梗死的证据，且常在进行运动心电图或运动心肌成像评估时表现出心肌缺血的特征。

心导管： 心导管检查可证实左冠状动脉异常起源于肺动脉，右冠状动脉的粗大侧支供应左冠状动脉，且左冠状动脉引流入肺动脉（图 21-9）。造影测得的左心室收缩分数可为正常或降低。很多病人的左心室造影显示前侧壁近端节段活动低下。可显示存在二尖瓣反流，程度有轻有重。

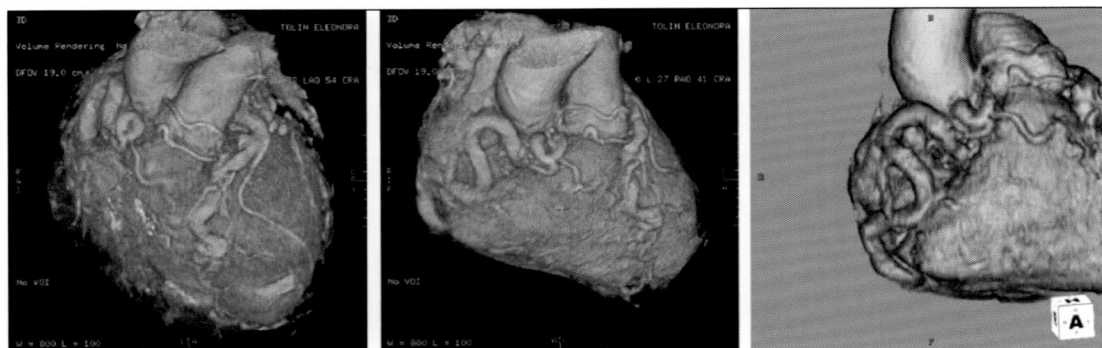

图21-8 X线断层摄影重建图像显示一根占优势地位且扩张的右冠状动脉正确地起源于主动脉右冠窦。左冠状动脉由侧支血管逆行灌注，左冠状动脉主干起源于肺动脉干的后下壁 [图片来源：根据许可改绘自 Bianco LD, Bagato F, Daliento L. Woman, 70 years of age, affected by ALCAPA without surgical repair. J Cardiovasc Med (Hagerstown). 2009; 10: 174-177. ©2009 by Wolters Kluwer Health, Lippincott Williams and Wilkins.]。

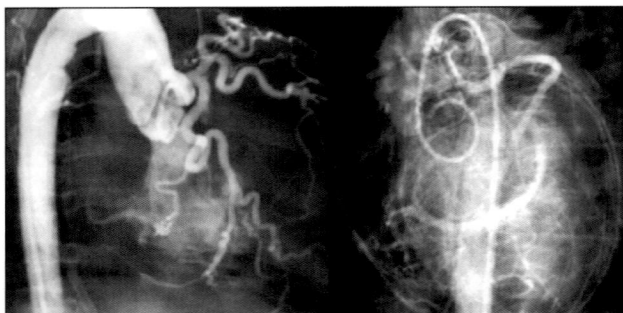

图21-9 这幅造影图像提示左冠状动脉主干由侧支供血，且引流入肺动脉内，提示存在显著的左向右分流（图片来源：感谢Mike Nihill 提供图片）。

治疗

内科： ALCAPA所致的心功能衰竭或缺血性心脏病变所用的药物治疗，即心功能衰竭的标准药物治疗，诸如降后负荷药物、β受体阻滞剂、按需使用利尿剂，以及阿司匹林。可启用诸如卡维地洛或缓释美托洛尔等β受体阻滞剂来治疗心功能不全。卡维地洛的起始剂量为3.125 mg/次，每日2次，口服给药。每2周剂量加倍，最终达到25 mg/次，每日2次的目标剂量，需在严密监测下用药。美托洛尔缓释片的起始剂量为12.5 mg/d，口服给药。每2周剂量加倍，最终达到200 mg/d的最大剂量。赖诺普利的起始剂量为5 mg/次，每日1次，每次以2周左右的时间间隔，根据临床反应来提高剂量，剂量增幅≤10 mg/d。常用剂量为5～40 mg/d，最大剂量40 mg/d。病人应定期检查肾功能和电解质。

外科： 总的来说，ALCAPA首选外科治疗。有一些术式可供选用：将异常起源于肺动脉的左冠状动脉重新种植到主动脉上；实施从主动脉到左冠状动脉前降支的旁路移植术，并在肺动脉内关闭异常左冠状动脉的开口；以及仅在肺动脉内关闭异常左冠状动脉的开口。对于成人而言，可能难以通过外科手术将异常的左冠状动脉重新种植到主动脉上，因为血管可能处于肺动脉上更靠前方的位置，并有可能发生冠状动脉牵拉[15]。而且，冠状动脉通常粗大且较脆，外科操作有困难。可能首选使用大隐静脉或乳内动脉实施旁路移植术。此外，过去也有考虑单纯结扎异常冠状动脉并依赖侧支血管为心肌提供血流灌注的报道。为了达到最佳手术效果，最关键的因素就是要彻底消除从左冠状动脉到肺动脉的左向右分流及其所导致的"窃血"。无论冠状动脉旁路移植术实施与否，关闭异常的冠状动脉，则有可能消除术前的心肌缺血。

结果

短期： 在已经手术修补的ALCAPA病人中，术后的运动ECG和运动心肌成像检查提示没有新近发生的心肌缺血[19]。大多数病人在手术后的最初数月内，依然存在粗大的右冠状动脉侧支血管。然而，在术后3年或更长时间接受检查的病人中，发现右冠状动脉直径缩小到正常且侧支血管消退。

长期：在实施冠状动脉重新种植或旁路移植术后，左心室收缩分数通常改善，但存在广泛瘢痕形成的病人易于出现心律失常或收缩功能无法恢复。无论外科手术实施与否，就心肌整体的受损状态而言，左心室的术前状态是这些病人长期存活的决定因素。使用大隐静脉作为旁路血管的病人，其手术后的心导管检查显示此旁路血管通常能多年保持通畅[15]。

提示与建议

- ALCAPA婴儿或新生儿通常表现出心肌病和左心室功能衰竭症状。临床上也会存在二尖瓣反流。ECG有助于鉴别这两种情况。ALCAPA患儿不仅在Ⅰ、Ⅲ、aVF和aVL导联上可能会出现深而宽的Q波，而且在V3～V6导联上也会出现这种Q波。心肌病病人通常可见下壁导联存在深Q波，但在侧壁导联没有明显的Q波。

- 虽然CT和MRI有助于诊断年长儿童和成人ALCAPA，但对婴儿来说运动伪像是个大问题；因此，心导管检查是用于诊断新生儿和婴儿ALCAPA的金标准。

- 成人ALCAPA的最棘手问题是如何实施手术。显然，单纯结扎异常冠状动脉不是一种很好的选择。但是，发生在汇入肺动脉的左冠状动脉最远端，并沿着心室近端前外侧壁区域的窃血必须被消除。目前最好的方法是对异常冠状动脉实施重新重植。即便如此，在许多成人病例中，这是一个艰巨的任务，需要使用大隐静脉来实施旁路移植手术。大隐静脉血管的问题是无法长期保持通畅。如果旁路血管早期出现梗阻，病人会继续保持来源于右冠状动脉的粗大侧支，且不造成疾病后果。但是，如果在术后3年或更久的时候，静脉旁路血管内出现凝块的话，这时病人的右冠状动脉已缩小到正常直径且侧支血管消退，病人就面临相当于左冠状动脉主干病变的局面。这种情况使得外科治疗陷入了进退两难的地步，但这个问题还未在文献中得到过更多讨论。

左冠状动脉主干异常起源于右乏氏窦

胎儿、新生儿和婴儿

引言： 左冠状动脉主干异常起源（ALMCA）于右乏氏窦并走行于主、肺动脉之间是一种罕见的先天性冠状动脉畸形，其发病率为0.02%～0.05%（图21-10）[1,7,20]。据报道，左冠状动脉主干异常起源于右乏氏窦有四种亚型（图21-11）：

- A型：异常起源的左冠状动脉主干走行在右心室流出道前方，再到达前室间沟。
- B型：异常起源的左冠状动脉主干走行在升主动脉和肺动脉干之间。
- C型：异常起源的左冠状动脉主干走行在位于右心室流出道腔后方的室上嵴心肌内，再到达前室间沟。
- D型：异常起源的左冠状动脉主干走行在升主动脉的背侧，然后在常规位置分出左前降支和左回旋支[21]。

临床特征： 在新生儿期或婴儿期，孤立性ALMCA存在并发症发生率和死亡率的原因是左冠状动脉主干（LMCA）走行在主动脉和肺动脉干之间并受到严重压迫。该病也常合并有LMCA裂隙样开口，可以是位于右乏氏窦内的一个独立的LMCA开口，也可以是LMCA起源于右冠状动脉。

表现： ALMCA新生儿通常是没有症状的，但也有少数关于学步期婴儿病例的报道[22]。有一个病例是一名既往健康的1岁婴儿在长时间哭吵后死亡。在尸检时发现婴儿的近端左冠状动脉存在严重的局限性狭窄。LMCA斜行起源于右乏氏窦内的一个独立开口，此开口呈狭窄的裂隙样，然后再发出正常的左前降支和左回旋支。

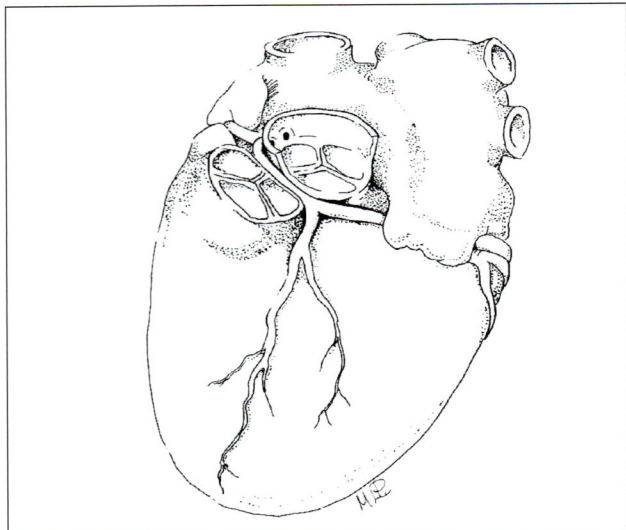

图21-10 图片显示左冠状动脉主干起源于右乏氏窦。左冠状动脉主干走行在主动脉和肺动脉之间，然后再分出左前降支和左回旋支 [图片来源：根据许可改绘自Moodie Ds, et al. J Thorac Cardiovasc Surg. 1980; 80(2): 198-205. ©1980 by The Society of Thoracic Surgeons.]。

诊断学检查

ECG： 除非存在急性缺血或心肌梗死病史，不然ALMCA新生儿的ECG可能是正常的。

胸部X线： 孤立性ALMCA婴儿的胸部X线影像应该是正常的。

超声心动图： 新生儿进行超声心动图检查时，应通过二维和彩色多普勒成像技术来显示左、右冠状动脉的起源。LMCA可能起源于一个位于右乏氏窦内的独立开口，而不是直接起源于右冠状动脉。应该能观察到LMCA走行在主动脉和肺动脉之间。仅通过二维图像来排除ALMCA是有困难的。当异常的冠状动脉走行在大动脉之间或大动脉壁内，二维图像的鉴别诊断则尤为困难，因为此时异常的冠状动脉看起来就像是正常起源于相立乏氏窦，而实际上它们已经离开了主动脉壁[7]。

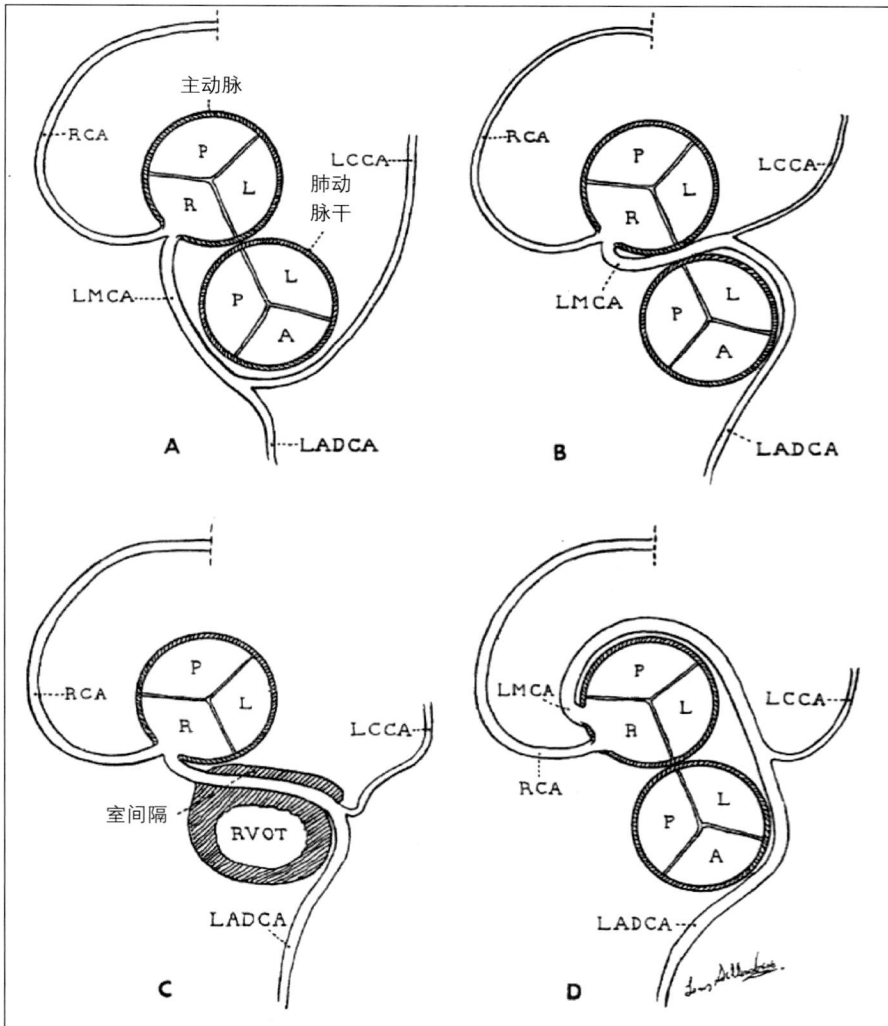

图21-11 示意图显示了左冠状动脉主干（LMCA）异常起源于右乏氏窦的四种亚型。A=前；L=左；LADCA=左冠状动脉前降支；LCCA=左冠状动脉回旋支；P=后；R=右；RCA=右冠状动脉；RVOT=右心室流出道［图片来源：根据许可改绘自Roberts WE, Shirani J. Am J Cardiol. 1992; 70(1): 119–121. © Elsevier. ］。

CT 和 MRI：每当LMCA起源于右乏氏窦时，其走行路径有四种：走行在主动脉后方、走行在右心室流出道前方、走行在右心室漏斗部下方的心肌内，或走行在主动脉和右心室流出道之间[23]。

心导管：孤立性ALMCA新生儿极少需要进行心导管检查，除非还存在其他心脏畸形。

治疗

内科：孤立性左冠状动脉主干异常起源于右乏氏窦并无可用的药物治疗。如果存在心肌缺血，就应给予外科手术干预。

外科：通过心脏外科手术将ALMCA重新种植到正常位置或对壁内型ALMCA实施去顶，这些方法都存在争议，尤其对于新生儿。如果病人不存在心肌缺血或梗死的症状或体征，则合理的做法是将心脏手术推迟到新生儿或婴儿的体重得以增长后再做。

结果

短期：关于孤立性ALMCA新生儿在新生儿期或婴儿期发生猝死的病例报道极少。

长期：在未经外科手术干预的情况下，孤立性ALMCA病人有可能存活至儿童期，且绝大多数能存活至成年期。

》》 儿童

引言： 文献表明ALMCA儿童的死亡率比ALMCA青少年和青年成人的死亡率低。然而，由于病人在儿童期开始参加有组织的体育运动且逐步挑战自己的体力极限，如果此时能建立诊断，则是手术修补ALMCA的理想时机。

临床特征： 冠状动脉突发堵塞的相关触发因素是冠状动脉在主动脉上的起源点及其近段走行存在异常，且左冠状动脉受压迫造成心肌缺血。冠状动脉突发堵塞的另一个重要特征是发生在强体力运动时或运动后的短时间内。运动时，交感神经兴奋性和儿茶酚胺浓度提高，因此导致心率加快，收缩压增高和心肌收缩力增强，造成心肌耗氧量增大。单位时间内的血压变化程度（ dP/dt ）和每搏输出量增大，造成主动脉和肺动脉的近心端在收缩期的膨胀度更大。这种膨胀也会造成异常冠状动脉的近段突然受压而血流不通。无论是何种机制造成了冠状动脉突发堵塞，梗阻必须持续足够长的时间，才会造成足以导致恶性室性心律失常的心肌缺血。

表现： 和ALMCA新生儿一样，ALMCA儿童可能以心源性猝死为首发症状。然而，在猝死发生之前，病人若出现劳力性胸痛或昏厥，医生则应警惕其有冠状动脉畸形的可能性。

临床检查： 孤立性ALMCA儿童的临床检查结果可能是正常的。

诊断学检查

ECG： 孤立性ALMCA儿童的ECG通常是正常的。然而，如果病人曾发生过心肌梗死，ECG可能会有Q波或其他ST段或T波异常。

胸部X线： ALMCA病人在一般状态下的胸部X线影像可能是正常的。

超声心动图： ALMCA儿童行超声心动图检查时，应通过二维和彩色多普勒成像来显示左、右

冠状动脉的起源。有可能会发现LMCA起源于右乏氏窦内的一个独立开口，而不是直接起源于右冠状动脉。应该对LMCA在主动脉和肺动脉之间的走行路径进行观察，通常在胸骨旁短轴切面上成像最为清晰。

CT和MRI： 心脏CT和心脏MRI均可明确显示冠状动脉的开口和走行路径，应将其作为评估ALMCA的优秀方法（图21-12）。心脏CT的缺点是存在放射线暴露问题。心脏MRI可提供诸如心室功能、动力性梗阻和灌注缺损等有价值信息。

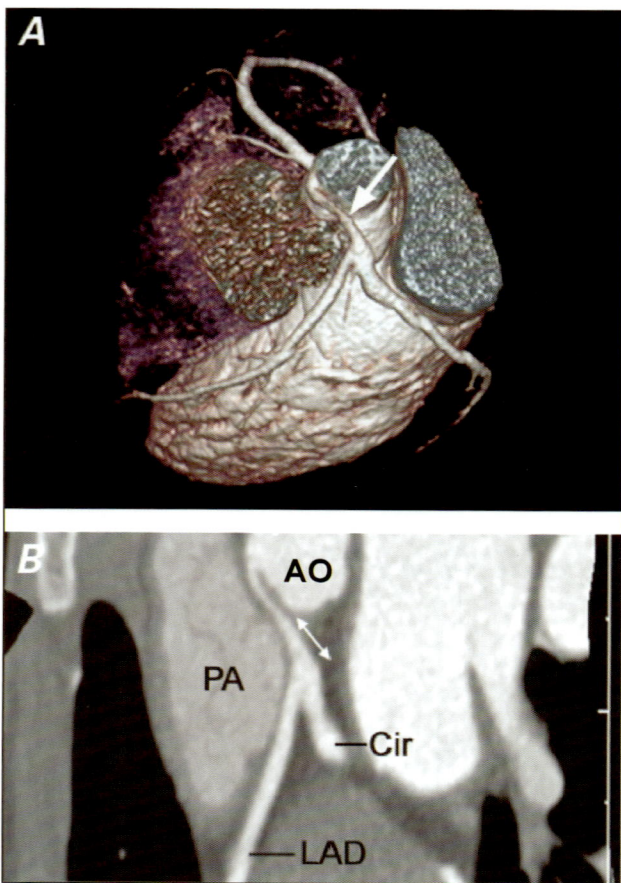

图21-12 左冠状动脉主干异常起源于右乏氏窦的CT血管造影。图A：三维重建显示冠状动脉的壁内段和壁外段存在长段严重狭窄（箭头处）。图B：多平面重建显示壁外段狭窄（双箭头处）。AO=主动脉；Cir=左冠状动脉回旋支；LAD=左冠状动脉前降支；PA=肺动脉〔图片来源：根据许可改绘自Lee MK, Choi JB, Kim KH, et al. Surgery for anomalous origin of the left main coronary artery from the right sinus of Valsalva, in association with left main stenosis. Tex Heart Inst J. 2009; 36(4): 310; Figure 2. ©1996–2013 Texas Heart Institute. 〕。

心导管：心导管检查可提供关于 ALMCA 的解剖和心室功能数据方面的宝贵信息，但是难以判定冠状动脉是否存在壁内段走行。心导管检查也是一种有创操作，与诸如 CT 或 MRI 等无创的影像学检查相比，其具有更大的固有风险。然而，在急性胸痛发作或血流动力学不稳定时，冠状动脉造影可提供关于冠状动脉异常起源和是否需要急诊手术等宝贵信息（图 21-13）。

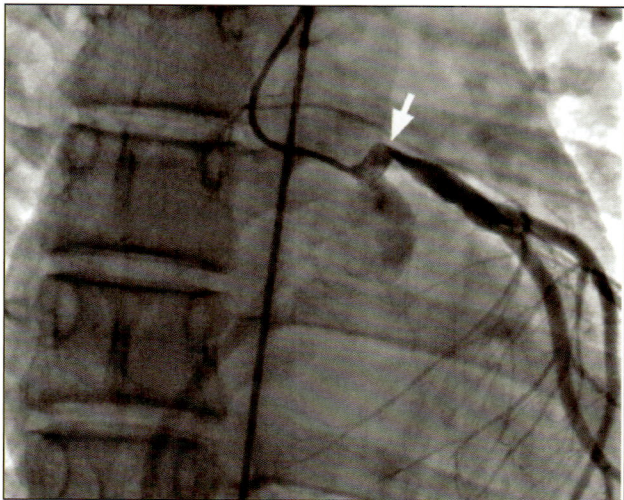

图 21-13 术前的冠状动脉造影显示左冠状动脉主干起源于右乏氏窦（箭头处）[图片来源：根据许可改绘自 Lee MK, Choi JB, Kim KH, et al. Surgery for anomalous origin of the left main coronary artery from the right sinus of Valsalva, in association with left main stenosis. Tex Heart Inst J. 2009; 36(4): 310; Figure 1A. ©1996–2013 Texas Heart Institute.]。

治疗

内科：通常建议已诊断 ALMCA 的儿童要限制运动，因为这种病人的许多心源性猝死都是发生在剧烈运动时或运动后不久。这也是一个有争议的问题，会造成病人家长和医生的焦虑。不推荐完全避免体力运动，但允许病人参加何种强度的运动是一个争论点。一些家庭选择外科手术，因为他们担心孩子在运动场上出现心源性猝死。

外科：对于存在左冠状动脉起始段在主动脉壁内走行的病人，首选手术方法是对壁内段实施去顶，这样就消除了裂隙样开口，使冠状动脉开口增大[24]。其他的手术方法包括使用大隐静脉或乳内动脉实施冠状动脉旁路移植术；将左冠状动脉重新种植到主动脉的正常瓣窦位置；以及对肺总动脉实施换位[25-28]。

结果

短期：ALMCA 儿童的短期结果取决于冠状动脉的受压迫程度和运动是否会导致梗阻程度加重。参加竞技体育的儿童和存在 LMCA 壁内段走行或开口狭窄的儿童，其猝死风险更高。

长期：认为未经手术修补的 ALMCA 病人的长期死亡率风险增大，尤其是与运动相关的死亡风险。因此，这些病人的长期结果取决于发生冠状动脉堵塞的可能性和冠状动脉开口狭窄或壁内段受压的程度。已接受左冠状动脉主干纠治手术的病人，其长期治疗结果可能取决于有无冠状动脉残余梗阻或冠状动脉旁路移植血管的通畅性。

⏵⏵ 青少年和成人

引言：青少年或成年运动员在剧烈运动时猝死或运动后马上猝死是一种医学悲剧（图 21-14）。迄今为止，造成病人在运动或其他强体力活动时猝死的最常见冠状动脉畸形，是左冠状动脉异常和右冠状动脉异常[24]。冠状动脉异常起源于非正常乏氏窦造成猝死的机制是冠状动脉突发梗阻，导致严重的心肌缺血和室性心动过速或心室颤动。在 30 岁以后，ALMCA 的猝死风险下降[29]。由于许多病人是无症状的，所以常常在尸检中才得以诊断；仅 18%～30% 的病人出现心血管症状（例如胸痛、劳力性呼吸困难、昏厥或眩晕）[30]。

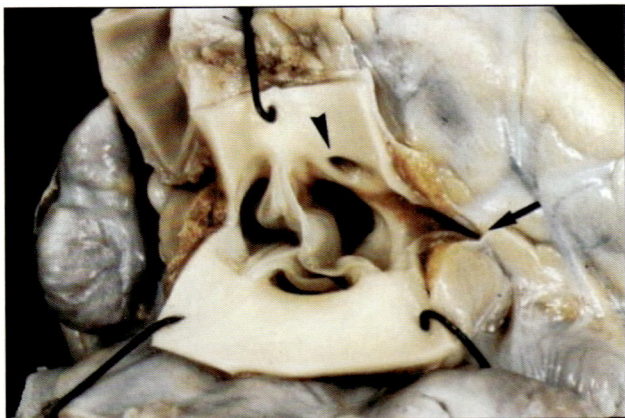

图21-14 一名15岁男性足球运动员死亡后尸检时的主动脉根部照片，他在死亡前1年时曾有劳力性昏厥病史。他在足球赛的下半场期间，奔跑时发生猝死。右冠状动脉起源于右乏氏窦（**三角箭头处**），而LMCA异常起源于右乏氏窦，呈锐角发出，形成裂隙样的管腔（**有尾箭头处**）[图片来源：根据许可改绘自 Basso C, et al. J Am Coll Cardiol. 2000; 35(6): 1493–1501. ©2000 Elsevier.]。

临床特征：与ALMCA儿童一样，认为青少年和成人猝死的原因是心肌供血突发梗阻，造成室性心律失常和死亡。在Kragel和Roberts发表的验尸病例分析中，发现猝死病人的左冠状动脉回旋支占优势[31]。

表现：不幸的是，冠状动脉堵塞的表现症状可能就是心源性猝死，但除此以外，还可以采集到胸痛、昏厥或呼吸困难等病史。在一份美军新兵发生心源性猝死的回顾性研究报告中，有48%的冠状动脉起源异常者，生前存在劳力性胸部不适和/或昏厥[32]。这些病例的冠状动脉畸形包括LMCA起源于右冠窦并走行在主、肺动脉之间。当病人出现一过性缺血时，症状可能表现为胸痛或昏厥。然而，如果在运动场上或运动后不久，发生冠状动脉长时间堵塞的话，则心血管系统在出现室性心动过速或心室颤动之后立即崩溃。

临床检查：如果没有其他结构性心脏病的话，ALMCA病人的体格检查结果通常是正常的。

诊断学检查

ECG：对于所有出现劳力性心绞痛或昏厥病史的年轻人，都应该给予进一步检查。ECG通常是正常的，但如果曾发生过长时间心肌缺血和心肌梗死的话，则ECG会显示出Q波或既往发生过心肌梗死的表现。既往有胸痛或昏厥病史的运动员应予以高度怀疑此诊断，并对其进行仔细评估。尽管ALMCA病人在静息状态和运动状态下的ECG评估结果都可以是正常的，但运动负荷试验有利于评估在运动时发生心律失常的风险[33]。

胸部X线：孤立性ALMCA病人如果未发生过心肌梗死和心脏增大的话，则其在基础状态下的胸部X线影像可能也是正常的。

超声心动图：经胸超声心动图应该作为了解左、右冠状动脉起源情况的初步影像学筛查手段[7]。临床关注的是冠状动脉开口的各种异常，尤其是否存在狭小的裂隙样冠状动脉开口。而且，冠状动脉呈锐角发出并在主动脉壁内行走，可能会使冠状动脉受压迫风险增大[29]。血管内超声（IVUS）是一种能评估冠状动脉和粥样硬化斑块并描述其特征的强有力补充手段（图21-15）。IVUS是一种在心导管室内实施的有创操作。将一个超声探头装到一根类似于冠状动脉成形术时所用的标准导管上，以此来产生图像。

CT和MRI：应该将心脏CT和MRI作为诊断ALMCA的最可靠方法。CT可提供关于冠状动脉解剖结构的完美细节，但缺点是病人要接触放射线（图21-16）。心脏MRI也可以提供评估ALMCA的完美细节，并能用来进行功能状态评估。弥散加权成像可评估有无灌注缺损。

心导管：ALMCA的造影图像判读存在困难。往左冠窦内注射造影剂，LMCA的近段不显影。发现LMCA直接从右乏氏窦出现显影。对于此病，心导管检查时的最佳观察位置是右前斜位和侧位[22]，但即便在这几个位置进行观察，也难以判定异常冠状动脉的走行路径。

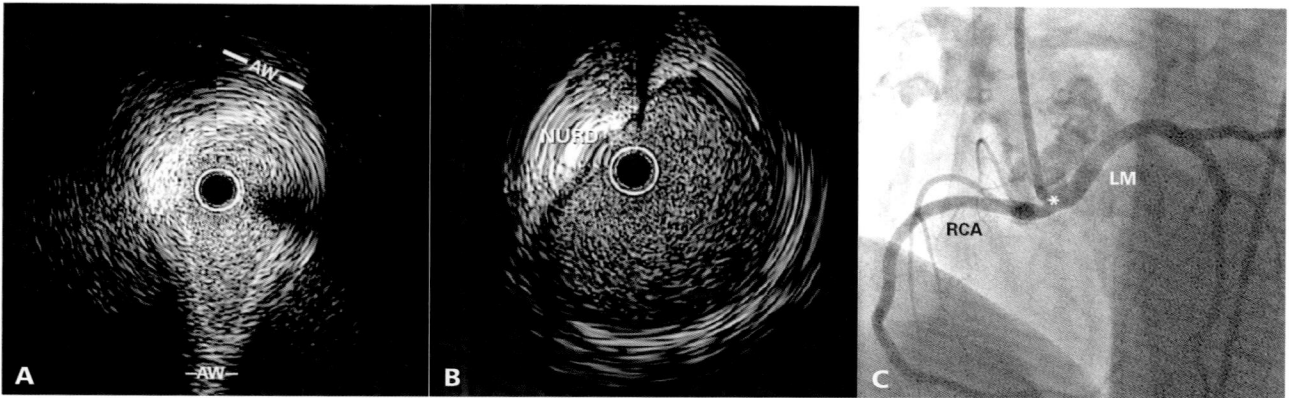

图 21-15 一名左冠状动脉主干起源于右冠状动脉的病人，其左冠状动脉主干的壁内段（图 A）和壁外段（图 B）的血管内超声图像。**图 A：** 注意冠状动脉近段严重发育不良，内膜无增厚，横截面呈卵圆形。**图 B：** 左冠状动脉主干的远端管腔呈圆形，并有内膜斑块。病人的冠状动脉造影检查（图 C），左前斜头位投照成像显示出冠状动脉共干。冠状动脉共干（*）短小（＜10 mm），且与主动脉壁呈直角发出，然后再分出正常走行的右冠状动脉（RCA）和包绕主动脉根部走行的异常左冠状动脉主干（LM）。AW=主动脉壁；NURD=不均匀转动扭曲（导丝伪像）[图片来源：根据许可改绘自 Angelini P, Walmsley RP, Libreros A, et al. Symptomatic anomalous origination of the left coronary artery from the opposite sinus of valsalva. Clinical presentations, diagnosis and surgical repair. Tex Heart Inst J. 2006; 33(2): 171-179. ©1996-2013 Texas Heart Institute.]。

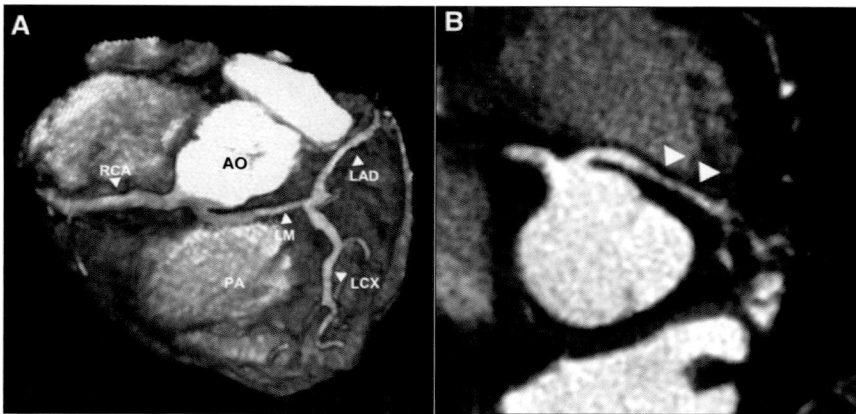

图 21-16 多层 CT 冠状动脉造影。**图 A：** 左冠状动脉主干（LM）起源于右乏氏窦并走行在主动脉（AO）和肺动脉下圆锥（PA）之间，随后分为左前降支（LAD）和左回旋支（LCX）。**图 B：** 左冠状动脉主干（箭头处）远端区域内的动脉粥样硬化斑块（图片来源：根据许可改绘自 Nef HM, et al. Int J Cardiol. 2007; 114: 137-138. ©Elsevier B.V. ）。

治疗

内科： 一旦诊断出 ALMCA，就应该对与冠状动脉病变相关的多种风险因素加以识别。高胆固醇血症、吸烟或滥用药物、肥胖和糖尿病，都应该予以识别和治疗。和 ALMCA 儿童一样，对于此年龄组病人，是否需要限制体力活动也存在争议。对于某些高风险病人，直接在 ALMCA 内植入支架可能是除外科手术之外的另一种选择。

外科： 对于手术适应证仍存在争议，但其中有一项是异常冠状动脉存在可逆性缺血[35]。可对冠状动脉的壁内段实施去顶（图 21-17）或在主动脉内将其纵行打开，并对冠状动脉的最近段进行重建。这样修补后，冠状动脉开口就位于左乏氏窦内的无梗阻正常位置。ALMCA 病人还有可能使用大隐静脉或乳内动脉来实施冠状动脉旁路移植术[30,36]。另一种手术方法是肺总动脉换位[28]。只要有可能，就应该首选恢复冠状动脉正常解剖的手术方式[25]。

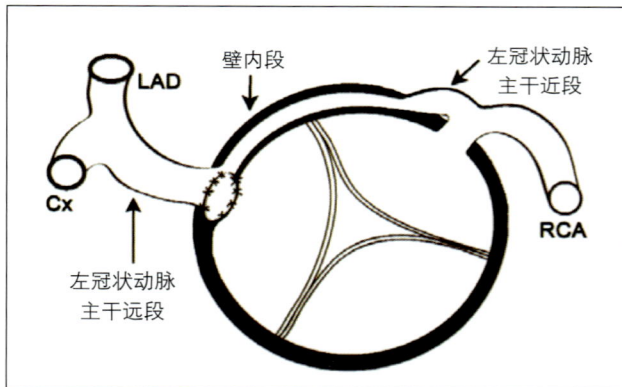

图21-17 手术修补ALMCA的示意图，图中显示的是主动脉根部的横截面。左冠状动脉主干壁外段位于发育不良的壁内段的远端，通过手术构建的新冠状动脉开口，为左冠状动脉主干壁外段提供了直接来源于主动脉且不受限的血流。Cx=左冠状动脉回旋支；LAD=左冠状动脉前降支；RCA=右冠状动脉［图片来源：根据许可改绘自Angelini P, Walmsley RP, Libreros A, et al. Symptomatic anomalous origination of the left coronary artery from the opposite sinus of valsalva. Clinical presentations, diagnosis and surgical repair. Tex Heart Inst J. 2006; 33(2): 171–179. ©1996–2013 Texas Heart Institute. ］。

结果

短期： 接受了冠状动脉旁路移植术的ALMCA病人表现出其运动能力改善，症状减少，其旁路移植血管至少能在短期内保持通畅。

长期： 认为未进行手术修补的ALMCA病人，因冠状动脉堵塞引起的死亡率风险增高。冠状动脉开口狭窄或壁内段受压迫的病人，最可能出现不良后果。对异常冠状动脉实施旁路移植术的病人，其预后依赖于旁路血管的长期通畅性，如果旁路血管出现堵塞，则需要通过再次手术加以修正。异常冠状动脉已经手术修补或去顶的病人，必须在随访时定期进行运动试验，以评估有无发生心肌缺血。

未来

不可能通过主动出击的方式去诊断出左冠状动脉主干异常起源于右乏氏窦。相反，疾病的隐匿程度使其难以捉摸，大多数病人在发生重大冠状动脉事件前并无症状。还是通过超声心动图的偶然所见才得以诊断，然后再开始做出临床决策。一旦诊断出左冠状动脉主干异常起源于右乏氏窦，就需要做出一些关键的决定，这包括是否应该需要手术，如果要手术，采用哪种术式最佳。如果病人存在冠状动脉走行在心肌内时，则尤为如此。当右冠状动脉异常起源于左乏氏窦，也存在同样的问题，而且在这种情况下，这些问题就更难以回答，因为我们不太清楚在临床上到底应该怎么做。

提示与建议

- 仍未明确造成ALMCA相关死亡率的原因是否为裂隙样且有扭折的冠状动脉开口可能发生梗阻或冠状动脉在主、肺动脉之间走行时受到压迫。

- 毋庸置疑，ALMCA主要见于男性，且经常在运动时发病或伴随剧烈疼痛发作。有趣的是，在文献中注意到有些男性在刮胡子的时候死亡。

- 对于存在劳力性心绞痛病史的年轻人，必然应该予以进一步检查。ALMCA在造成年轻运动员猝死的最常见原因中位居第二，仅次于肥厚性心肌病。心脏MRI能为评估此病提供优秀的形态学细节。

ALCAPA的一些相关问题正在发生明显变化。由于在婴儿期的诊断检出率越来越高，因此有更多婴儿能通过手术来将冠状动脉重新种植，这样的话，长期随访情况会发生极大的改变。医生需要持续密切观察这些病人的冠状动脉灌注和心肌缺血情况。我们不知道冠状动脉重新种植后的长期结果如何，也不知道这种婴儿到了40岁或50岁的时候会有什么情况出现，而处于该年龄段的成年人，其体力活动量是很大的。因此，至关重要的是心内科医生要非常认真仔细地随访这些病人。

除了要对手术后的ALCAPA婴儿进行密切随访以外，通过手术纠治ALCAPA的成人也一定要进行密切随访。越来越多的此类病人在成年期的早期阶段被诊断出来。这样就存在几个问题：① 源自右冠状动脉的侧支血管将来会出现什么情况？② 将静脉血管或动脉血管作为旁路血管连接到左冠状动脉系统后，这些旁路血管在有竞争性血流的环境下，会发生什么问题？如果无法对成人的冠状动脉实施重新种植的话，就只能使用静脉血管或动脉血管作为旁路血管，而且我们已经观察到右冠状动脉的侧支血管发生消退。这些旁路血管需要保持长期通畅，否则病人就相当于发生了左冠状动脉主干病变。因此，成人和儿童的随访变得至关重要，今后，心内科医生对此病的整体诊治工作也会发生变化。

（龚霄雷译，孙彦隽校）

参考文献

1. Yamanaka O, Hobbs RE. Coronary artery anomalies in 126,595 patients undergoing coronary arteriography. *Cathet Cardiovasc Diagn*. 1990; 21: 28–40.

2. Alexander RW, Griffith GC. Anomalies of the coronary arteries and their clinical significance. *Circulation*. 1956; 14: 800–805.

3. Frommelt PC, Friedberg DZ, Frommelt MA, Williamson JG. Anomalous origin of the right coronary artery from the left sinus of valsalva: transthoracic echocardiographic diagnosis. *J Am Soc Echocardiogr*. 1999; 12: 221–224.

4. Corbett M, Powers J, King S, Quinn M, Harris D. Single coronary artery. *J Am Coll Cardiol*. 2009; 53: 455.

5. Catanzaro JN, Makaryus AN, Catanese C. Sudden cardiac death associated with an extremely rare coronary anomaly of the left and right coronary arteries arising exclusively from the posterior (noncoronary) sinus of valsalva. *Clin Cardiol*. 2005; 28: 542–544.

6. Radke PW, Messmer BJ, Haager PK, Klues HG. Anomalous origin of the right coronary artery: preoperative and postoperative hemodynamics. *Ann Thorac Surg*. 1998; 66: 1444–1449.

7. Frommelt PC, Frommelt MA. Congenital coronary artery anomalies. *Pediatr Clin North Am*. 2004; 51: 1273–1288.

8. Wesselhoeft H, Fawcett JS, Johnson AL. Anomalous origin of the left coronary artery from the pulmonary trunk: its clinical spectrum, pathology, and pathophysiology, based on a review of 140 cases with seven further cases. *Circulation*. 1968; 38: 403–425.

9. Schwartz ML, Jonas RA, Colan SD. Anomalous origin of left coronary artery from pulmonary artery: recovery of left ventricular function after dual coronary repair. *J Am Coll Cardiol*. 1997; 30: 547–553.

10. Frommelt PC, Berger S, Pelech AN, Bergstrom S, Williamson JG. Prospective identification of anomalous origin of left coronary artery from the right sinus of valsalva using transthoracic echocardiography: importance of color Doppler flow mapping. *Pediatr Cardiol*. 2001; 22: 327–332.

11. Varghese A, Keegan J, Pennell DJ. Cardiovascular magnetic resonance of anomalous coronary arteries. *Coron Artery Dis*. 2005; 16: 355–364.

12. Askenazi J, Nadas AS. Anomalous left coronary artery originating from the pulmonary artery. Report on 15 cases. *Circulation*. 1975; 51: 976–987.

13. Cochrane AD, Coleman DM, Davis AM, Brizard CP, Wolfe R, Karl TR. Excellent long-term functional outcome after an operation for anomalous left coronary artery from the pulmonary artery. *J Thorac Cardiovasc Surg*. 1999; 117: 332–342.

14. Frommelt MA, Miller E, Williamson J, Bergstrom S. Detection of septal coronary collaterals by color flow Doppler mapping is a marker for anomalous origin of a coronary artery from the pulmonary artery. *J Am Soc Echocardiogr*. 2002; 15: 259–263.

15. Moodie DS, Fyfe D, Gill CC, et al. Anomalous origin of the left coronary artery from the pulmonary artery (Bland-White-Garland syndrome) in adult patients: long-term follow-up after surgery. *Am Heart J*. 1983; 106: 381–388.

16. Pennell DJ, Sechtem UP, Higgins CB, et al. Clinical indications for cardiovascular magnetic resonance (CMR): Consensus Panel report. *Eur Heart J*. 2004; 25: 1940–1965.

17. McConnell MV, Ganz P, Selwyn AP, Li W, Edelman RR, Manning WJ. Identification of anomalous coronary arteries and their anatomic course by magnetic resonance coronary angiography. *Circulation*. 1995; 92: 3158–3162.

18. Post JC, van Rossum AC, Bronzwaer JG, et al. Magnetic resonance angiography of anomalous coronary arteries. A new gold standard for delineating the proximal course? *Circulation*. 1995; 92: 3163–3171.

19. Moodie DS, Cook SA, Gill CC, Napoli CA. Thallium–201 myocardial imaging in young adults with anomalous left coronary artery arising from the pulmonary artery. *J Nucl Med*. 1980; 21: 1076–1079.

20. Hobbs RE, Millit HD, Raghavan PV, Moodie DS, Sheldon WC. Congenital coronary artery anomalies: clinical and therapeutic implications. *Cardiovasc Clin*. 1981; 12: 43–58.

21. Roberts WC, Shirani J. The four subtypes of anomalous origin of

the left main coronary artery from the right aortic sinus (or from the right coronary artery). *Am J Cardiol.* 1992; 70: 119–121.

22. Liberthson RR, Dinsmore RE, Fallon JT. Aberrant coronary artery origin from the aorta. Report of 18 patients, review of literature and delineation of natural history and management. *Circulation* 1979; 59: 748–754.

23. Matherne GP, Lim DS. Congenital anomalies of the coronary vessels and the aortic root. In: Allen HD, Driscoll DJ, Shaddy RE, Feltes TF, eds. *Moss and Adams' Heart Disease in Infants, Children and Adolescents: Including the Fetus and Young Adult.* 7th ed. Philadelphia, PA: Lippincott Williams and Wilkins; 2007: 702–715.

24. Cheitlin MD, MacGregor J. Congenital anomalies of coronary arteries: role in the pathogenesis of sudden cardiac death. *Herz.* 2009; 34: 268–279.

25. Erez E, Tam VK, Doublin NA, Stakes J. Anomalous coronary artery with aortic origin and course between the great arteries: improved diagnosis, anatomic findings, and surgical treatment. *Ann Thorac Surg.* 2006; 82: 973–977.

26. Roberts WC, Siegel RJ, Zipes DP. Origin of the right coronary artery from the left sinus of valsalva and its functional consequences: analysis of 10 necropsy patients. *Am J Cardiol.* 1982; 49: 863–868.

27. Rogers SO Jr, Leacche M, Mihaljevic T, Rawn JD, Byrne JG. Surgery for anomalous origin of the right coronary artery from the left aortic sinus. *Ann Thorac Surg.* 2004; 78: 1829–1831.

28. Rodefeld MD, Culbertson CB, Rosenfeld HM, Hanley FL, Thompson LD. Pulmonary artery translocation: a surgical option for complex anomalous coronary artery anatomy. *Ann Thorac Surg.* 2001; 72: 2150–2152.

29. Taylor AJ, Byers JP, Cheitlin MD, Virmani R. Anomalous right or left coronary artery from the contralateral coronary sinus: "high-risk" abnormalities in the initial coronary artery course and heterogeneous clinical outcomes. *Am Heart J.* 1997; 133: 428–435.

30. Davis JA, Cecchin F, Jones TK, Portman MA. Major coronary artery anomalies in a pediatric population: incidence and clinical importance. *J Am Coll Cardiol.* 2001; 37: 593–597.

31. Kragel AH, Roberts WC. Anomalous origin of either the right or left main coronary artery from the aorta with subsequent coursing between aorta and pulmonary trunk: analysis of 32 necropsy cases. *Am J Cardiol.* 1988; 62: 771–777.

32. Eckart RE, Jones SO, Shry EA, Garrett PD, Scoville SL. Sudden death associated with anomalous coronary origin and obstructive coronary disease in the young. *Cardiol Rev.* 2006; 14: 161–163.

33. Basso C, Maron BJ, Corrado D, Thiene G. Clinical profile of congenital coronary artery anomalies with origin from the wrong aortic sinus leading to sudden death in young competitive athletes. *J Am Coll Cardiol.* 2000; 35: 1493–1501.

34. Nef HM, Mollmann H, Mollmann S, Dill T, Hamm CW, Elsasser A. Primary stenting of the left main coronary artery with anomalous origin from the right sinus of valsalva. *Int J Cardiol.* 2007; 114: 137–138.

35. Hauser M. Congenital anomalies of the coronary arteries. *Heart.* 2005; 91: 1240–1245.

36. Roberts WC. Major anomalies of coronary arterial origin seen in adulthood. *Am Heart J.* 1986; 111: 941–963.

37. Moodie DS, Gill C, Loop FD, Sheldon WC. Anomalous left main coronary artery originating from the right sinus of Valsalva: Pathophysiology, angiographic definition, and surgical approaches. *J Thorac Cardiovasc Surg.* 1980; 80: 198–205.

索 引